早期临床试验
工作手册

王泽娟　主编

U0389764

化学工业出版社

·北京·

内容提要

本书主要介绍了早期临床试验相关的概念、中国最新的法律法规和指导原则、GCP、SOP和试验方案，早期临床试验的几种常见类型（包括生物等效性试验）及各部门的参与流程和管理，特别是早期临床试验项目在研究中心的管理，涉及受试者、文件资料、药物、不良事件和质量风险管理等。并附中英文词汇对照、重要的管理规范（ICH-GCP和GCP）和指导原则等。

本书适用于参与早期临床试验相关工作的人员和需要了解早期临床试验工作的申办方、CRO和机构的相关人员，也可为开展和审查临床研究的其他人员提供参考。

图书在版编目（CIP）数据

早期临床试验工作手册/王泽娟主编． 北京：化学工业出版社，2020.8
ISBN 978-7-122-37017-4

Ⅰ.①早… Ⅱ.①王… Ⅲ.①临床药学-药效试验-手册 Ⅳ.①R969.4-62

中国版本图书馆CIP数据核字（2020）第083261号

责任编辑：邱飞婵　满孝涵　　　　　　装帧设计：关　飞
责任校对：边　涛

出版发行：化学工业出版社（北京市东城区青年湖南街13号
　　　　　邮政编码100011）
印　　装：三河市延风印装有限公司
850mm×1168mm　1/32　印张17¾　字数567千字
2020年9月北京第1版第1次印刷

购书咨询：010-64518888　　　　　　售后服务：010-64518899
网　　址：http://www.cip.com.cn
凡购买本书，如有缺损质量问题，本社销售中心负责调换。

定　　价：78.00元　　　　　　　　　版权所有　违者必究

编写人员名单

主　　编：王泽娟

副主编：陈　刚　刘晓红

编　者（按贡献大小）：

王泽娟　陈　刚　刘晓红　刘晓娜

刘　晨　冯　丽　王子维　陈　强

王海燕　佟媛旭　雷春璞

主　审：王　进

前　言

　　2015年国家食品药品监督管理总局（CFDA）发布了《关于征求加快解决药品注册申请积压问题的若干政策意见的公告（2015年第140号）》（下称"《征求意见》"），提出CFDA将加快审批近2万件注册申请。加之之后临床试验机构备案制的推行，众多医院开始创建和扩建早期临床试验中心病房，迄今为止已经有近千家医院的临床试验中心可以开展生物等效性研究，研究人员的数量也是急剧扩大，大批新的专职和兼职研究人员和临床研究协调员已经或者即将参与到临床试验中。

　　但自2015年7月22日总局发布开展药物临床试验数据自查核查的公告以来，大量的临床研究项目和临床研究中心都经受了考验。加之，2018年我国也成为了ICH-GCP成员国，临床试验的质量就是一个重要的考验，我们急需提高临床试验研究人员的临床试验能力。

　　我自协和研究生毕业后，曾在北京世纪坛医院的七个临床科室工作，之后开始接触临床试验。早期药物临床试验课题与临床研究课题不同，涉及的是医护人员并不熟悉的各种药物和临床药理学领域，还有之前未接触的临床试验领域的大量相关政策。另外，因很多药物临床试验项目是国际项目，也会接触很多该领域的陌生的专有英文缩写。当时我在北京世纪坛医院的Ⅰ期临床试验研究室作为护士长和科室培训负责人在带教实施试验、培训兼职和进修人员和开展相关继续教育项目时，也发现研究人员如果没有经过科研训练的话，具体课题实施常会理解有误而完全做错。这种严重的方案违背会严重影响试验结果。因此要成为一个有经验的研究者要培训的内容很多，随着工作中对培训内容的不断总结，后来我萌发了编写此书的愿望。希望此书能作为普及性读物，使开始接触药物临床试验的人员能够很快了解这个领域并迅速掌握相关的工作。

　　此书的编写除了得益于工作的实际积累，还得益于我多次参与临床试验领域的各大专题会议的学习交流，尤其是从开始就参与了梁晓坤博士在中国举办的六期临床研究护士/临床研究协调员的国际培训研修班。每次在为来自美国国际临床研究护士协会（IACRN）、美国国立卫生研究院（NIH）和英国的十几名专家进行会场翻译交流的时候，都有新的收获。另外本书也参考了业内相关的书籍、文章和国家发布的相关政策资源，主要以国内发布的资源为准，包括新颁布的药品管理法、药品管理法实施条例、药品注册管理办法和临床试验质量管理规范等。

希望本书能为新加入的研究人员迅速适应工作提供借鉴和指导，使其知其然，并知其所以然。也希望能够为已经参与到临床试验中的人员提供一个交流的平台。由于编写人员有限，时间仓促，不免观点和内容会有纰漏和错误，欢迎大家提出和指正，以利再版时根据反馈进行相应修订。随着政策的调整和经验的增加，我们再版的时候也会加入新的内容，尤其是特殊药物的用法。

最后，我要感谢北京世纪坛医院的培养，感谢我现在的航天中心医院药物 I 期临床试验研究室团队的支持。最后，感谢航天中心医院王进主任对本书内容的审阅和把关，感谢所有编者所付出的辛勤努力！

王泽娟
2020 年 7 月

目录

第七章　早期临床试验项目在研究中心的管理/155

第九章　受试者的管理 / 183

第十章　文件管理和数据管理 / 219

第一章

早期临床试验的相关概念

药物临床试验是指任何在人体（患者或健康志愿者）进行的药物的系统性研究，以证实或发现试验药物的临床、药理和（或）其他药效学方面的作用、不良反应和（或）吸收、分布、代谢及排泄，目的是确定试验药物的安全性和有效性。

我国自 GCP 实施以来，药物临床试验的总体水平和监管能力有了很大提升，但I期临床试验与国际先进水平还有一定差距，亟待规范与提高。I期临床试验，特别是首次人体试验，存在很大的不确定性，风险很高，而且受试者多为健康人群。近年来，我国创新药物研发申报量逐年增加，I期临床试验，特别是创新药物I期临床试验数量快速增长，对我国I期临床试验的总体能力和管理水平提出更高的要求。由于I期临床试验的特殊性和复杂性，发达国家纷纷出台了针对I期临床试验的指导原则。如英国制药工业协会于 2012 年颁布了《I期临床试验指导原则》，欧洲药品管理局于 2018 年颁布了《新药首次运用于人体试验的指导原则》。在新药研发全球化的背景下，为使我国药物研发走向国际，2011 年我国出台了《药物I期临床试验管理指导原则（试行）》，为I期临床试验研究室承担实施早期临床试验给出了指导。

第一节　早期临床试验的类型

药物临床试验通常采用两类方法对临床试验进行描述。按研发阶段分类，将临床试验分为Ⅰ期临床试验、Ⅱ期临床试验、Ⅲ期临床试验和Ⅳ期临床试验。按研究目的分类，将临床试验分为临床药理学研究、探索性临床试验、确证性临床试验和上市后研究。本书中早期临床试验的内容包含零期临床试验、Ⅰ期临床试验、生物等效性研究等。

一、零期临床试验

零期临床试验是指活性化合物在完成临床前试验后未正式进入临床试验之前，研制者使用微剂量（用于人体可能产生临床药理学效应剂量的 1/100，且最大剂量不超过 $100\mu g$ 的剂量）在少量健康志愿者或者患者（通常为 6～15 人）进行的药物试验，收集必要的有关药物安全及药代动力学的试验数据，以评估研发药物是否具有进一步开发为新药或生物制剂的可能性，是从临床前试验过渡到Ⅰ期临床试验的中间环节。

二、Ⅰ期临床试验

Ⅰ期临床试验是初步的临床药理学及人体安全性评价试验（临床药理和毒性作用试验期）。目的是观察人体对新药的耐受程度及药物在人体内的吸收、分布、代谢和排泄的药代动力学过程，为制定安全而有效的给药方案提供依据，为进入Ⅱ期临床试验做准备。在创新药物的研发中，需要进行一系列的临床试验，其中第一项试验就叫首次人体试验（first time in man，FTIM；first in human study，FIH）。首次人体试验的最主要目的是评价一种新化合物在人体内经单次或多次给药后的安全性及耐受性，其次是评价它的药代动力学性质以及某一种或多种特定的安全参数，如癫痫发作、天冬氨酸氨基转移酶（肝功能指标之一）、肌酐清除率（肾功能指标之一）、Q-Tc 间期延长、血压等。如果首次人体试验是在患者中进行，也可初步估价其药效性；如果两种处方制剂（如液体制剂和片剂）被用于首次人体试验，就可以评估生物利用度；如果一种新化合物与另一种药物同时被进行试验，则可评价其药物相互作用。总之，首次人体试验使药物临床研究人员对一种新化合物的安全性、药代动力学性质，甚至药效学有一个初步的认识，为下一步的临床试验提供安全的和有效的给药方案及剂量。此外，首次人体试验，或者作为一项单独试验，或者结合其他Ⅰ期临床试验，向制药企业的领导决策层提供可靠的科学依据，使其能够作出一项明智的决定，即是否进行下一步的首次人体试验。Ⅰ期临床试验中包括：耐受性研究，通过单剂量和多剂量增量试验（爬坡试验）评价药物的单耐受性和安全性，并且与临床前研究的结果相比较；药代动力学研究（涉及食物、性别、年龄和基因差异等因素对新药活性的影响）；药效学研究，通过测定生物靶标或通过使用诱导剂（challenge agents）的方法考量剂量与血药浓度、剂量与效应的关系；新药与已上市药物的相互作用研究；生物利用度和生物等效性研究；以及对心电图 Q-T 间期的影响等。

三、生物等效性研究

生物等效性（bioequivalence，BE）是指在一个设计合理的研究中，药学等效制剂或可替换药物在相同的试验条件下，服用相同剂量，其活性成分到达作用部位的速度和程度无明显差异，则这两种药物被称为生物等效。2016 年 3 月《以药动学参数为终点评价指标的化学药物仿制药人体生物等效性研究技术指导原则》中对生物等效性定义为：在相似的试验条件下单次或多次给予相同剂量的试验药物后，受试制剂中药物的吸收速度和吸收程度与参比制剂的差异在可接受范围内。生物等效性研究方法按照研究方法评价效力，其优先顺序为药代动力学研究、药效动力学研究、临床研究和体外研究。需要仿制药厂商提供该药的生物利用度信息以及它和参比药有生物等效性的证据。它通过对两个药物或同一药物不同剂型的药代动力学指标［如药时曲线下面积（AUC）、药峰浓度（C_{max}）和达峰时间（T_{max}）等］进行生物等效性研究来判断是否等效。在药动学研究方法不适用的情况下，可采用经过验证的药效动力学研究方法进行生物等效性研究。当上述方法均不适用时，可采用以患者临床疗效为终点评价指标的临床研究方法验证等效性。体外研究仅适用于特殊情况，例如在肠道内结合胆汁酸的药物等。对于进入循环系统起效的药物，不推荐采用体外研究的方法评价等效性。

对于大多数药物而言，生物等效性研究着重考察药物自制剂释放进入体循环的过程，通常将受试制剂在机体内的暴露情况与参比制剂进行比较。在上述定义的基础上，以药代动力学参数为终点评价指标的生物等效性研究又可表述为：通过测定可获得的生物基质（如血液、血浆、血清）中的药物浓度，取得药代动力学参数作为终点指标，借此反映药物释放被吸收进入循环系统的速度和程度。通常采用药代动力学终点指标 C_{max} 和 AUC 进行评价。如果血液、血浆、血清等生物基质中的目标物质难以测定，也可通过测定尿液中的药物浓度进行生物等效性研究。

（王泽娟　陈　刚）

第二节　药代动力学参数概念

早期临床试验观察的指标涉及众多的药代动力学参数，常见的相关概念如下。

1. **药峰浓度（C_{max}）**　给药后出现的血药浓度最高值。该参数是反映药物在体内吸收速率和吸收程度的重要指标。

2. **达峰时间（T_{max}）**　给药后达到药峰浓度所需的时间。该参数反映药物进入体内的速度，吸收速度快则达峰时间短。

3. **末端消除速率（K_e）**　末端相的血药浓度消除速率常数，反映药物在体内消失的快慢，不完全反映药物的作用时间（代谢物也有活性）。将血药浓度取对数，对时间作线性回归后所得斜率值的负数为末端消除速率。

4. **末端消除半衰期（$T_{1/2}$）**　末端相血药浓度下降一半所需的时间。该参数直观反映了药物从体内的消除速度。末端消除半衰期在数值上与末端消除速率互为倒数，即：末端消除半衰期＝0.693/末端消除速率。

5. **药时曲线下面积（AUC）**　血药浓度曲线对时间轴曲线下的面积。该参数是评价药物吸收程度的重要指标，反映药物在体内的暴露特性。由于药动学研究中血药浓度只能观察至某时间点 t，因此 AUC 有两种表示方式，即 $AUC_{(0-t)}$ 和 $AUC_{(0-\infty)}$，前者根据梯形面积法得到，后者计算式：$AUC_{(0-\infty)} = AUC_{(0-t)}$ ＋末端点浓度/末端消除速率。

6. **清除率（CL）**　单位时间内从体内清除的药物表观分布容积数，单位一般为 L/h。该参数是反映机体对药物处置特性的重要参数，与生理因素有密切关系。清除率根据剂量与 $AUC_{(0-\infty)}$ 的比值得到。肾清除率（renal clearance rate）：反映药物或代谢物经肾被排出体外的速度。

7. 表观分布容积（V_d）　表示体内药量与血药浓度之间相互关系的一个比例常数，单位一般为 L。即体内药量按血浆中同样浓度分布时，所需体液的总容积。其数值反映了药物在体内被组织摄取的能力，以及药物在体内的分布程度，数值越高表示分布越广，表观分布容积大的药物体内存留时间较长。表观分布容积在数值上由清除率与末端消除速率的比值得到。表观分布容积是一个假设的容积，是假定药物在体内均匀分布情况下求得的药物分布容积，其意义在于：可计算出达到期望血浆药物浓度时的给药剂量；可以推测药物在体内的分布程度和组织中摄取程度。

8. 平均驻留时间（MRT）　药物分子在体内停留时间的平均值，表示从体内消除 63.2% 药物所需要的时间。当药动学过程具有线性特征时才能计算该参数，其数值通过 AUMC（药物与时间乘积对时间 t 的积分）与 $AUC_{(0-\infty)}$ 的比值得到。

9. 生物利用度（F）　药物被吸收进入血液循环的速度和程度的一种量度，是评价药物吸收程度的重要指标。指药物以各种给药方式应用后能够被吸收进入人体血液循环的药物相对分数及速度，一般用吸收百分率表示。生物利用度高，说明制剂中药物进入人体内的数量较多。生物利用度可分为绝对生物利用度和相对生物利用度，前者用于比较两种给药途径的吸收差异，计算公式为：F＝（AUC_ext×Dose_iv）/（AUC_iv×Dose_ext）×100%，其中 ext 表示血管外给药，iv 表示静脉注射给药，Dose 为剂量。后者用于评价两种制剂的吸收差异，计算公式为：F＝（AUC_T×Dose_R）/（AUC_R×Dose_T）×100%，其中 T 和 R 分别为受试制剂和参比制剂。

10. 血浆药物浓度　指药物吸收后在血浆内的总浓度，包括与血浆蛋白结合的或在血浆游离的药物，有时也可泛指药物在全血中的浓度。药物作用的强度与药物在血浆中的浓度成正比，同时药物在血浆中的浓度也随时间变化。

11. 血浆蛋白结合率　指药物在血浆内与血浆蛋白结合的比率，其中主要与蛋白结合，以百分率（%）表示。正常情况下，各种药物以一定的比率与血浆蛋白结合，在血浆中常同时存在结合型和游离型两种类型的药物。其中，游离型药物才具有药物活性。

（陈　刚）

第三节　其他相关概念

临床试验相关的规范和指导原则基本均在后面进行相关概念名词解释，以下的概念均摘自这些规范和指导原则，可能会因其所在的规范和指导原则的适用范围和未及时更新的局限性，阐述的概念并不全面，仅供参考。因为概念较多，此处以概念的首字母拼音排序。

1. **安全集（safety set，SS）**　安全性与耐受性评价时，用于汇总的受试者集称为安全集。安全集应考虑包括所有随机化后至少接受一次治疗的且有安全性评价的受试者，该数据集用于安全性数据的分析。

2. **安全系数（safety factor，SF）**　在临床试验实际应用中，将人体等效剂量除以该系数以得到一个更安全的最大推荐起始剂量，通常使用的安全系数是10。这个数值是根据历史经验确定的，但并不一定适用于所有情况，安全系数应根据实际情况加以适当调整。

3. **安全性和耐受性（safety & tolerability）**　医疗产品的安全性是指受试者的医学风险，通常在临床试验中由实验室检查（包括临床生化和血液学）、生命体征、临床不良事件（疾病、体征和症状），以及其他特殊的安全性检查（如心电图、眼科检查）等来判定。医疗产品的耐受性是指受试者能耐受明显不良反应的程度。

4. **安慰剂（placebo）**　由无药效、无毒副作用的物质组成，如葡萄糖、淀粉等。其物理特性如外观、大小、颜色、剂型、重量、味道和气味与试验药物尽可能相同，但不能含有试验药物的有效成分。

5. **版本控制（version control）**　是计算机软件开发过程中常见的标准管理方法之一，用来追踪、维护源码、文件以及设定档等的改动，并且提供控制这些改动控制权的程序。最简单的版本控制方法就是给完成的软件程式编号，确保不同人员所编辑的同一程式档案都得到同步。

6. **保密性（confidentiality）**　不得向未经授权的个人泄露属于申办者所有的资料，或受试者的相关信息。防止将涉及所有权的信息或个人身份信息透露给无权知晓者。

7. **暴露-效应关系** （exposure-response relationship，E-R） 药物在血浆/血液中的暴露量与治疗结果（如临床疗效）的关联。

8. **比对试验** 是指在同一个试验中比较候选药与参照药差异的试验研究。

9. **必备文件** （essential documentation） 指能够单独或者汇集后用于评价临床试验的实验过程和试验数据质量的文件。

10. **变更控制** （change control） 指电子数据采集（EDC）系统在使用中进行变更时对变更过程的控制。变更的原因一般来自两个方面：系统更新或研究方案的修订所导致的数据采集发生变化。变更过程应事先严格规划，事后详细记录。规划中应明确变更的内容，指定具体实施的人员、方法和步骤；记录中应包括开始日期、变更实施过程中的规划偏离和应对措施以及最后的处理结果、结束日期，此即所谓的过程控制。变更控制的主要目的有两个方面：确保原有数据无损；变更后的 EDC 满足预期的要求。

11. **标准操作规程** （standard operating procedure，SOP） 指为保证某项特定操作的一致性而制定的书面要求。

12. **病例报告表** （case report form，CRF） 按照试验方案设计，向申办者报告的记录受试者相关信息的纸质或者电子文件。

13. **不良事件** （adverse event，AE） 指受试者接受试验用药品后出现的所有不良医学事件，可以表现为症状体征、疾病或实验室检查异常，但不一定与试验用药品有明确的因果关系。

14. **不依从/违背方案** （non-compliance/violation） 指对伦理委员会批准试验方案的所有偏离，并且这种偏离没有获得伦理委员会的事先批准，或者不依从/违背人体受试者保护规定和伦理委员会要求的情况。

15. **参照药** （reference medicine） 是指已批准注册的，在生物类似药研发过程中与之进行比对研究用的产品，通常为原研产品。

16. **测试脚本** （test script） 用于验证计算机运用软件能满足设计的需求和检测软件执行功能中可能存在的错误所设定的系列特定测试指令。这些测试指令可以手工的方式进行测试（此时称之为测试用例），或被自动化测试工具执行。根据特定测试目标或条件，如执行特定的程序路径，或是验证与特定需求的一致性等，其通常由预设的一组输入值、执行入口条件（如角色权限）、预期结果、实际结果和执行出口条件（如通过否）所组成。

17. 储存介质（storage medium） 储存临床数据的各类载体，常见的载体为计算机硬盘、光盘等。

18. 处理效应（treatment effect） 是指归因于临床试验中处理的效果。在大多数临床试验中感兴趣的处理效应是两个或多个处理间的比较（或对比）。

19. 次要研究者（subinvestigator） 在主要研究者授权和监督下，在其试验现场履行与试验相关的重要程序和（或）作出重大决定的研究者。

20. 达标概率（probability of target attainment，PTA） 某最低抑菌浓度（minimum inhibitory concentration，MIC）值下，通过模拟计算（如蒙特卡洛模拟）得到药代动力学/药效动力学（pharmacokinetic/pharmacodynamic，PK/PD）指数达到 PK/PD 靶值的概率。

21. 单盲（single blinding） 一般指受试者不知道治疗分配程序的试验，即除了受试者本人不知道接受何种处理外，其他参与试验的人员都知道受试者接受何种处理。单盲试验消除了受试者心理因素的主观影响，能客观反映药物的疗效和安全性。

22. 等效性试验（equivalence trial） 是指主要目的为确认两种或多种治疗效果的差别大小在临床上并无重要意义的试验。通常以真正的治疗效果差异落在临床上可接受的等效性界值上下限之间来表明等效性。

23. 电子签名（electronic signature） 电子签名是指任何用电子文件手段（如符号或一系列符号所组成的数据集）的形式所含或所附用于识别签名人身份的签名。这种由个人执行、采用或授权使用的电子签名与其手写签名具有同样法律效力。在临床试验中，对任何试验数据和文件的电子签名表明这个电子签名人已经接受或认可了其签署的相关电子记录文件内容、数据、符号或程序。

24. 电子数据采集（electronic data capture，EDC） 是一种基于计算机网络的用于临床试验数据采集的技术，通过软件、硬件、标准操作程序和人员配置的有机结合，以电子化的形式直接采集和传递临床数据。

25. 独立数据监查委员会（independent data monitoring committee，IDMC） 也称数据和安全监查委员会、监查委员会、数据监查委员会。独立数据监查委员会由申办者建立，可用于定期评价临床试验进度、安全性数据以及关键疗效指标，并可向申办者建议是否继续、修改或停止试验。

26. **多中心试验**（multicentre trial） 按照同一临床试验方案实施，由一个以上（多个）临床医疗机构和研究者参加的临床试验。

27. **法定代理人**（legally acceptable representative） 是指依照法律规定，被授权可代表受试者同意参加临床试验，对受试者的人身权益进行监督和保护的个人。

28. **法定到会人数**（quorum） 为对某项试验进行审查和决定而规定的必须参加会议的伦理委员会委员人数和资格要求，即有效会议应出席的委员人数和资格要求。

29. **方案偏离**（protocol deviation） 是指任何有意或无意偏离和不遵循未经独立审查伦理委员会（independent review board，IRB）批准的试验方案规定的治疗规程、检查或数据收集程序的行为。

30. **非劣效性试验**（non-inferiority trial，NI） 是指主要目的为显示试验药物的效应在临床上不劣于对照药的试验。

31. **非临床研究**（nonclinical study） 不在人类受试者（人体）进行的生物医学研究。

32. **非预期不良事件**（unexpected adverse event） 不良事件的性质、严重程度或频度，不同于先前方案或其他相关资料（如研究者手册、药品说明）所描述的预期风险。

33. **非预期的药物不良反应**（unexpected adverse drug reaction） 试验中性质和严重程度与现有的药品资料信息不一致的药物不良反应。现有的药品资料信息包括未上市药物的研究者手册、药物说明书，已上市药品的说明书和（或）药品性能汇总等。

34. **分析灵敏度**（assay sensitivity） 是指临床试验对有效治疗、次效治疗和无效治疗的区分能力。其在优效性和非劣效性试验中有不同的作用。

35. **服务协议**（service level agreement，SLA） 是服务合同的一个组成部分，是服务的提供方与用户之间在一定预算内，就服务的范围、质量要求、可靠性和职责等方面所达成的双方共同认可的协议或契约。服务协议通常是保证服务质量的主要依据。服务协议是法律文档，内容应包括所涉及服务的细则、服务支持内容、未能提供所需服务时的补救措施或惩罚条款、客户服务和软件硬件支持细则及费用等。

36. **符合方案集**（per protocol set，PPS） 又称有效病例、疗效样本、可评价病例样本。是由充分依从于试验方案的受试者所产生的数据集，以确保这些数据可能会展现出治疗的效果。依从性包括以下一些考虑，如所接受的治疗、指标测量的可获得性以及对试验方案没有大的违背等。

37. **公正的见证人**（impartial witness） 指与临床试验无关，不受临床试验相关人员不公正影响的个人，在受试者或者其监护人无阅读能力时，作为公正的见证人，阅读知情同意书和其他书面资料，并见证知情同意。

38. **合同**（contract，agreement） 在两方或多方之间的、书面的、签署姓名和单位的、注明签名日期的一份协议契约，其中规定了各方在参加临床试验中各自的工作内容、责任的委托和财务经费等相关问题的安排。以试验方案的内容作为合同的基础。

39. **合同研究组织**（contract research organization，CRO）指通过签订合同授权，执行申办者或者研究者在临床试验中的某些职责和任务的单位。

40. **核证副本**（certified copy） 指经过审核验证，确认与原件的内容和结构等均相同的复制件，该复制件是经审核人签署姓名和日期，或者是由已验证过的系统直接生成，可以以纸质或者电子等形式的载体存在。

41. **候选药**（candidate） 是指按照生物类似药研发和生产的，用于比对试验研究的药物。

42. **缓解持续时间**（duration of overall response，DOR） 缓解持续时间是指患者首次达到完全缓解或部分缓解到疾病进展的时间。

43. **患者自评结果**（patient reported outcome，PRO） 是直接来自患者的关于其健康状况的报告，而非来自临床医生或其他任何人，可作为反映症状获益的恰当评价方法。

44. **荟萃分析**（meta-analysis） 是指对同一个问题的两个或多个试验的量化证据进行的规范评价。这常是将不同试验的总结性的统计量进行统计合并，但此名词有时也用于对原始数据的合并。

45. **机构审查委员会/伦理委员会** （Institutional Review Board，IRB/ Independent Ethics Committee，IEC） 指由医学、药学及其他背景人员组成的委员会，其职责是通过独立地审查、同意、跟踪审查试验方案及相关文件、获得和记录受试者知情同意所用的方法和材料等，确保受试者的权益、安全受到保护。伦理委员会的组成和一切活动不受临床试验组织和实施者的干扰或影响。

46. **稽查** （audit） 指对临床试验相关活动和文件进行系统的、独立的检查。以评估确定临床试验相关活动的实施、试验数据的记录、分析与报告是否符合试验方案、标准操作规程相关法律法规的要求。

47. **稽查报告** （audit report） 指由申办者委派的稽查员撰写的，关于稽查结果的书面评估报告。

48. **稽查轨迹** （audit trail） 指能够追溯还原事件发生过程的记录，是计算机系统（如数据管理系统）的基本功能。是指系统采用安全的和计算机产生的带有时间烙印的电子记录，以便能够独立追溯系统用户输入、修改或删除每一条电子数据记录的日期、时间，以及修改原因，以便日后数据的重现。任何记录的改变都不会使过去的记录被掩盖或消失。只要受试者的电子记录保存不变，这类稽查轨迹文档记录就应当始终保留，并可供监管视察或稽查员审阅和复制。

49. **疾病进展时间** （time to progression，TTP） TTP 定义为从随机分组开始至出现肿瘤客观进展之间的时间；TTP 不包括死亡。

50. **疾病控制率** （disease control rate，DCR） 指的是最佳疗效达到完全缓解、部分缓解或疾病控制的那部分患者的比例。

51. **计算机化系统** （computerized system） 临床试验中计算机化系统不单单是指计算机运用本身。计算机化系统中的"系统"意味着一个与临床研究过程有关的各个功能性软件和硬件配置环境，包括与之相配合的人员、设备、政策和程序等。从计算机化系统的生命周期而言，它涉及计算机化系统的建立、验证、维护、运营、变更管理、退役和相关数据申报等规程及其涉及的人员资质和培训，系统环境管理的标准操作规范和安全措施等药政规范要求。从临床试验中的计算机化系统的运用生命周期而言，计算机化系统就是一个以电子表格的形式建立、修正、维护、存档、检索或传输临床数据的电子信息系统及与之管理相关的人员和系统运营环境体系。

52. **计算机化系统验证**（validation of computerized systems） 指为建立和记录计算机化系统从设计到停止使用，或者转换至其他系统的全部生命周期均能够符合特定要求的过程。验证方案应当基于考虑系统的用途、系统对受试者保护和临床试验结果可靠性的潜在影响等因素的风险评估而制定。

53. **计算机系统的验证**（validation of computerized systems） 以文件化的证据来证实一个计算机化系统符合技术规范、达到了设计要求并满足用户需求。其目的是对计算机化系统的用户需求及其设计规格、安装、运行、性能的正确性以及对生产的适用性等进行全面的测试和确认，以证实该计算机化系统达到设计要求、技术指标以及用户要求。通过计算机化系统的验证，可确保系统在其整个生命周期中的质量保证得以建立，并始终处于可控制状态下，是一个建立和记录计算机化系统的特定要求，在临床试验中能够持续一致地被满足工作要求的过程。验证应该确保准确性、可靠性和持续的预期性能，从系统的设计到退役或迁移到一个新系统。能在其投入应用直至退役过程中都能高度再现和维护系统的标准和功能符合监管要求。

54. **剂量限制性毒性**（dose-limiting toxicity，DLT） 药物的某些主要的毒副作用成为限制继续增大化疗药物剂量的主要原因，这些毒副作用即为化疗药物的剂量限制性毒性。

55. **监查**（monitoring） 指监督审查临床试验进展和过程，并保证临床试验按照试验方案、标准操作规程和相关法律法规要求实施、记录和报告的行动。

56. **监查报告**（monitoring report） 指监查员根据申办者的标准操作规程规定，在每次进行现场访视或者其他临床试验相关的沟通后，向申办者提交的书面报告。

57. **监查计划**（monitoring plan） 指描述监查策略、方法、职责和要求的文件。

58. **检查**（inspection） 药品监督管理部门对临床试验的有关文件、设备、记录和其他方面进行审核检查的行为，检查可以在试验单位、申办者所在地或合同研究组织所在地进行，以及药品监督管理部门认为必要的其他场所进行。

59. **简单随机化**（simple randomization） 也称为完全随机化，包括抛硬币法或掷骰子法、抽签法、随机数字表，可通过随机数字表或统计软件产生随机码。

60. **交叉设计（crossover design）** 每个受试者顺序接受两种或两种以上的处理，在不同处理之间有洗脱间期，即每个受试者先后作为不同处理组的成员，既接受治疗又作为对照。受试者接受不同处理的顺序如果由随机化决定，则可以很好地保证受试者特征等在各处理组间相同。

61. **交互作用（interaction）** 是指处理间的对比（如研究产品与对照之间的差异）依赖于另一因素（如中心）的情况。定量的交互作用是指对比差异的大小在因素的不同水平时不同；定性交互作用是指对比差异的方向至少在因素的一个水平上不同。

62. **抗生素后效应（post-antibiotic effect，PAE）** 是指细菌短期暴露于抗生素或抗菌药后，移除抗生素，在药物浓度下降至低于对细菌的最低抑菌浓度（MIC）或消失后，细菌的生长仍受到持续抑制的效应。PAE的持续时间是将移除抗生素的实验组与未处理的对照组相比较，计算自移除抗生素至细菌恢复对数生长的时间（h）。

63. **可疑且非预期严重不良反应（suspected unexpected serious adverse reaction，SUSAR）** 指临床表现的性质和严重程度超出了试验药物研究者手册、已上市药品的说明书或者产品特性摘要等已有资料信息的可疑且非预期的严重不良反应。

64. **客观缓解率（objective response rate，ORR）** 是指肿瘤体积缩小达到预先规定值并能维持最低时限要求的患者比例。缓解期通常是指从开始出现疗效直至证实出现肿瘤进展的这段时间。一般定义客观缓解率为完全缓解加上部分缓解之和。

65. **累积响应百分率（cumulative fraction of response，CFR）** 通过模拟计算（如蒙特卡洛模拟）得到PK/PD指数达到PK/PD靶值的概率。

66. **离群值（outliers）** 是指严重偏离平均水平的观测数据。离群值可能由于变量的变异较大所致，也有可能由过失误差引起；若是后者，应说明原因后作为缺失数据处理。

67. **利益冲突（conflict of interest）** 当伦理委员会委员因与所审查的试验项目之间存在相关利益，因而影响他/她从保护受试者的角度出发，对试验作出公正独立的审查。利益冲突的产生常见于伦理委员会委员与审查项目之间存在经济上、物质上、机构以及社会关系方面的利益关系。

68. **临床试验**（clinical trial） 指以人体（患者或健康受试者）为对象的试验，意在发现或验证某种试验药物的临床医学、药理学以及其他药效学作用、不良反应，或者试验药物的吸收、分布、代谢和排泄，以确定药物的疗效与安全性的系统性试验。

69. **临床试验必备文件**（essential documents） 能够评价临床试验的实施过程，和保证获得数据质量的文件。

70. **临床试验方案**（clinical trial protocol） 指说明临床试验目的、设计、方法学、统计学考虑和组织实施的文件。试验方案通常还应当包括试验的背景和理论基础，该内容也可以在其他参考文件中给出。试验方案包括方案及其修订版。

71. **临床试验受试者（受试者）**（clinical trial subject/subject） 自愿参加一项临床试验，并作为试验用药品的接受者或作为试验对照的个人，包括健康志愿者、患者（2020 版 GCP：指参加一项临床试验，并作为试验用药品的接受者，包括患者、健康受试者）。

72. **临床试验/研究报告**（clinical trial/study report） 以人类（患者或健康志愿者）为对象进行的任何治疗、预防或诊断试剂的药物临床试验、药物临床研究，均要写出详细的书面报告。报告中要完整地陈述临床试验、数据统计的结果和分析。

73. **临床试验/研究中期报告**（study report/interim clinical trial） 指正式完成临床试验前，按事先制定的统计分析计划，比较临床试验处理组间的有效性和安全性，进行分析，而写出的中期结果和评价的报告。

74. **流行病学界值**（epidemiologic cut-off value，ECV） 区分存在和不存在获得性耐药/突变耐药机制的菌群最低抑菌浓度，通常为野生菌群最低抑菌浓度的上限。

75. **流行病学折点** 又称野生型折点（wild-type breakpoints），通常以野生型细菌 MIC 分布的 MIC90 作为折点。

76. **逻辑核查**（edit check） 是指临床试验数据输入计算机系统后对数据有效性的检查。这种核查可以通过系统的程序逻辑、子程序和数学方程式等方法实现，主要评价输入的数据域与其预期的数值逻辑、数值范围或数值属性等方面是否存在错误。

77. **盲态审核**（blind review） 是指在试验结束（最后一位受

试者最后一次观察）到揭盲之前对数据进行的核对和评估，以便最终确定统计分析计划。列出数据盲态审核的要求，并在计划中描述盲态审核操作的具体流程。一般地，数据盲态审核时应对所有数据质疑、脱落和方案偏离的病例、合并用药和不良事件的发生情况以及分析数据集的划分进行最终确认。

78. 蒙特卡洛模拟（monte carlo simulation，MCS） 考察PK/PD指数在大量人群中分布规律的统计试验方法。首先根据PK参数和PD参数的分布特征进行随机抽样，然后将随机数值代入公式计算PK/PD指数，获知其分布规律，最终得到PK/PD指数达到靶值的概率。

79. 敏感性分析（sensitivity analysis） 是指对非预先规定的试验中可能出现的各种情况进行分析，如缺失数据的填补、亚组分析、不同数据集分析、不同协变量的调整等，并将分析结果作为参考，与事先确定的分析结果进行比较，考察所得结果的一致性和稳定性。敏感性分析可以作为主要分析的附加支持，但不能作为结论的主要依据。

80. 浓度依赖性抗菌药 本类抗菌药物的药物浓度越高杀菌作用越强，通常均具有较长的抗生素后效应。体外抗菌试验、动物感染模型与人体试验均显示其PK/PD参数为 C_{max}/MIC 与 $AUC_{0\sim24}/MIC$。属此类药物者主要有氨基糖苷类、氟喹诺酮类等抗菌药。

81. PK/PD 靶值（PK/PD target，PDT） 效应指标达到预期水平时，所需的PK/PD指数值。

82. PK/PD 指数（PK/PD index） 药物暴露量（如药时曲线下面积）与参数［如最低抑菌浓度（MIC）］相结合的定量指标。

83. PK 浓度分析集（PK concentration analysis set，PKCS） 为使用试验药物后拥有至少一次PK浓度值的所有随机化受试者。该数据集用于PK浓度数据的分析。

84. 偏倚（bias） 是指与设计、实施、分析和评价临床试验有关的任何因素导致的处理效应估计值与其真值的系统偏离。临床试验实施的偏离所引入的偏倚称为"操作"偏倚。上述其他来源的偏倚称为"统计学"偏倚。

85. 平行设计（parallel design） 是最常用的临床试验设计类型。将符合入选要求的受试对象按照随机化方法分配进入试验组和对照组，分别接受试验治疗和对照治疗。

86. **破盲**（breaking the blind） 是指在双盲试验中，任何非规定情况所致的盲底泄露。

87. **期中分析**（interim analysis） 是指正式完成临床试验前，按事先制订的分析计划，比较处理组间的有效性或安全性所作的任何分析。

88. **区组随机化**（block randomization） 是先把受试者划分成相同或不同的若干区组，同一区组内受试者的性质相同或相近，如同一段时间入院的患者、体重相近的患者，然后对每个区组内的受试者进行随机分配，各区组长度不同时也称可变区组随机化，这是在临床试验中最常用的随机分配方法。

89. **全分析集**（full analysis set，FAS） 是指尽可能接近符合意向性治疗原则的理想的受试者集。该数据集是从所有随机化的受试者中以最少的和合理的方法剔除受试者后得到。鉴于评价试验设计的合理性和原始随机化数据集的完整性，所有签署知情同意书的受试者将作为全分析集人群，参与基线分组的统计分析，并为安全性统计分析提供合理的参考值。

90. **全局评价指标**（global assessment variable） 为单一变量，是将客观指标和研究者对患者的病情及其改变的总的印象综合起来所设定的指标，通常是一个有序分类等级指标。

91. **权限控制**（access control） 是指按照临床试验电子系统的用户身份及其归属的某项定义组的身份来允许、限制或禁止其对系统的登录或使用，或对系统中某项信息资源项的访问、输入、修改、浏览能力的技术控制。

92. **缺失数据**（missing data） 是指按照研究方案要求收集但未观测到的数据。

93. **群体药代动力学**（population pharmacokinetics，PPK） 指将经典的药代动力学模型与群体统计学模型（population statistical model）结合，研究药代动力学特性中存在的变异性，研究药物体内过程的群体规律、药代动力学参数的统计分布及其影响因素。

94. **人体等效剂量**（human equivalent dose，HED） 能预期在人体试验中得到与动物试验相同程度的反应的剂量，就是指对应于最适合动物种属的未见明显毒性反应剂量（no observed adverse effect

level，NOAEL）的人等效剂量。

95. 弱势群体（vulnerable persons） 相对地（或绝对地）没有能力维护自身利益的人，通常是指那些能力或自由受到限制而无法给予同意或拒绝同意的人，包括儿童、因为精神障碍而不能给予知情同意的人等。

96. 弱势受试者（vulnerable subjects） 指维护自身意愿和权利的能力不足或者丧失的受试者，其自愿参加临床试验的意愿，有可能被试验的预期获益或者拒绝参加可能被报复而受到不正当影响。包括：研究者的学生和下级、申办者的员工、军人、犯人、无药可救疾病的患者、处于危急状况的患者，入住福利院的人、流浪者、未成年人和无能力知情同意的人等。

97. 杀菌曲线（time-kill curve） 即将细菌处于≥MIC 的抗菌药物浓度下观察抗菌药物的杀菌速度。反映抗菌药物对细菌杀菌活性随时间变化的曲线。常指静态杀菌曲线，即固定一系列抗菌药物浓度，观察细菌与抗菌药物混合后的在不同时间点的菌落计数。以时间为横坐标、$lgCFU \cdot mL^{-1}$ 为纵坐标，绘制杀菌曲线。根据该曲线还可以计算杀菌速率，分析杀菌速率随浓度的变化。

98. 设盲 指临床试验中使一方或者多方不知道受试者治疗分配的程序。单盲一般指受试者不知道，双盲一般指受试者、研究者、监查员以及数据分析人员均不知道治疗分配。

99. 申办者（sponsor） 负责临床试验的发起、管理和提供临床试验经费的个人、组织或机构。

100. 生物等效性集（bioequivalence set，BES） 通常包括至少一个周期且具有至少一个可评价药代动力学参数的统计分析集。本数据集是推断受试制剂和参比制剂是否生物等效的主要数据集。

101. 生物类似药（biosimilar） 是指在质量、安全性和有效性方面与已获准上市的参照药具有相似性的治疗性生物制品。

102. 时间依赖性抗菌药 此类抗菌药药物浓度在一定范围内与杀菌活性相关。通常药物浓度达到对细菌 MIC 的 4～5 倍时，杀菌速率达饱和状态，继续增高药物浓度，其杀菌活性及速率并无明显改变，但杀菌活性与药物浓度超过细菌 MIC 时间的长短有关。当药物浓度低于 MIC 值时，细菌可迅速恢复生长繁殖。该类药物大多消除半衰期短，PAE 无或很短。属此类药物者主要为青霉素类、头孢菌素类、碳青霉烯类、氨曲南等β-内酰胺类抗生素。该类药物 PK/PD 参数为%T>MIC，即药物浓度超过 MIC 时间占给药间期的百分比。

103. 试验对照药物（comparator） 临床试验中用于与试验药物参比对照的其他研究药物、已上市药品或者安慰剂。

104. 试验统计学专业人员（trial statistician） 是指接受过专门培训且有经验，可以执行本指导原则并负责临床试验统计方面的统计学专业人员。

105. 试验现场（trial site） 实施临床试验相关活动的试验场所。

106. 试验用药品（investigational medicinal products，IMP） 指用于临床试验的试验药物、对照药品。

107. 受试者（research participant） 参加生物医学研究的个人，可以作为试验组或对照组、观察组，包括健康志愿者，或是与试验目标人群无直接相关性的自愿参加者，或是来自试验用药所针对的患病人群。

108. 受试者的权益（well-being of the trial subjects） 指参加临床试验受试者的身体和心理上应享有的尊严。

109. 受试者鉴认代码（subject identification code） 指临床试验中分配给受试者以辨识其身份的唯一代码。研究者在报告受试者出现的不良事件和其他与试验有关的数据时，用该代码代替受试者姓名以保护其隐私。它是能够与受试者的源文件相关联的唯一的、独特的识别编码。受试者可以用原始病历编号作为识别编码，以利于所有临床试验数据的溯源。

110. 受试者识别编码（subject identification code） 能够与受试者的源文件相关联的唯一的、独特的识别编码。在临床试验中，报告出现的不良事件和其他与试验有关的数据时，为受试者的身份保密，识别编码可以用来代替受试者的姓名；患病受试者可以用原始病历编号作为识别编码，以利于所有临床试验数据的溯源。

111. 数据安全监查委员会（data and safety monitoring board） 又称数据和安全监查委员会、监查委员会、数据监查委员会，由申办者设立的独立的数据监查委员会，定期对试验的进展、安全性数据以及重要的有效性终点进行评估，并向申办者建议是否继续、调整、或终止试验。

112. **数据管理报告** （data management report） 是在临床研究结束后，数据管理人员撰写的研究项目数据管理全过程的工作总结，是数据管理执行过程、操作规范及管理质量的重要呈现手段。通常以定性和定量的参数来表达，如数据量、疑问数等。

113. **数据管理计划** （data management plan，DMP） 是由数据管理人员依据临床试验方案书写的一份动态文件，它详细、全面地规定并记录某一特定临床试验的数据管理任务，包括人员角色、工作内容、操作规范等。DMP的修订与升级伴随整个试验阶段。

114. **数据核查计划** （data verification plan，DVP） 也称逻辑核查计划，是由数据管理员为检查数据的逻辑性，依据临床试验方案以及系统功能而撰写的系统设置文件。它由项目成员参与讨论确定，EDC系统将据此发出质疑。DVP是EDC系统的最重要文件之一，可作为DMP的附件或单独成文。

115. **数据库解锁** （database unlock） 即数据管理人员依据数据管理计划（DMP），打开已锁定的数据库。只有在发现一些重要的数据问题时方可解锁，如安全性数据的一致性问题等。一般性数据错误可不必对数据库解锁，附以说明文件即可。数据库解锁是反映数据管理质量的优劣，不得轻易进行。

116. **数据库锁定** （database lock） 为数据管理人员依据数据管理计划（DMP）关闭临床试验数据库，使之无法更改。它是在临床试验结束、EDC系统的所有质疑被解决、经相关批准手续后实施的。被锁定的数据库一般不得改变。

117. **双盲** （double blind） 临床试验中的受试者、研究者、参与疗效和安全性评价的医务人员、监查员、数据管理人员及统计分析人员都不知道治疗分配程序，即都不知道哪一个受试者接受哪一种处理。双盲试验能将偏倚降低到最低限度，能避免为了获得所希望的试验结果而任意选择和挑选病例、修改病例报告表等弊端。

118. **双模拟** （double-dummy） 是指在临床试验中当两种处理（如治疗）不能做到完全相同时，使试验处理（或治疗）仍能保持盲态的一种技术。先准备处理A（活性药和不能区分的安慰剂）和处理B（活性药和不能区分的安慰剂），然后受试者接受两套处理：活性药处理A和安慰剂处理B，或者安慰剂处理A和活性药处理B。

119. **随机分配表的释放** （randomization code release） 是

指临床试验中对最后一例受试者的随访结束，且所计划的数据采集工作全部完成后，为进一步完成计划的统计分析工作而将一直保持盲态的受试者的随机分组信息对相关研究人员进行公开的揭盲过程。

120. **随机化（randomization）** 是指将病例或试验对象按相同的概率分配进入试验药组或对照药组，病例的分配完全按照随机编排的序号入组，不受试验者主观意志和客观条件的影响，其目的是排除分配误差。

121. **随机化受试者集（randomized subjects set，RSS）** 定义为所有随机化受试者，无论有无使用试验药物。该数据集用于人口学及基线资料、受试者分配及方案违背等数据的分析。

122. **特殊疾病人群、特定地区人群/族群** 具有某种共同特点的人群，该特点可以是相同/相近的区域，或是相同的价值观，或是共同的利益，或是患有同样的疾病。

123. **体表面积转换系数（body surface area conversion factor，BSA-CF）** 根据不同的体表面积，该系数将动物剂量（mg/kg）转换为人体等效剂量（HED）；体表面积转换系数是受试种属的体表面积与人体平均体表面积之比。

124. **替代变量（surrogate variable）** 是指在直接测定临床效果不可能或不实际时，用于间接反映临床效果的指标。

125. **统计分析计划（statistical analysis plan，SAP）** 是比试验方案中描述的分析要点更加技术性和有更多实际操作细节的一份独立文件，包括对主要和次要指标及其他数据进行统计分析的详细过程。

126. **脱落（dropout）** 是指受试者由于任何原因不能继续按试验方案进行到所要求的最后一次随访。

127. **外部数据（external data）** 是由外部数据提供方采集的数据。外部数据可以通过电子数据上传或数据直接对接的方式传输到临床数据管理系统，经过数据整合后再进行分析；也可以不与临床数据库中的数据整合，在数据分析时，作为一份独立的数据源，与临床数据库内的数据一起直接参与数据分析。外部数据包括多种数据来源，多数为打包上传的电子数据，非纸质记录或直接录入到 EDC 系统的数据。

128. **完全缓解（complete response，CR）** RESIST 标准中

对于靶病灶消失，全部病理淋巴结（包括靶结节和非靶结节）短直径必须减少至＜10mm。对于非靶病灶是，所有非靶病灶消失，且肿瘤标记物恢复至正常水平。所有淋巴结为非病理尺寸（短直径＜10mm）。

129. 未见明显毒性反应剂量（no observed adverse effect level，NOAEL）与对照组相比，在某受试动物种属中不会产生明显毒性反应的最高剂量。确定 NOAEL 时应当考虑有生物学意义的毒性反应（即使没有统计学意义）。

130. 无病生存期（disease-free survival，DFS）通常定义为患者从随机分组开始到出现肿瘤复发或由任何原因引起死亡之间的时间。

131. 无进展生存期（progression-free survival，PFS）定义为从随机分组开始至出现肿瘤客观进展或死亡之间的时间。

132. 系统上线（system go live）系统上线是系统在完成创建、验证、检测步骤后第一次正式开始运行，使用者可以开始使用该系统进行实际业务操作。

133. 系统验证（system validation）是指建立计算机化系统生命周期管理的文档化证据，以确保计算机化系统的开发、实施、操作以及维护等环节自始至终都能够高度满足其预设的各种系统技术标准、使用目的和质量属性，和处于监控的质量管理规程中，并能在其投入应用直至退役过程中都能高度再现和维护系统的标准和功能符合监管要求。

134. 修正案（protocol amendment）对试验方案，以及有关试验组织实施的其他文件及信息的书面修改或澄清。

135. 亚抑菌浓度（subinhibitory concentration，SIC）是指药物能发挥阻止微生物生长以外的生物学作用但低于 MIC 的浓度。这些作用可以包括改变对黏膜表面黏附、加速吞噬以及与其他抗菌药物合用时抗微生物活性增强或降低。

136. 亚抑菌浓度下的抗生素后效应（postantibiotic sub/mic effect，PA-SME）是指细菌暴露于高浓度（如 $10 \times MIC$）抗菌药后，在低于 MIC 的药物浓度下，数量增加 10 倍（1log10 单位）所需的时间（与对照组的差）。PA-SME 的意义与 PAE 相似，不同的是将细菌暴露于高浓度抗菌药后，继续置于低药物浓度（＜MIC）下，观察其再生长的延迟相。PA-SME 较之 PAE 更符合体内情况，因为药物进入机体后，对于敏感菌而言，总是药物浓度先在 MIC 以上，然后随着药物清除，药物浓度逐渐降低至 MIC 以下。

137. 亚组分析（subgroup analysis） 是指对整体中根据某种因素分层的部分数据进行分析。

138. 严重不良事件（serious adverse event，SAE） 指受试者接受试验用药品后出现死亡、危及生命、永久或者严重的残疾或者功能丧失、受试者需要住院治疗或者延长住院时间，以及先天性异常或者出生缺陷等不良医学事件。

139. 研究者（investigator） 指实施临床试验并对临床试验质量及受试者权益和安全负责的负责人。临床试验的实施可以由各级不同专业研究者组成的团队完成。所有参加临床试验的各中心（医疗机构）、现场的研究者及团队必须经过申办者的资格审查。

140. 研究者手册（investigator's brochure） 指与开展临床试验相关的试验用药品的临床和非临床研究资料汇编。

141. 衍生变量（derived variable） 是经原始数据转化而来的变量，如受试者的年龄可以由知情同意书签署日期减去该受试者的出生日期转化而来。

142. 药代动力学参数集（pharmacokinetic parameter set，PKPS） 包括接受过至少一次研究药物的受试者中获得的药代动力学参数数据集。本数据集的作用在于描述性统计受试者的药代动力学参数数据。

143. 药代动力学分析集（PKS） PK 分析集将纳入所有接受了研究药物并具有足够数据点以计算 PK 参数的受试者。由 PK 人群中排除受试者的可能原因有服药后出现呕吐或腹泻、使用了伴随药物、AE、用药错误或者其他可导致血浆浓度-时间特征不再可靠的事件。

144. 药理学活性剂量（pharmacologically active dose，PAD） 在受试动物中能产生预期的药理作用的最低剂量。

145. 药敏折点（breakpoint） 根据抗菌药物抑制细菌生长所需要的 MIC，结合常用剂量时人体内所达到的血药浓度，划分细菌对各种抗菌药物敏感、中介或耐药的界限。

146. 药物不良反应（adverse drug reaction，ADR） 临床试验中的药物不良反应（未上市药物）有别于已上市的药品不良反应。临床试验中的药物不良反应指临床试验中发生的任何与试验用药品可能有关的对人体有害或者非期望的反应。试验用药品与不良事件之间的因果关系至少有一个合理的可能性，即不能排除相关性。而已上市的药品不良反应，则指合格药品在正常用法用量下，出现的对用于预防、诊断和治疗疾病或改善生理功能等用药目的无关的有害反应。

147. 药物代谢动力学（pharmacokinetics，PK，简称药代动力学） 定量描述药物在机体内吸收（absorption）、分布（distribution）、代谢（metabolism）和排泄（excretion）的过程及药物浓度随时间动态变化的规律，可概括为 ADME 过程。反映 ADME 过程的主要 PK 参数包括：药峰浓度（C_{max}）、达峰时间（T_{max}）、药时曲线下面积（AUC）、表观分布容积（V_d）、药物清除率（CL）、表观分布容积和末端相消除半衰期（$T_{1/2}$）等。

148. 药物临床试验的依从性（compliance in relation to trials） 临床试验参与各方遵守与临床试验有关的所有要求、GCP 和相应的医药管理法律法规。

149. 药效学（pharmacodynamics，PD） 指药物效应的大小随时间的变化过程。对抗菌药物而言，是指药物在体外或体内抑制病原菌生长和复制（抑菌）或致病原菌细胞死亡（杀菌）的作用。主要药效学参数包括抗菌药物对细菌的最低抑菌浓度（MIC）、最低杀菌浓度（MBC）、抗生素后效应（PAE）、亚抑菌浓度下的抗生素后效应（PA-SME）和防突变浓度（mutation prevention concentration，MPC）等。

150. 野生型（wild-type） 最低抑菌浓度不高于流行病学界值的细菌群体，该群体没有获得性耐药及突变耐药。

151. 医疗机构（institution/medical） 实施临床试验的医疗机构。

152. 意向性分析（intention to treat，ITT） 是指主要分析应当包括所有随机化的受试者，按其所分到的组别进行随访、评价和分析而不管其是否依从计划完成过程。意向性分析的重要性是它保证了原始的随机化分组，可以避免由于破坏了随机化而造成偏性的发生。

153. 意向性治疗原则（intention-to-treat principle） 是指基于有治疗意向的受试者（即计划好的治疗）而不是实际给予治疗的受试者进行评价的处理策略，是可以对结果做出评定的最好原则。其结果是计划分配到每一个治疗组的受试者即应作为该组的成员被随访、评价和分析，而无论他们是否依从于所计划的治疗过程。

154. **应急计划和灾难恢复计划**（contingency & disaster recovery plan）　数据管理员与相关人员对可能导致 EDC 系统运行中断的灾难事故进行预估，并据此撰写的制定相关对策的文件，以保证临床数据不会丢失的安全以及试验的顺利实施。本计划包括对人员、软硬件设施的要求；同时预估发生重大的数据丢失事件时，撰写数据恢复的对策计划，以尽可能不出现或减少出现数据的丢失。

155. **用户接受测试**（user acceptance testing，UAT）　用户接受测试是由临床数据管理系统的用户进行的一种检测方式，检测记录可用以证明所设计系统经过了相关的验证过程。用户应全面检测所有正确和错误数据组合，记录检测结果。全面的检测文档应包括验证方案、测试细则记录、测试总结报告和验证总结报告等。

156. **优效性试验**（superiority trial）　是指主要目的为显示试验药物的效应优于对照药（阳性药或安慰剂）的试验。

157. **原始医学记录**（original medical record）　见源文件。

158. **原研产品**（original products）　生物类似药研发中是指按照新药研发和生产并且已获准注册的生物制品。

159. **源数据**（source data）　临床试验中原始记录和核证副本上的所有信息，包括临床发现、观测结果以及用于重建和评价临床试验所需要的其他相关活动记录。

160. **源数据核查确认**（source data verification，SDV）　是指评价记录在临床试验病例报告表中的数据与源数据一致性的行为，以确保所采集数据的完整性、准确性和可靠性，使得临床试验项目的日后重现成为可能。

161. **源文件**（source documents）　指临床试验中产生的原始记录、文件和数据，如医院病历、医学图像、实验室记录、备忘录、受试者日记或评估表、发药记录、仪器自动记录的数据、缩微胶片、照相底片、磁介质、X 线片、受试者文件，药房、实验室和医技部门保存的临床试验相关的文件和记录，包括核证副本等。源文件包含了源数据，可以以纸质或电子等形式的载体存在。

162. **知情同意**（informed consent）　指受试者被告知可影响其参加临床试验决定的各方面情况后，确认同意自愿参加临床试验的过程。该过程应当以书面的、签署姓名和日期的知情同意书作为文件证明。

163. **知情同意书**（informed consent form）　是每位受试者表

示自愿参加某一试验的文件证明。研究者需向受试者说明试验性质、试验目的、可能的受益和风险、可供选用的其他治疗方法以及符合《赫尔辛基宣言》规定的受试者的权利和义务等，使受试者充分了解后表达其同意。

164. **直接查阅**（direct access）　指对评估药物临床试验重要的记录和报告直接进行检查、分析、核实或者复制等，直接查阅的任何一方应当按照相关法律法规要求，采取合理的措施保护受试者隐私，以及避免泄露申办者的权属信息和其他需要保密的信息。

165. **质量保证**（quality assurance，QA）　在临床试验中建立的有计划的系统性措施，以保证临床试验的实施和数据的生成、记录和报告均遵守试验方案和相关法律法规。

166. **质量控制**（quality control，QC）　在临床试验质量保证系统中，为确证临床试验所有相关活动是否符合质量要求而实施的技术和活动。

167. **治疗失败时间**（time to treatment failure，TTF）　是一个复合的终点指标，即从随机化开始到无论何种原因（包括疾病进展、治疗毒性和死亡）导致治疗终止之间的时间。

168. **治疗中出现的不良事件**（treatment emergent adverse events，TEAEs）　是指治疗前没有而治疗后首次出现的不良事件，或者与治疗前相比治疗后恶化的不良事件。

169. **置信区间**（confidence interval，CI）　是指按一定的概率或可信度（$1-\alpha$）用一个区间来估计总体参数所在的范围，该范围通常称为参数的置信区间。

170. **中央随机化系统**（centralized randomization system）是指在多中心临床试验中为克服人为或其他未知因素对研究结果的偏倚影响，由一个独立的组织或机构基于电话语音或网络方式实施药物随机分配的自动化计算机管理系统。常见有基于电话的交互式语音应答系统（interactive voice response system，IVRS）和基于网络的交互式网络应答系统（interactive web response system，IWRS）。

171. **重要不良事件**（significant adverse event）　指的是除严重不良事件外，发生的任何导致采用针对性医疗措施（如停药、降低剂量和对症治疗）的不良事件和血液学或其他实验室检查明显异常。

172. **主要研究者**（principal investigator，PI）　参加临床试

验的各中心（医疗机构）、试验现场的负责人。

173. 注释 CRF（annotated CRF） 是对空白的 CRF 的标注，记录 CRF 各数据项的位置及其在相对应的数据库中的变量名和编码。

174. 总生存期（overall survival，OS） 总生存期定义为从随机化开始到因各种原因导致患者死亡之间的时间，且是按意向治疗人群（ITT）计算。总生存期常被设定为大型随机试验的首要指标。它的测量很直观，是指患者从进入随机分组到患者因任何原因死亡的时间。由于 OS 直接体现了患者的生存获益，并且可以被准确测量，一直被认为是衡量疗效的金标准。

175. 最大耐受剂量（maximum tolerated dose，MTD） 毒性试验中未产生不可接受毒性的最高的剂量。

176. 最大推荐起始剂量（maximum recommended starting dose，MRSD） 在临床试验中推荐使用的最大起始剂量。在成人健康志愿者的临床试验中，MRSD 被预测不会产生毒性反应。剂量的单位（例如 mg/kg 或 mg/m^2）随研究领域而异。

177. 最大无反应剂量（no observed effect level，NOEL） 在某受试动物中不会产生任何反应的最高剂量。

178. 最低杀菌浓度（minimum bactericidal concentration，MBC） 在药物敏感试验中，以杀灭细菌为评价指标时，在一批试验中能使活菌总数减少 99.9% 或以上所需要的最低药物浓度。通常用 MBC50 和 MBC90 来表示试验中能将 50% 或 90% 受试菌株的活菌总数杀灭 99.9% 或以上所需要的抗菌药物浓度。

179. 最低抑菌浓度（minimum inhibitory concentration，MIC） 体外抗菌药物敏感性试验中，抑制培养基内病原菌生长所需的最低药物浓度。抑制细菌生长所需药物的最低浓度，通常以 MIC50 和 MIC90 分别表示某种抗菌药物抑制 50% 和 90% 受试菌生长所需的 MIC。

180. 最小毒性反应剂量（lowest observed adverse effect level，LOAEL） 某受试动物物种中产生毒性反应最轻的剂量。

181. 最小风险（minimal risk） 指试验中预期风险的可能性和程度不大于日常生活或进行常规体格检查或心理测试的风险。

（王泽娟）

第二章

早期临床试验相关的中国法律法规、规范和指导原则

第一节 法律法规

在我国，与临床试验监管有关的现行法律法规包括《中华人民共和国药品管理法》(2019)、《药品管理法实施条例》(2019) 和《药品注册管理办法》(2007) 及 2020 年 7 月 1 日起实施的《药品注册管理办法》(2020)。

一、《中华人民共和国药品管理法》

《中华人民共和国药品管理法》在 2019 年 8 月 26 日第十三届全国人民代表大会常务委员会第十二次会议第二次修订后颁布，自 2019 年 12 月 1 日起施行。与临床试验有关的有以下条目。

第五条 国家鼓励研究和创制新药，保护公民、法人和其他组织研究、开发新药的合法权益。

第六条 国家对药品管理实行药品上市许可持有人制度。药品上市许可持有人依法对药品研制、生产、经营、使用全过程中药品的安全性、有效性和质量可控性负责。

第十六条 国家支持以临床价值为导向、对人的疾病具有明确或者特殊疗效的药物创新，鼓励具有新的治疗机理、治疗严重危及生命的疾病或者罕见病、对人体具有多靶向系统性调节干预功能等的新药研制，推动药品技术进步。

国家鼓励运用现代科学技术和传统中药研究方法开展中药科学技术研究和药物开发，建立和完善符合中药特点的技术评价体系，促进中药传承创新。

国家采取有效措施，鼓励儿童用药品的研制和创新，支持开发符合儿童生理特征的儿童用药品新品种、剂型和规格，对儿童用药品予以优先审评审批。

第十七条　从事药品研制活动，应当遵守药物非临床研究质量管理规范、药物临床试验质量管理规范，保证药品研制全过程持续符合法定要求。

药物非临床研究质量管理规范、药物临床试验质量管理规范由国务院药品监督管理部门会同国务院有关部门制定。

第十八条　开展药物非临床研究，应当符合国家有关规定，有与研究项目相适应的人员、场地、设备、仪器和管理制度，保证有关数据、资料和样品的真实性。

第十九条　开展药物临床试验，应当按照国务院药品监督管理部门的规定如实报送研制方法、质量指标、药理及毒理试验结果等有关数据、资料和样品，经国务院药品监督管理部门批准。国务院药品监督管理部门应当自受理临床试验申请之日起六十个工作日内决定是否同意并通知临床试验申办者，逾期未通知的，视为同意。其中，开展生物等效性试验的，报国务院药品监督管理部门备案。

开展药物临床试验，应当在具备相应条件的临床试验机构进行。药物临床试验机构实行备案管理，具体办法由国务院药品监督管理部门、国务院卫生健康主管部门共同制定。

第二十条　开展药物临床试验，应当符合伦理原则，制定临床试验方案，经伦理委员会审查同意。

伦理委员会应当建立伦理审查工作制度，保证伦理审查过程独立、客观、公正，监督规范开展药物临床试验，保障受试者合法权益，维护社会公共利益。

第二十一条　实施药物临床试验，应当向受试者或者其监护人如实说明和解释临床试验的目的和风险等详细情况，取得受试者或者其监护人自愿签署的知情同意书，并采取有效措施保护受试者合法权益。

第二十二条　药物临床试验期间，发现存在安全性问题或者其他风险的，临床试验申办者应当及时调整临床试验方案、暂停或者终止临床试验，并向国务院药品监督管理部门报告。必要时，国务院药品监督管理部门可以责令调整临床试验方案、暂停或者终止临床试验。

第二十三条　对正在开展临床试验的用于治疗严重危及生命且尚无有效治疗手段的疾病的药物，经医学观察可能获益，并且符合伦理原则的，经审查、知情同意后可以在开展临床试验的机构内用于其他病情相同的患者。

第二十四条　在中国境内上市的药品，应当经国务院药品监督管理部门批准，取得药品注册证书；但是，未实施审批管理的中药材和中药饮片除外。实施审批管理的中药材、中药饮片品种目录由国务院药品监督管理部门会同国务院中医药主管部门制定。

申请药品注册，应当提供真实、充分、可靠的数据、资料和样品，证明药品的安全性、有效性和质量可控性。

第二十五条　对申请注册的药品，国务院药品监督管理部门应当组织药学、医学和其他技术人员进行审评，对药品的安全性、有效性和质量可控性以及申请人的质量管理、风险防控和责任赔偿等能力进行审查；符合条件的，颁发药品注册证书。

国务院药品监督管理部门在审批药品时，对化学原料药一并审评审批，对相关辅料、直接接触药品的包装材料和容器一并审评，对药品的质量标准、生产工艺、标签和说明书一并核准。

本法所称辅料，是指生产药品和调配处方时所用的赋形剂和附加剂。

第二十六条　对治疗严重危及生命且尚无有效治疗手段的疾病以及公共卫生方面急需的药品，药物临床试验已有数据显示疗效并能预测其临床价值的，可以附条件批准，并在药品注册证书中载明相关事项。

第二十七条　国务院药品监督管理部门应当完善药品审评审批工作制度，加强能力建设，建立健全沟通交流、专家咨询等机制，优化审评审批流程，提高审评审批效率。

批准上市药品的审评结论和依据应当依法公开，接受社会监督。对审评审批中知悉的商业秘密应当保密。

第二十八条　药品应当符合国家药品标准。经国务院药品监督管理部门核准的药品质量标准高于国家药品标准的，按照经核准的药品质量标准执行；没有国家药品标准的，应当符合经核准的药品质量标准。

国务院药品监督管理部门颁布的《中华人民共和国药典》和药品标准为国家药品标准。

国务院药品监督管理部门会同国务院卫生健康主管部门组织药典

委员会，负责国家药品标准的制定和修订。

国务院药品监督管理部门设置或者指定的药品检验机构负责标定国家药品标准品、对照品。

第二十九条　列入国家药品标准的药品名称为药品通用名称。已经作为药品通用名称的，该名称不得作为药品商标使用。

第一百二十三条　提供虚假的证明、数据、资料、样品或者采取其他手段骗取临床试验许可、药品生产许可、药品经营许可、医疗机构制剂许可或者药品注册等许可的，撤销相关许可，十年内不受理其相应申请，并处五十万元以上五百万元以下的罚款；情节严重的，对法定代表人、主要负责人、直接负责的主管人员和其他责任人员，处二万元以上二十万元以下的罚款，十年内禁止从事药品生产经营活动，并可以由公安机关处五日以上十五日以下的拘留。

第一百二十五条　违反本法规定，有下列行为之一的，没收违法生产、销售的药品和违法所得以及包装材料、容器，责令停产停业整顿，并处五十万元以上五百万元以下的罚款；情节严重的，吊销药品批准证明文件、药品生产许可证、药品经营许可证，对法定代表人、主要负责人、直接负责的主管人员和其他责任人员处二万元以上二十万元以下的罚款，十年直至终身禁止从事药品生产经营活动：

（一）未经批准开展药物临床试验；

（二）使用未经审评的直接接触药品的包装材料或者容器生产药品，或者销售该类药品；

（三）使用未经核准的标签、说明书。

第一百二十六条　除本法另有规定的情形外，药品上市许可持有人、药品生产企业、药品经营企业、药物非临床安全性评价研究机构、药物临床试验机构等未遵守药品生产质量管理规范、药品经营质量管理规范、药物非临床研究质量管理规范、药物临床试验质量管理规范等的，责令限期改正，给予警告；逾期不改正的，处十万元以上五十万元以下的罚款；情节严重的，处五十万元以上二百万元以下的罚款，责令停产停业整顿直至吊销药品批准证明文件、药品生产许可证、药品经营许可证等，药物非临床安全性评价研究机构、药物临床试验机构等五年内不得开展药物非临床安全性评价研究、药物临床试验，对法定代表人、主要负责人、直接负责的主管人员和其他责任人员，没收违法行为发生期间自本单位所获收入，并处所获收入百分之十以上百分之五十以下的罚款，十年直至终身禁止从事药品生产经营等活动。

第一百二十七条　违反本法规定，有下列行为之一的，责令限期改正，给予警告；逾期不改正的，处十万元以上五十万元以下的罚款：

（一）开展生物等效性试验未备案；

（二）药物临床试验期间，发现存在安全性问题或者其他风险，临床试验申办者未及时调整临床试验方案、暂停或者终止临床试验，或者未向国务院药品监督管理部门报告；

（三）未按照规定建立并实施药品追溯制度；

（四）未按照规定提交年度报告；

（五）未按照规定对药品生产过程中的变更进行备案或者报告；

（六）未制定药品上市后风险管理计划；

（七）未按照规定开展药品上市后研究或者上市后评价。

第一百四十七条　违反本法规定，药品监督管理部门有下列行为之一的，应当撤销相关许可，对直接负责的主管人员和其他直接责任人员依法给予处分：

（一）不符合条件而批准进行药物临床试验；

（二）对不符合条件的药品颁发药品注册证书；

（三）对不符合条件的单位颁发药品生产许可证、药品经营许可证或者医疗机构制剂许可证。

二、《中华人民共和国药品管理法实施条例》

《中华人民共和国药品管理法实施条例》（2019 年 3 月 18 日）与临床试验监管有关的有以下条目。

第二十八条　药物非临床安全性评价研究机构必须执行《药物非临床研究质量管理规范》，药物临床试验机构必须执行《药物临床试验质量管理规范》。《药物非临床研究质量管理规范》、《药物临床试验质量管理规范》由国务院药品监督管理部门分别商国务院科学技术行政部门和国务院卫生行政部门制定。

第二十九条　药物临床试验、生产药品和进口药品，应当符合《药品管理法》及本条例的规定，经国务院药品监督管理部门审查批准；国务院药品监督管理部门可以委托省、自治区、直辖市人民政府药品监督管理部门对申报药物的研制情况及条件进行审查,对申报资料进行形式审查,并对试制的样品进行检验。具体办法由国务院药品监督管理部门制定。

第三十条　研制新药,需要进行临床试验的,应当依照《药品管理法》第二十九条的规定,经国务院药品监督管理部门批准。

药物临床试验申请经国务院药品监督管理部门批准后,申报人应当在经依法认定的具有药物临床试验资格的机构中选择承担药物临床试验的机构,并将该临床试验机构报国务院药品监督管理部门和国务院卫生行政部门备案。

药物临床试验机构进行药物临床试验,应当事先告知受试者或者其监护人真实情况,并取得其书面同意。

第六十四条　违反《药品管理法》第二十九条的规定,擅自进行临床试验的,对承担药物临床试验的机构,依照《药品管理法》第七十九条的规定给予处罚。

第六十五条　药品申报者在申报临床试验时,报送虚假研制方法、质量标准、药理及毒理试验结果等有关资料和样品的,国务院药品监督管理部门对该申报药品的临床试验不予批准,对药品申报者给予警告;情节严重的,3年内不受理该药品申报者申报该品种的临床试验申请。

三、《药品注册管理办法》

《药品注册管理办法》(2020)于 2020 年 1 月 30 发布,并于 2020年 7 月 1 日起施行。

1.《药品注册管理办法》(2020)

新法规中有关临床试验的内容如下。

第一章　总则

第一条　为规范药品注册行为,保证药品的安全、有效和质量可控,根据《中华人民共和国药品管理法》(以下简称《药品管理法》)、《中华人民共和国中医药法》、《中华人民共和国疫苗管理法》(以下简称《疫苗管理法》)、《中华人民共和国行政许可法》、《中华人民共和国药品管理法实施条例》等法律、行政法规,制定本办法。

第二条　在中华人民共和国境内以药品上市为目的,从事药品研制、注册及监督管理活动,适用本办法。

第三条　药品注册是指药品注册申请人(以下简称申请人)依照

法定程序和相关要求提出药物临床试验、药品上市许可、再注册等申请以及补充申请，药品监督管理部门基于法律法规和现有科学认知进行安全性、有效性和质量可控性等审查，决定是否同意其申请的活动。

申请人取得药品注册证书后，为药品上市许可持有人（以下简称持有人）。

第四条　药品注册按照中药、化学药和生物制品等进行分类注册管理。

中药注册按照中药创新药、中药改良型新药、古代经典名方中药复方制剂、同名同方药等进行分类。

化学药注册按照化学药创新药、化学药改良型新药、仿制药等进行分类。

生物制品注册按照生物制品创新药、生物制品改良型新药、已上市生物制品（含生物类似药）等进行分类。

中药、化学药和生物制品等药品的细化分类和相应的申报资料要求，由国家药品监督管理局根据注册药品的产品特性、创新程度和审评管理需要组织制定，并向社会公布。

境外生产药品的注册申请，按照药品的细化分类和相应的申报资料要求执行。

第五条　国家药品监督管理局主管全国药品注册管理工作，负责建立药品注册管理工作体系和制度，制定药品注册管理规范，依法组织药品注册审评审批以及相关的监督管理工作。国家药品监督管理局药品审评中心（以下简称药品审评中心）负责药物临床试验申请、药品上市许可申请、补充申请和境外生产药品再注册申请等的审评。中国食品药品检定研究院（以下简称中检院）、国家药典委员会（以下简称药典委）、国家药品监督管理局食品药品审核查验中心（以下简称药品核查中心）、国家药品监督管理局药品评价中心（以下简称药品评价中心）、国家药品监督管理局行政事项受理服务和投诉举报中心、国家药品监督管理局信息中心（以下简称信息中心）等药品专业技术机构，承担依法实施药品注册管理所需的药品注册检验、通用名称核准、核查、监测与评价、制证送达以及相应的信息化建设与管理等相关工作。

第六条　省、自治区、直辖市药品监督管理部门负责本行政区域内以下药品注册相关管理工作：

（一）境内生产药品再注册申请的受理、审查和审批；

（二）药品上市后变更的备案、报告事项管理；

（三）组织对药物非临床安全性评价研究机构、药物临床试验机构的日常监管及违法行为的查处；

（四）参与国家药品监督管理局组织的药品注册核查、检验等工作；

（五）国家药品监督管理局委托实施的药品注册相关事项。

省、自治区、直辖市药品监督管理部门设置或者指定的药品专业技术机构，承担依法实施药品监督管理所需的审评、检验、核查、监测与评价等工作。

第七条　药品注册管理遵循公开、公平、公正原则，以临床价值为导向，鼓励研究和创制新药，积极推动仿制药发展。

国家药品监督管理局持续推进审评审批制度改革，优化审评审批程序，提高审评审批效率，建立以审评为主导，检验、核查、监测与评价等为支撑的药品注册管理体系。

第二章　基本制度和要求

第八条　从事药物研制和药品注册活动，应当遵守有关法律、法规、规章、标准和规范；参照相关技术指导原则，采用其他评价方法和技术的，应当证明其科学性、适用性；应当保证全过程信息真实、准确、完整和可追溯。

药品应当符合国家药品标准和经国家药品监督管理局核准的药品质量标准。经国家药品监督管理局核准的药品质量标准，为药品注册标准。药品注册标准应当符合《中华人民共和国药典》通用技术要求，不得低于《中华人民共和国药典》的规定。申报注册品种的检测项目或者指标不适用《中华人民共和国药典》的，申请人应当提供充分的支持性数据。

药品审评中心等专业技术机构，应当根据科学进展、行业发展实际和药品监督管理工作需要制定技术指导原则和程序，并向社会公布。

第九条　申请人应当为能够承担相应法律责任的企业或者药品研制机构等。境外申请人应当指定中国境内的企业法人办理相关药品注册事项。

第十条　申请人在申请药品上市注册前，应当完成药学、药理毒理学和药物临床试验等相关研究工作。药物非临床安全性评价研究应当在经过药物非临床研究质量管理规范认证的机构开展，并遵守药物非临床研究质量管理规范。药物临床试验应当经批准，其中生物等效性试验应当备案；药物临床试验应当在符合相关规定的药物临床试验机构开展，并遵守药物临床试验质量管理规范。

申请药品注册，应当提供真实、充分、可靠的数据、资料和样品，证明药品的安全性、有效性和质量可控性。

使用境外研究资料和数据支持药品注册的，其来源、研究机构或者实验室条件、质量体系要求及其他管理条件等应当符合国际人用药品注册技术要求协调会通行原则，并符合我国药品注册管理的相关要求。

第十一条　变更原药品注册批准证明文件及其附件所载明的事项或者内容的，申请人应当按照规定，参照相关技术指导原则，对药品变更进行充分研究和验证，充分评估变更可能对药品安全性、有效性和质量可控性的影响，按照变更程序提出补充申请、备案或者报告。

第十二条　药品注册证书有效期为五年，药品注册证书有效期内持有人应当持续保证上市药品的安全性、有效性和质量可控性，并在有效期届满前六个月申请药品再注册。

第十三条　国家药品监督管理局建立药品加快上市注册制度，支持以临床价值为导向的药物创新。对符合条件的药品注册申请，申请人可以申请适用突破性治疗药物、附条件批准、优先审评审批及特别审批程序。在药品研制和注册过程中，药品监督管理部门及其专业技术机构给予必要的技术指导、沟通交流、优先配置资源、缩短审评时限等政策和技术支持。

第十四条　国家药品监督管理局建立化学原料药、辅料及直接接触药品的包装材料和容器关联审评审批制度。在审批药品制剂时，对化学原料药一并审评审批，对相关辅料、直接接触药品的包装材料和容器一并审评。药品审评中心建立化学原料药、辅料及直接接触药品的包装材料和容器信息登记平台，对相关登记信息进行公示，供相关申请人或者持有人选择，并在相关药品制剂注册申请审评时关联审评。

第十五条　处方药和非处方药实行分类注册和转换管理。药品审评中心根据非处方药的特点，制定非处方药上市注册相关技术指导原则和程序，并向社会公布。药品评价中心制定处方药和非处方药上市后转换相关技术要求和程序，并向社会公布。

第十六条　申请人在药物临床试验申请前、药物临床试验过程中以及药品上市许可申请前等关键阶段，可以就重大问题与药品审评中心等专业技术机构进行沟通交流。药品注册过程中，药品审评中心等专业技术机构可以根据工作需要组织与申请人进行沟通交流。

沟通交流的程序、要求和时限，由药品审评中心等专业技术机构依照职能分别制定，并向社会公布。

第十七条　药品审评中心等专业技术机构根据工作需要建立专家咨询制度，成立专家咨询委员会，在审评、核查、检验、通用名称核准等过程中就重大问题听取专家意见，充分发挥专家的技术支撑作用。

第十八条　国家药品监督管理局建立收载新批准上市以及通过仿制药质量和疗效一致性评价的化学药品目录集，载明药品名称、活性成分、剂型、规格、是否为参比制剂、持有人等相关信息，及时更新并向社会公开。化学药品目录集收载程序和要求，由药品审评中心制定，并向社会公布。

第十九条　国家药品监督管理局支持中药传承和创新，建立和完善符合中药特点的注册管理制度和技术评价体系，鼓励运用现代科学技术和传统研究方法研制中药，加强中药质量控制，提高中药临床试验水平。

中药注册申请，申请人应当进行临床价值和资源评估，突出以临床价值为导向，促进资源可持续利用。

第三章　药品上市注册

第一节　药物临床试验

第二十条　本办法所称药物临床试验是指以药品上市注册为目的，为确定药物安全性与有效性在人体开展的药物研究。

第二十一条　药物临床试验分为Ⅰ期临床试验、Ⅱ期临床试验、Ⅲ期临床试验、Ⅳ期临床试验以及生物等效性试验。根据药物特点和研究目的，研究内容包括临床药理学研究、探索性临床试验、确证性临床试验和上市后研究。

第二十二条　药物临床试验应当在具备相应条件并按规定备案的药物临床试验机构开展。其中，疫苗临床试验应当由符合国家药品监督管理局和国家卫生健康委员会规定条件的三级医疗机构或者省级以上疾病预防控制机构实施或者组织实施。

第二十三条　申请人完成支持药物临床试验的药学、药理毒理学等研究后，提出药物临床试验申请的，应当按照申报资料要求提交相关研究资料。经形式审查，申报资料符合要求的，予以受理。药品审评中心应当组织药学、医学和其他技术人员对已受理的药物临床试验申请进行审评。对药物临床试验申请应当自受理之日起六十日内决定是否同意开展，并通过药品审评中心网站通知申请人审批结果；逾期未通知的，视为同意，申请人可以按照提交的方案开展药物临床试验。

申请人获准开展药物临床试验的为药物临床试验申办者（以下简称申办者）。

第二十四条　申请人拟开展生物等效性试验的，应当按照要求在药品审评中心网站完成生物等效性试验备案后，按照备案的方案开展相关研究工作。

第二十五条　开展药物临床试验，应当经伦理委员会审查同意。

药物临床试验用药品的管理应当符合药物临床试验质量管理规范的有关要求。

第二十六条　获准开展药物临床试验的，申办者在开展后续分期药物临床试验前，应当制定相应的药物临床试验方案，经伦理委员会审查同意后开展，并在药品审评中心网站提交相应的药物临床试验方案和支持性资料。

第二十七条　获准开展药物临床试验的药物拟增加适应证（或者功能主治）以及增加与其他药物联合用药的，申请人应当提出新的药物临床试验申请，经批准后方可开展新的药物临床试验。

获准上市的药品增加适应证（或者功能主治）需要开展药物临床试验的，应当提出新的药物临床试验申请。

第二十八条　申办者应当定期在药品审评中心网站提交研发期间安全性更新报告。研发期间安全性更新报告应当每年提交一次，于药物临床试验获准后每满一年后的两个月内提交。药品审评中心可以根据审查情况，要求申办者调整报告周期。

对于药物临床试验期间出现的可疑且非预期严重不良反应和其他潜在的严重安全性风险信息，申办者应当按照相关要求及时向药品审评中心报告。根据安全性风险严重程度，可以要求申办者采取调整药物临床试验方案、知情同意书、研究者手册等加强风险控制的措施，必要时可以要求申办者暂停或者终止药物临床试验。

研发期间安全性更新报告的具体要求由药品审评中心制定公布。

第二十九条　药物临床试验期间，发生药物临床试验方案变更、非临床或者药学的变化或者有新发现的，申办者应当按照规定，参照相关技术指导原则，充分评估对受试者安全的影响。

申办者评估认为不影响受试者安全的，可以直接实施并在研发期间安全性更新报告中报告。可能增加受试者安全性风险的，应当提出补充申请。对补充申请应当自受理之日起六十日内决定是否同意，并通过药品审评中心网站通知申请人审批结果；逾期未通知的，视为同意。

申办者发生变更的，由变更后的申办者承担药物临床试验的相关责任和义务。

第三十条　药物临床试验期间，发现存在安全性问题或者其他风险的，申办者应当及时调整临床试验方案、暂停或者终止临床试验，并向药品审评中心报告。

有下列情形之一的，可以要求申办者调整药物临床试验方案、暂停或者终止药物临床试验：

（一）伦理委员会未履行职责的；

（二）不能有效保证受试者安全的；

（三）申办者未按照要求提交研发期间安全性更新报告的；

（四）申办者未及时处置并报告可疑且非预期严重不良反应的；

（五）有证据证明研究药物无效的；

（六）临床试验用药品出现质量问题的；

（七）药物临床试验过程中弄虚作假的；

（八）其他违反药物临床试验质量管理规范的情形。

药物临床试验中出现大范围、非预期的严重不良反应，或者有证据证明临床试验用药品存在严重质量问题时，申办者和药物临床试验机构应当立即停止药物临床试验。药品监督管理部门依职责可以责令调整临床试验方案、暂停或者终止药物临床试验。

第三十一条　药物临床试验被责令暂停后，申办者拟继续开展药物临床试验的，应当在完成整改后提出恢复药物临床试验的补充申请，经审查同意后方可继续开展药物临床试验。药物临床试验暂停时间满三年且未申请并获准恢复药物临床试验的，该药物临床试验许可自行失效。

药物临床试验终止后，拟继续开展药物临床试验的，应当重新提出药物临床试验申请。

第三十二条　药物临床试验应当在批准后三年内实施。药物临床试验申请自获准之日起，三年内未有受试者签署知情同意书的，该药物临床试验许可自行失效。仍需实施药物临床试验的，应当重新申请。

第三十三条　申办者应当在开展药物临床试验前在药物临床试验登记与信息公示平台登记药物临床试验方案等信息。药物临床试验期间，申办者应当持续更新登记信息，并在药物临床试验结束后登记药物临床试验结果等信息。登记信息在平台进行公示，申办者对药物临床试验登记信息的真实性负责。

药物临床试验登记和信息公示的具体要求，由药品审评中心制定公布。

第六十一条　对纳入突破性治疗药物程序的药物临床试验，给予以下政策支持：

（一）申请人可以在药物临床试验的关键阶段向药品审评中心提出沟通交流申请，药品审评中心安排审评人员进行沟通交流；

（二）申请人可以将阶段性研究资料提交药品审评中心，药品审评中心基于已有研究资料，对下一步研究方案提出意见或者建议，并反馈给申请人。

第六十二条　对纳入突破性治疗药物程序的药物临床试验，申请人发现不再符合纳入条件时，应当及时向药品审评中心提出终止突破性治疗药物程序。药品审评中心发现不再符合纳入条件的，应当及时终止该品种的突破性治疗药物程序，并告知申请人。

第二节　附条件批准程序

第六十三条　药物临床试验期间，符合以下情形的药品，可以申请附条件批准：

（一）治疗严重危及生命且尚无有效治疗手段的疾病的药品，药物临床试验已有数据证实疗效并能预测其临床价值的；

（二）公共卫生方面急需的药品，药物临床试验已有数据显示疗效并能预测其临床价值的；

（三）应对重大突发公共卫生事件急需的疫苗或者国家卫生健康委员会认定急需的其他疫苗，经评估获益大于风险的。

第六十四条　申请附条件批准的，申请人应当就附条件批准上市的条件和上市后继续完成的研究工作等与药品审评中心沟通交流，经沟通交流确认后提出药品上市许可申请。

经审评，符合附条件批准要求的，在药品注册证书中载明附条件批准药品注册证书的有效期、上市后需要继续完成的研究工作及完成时限等相关事项。

第六十五条　审评过程中，发现纳入附条件批准程序的药品注册申请不能满足附条件批准条件的，药品审评中心应当终止该品种附条件批准程序，并告知申请人按照正常程序研究申报。

第六十六条　对附条件批准的药品，持有人应当在药品上市后采取相应的风险管理措施，并在规定期限内按照要求完成药物临床试验等相关研究，以补充申请方式申报。

对批准疫苗注册申请时提出进一步研究要求的，疫苗持有人应当在规定期限内完成研究。

第六十七条　对附条件批准的药品，持有人逾期未按照要求完成研究或者不能证明其获益大于风险的，国家药品监督管理局应当依法处理，直至注销药品注册证书。

第九十二条　药品注册申请符合法定要求的，予以批准。

药品注册申请有下列情形之一的，不予批准：

（一）药物临床试验申请的研究资料不足以支持开展药物临床试验或者不能保障受试者安全的；

（二）申报资料显示其申请药品安全性、有效性、质量可控性等存在较大缺陷的；

（三）申报资料不能证明药品安全性、有效性、质量可控性，或者经评估认为药品风险大于获益的；

（四）申请人未能在规定时限内补充资料的；

（五）申请人拒绝接受或者无正当理由未在规定时限内接受药品注册核查、检验的；

（六）药品注册过程中认为申报资料不真实，申请人不能证明其真实性的；

（七）药品注册现场核查或者样品检验结果不符合规定的；

（八）法律法规规定的不应当批准的其他情形。

第九十六条　药品注册审评时限，按照以下规定执行：

（一）药物临床试验申请、药物临床试验期间补充申请的审评审批时限为六十日；

（二）药品上市许可申请审评时限为二百日，其中优先审评审批程序的审评时限为一百三十日，临床急需境外已上市罕见病用药优先审评审批程序的审评时限为七十日；

（三）单独申报仿制境内已上市化学原料药的审评时限为二百日；

（四）审批类变更的补充申请审评时限为六十日，补充申请合并申报事项的，审评时限为八十日，其中涉及临床试验研究数据审查、药品注册核查检验的审评时限为二百日；

（五）药品通用名称核准时限为三十日；

（六）非处方药适宜性审核时限为三十日。

关联审评时限与其关联药品制剂的审评时限一致。

第八章　监督管理

第一百零四条　国家药品监督管理局负责对药品审评中心等相关专业技术机构及省、自治区、直辖市药品监督管理部门承担药品注册管理相关工作的监督管理、考核评价与指导。

第一百零五条　药品监督管理部门应当依照法律、法规的规定对药品研制活动进行监督检查，必要时可以对为药品研制提供产品或者服务的单位和个人进行延伸检查，有关单位和个人应当予以配合，不得拒绝和隐瞒。

第一百零六条　信息中心负责建立药品品种档案，对药品实行编码管理，汇集药品注册申报、临床试验期间安全性相关报告、审评、核查、检验、审批以及药品上市后变更的审批、备案、报告等信息，并持续更新。药品品种档案和编码管理的相关制度，由信息中心制定公布。

第一百零七条　省、自治区、直辖市药品监督管理部门应当组织对辖区内药物非临床安全性评价研究机构、药物临床试验机构等遵守药物非临床研究质量管理规范、药物临床试验质量管理规范等情况进行日常监督检查，监督其持续符合法定要求。国家药品监督管理局根据需要进行药物非临床安全性评价研究机构、药物临床试验机构等研究机构的监督检查。

第一百零八条　国家药品监督管理局建立药品安全信用管理制度，药品核查中心负责建立药物非临床安全性评价研究机构、药物临床试验机构药品安全信用档案，记录许可颁发、日常监督检查结果、违法行为查处等情况，依法向社会公布并及时更新。药品监督管理部门对有不良信用记录的，增加监督检查频次，并可以按照国家规定实施联合惩戒。药物非临床安全性评价研究机构、药物临床试验机构药品安全信用档案的相关制度，由药品核查中心制定公布。

第一百零九条 国家药品监督管理局依法向社会公布药品注册审批事项清单及法律依据、审批要求和办理时限，向申请人公开药品注册进度，向社会公开批准上市药品的审评结论和依据以及监督检查发现的违法违规行为，接受社会监督。

批准上市药品的说明书应当向社会公开并及时更新。其中，疫苗还应当公开标签内容并及时更新。

未经申请人同意，药品监督管理部门、专业技术机构及其工作人员、参与专家评审等的人员不得披露申请人提交的商业秘密、未披露信息或者保密商务信息，法律另有规定或者涉及国家安全、重大社会公共利益的除外。

第一百一十条 具有下列情形之一的，由国家药品监督管理局注销药品注册证书，并予以公布：

（一）持有人自行提出注销药品注册证书的；

（二）按照本办法规定不予再注册的；

（三）持有人药品注册证书、药品生产许可证等行政许可被依法吊销或者撤销的；

（四）按照《药品管理法》第八十三条的规定，疗效不确切、不良反应大或者因其他原因危害人体健康的；

（五）按照《疫苗管理法》第六十一条的规定，经上市后评价，预防接种异常反应严重或者其他原因危害人体健康的；

（六）按照《疫苗管理法》第六十二条的规定，经上市后评价发现该疫苗品种的产品设计、生产工艺、安全性、有效性或者质量可控性明显劣于预防、控制同种疾病的其他疫苗品种的；

（七）违反法律、行政法规规定，未按照药品批准证明文件要求或者药品监督管理部门要求在规定时限内完成相应研究工作且无合理理由的；

（八）其他依法应当注销药品注册证书的情形。

第九章 法律责任

第一百一十一条 在药品注册过程中，提供虚假的证明、数据、资料、样品或者采取其他手段骗取临床试验许可或者药品注册等许可的，按照《药品管理法》第一百二十三条处理。

第一百一十二条　申请疫苗临床试验、注册提供虚假数据、资料、样品或者有其他欺骗行为的，按照《疫苗管理法》第八十一条进行处理。

第一百一十三条　在药品注册过程中，药物非临床安全性评价研究机构、药物临床试验机构等，未按照规定遵守药物非临床研究质量管理规范、药物临床试验质量管理规范等的，按照《药品管理法》第一百二十六条处理。

第一百一十四条　未经批准开展药物临床试验的，按照《药品管理法》第一百二十五条处理；开展生物等效性试验未备案的，按照《药品管理法》第一百二十七条处理。

第一百一十五条　药物临床试验期间，发现存在安全性问题或者其他风险，临床试验申办者未及时调整临床试验方案、暂停或者终止临床试验，或者未向国家药品监督管理局报告的，按照《药品管理法》第一百二十七条处理。

第一百一十六条　违反本办法第二十八条、第三十三条规定，申办者有下列情形之一的，责令限期改正；逾期不改正的，处一万元以上三万元以下罚款：

（一）开展药物临床试验前未按规定在药物临床试验登记与信息公示平台进行登记；

（二）未按规定提交研发期间安全性更新报告；

（三）药物临床试验结束后未登记临床试验结果等信息。

第一百一十七条　药品检验机构在承担药品注册所需要的检验工作时，出具虚假检验报告的，按照《药品管理法》第一百三十八条处理。

第一百一十八条　对不符合条件而批准进行药物临床试验、不符合条件的药品颁发药品注册证书的，按照《药品管理法》第一百四十七条处理。

第一百一十九条　药品监督管理部门及其工作人员在药品注册管理过程中有违法违规行为的，按照相关法律法规处理。

第十章　附　则

第一百二十条　麻醉药品、精神药品、医疗用毒性药品、放射性药品、药品类易制毒化学品等有其他特殊管理规定药品的注册申请，除按照本办法的规定办理外，还应当符合国家的其他有关规定。

第一百二十一条　出口疫苗的标准应当符合进口国（地区）的标准或者合同要求。

第一百二十二条　拟申报注册的药械组合产品，已有同类产品经属性界定为药品的，按照药品进行申报；尚未经属性界定的，申请人应当在申报注册前向国家药品监督管理局申请产品属性界定。属性界定为药品为主的，按照本办法规定的程序进行注册，其中属于医疗器械部分的研究资料由国家药品监督管理局医疗器械技术审评中心作出审评结论后，转交药品审评中心进行综合审评。

第一百二十三条　境内生产药品批准文号格式为：国药准字H（Z、S）＋四位年号＋四位顺序号。中国香港、澳门和台湾地区生产药品批准文号格式为：国药准字H（Z、S）C＋四位年号＋四位顺序号。

境外生产药品批准文号格式为：国药准字H（Z、S）J＋四位年号＋四位顺序号。

其中，H代表化学药，Z代表中药，S代表生物制品。

药品批准文号，不因上市后的注册事项的变更而改变。

中药另有规定的从其规定。

第一百二十四条　药品监督管理部门制作的药品注册批准证明电子文件及原料药批准文件电子文件与纸质文件具有同等法律效力。

第一百二十五条　本办法规定的期限以工作日计算。

第一百二十六条　本办法自2020年7月1日起施行。2007年7月10日原国家食品药品监督管理局令第28号公布的《药品注册管理办法》同时废止。

2.《药品注册管理办法》（2007）

在新法规实施之前，仍按照2007年7月10日原国家食品药品监督管理局令第28号公布的《药品注册管理办法》此法规实施，有关的内容如下。

第三十条　药物的临床试验（包括生物等效性试验），必须经过国家食品药品监督管理局批准，且必须执行《药物临床试验质量管理规范》。药品监督管理部门应当对批准的临床试验进行监督检查。

第三十一条　申请新药注册，应当进行临床试验。仿制药申请和补充申请，根据本办法附件规定进行临床试验。

临床试验分为Ⅰ、Ⅱ、Ⅲ、Ⅳ期。

Ⅰ期临床试验：初步的临床药理学及人体安全性评价试验。观察人体对于新药的耐受程度和药代动力学，为制定给药方案提供依据。

Ⅱ期临床试验：治疗作用初步评价阶段。其目的是初步评价药物对目标适应证患者的治疗作用和安全性，也包括为Ⅲ期临床试验研究设计和给药剂量方案的确定提供依据。此阶段的研究设计可以根据具体的研究目的，采用多种形式，包括随机盲法对照临床试验。

Ⅲ期临床试验：治疗作用确证阶段。其目的是进一步验证药物对目标适应证患者的治疗作用和安全性，评价利益与风险关系，最终为药物注册申请的审查提供充分的依据。试验一般应为具有足够样本量的随机盲法对照试验。

Ⅳ期临床试验：新药上市后应用研究阶段。其目的是考察在广泛使用条件下的药物的疗效和不良反应，评价在普通或者特殊人群中使用的利益与风险关系以及改进给药剂量等。

生物等效性试验，是指用生物利用度研究的方法，以药代动力学参数为指标，比较同一种药物的相同或者不同剂型的制剂，在相同的试验条件下，其活性成分吸收程度和速度有无统计学差异的人体试验。

第三十二条　药物临床试验的受试例数应当符合临床试验的目的和相关统计学的要求，并且不得少于本办法附件规定的最低临床试验病例数。罕见病、特殊病种等情况，要求减少临床试验病例数或者免做临床试验的，应当在申请临床试验时提出，并经国家食品药品监督管理局审查批准。

第三十三条　在菌毒种选种阶段制备的疫苗或者其他特殊药物，确无合适的动物模型且实验室无法评价其疗效的，在保证受试者安全的前提下，可以向国家食品药品监督管理局申请进行临床试验。

第三十四条　药物临床试验批准后，申请人应当从具有药物临床试验资格的机构中选择承担药物临床试验的机构。

第三十五条　临床试验用药物应当在符合《药品生产质量管理规范》的车间制备。制备过程应当严格执行《药品生产质量管理规范》的要求。申请人对临床试验用药物的质量负责。

第三十六条　申请人可以按照其拟定的临床试验用样品标准自行检验临床试验用药物，也可以委托本办法确定的药品检验所进行检验；疫苗类制品、血液制品、国家食品药品监督管理局规定的其他生物制品，应当由国家食品药品监督管理局指定的药品检验所进行检验。临床试验用药物检验合格后方可用于临床试验。药品监督管理部门可以对临床试验用药物抽查检验。

第三十七条　申请人在药物临床试验实施前，应当将已确定的临床试验方案和临床试验负责单位的主要研究者姓名、参加研究单位及其研究者名单、伦理委员会审核同意书、知情同意书样本等报送国家食品药品监督管理局备案，并抄送临床试验单位所在地和受理该申请的省、自治区、直辖市药品监督管理部门。

第三十八条　申请人发现药物临床试验机构违反有关规定或者未按照临床试验方案执行的，应当督促其改正；情节严重的，可以要求暂停或者终止临床试验，并将情况报告国家食品药品监督管理局和有关省、自治区、直辖市药品监督管理部门。

第三十九条　申请人完成临床试验后，应当向国家食品药品监督管理局提交临床试验总结报告、统计分析报告以及数据库。

第四十条　药物临床试验应当在批准后 3 年内实施。逾期未实施的，原批准证明文件自行废止；仍需进行临床试验的，应当重新申请。

第四十一条　临床试验过程中发生严重不良事件的，研究者应当在 24 小时内报告有关省、自治区、直辖市药品监督管理部门和国家食品药品监督管理局，通知申请人，并及时向伦理委员会报告。

第四十二条　临床试验有下列情形之一的，国家食品药品监督管理局可以责令申请人修改试验方案、暂停或者终止临床试验：

（一）伦理委员会未履行职责的。

（二）不能有效保证受试者安全的。

（三）未按照规定时限报告严重不良事件的。

（四）有证据证明临床试验用药物无效的。

（五）临床试验用药物出现质量问题的。

（六）临床试验中弄虚作假的。

（七）其他违反《药物临床试验质量管理规范》的情形。

第四十三条　临床试验中出现大范围、非预期的不良反应或者严重不良事件，或者有证据证明临床试验用药物存在严重质量问题时，国家食品药品监督管理局或者省、自治区、直辖市药品监督管理部门可以采取紧急控制措施，责令暂停或者终止临床试验，申请人和临床试验单位必须立即停止临床试验。

第四十四条　境外申请人在中国进行国际多中心药物临床试验的，应当按照本办法向国家食品药品监督管理局提出申请，并按下列要求办理：

（一）临床试验用药物应当是已在境外注册的药品或者已进入Ⅱ期或者Ⅲ期临床试验的药物；国家食品药品监督管理局不受理境外申

请人提出的尚未在境外注册的预防用疫苗类药物的国际多中心药物临床试验申请。

（二）国家食品药品监督管理局在批准进行国际多中心药物临床试验的同时，可以要求申请人在中国首先进行Ⅰ期临床试验。

（三）在中国进行国际多中心药物临床试验时，在任何国家发现与该药物有关的严重不良反应和非预期不良反应，申请人应当按照有关规定及时报告国家食品药品监督管理局。

（四）临床试验结束后，申请人应当将完整的临床试验报告报送国家食品药品监督管理局。

（五）国际多中心药物临床试验取得的数据用于在中国进行药品注册申请的，应当符合本办法有关临床试验的规定并提交国际多中心临床试验的全部研究资料。

3. 有关新药临床试验的内容

第五十条　申请人完成临床前研究后，应当填写《药品注册申请表》，向所在地省、自治区、直辖市药品监督管理部门如实报送有关资料。

第五十一条　省、自治区、直辖市药品监督管理部门应当对申报资料进行形式审查，符合要求的，出具药品注册申请受理通知书；不符合要求的，出具药品注册申请不予受理通知书，并说明理由。

第五十二条　省、自治区、直辖市药品监督管理部门应当自受理申请之日起5日内组织对药物研制情况及原始资料进行现场核查，对申报资料进行初步审查，提出审查意见。申请注册的药品属于生物制品的，还需抽取3个生产批号的检验用样品，并向药品检验所发出注册检验通知。

第五十三条　省、自治区、直辖市药品监督管理部门应当在规定的时限内将审查意见、核查报告以及申报资料送交国家食品药品监督管理局药品审评中心，并通知申请人。

第五十四条　接到注册检验通知的药品检验所应当按申请人申报的药品标准对样品进行检验，对申报的药品标准进行复核，并在规定的时间内将药品注册检验报告送交国家食品药品监督管理局药品审评中心，并抄送申请人。

第五十五条　国家食品药品监督管理局药品审评中心收到申报资料后，应在规定的时间内组织药学、医学及其他技术人员对申报资料进行技术审评，必要时可以要求申请人补充资料，并说明理由。完成技术审评后，提出技术审评意见，连同有关资料报送国家食品药品监督管理局。

国家食品药品监督管理局依据技术审评意见作出审批决定。符合规定的，发给《药物临床试验批件》；不符合规定的，发给《审批意见通知件》，并说明理由。

2017年10月23日，食品药品监管总局公开征求《药品注册管理办法（修订稿）》意见，可以作为政策调整的风向标作为参考学习，有关试验的内容如下。

第三条　药品注册，是指药品注册申请人（以下简称申请人）依照法定程序和相关要求提出申请，药品监督管理部门对拟上市药品的安全性、有效性、质量可控性等进行审查，作出行政许可决定的过程。

药品注册申请包括药物临床试验申请，药品上市许可申请、上市后补充申请及再注册申请。

第十二条　本法所称药品，包括化学药、生物制品、中药。

化学药品注册分类可分：创新药，改良型新药，仿制药。

生物制品注册分类可分为：新型生物制品，改良型生物制品，生物类似药。

中药、天然药物注册分类可分为：创新药，改良型新药，同方类似药，古代经典名方。

具体分类要求及其申报资料要求另行制定。

第十三条　新药注册申请，是指未曾在中国境内外上市销售的药品的临床试验或上市申请；其中，改良型新药注册申请，是指对已上市药品改变剂型、改变给药途径、增加新适应证等且具有明显临床优势的。仿制药注册申请，是指生产与已上市原研药品或参比药品安全、质量和疗效一致的药品的申请。

上市后补充申请是指药品上市许可申请经批准后，改变、增加或者取消原批准相关事项或者内容的注册申请。

再注册申请是指药品批准证明文件有效期满后上市许可持有人拟继续持有该药品的注册申请。

第十五条　申请人应当建立研究质量管理体系，确保药物研究质量。临床前安全性评价研究应当在相关研究项目通过药物非临床研究质量管理规范认证的机构开展。临床试验应当在符合临床试验管理要求的机构开展。临床试验用药的制备符合生产质量管理规范相关要求，确保临床试验用药、批准前现场检查生产样品和上市生产药品的一致性。

第二十二条　国家药品监督管理部门建立基于风险的监督检查体系。检查可分常规检查和有因检查，常规检查是按照年度随机抽查计划和审评需求启动的检查；有因检查是指因投诉举报等因素而发起的检查。

监督检查可以包括对临床前研究、药物临床试验、批准上市前的生产、上市后变更及再注册等环节进行的检查，以验证申报资料和数据的准确性、可靠性。监督检查信息均可作为技术审评的依据。

药品注册现场检查所抽样品的检验工作由国家药品监督管理部门指定的省级以上药品检验机构承担。

第二十三条　药品审评机构可以要求申请人或者承担试验的药物研究机构按照其申报资料的项目、方法和数据进行重复试验，也可以委托药品检验机构或者其他药物研究机构进行重复试验或方法学验证。

第三十六条　本办法所称药物临床试验是指申请人以药品注册为目的，为确定试验药物的安全性与有效性而在人体开展的药物研究。

第三十七条　药物临床试验通常包括Ⅰ、Ⅱ、Ⅲ、Ⅳ期临床试验，生物等效性试验等。

Ⅰ期临床试验：初步的临床药理学及人体安全性评价试验。其目的是观察人体对药物的耐受程度和药代动力学，为制定给药方案提供依据。

Ⅱ期临床试验：治疗作用初步评价阶段。其目的是初步评价药物对目标适应证患者的治疗作用和安全性，也包括为Ⅲ期临床试验研究设计和给药剂量方案的确定提供依据。可以根据具体的研究目的，采用多种形式，包括随机盲法对照临床试验。

Ⅲ期临床试验：治疗作用确证阶段。其目的是进一步验证药物对目标适应证患者的治疗作用和安全性，评价利益与风险关系，最终为药品上市许可申请的审查提供充分的依据。一般为具有足够样本量的随机盲法对照试验。

Ⅳ期临床试验：新药上市后应用研究阶段。其目的是考察在广泛使用条件下的药物的疗效和不良反应，评价在普通或者特殊人群中使用的利益与风险关系以及改进给药剂量等。

生物等效性试验，是指用生物利用度研究的方法，一般以药代动力学参数为指标，比较同一种药物的相同或者不同剂型的制剂，在相同的试验条件下，其活性成分吸收程度和速度有无统计学差异的人体试验。

根据药物研制规律，原则上药物临床试验可按照Ⅰ、Ⅱ、Ⅲ期的顺序实施，也可根据药物特点、适应证以及已有的支持信息，采用灵活的方式开展适用的试验。

第三十八条　药物临床试验注册管理包括药物临床试验申请的申报受理、审评审批、变更管理以及药物临床试验的风险控制管理。

第三十九条　申请人应当建立药物临床试验的质量管理体系、风险管理体系，确保试验药物研制及药物临床试验符合相关法律法规、质量管理规范及技术指导原则等要求。申请人可以将部分或全部职责委托给合同研究组织等机构，通过签订协议或合同，明确委托的事项和相应职责。

第四十条　申请人应当提供充分可靠的证明性文件和研究资料，支持药物临床试验的设计和实施，确保药物临床试验符合科学、伦理和规范的要求。

第四十一条　申请人可根据研发需要和药品注册管理要求，自行或委托第三方对药物临床试验机构、合同研究组织等机构的能力、条件和质量管理体系进行评估，确保机构和研究人员满足药物临床试验的要求。

第四十二条　为申请药品注册而进行的药物临床前研究，包括药物的合成工艺、提取方法、理化性质及纯度、剂型选择、处方筛选、制备工艺、检验方法、质量指标、稳定性、药理、毒理、动物药代动力学研究等。中药制剂还包括原药材的来源、加工及炮制等的研究；生物制品还包括菌毒种、细胞株、生物组织等起始原材料的来源、质量标准、保存条件、生物学特征、遗传稳定性及免疫学的研究等。

第四十三条　申请人对临床试验用药的质量负责，应确保临床试验用药制备过程执行有关生产质量管理规范并检验合格，确保临床试验用药的质量在运输、储存和使用过程中可控。

第四十四条　申请人应将临床试验用药已知的理化性质、药理毒理、药物代谢及安全性评价信息，以及基于前期研究基础预测的药物潜在的安全性风险和药物临床试验中应重点关注的安全性问题等相关资料通过研究者手册告知研究者。

第四十五条　申请人负责对临床试验全过程进行监督管理，确保药物临床试验的实施符合法规、方案和标准操作程序等要求。申请人发现研究者偏离药物临床试验方案，应当督促其改正；情节严重或者违反有关规定的可以暂停或者终止该机构或研究者进行该药物临床试验，并向国家药品监督管理部门和该机构或研究者所在的省级药品监督管理部门报告。

第四十六条　申请人负责组织收集、分析评估不良事件，提前制定并及时采取风险控制措施。

第四十七条　申请人应当在药物临床试验结束后将完整的药物临床试验报告以及数据库和统计分析报告报送药品审评机构，包括提前终止或失败的药物临床试验。

第四十八条　申请人应当将药物临床试验的启动、暂停、恢复、提前终止、结束等相关信息按要求在国家药品监督管理部门药物临床试验信息管理平台进行登记。

第四十九条　申请人应当定期向药品审评机构报告新药临床试验进展情况，并汇总药学研究、非临床研究和药物临床试验等方面涉及药物安全性、有效性和质量可控性等变化的信息、接受药品监督管理部门监管的信息。

定期报告至少每年一次，于药物临床试验获批每满 1 年后的 2 个月内提交。药品审评机构可以根据审查需要，要求申请人调整报告周期。重要信息应当及时报告。

第五十条　研究者应熟悉药物临床试验相关法律法规、质量管理规范及操作规程等，熟悉药物临床试验方案、研究者手册和试验药物相关信息。研究者应遵循药物临床试验方案，确保按照药物临床试验质量管理规范等规定和相关操作规程开展药物临床试验。对任何偏离试验方案的行为都应记录并给予合理解释，及时告知申请人和伦理委员会。

第五十一条　伦理委员会负责药物临床试验的伦理审查与跟踪审查，受理受试者投诉。按照伦理审查有关要求和操作规程进行伦理审查，确保受试者安全与权益得到保护。跟踪审查每年至少进行一次。

第五十二条　申请人、研究者以及伦理委员会应能够根据药品监督管理部门的要求，及时提供药物临床试验有关资料、文件，配合监督检查工作。

第五十三条　药品审评机构可以在药物临床试验过程中启动监督检查。重点检查药物临床试验中申请人、研究者、伦理委员会及受委托的机构和人员在药物临床试验中操作的规范性、试验数据的可靠性以及受试者的保护。

第五十四条 药品审评机构应建立审查体系，对申请人提交的首次药物临床试验方案、后续药物临床试验方案和方案变更、药物临床试验期间的各类报告、沟通交流中提及的科学问题等进行审查。根据需要，药品审评机构可启动现场检查、样品抽验，并进行综合审查。

第五十五条 对于正在开展临床试验的用于治疗严重危及生命且尚无有效治疗手段疾病的药物，经临床试验初步观察可能获益，且符合伦理要求的，由主要研究者提出，经患者知情同意后，可在开展临床试验的机构内用于其他患者，其安全性数据可用于支持药品注册申请。

第五十六条 申请人拟开展药物临床试验的，应当向国家药品监督管理部门提出申请；其中拟开展仿制药生物等效性试验的，应当按相关规定要求备案。

第五十七条 申请人提出药物临床试验申请前，应将药物临床试验方案交由拟开展药物临床试验的组长单位的机构伦理委员会或委托区域伦理委员会审查批准。经药物临床试验组长单位或区域伦理委员会审查批准后，其他成员单位应认可审查结论，不再重复审查临床试验方案。

第五十八条 申请人应按照药物研制的科学规律和有关要求，开展充分的研究。申请药物临床试验应按照规定填写申请表，提交申报资料目录以及符合通用技术文件格式的申报资料。

第五十九条 申请人应当按照相应的技术要求及指导原则设计药物临床试验方案。药物临床试验方案应当根据药物特点和不同研制阶段的目的制定，符合科学与伦理的要求。

第六十条 药物临床试验的受试者例数应当符合药物临床试验的目的和相关统计学要求。对于特殊情形，申请人可以在申请药物临床试验同时申请减少药物临床试验受试者例数或者免做药物临床试验。

第六十一条 申请人可自行或委托有资质的检验机构对药物临床试验样品出具检验报告，连同样品一并报送药品审评机构，并确保药物临床试验实际使用的样品与提交的样品一致。试验用药物检验合格后方可用于药物临床试验。

对有特别管理需求的品种，可经沟通后，由药品监督管理部门和申请人共同认可的检验机构检验合格后用于药物临床试验。

第六十二条　药品审评机构根据相关规定受理药物临床试验申请前，应当安排与注册申请人进行沟通交流，提出意见建议。

第六十三条　国家药品监督管理部门应当在5个工作日内，对申报资料进行形式审查。符合要求的，发给受理通知书；需要补充材料的，在申请材料补充通知书中一次性告知申请人，并要求在规定时限内补齐，期满未补正的，该申请视为未提出；不符合要求的，发给不予受理通知书，并说明理由。

第六十四条　国家药品监督管理部门依据相关法规和技术要求，对药物临床试验申请进行审评审批，药品审评机构在规定时限内形成审评结论，未给出否定或质疑意见的即视为同意，申请人可按照提交的方案开展药物临床试验。

药品审评机构在规定时限内给出质疑意见的，应当书面告知申请人。申请人可根据质疑意见向药品审评机构提交相关补充资料。申请人按要求一次性提交全部补充资料，期满未补正的，视为该申请撤回。药品审评机构在规定时限内进行审评，未给出否定意见的视为同意，申请人可按照提交的方案开展药物临床试验。

药物临床试验申请视为同意的，申请人可以使用原始编号登录相关系统，自行打印许可文件启动药物临床试验。进口药品申请人凭打印的许可文件办理临床试验用药的进口通关。

药品审评机构对药物临床试验申请不予批准的，发给申请人《审批意见通知件》，并说明理由。

第六十五条　药品审评机构对申请人提交的药物临床试验方案及支持开展药物临床试验的资料和数据、受试者保护和风险控制措施等进行审评，重点关注药物临床试验方案及其支撑证据、对安全性风险的评价与控制措施等，同时要结合所申请适应证的现有治疗手段，评价其临床价值，形成技术审评报告。

第六十六条　药品审评机构可基于审评需要，启动对临床前研究的现场检查或抽样检验。

第六十七条　对拟开展或已开展的药物临床试验，药品审评机构均可以根据审查情况，书面向申请人提出定期报告以及进一步加强风险监测、评估与控制等有关要求。

第六十八条　药物临床试验变更，指药物临床试验申请通过审评审批后，涉及申请人信息、药物临床试验方案以及有关药物安全性、有效性和质量的药学以及临床和非临床研究等方面信息的变更等。

第六十九条　药物临床试验的变更分一般变更和重大变更。影响受试者安全的药物临床试验方案变更，以及明显影响药物安全性、有效性以及质量评价的信息变更，为重大变更。

第七十条　药物临床试验期间发生变更的，申请人应当对变更情况进行分析评估，可申请与药品审评机构沟通交流，评估变更的程度及其处理。

第七十一条　对一般变更，申请人可经分析评估后直接执行，但需在年度报告中报告具体变更信息和评估总结。其中涉及受试者安全或药物临床试验方案变更的，申请人应当事先报请伦理委员会审查。

对重大变更，申请人应当向药品审评机构提交变更申请，药品审评部门在规定时限内进行技术审评并形成审评审批结论，有质疑意见的，应当书面告知申请人。申请人在规定时限内未收到药品审评机构否定或质疑意见，即可执行。其中涉及药物临床试验方案的重大变更，需经伦理委员会审查通过后，向药品审评机构提交变更申请。

第七十二条　为消除对受试者安全的紧急危害而采取的药物临床试验方案变更，申请人可在向伦理委员会提交药物临床试验方案变更申请的同时，按变更方案实施。

第七十三条　申请人应当建立药物临床试验安全监测与评估体系，组织及时收集所有涉及试验药物的安全性信息，进行分析评估，按有关要求向药品审评机构以及药物临床试验机构所在地省级药品监督管理部门报告，并通报伦理委员会和主要研究者。对首次人体试验，申请人和研究机构要按照有关要求加强风险识别、评估和控制管理。

第七十四条　申请人应当权衡对受试者和公众健康预期的受益与风险，预期的受益应超过可能出现的损害。必要时申请人可建立独立的数据与安全监察委员会评估临床试验的风险。

第七十五条　药物临床试验期间，申请人发现新的安全性风险的，应当及时采取有效的风险控制措施，包括加强安全监测、修改药物临床试验方案、暂停或终止药物临床试验等，并及时报告药品审评机构、药物临床试验机构所在地省级药品监督管理部门和伦理委员会，通知所有参与药物临床试验的主要研究者。

第七十六条　研究者应当按规定向申请人报告严重不良事件，向伦理委员会报告可疑非预期严重不良反应，并按相关规定和要求提供后续报告。

第七十七条　申请人应当组织及时对药物临床试验的严重不良事

件进行分析评估，并采取风险控制措施。

第七十八条　申请人、伦理委员会和主要研究者认为受试者安全受到威胁时，均可提出暂停或者终止药物临床试验。经评估后暂停或者终止药物临床试验的，申请人应向药品审评机构报告并说明原因。

第七十九条　对可疑非预期严重不良反应，申请人应当及时分析评估和采取必要的风险控制措施，并按要求向药品审评机构报告。药品审评机构收到申请人提交的可疑非预期严重不良反应报告后，应当及时审查和处置。

第八十条　药品审评机构可以根据最新掌握的药物临床试验风险及其评估情况，对拟开展或已开展的药物临床试验提出加强风险监测、评估与控制的具体要求；认为需要暂停药物临床试验而申请人未主动暂停的，可责令暂停。

第八十一条　药品监督管理部门在责令暂停或者终止药物临床试验前，应当与申请人、主要研究者和伦理委员会召开专题会议，听取各方意见。特殊情况下，可在责令暂停或者终止药物临床试验后5日内，与申请人、主要研究者和伦理委员会召开专题会议。

第八十二条　药品审评机构以及省级药品监督管理部门责令申请人暂停或者终止药物临床试验后，应当在3日内报告国家药品监督管理部门。

第八十三条　责令暂停或终止药物临床试验可采用书面形式、电话或其他快速通讯方式先予以通知。但最终应当以书面形式告知并说明原因。

第八十四条　申请人对于责令暂停或终止药物临床试验有异议的，可书面向国家药品监督管理部门提出并说明理由。

第八十五条　被责令暂停的药物临床试验，经完善后，申请人评估认为可继续开展药物临床试验的，应当在获伦理委员会批准后，向药品监督管理部门提出恢复药物临床试验的申请。药品监督管理部门在收到申请后，在60个工作日内进行审查，对符合要求的，书面告知申请人；对不符合要求，需终止或要求补充资料继续暂停药物临床试验的，应说明理由。

第八十六条　药物临床试验被责令暂停超过12个月，申请人未申请恢复的，该药物临床试验终止。如还需进行该药物临床试验，申请人应当重新申请。

第八十七条　在药物临床试验过程中，存在下列情形之一的，药品监督管理部门可采取暂停或终止药物临床试验的措施，保障受试者的安全和权益：

（一）申请人、研究者、伦理审查委员会未履行职责的；

（二）申请人未按要求及时报告非预期严重不良反应的；

（三）严重违反《药物临床试验质量管理规范》有关条款，可能危及受试者安全的；

（四）有证据证明试验药物受益风险比明显低于已批准药品的；

（五）药物临床试验用药出现质量问题的；

（六）发生非预期严重不良反应等，经评估威胁受试者安全的；

（七）药物临床试验弄虚作假的；

（八）其他不符合相关规范和要求的情形。

第九十七条　申请人提出药品上市许可申请时，应提供申请人、受托生产企业及所申请药物的基本信息，以及该药物的临床试验、工艺和质控、非临床评价、药物警戒计划、所用原料药、药用辅料和包装材料情况等资料和必要的证明文件。

申请中明确的上市申请相关样品生产场地，应当接受药品监督管理部门组织的现场检查。

第九十九条　对在中国首次申请上市的药品，申请人使用境外试验数据申报上市的，应当提供是否存在人种差异的临床试验数据。接受境外试验数据管理规定另行制定。

第一百零一条　申请人完成药物临床试验后，应当填写《药品注册申请表》，向国家药品监督管理部门提交申请资料，申请药品上市许可。国家药品监督管理部门应当在 5 个工作日内，对申报资料进行受理审查，符合要求的，发给受理通知书；不符合要求的，发给不予受理通知书并说明理由；需要申请人补充说明的，发给补正通知书，一次性告知申请人需要补充说明的内容并要求限期补回，逾期未补正的，该申请视为未提出。

第一百零三条　申请人提交药品上市许可申请时，符合相关规定的可同时提交试验数据保护申请。药品试验数据保护相关规定和要求另行制定。

第一百一十三条　对治疗严重危及生命且尚无有效治疗手段疾病以及公共卫生方面等急需的药品，临床试验早期、中期指标显示疗效并可预测其临床价值的，可有条件批准其上市许可申请。

申请人取得上市许可后，应当在规定期限内按要求完成许可时提出的条件；未按要求完成并报告的，由国家药品监督管理部门撤销其批准证明文件。

第一百一十六条　对创新药、罕见病治疗药品、儿童专用药、创新治疗用生物制品以及挑战专利成功的申请人提交的自行取得且未披露的试验数据和其他数据，实行数据保护。数据保护期自药品批准上市之日算起。在数据保护期内，药品审评机构不再批准其他申请人同品种上市许可申请，经已获得上市许可的申请人同意或其他申请人自行取得数据的除外。数据保护的具体管理要求另行制定。

第一百二十八条　药品标准物质，是指供药品标准中物理和化学测试及生物方法试验用，具有确定特性量值，用于校准设备、评价测量方法或者给供试药品赋值的物质，包括标准品、对照品、对照药材、参考品。

第一百五十九条　药物临床试验申请工作时限：

（一）审评审批：自受理之日起 60 个工作日内，形成审批结论；未给出否定或质疑的意见的，自受理之日起第 61 个工作日视为同意。

（二）补充资料：自申请人按要求在规定时限内一次性提交全部补充资料，药品审评机构未给出否定意见的，自补充全部资料之日起第 41 个工作日视为同意。

（三）重大变更：申请人向药品审评机构提交变更申请，自申请之日起 40 个工作日内未收到药品审评机构否定或质疑意见，即可执行。

第一百七十三条　药品审评机构接到复审申请后，在 50 日内组织复审专家委员会，听取审评专家和申请人的意见，公开论证形成最终复审意见，并通知申请人。维持原决定的，药品审评机构不再受理再次的复审申请。复审需要进行技术审查的，国家药品监督管理部门应当组织有关专业技术人员按照不超过原申请所用时间进行。申请人对国家药品监督管理部门责令暂停药物临床试验的决定有争议时，可按复审的相关规定办理。

第一百八十四条　在药品注册中未按照规定实施《药物非临床研究质量管理规范》或者《药物临床试验质量管理规范》的，依照《药品管理法》的规定处罚。

（王泽娟）

第二节　规范和指导原则

一、《药物临床试验质量管理规范》

《药物临床试验管理规范》（good clinical practice，GCP）详见第三章。

二、临床试验伦理原则

为了使生物医学研究者能遵守基本的是非准则，国际上规定了一系列与研究伦理学有关的国际准则，包括以下文件。纽伦堡法典（1949 年）；赫尔辛基宣言（2000 年）；CIOMS/WHO：以人为实验对象的生物医学研究的国际伦理学指南（2002 年）；UNAIDS 指南：艾滋病预防疫苗研究中的伦理学考虑（2000 年）；WHO：评审生物医学研究的伦理委员会工作指南（2000 年）；WHO：对伦理审查工作的督察与评估（2002 年）；WHO 报告：医学遗传学和遗传学服务中伦理学问题的国际准则建议（1997 年）；中国卫生部：涉及人体的生物医学研究伦理审查办法（试行）(1998 年)；美国国家生命伦理学顾问委员会报告：国际性研究中的伦理与政策问题：发展中国家的临床试验（2001 年）；《药物临床试验伦理审查工作指导原则》（2010）（见附录二）；《涉及人的生物医学研究伦理审查办法》（2016）等。

这些指导原则适合于所有从事涉及人的生物医学研究的科研人员。而且，所有这些文件都强调，生物医学研究必须服从于伦理学的原则和准则，以确保研究者充分考虑受试者的尊严、权利、安全和健康，以及研究结果的可靠性、可行性和有效性。根据研究性质的不同，可以将研究对象称之为受试者（subject）、参与者（participant）或被调查者（informant）。生物医学研究中需要遵循的三个基本伦理学原则主要包括：利益的原则、尊重人的原则、公正的原则。

1. 受试者隐私

在涉及人的生物医学研究伦理审查办法中提出保护隐私的原则为：切实保护受试者的隐私，如实将受试者个人信息的储存、使用及保密措施情况告知受试者，未经授权不得将受试者个人信息向第三方透露。但是在研究者的实际工作过程中，这个问题并没有引起重视。在以前的监查/稽查过程中，常常能看到以下情况。

（1）原始记录或原始病历封面赫然写着受试者姓名。

（2）原始病历的个人信息处通常有受试者姓名、年龄、联系方式和住址。

（3）有受试者签名的知情同意书常常与该受试者的病例报告表放在一起。

（4）完成录入的电子数据库里也仍然有受试者姓名、联系方式、住址。

（5）有些数据二次挖掘的数据库里也完整地保留着受试者姓名、联系方式、住址这些明显的隐私信息标识。

"去标识化"或者称之为"匿名"手段是研究者保护受试者隐私的手段之一，即将和受试者有关联的信息全部去除，简单的"去标识化"手段包括去除受试者姓名、联系方式、证件号等，严格意义上的"去标识化"手段是根据美国 HIPPA 的规定，去除姓名、传真号、社保账号、邮编、门诊号、出入院号等 18 项信息，对目标受试者隐私进行保密性处理。这种隐私保护方法被视为医学研究伦理最基本的原则之一。

受试者本人可能由于隐私保护意识较低，存在自己泄露隐私的情况。当受试者把个人信息告诉研究人员时，研究人员就同时被赋予了未经受试者同意不得把其信息告诉其他人的责任，无论是直接从受试者处获取的信息，还是从其他对个体可识别信息负有保密义务的研究组织或个人处获取的信息，都必须进行保密。

为了避免损害受试者隐私，受试者的个人资料（姓名、联系方式、证件号等信息）需要加密或上锁等保密措施。在临床试验中受试者的资料通常采用编码进行管理。另外，我们在给予受试者知情同意时也要注意在受试者提问或问答环节要给予私密空间，知情同意过程在场的人员要有保护受试者隐私的意识。

2. 利益冲突

为了保护受试者的权益和安全，临床试验实施参与的人员要避免存在利益冲突，避免与申办者之间存在财产分配、股票投资、雇佣、亲属等关系。临床试验应接受政府食品药品监督管理部门、卫生行政主管部门的监督与检查。如果发现伦理委员会审查工作中存在任何可能导致利益冲突的情况，应及时向伦理委员会报告，以便采取恰当的措施进行处理。

三、人类遗传资源管理政策

人类遗传资源不管在探究人类起源方面还是在疾病控制方面，都具有极高的研究意义与巨大的经济价值。2000 年 12 月 2 日中国人类基因组社会、伦理和法律委员根据联合国的相关原则达成共识：人类基因组的研究及其成果的应用应该集中于疾病的治疗和预防；在人类基因组的研究及其成果的应用中应始终坚持知情同意或知情选择的原则；在人类基因组的研究及其成果的应用中应保护个人基因组的隐私，反对基因歧视；在人类基因组的研究及其成果的应用中应努力促进人人平等，民族和睦和国际和平。

目前，全球至少 60 个国家和地区通过制定法律、法规或指导原则，对人类遗传资源相关采集、收集和利用行为进行规定管理。中国是一个拥有十多亿人口的大国，人口复杂，具有丰富的民族多样性，因此就拥有丰富的人类遗传资源。在此背景下，需要对中国的人类遗传资源进行保护，需要对中国公民基于人类遗传资源而引生的权利进行保护。

1998 年，我国颁布《人类遗传资源管理暂行办法》，为首次就人类遗传资源管理立法。2011 年，发布了《关于加强人类遗传资源保护管理工作的通知》；2015 年依据《中华人民共和国行政许可法》等相关规定，科技部发布《人类遗传资源采集、收集、买卖、出口、出境审批行政许可事项服务指南》和《科技部办公厅关于实施人类遗传资源采集、收集、买卖、出口、出境行政许可的通知》，进一步推动了"实行分级管理、统一审批制度"的监管制度。2016 年，科技部起草了《人类遗传资源管理条例（送审稿）》，不再允许开展后补报。2017 年《科技部办公厅关于优化人类遗传资源行政审批流程的通知》中发布了优化审批流程。2019 年 5 月颁布了《中华人民共和国人类遗传资源管理条例》（国令第 717 号），对采集和保藏、利用和对外提供、服务和监督、法律责任等方面进行了规定，其中第二十条、第二十一条和第二十二条均为临床试验相关，如下。

第二十条　利用我国人类遗传资源开展生物技术研究开发活动或者开展临床试验的，应当遵守有关生物技术研究、临床应用管理法律、行政法规和国家有关规定。

第二十一条　外国组织及外国组织、个人设立或者实际控制的机构（以下称外方单位）需要利用我国人类遗传资源开展科学研究活动的，应当遵守我国法律、行政法规和国家有关规定，并采取与我国科研机构、高等学校、医疗机构、企业（以下称中方单位）合作的方式进行。

第二十二条　利用我国人类遗传资源开展国际合作科学研究的，应当符合下列条件，并由合作双方共同提出申请，经国务院科学技术行政部门批准：

（一）对我国公众健康、国家安全和社会公共利益没有危害；

（二）合作双方为具有法人资格的中方单位、外方单位，并具有开展相关工作的基础和能力；

（三）合作研究目的和内容明确、合法，期限合理；

（四）合作研究方案合理；

（五）拟使用的人类遗传资源来源合法，种类、数量与研究内容相符；

（六）通过合作双方各自所在国（地区）的伦理审查；

（七）研究成果归属明确，有合理明确的利益分配方案。

为获得相关药品和医疗器械在我国上市许可，在临床机构利用我国人类遗传资源开展国际合作临床试验、不涉及人类遗传资源材料出境的，不需要审批。但是，合作双方在开展临床试验前应当将拟使用的人类遗传资源种类、数量及其用途向国务院科学技术行政部门备案。国务院科学技术行政部门和省、自治区、直辖市人民政府科学技术行政部门加强对备案事项的监管。

针对国际合作临床试验，同时7月发布了《中国人类遗传资源国际合作临床试验备案范围和程序》。

四、早期临床试验的指导原则

近年来，随着早期临床试验项目开展的异军突起，监管部门频繁发出指导原则，以规范指导早期临床试验的质量，包括：《药物Ⅰ期临床试验管理指导原则（试行）》(2011)、《化学药品注册分类改革工作方案》、《化学药生物等效性试验备案范围和程序》、《仿制药质量和疗效一致性评价研制现场核查指导原则》、《仿制药质量和疗效一致性评价临床试验数据核查指导原则》、《仿制药质量和疗效一致性评价受理审查指南（需一致性评价品种）》、《抗菌药物药代动力学/药效学研究技术指导原则》、《仿制药质量和疗效一致性评价工作中改规格药品（口服固体制剂）评价一般考虑》、《仿制药质量和疗效一致性评价临床有效性试验一般考虑》、《仿制药质量和疗效一致性评价工作中改盐基药品评价一般考虑》、《人体生物等效性试验豁免指导原则》、《普通口服固体制剂溶出度试验技术指导原则》、《以药动学参数为终点评价指标的化学药物仿制药人体生物等效性研究技术指导原则》（2016）、《国家食品药品监督管理局关于开展仿制药质量一致性评价工作的通知》（2016）、《关于开展仿制药质量和疗效一致性评价的意见》（2016）、《总局关于发布普通口服固体制剂参比制剂选择和确定等3个技术指导原则的通告》（2016）、《总局办公厅公开征求仿制药质量和疗效一致性评价工作程序及化学药品仿制药口服固体制剂一致性评价申报资料要求意见》（2016）、《总局关于发布化学药品新注册分类申报资料要求（试行）的通告（2016年第80号）》、《仿制药质量和疗效一致性评价参比制剂备案与推荐程序》的公告（2016年第9号）等。

这些规范在某种程度上参考了ICH的相关的指导原则和规范，随着我国成为ICH成员国，在某种程度上，我们也要遵循ICH发布的相关的指导原则。

（王泽娟）

第三章

临床试验项目实施的质量标准（GCP、SOP和试验方案）

在临床试验项目的实施过程中，除了遵守以上的法律法规、指导原则外，考核临床试验实施质量的标准就是《药物临床试验质量管理规范》（good clinical practice，GCP）、标准操作规程（standard operating procedure，SOP）和试验方案。我们在实施临床试验项目过程中必须不折不扣地依从这三个标准，这就要求我们对这三个标准应理解到位。在临床试验实施过程中，如果试验方案与SOP有不同，以方案为主。

第一节 药物临床试验质量管理规范（GCP）

2003年9月1日施行的《药物临床试验质量管理规范》（GCP）共十三章七十条，目前仍然是中国临床试验执行的GCP规范。2020年7月1日起施行新版的《药物临床试验质量管理规范》（GCP）。《药物临床试验质量管理规范》是为保证药物临床试验过程规范、结果科学可靠、保护受试者的权益并保障其安全，根据《中华人民共和国药品管理法》参照国际公认原则制定的规范。该规范是临床试验全过程的标准规定，包括方案设计、组织、实施、监查、稽查、记录、分析总结和报告。凡药物进行各期临床试验，包括人体生物利用度或生物等效性试验，均须按本规范执行。

我国现行2003版GCP（见附录四）虽然参照了ICH-GCP（ICH-

E6)(见附录三)的大部分原则，但对比发现，其内容的先进性、规范性和可操作性上与国际规范还存在一定的差距。总体上，我国现行的 GCP 是"严进宽出"，注重加强临床研究的批准权和管理权的集中控制，即批准研究在制度上要求较高，比较看重"允不允许做、谁有资格来做、什么时间能做"。而 ICH-GCP 则是"宽进严出"，侧重于在研究实施过程中的监督管理，即考虑"你可以尽管去做，但中间质量监督、安全性报控及最后批不批准生产将会非常严格"。

2017 年 6 月 19 日，国家食品药品监督管理总局（CFDA）举行国际人用药品注册技术协调会（ICH）新闻通气会，并在会上表示正式确认：CFDA 加入 ICH，成为其全球第 8 个监管机构成员。这意味着中国制药行业将实施国际最高标准，我们的临床试验实施质量标准同样需要与国际接轨。2020 年 4 月 23 日，NMPA 颁布了新版 GCP（见附录五），并于当年 7 月 1 日起施行，整体规范程度及试验可操作性有了很大提高，与 ICH-GCP 更加接近，这也体现我国药物临床试验政策法规正在努力与国际接轨。

（王泽娟）

第二节　标准操作规程（SOP）

临床试验标准操作规程（standard operating procedure，SOP）是指一套详细的保证某项特定活动一致性的书面指令性文件，描述标准的操作流程和要求，用来指导和规范日常操作。药物临床试验是一个需要多方协作的试验过程，药物临床试验机构应制定符合本单位实际情况，且兼具可行性的 SOP，保证临床试验的数据可靠性与药物安全性和有效性。

一、政策规定

在 GCP 和 2011 年发布的《药物 Ⅰ 期临床试验管理指导原则（试行）》均对 SOP 进行了规定。

1. GCP 规定

GCP 第十三条规定："伦理委员会应当按照其制度和标准操作规

程履行工作职责，审查应当有书面记录，并注明会议时间及讨论内容。"

第十五条规定："伦理委员会应当保留伦理审查的全部记录，包括伦理审查的书面记录、委员信息、递交的文件、会议记录和相关往来记录等。所有记录应当至少保存至临床试验结束后5年。研究者、申办者或者药品监督管理部门可以要求伦理委员会提供其标准操作规程和伦理审查委员名单。"

第三十一条规定："申办者基于风险进行质量管理：（二）应当识别影响到临床试验关键环节和数据的风险。该风险应当从两个层面考虑：系统层面，如设施设备、标准操作规程、计算机化系统、人员、供应商；临床试验层面，如试验药物、试验设计、数据收集和记录、知情同意过程。（四）应当识别可减少或者可被接受的风险。减少风险的控制措施应当体现在试验方案的设计和实施、监查计划、各方职责明确的合同、标准操作规程的依从性，以及各类培训。"

第三十二条规定："申办者的质量保证和质量控制应当符合以下要求：（一）申办者负责制定、实施和及时更新有关临床试验质量保证和质量控制系统的标准操作规程，确保临床试验的实施、数据的产生、记录和报告均遵守试验方案、本规范和相关法律法规的要求。（二）临床试验和实验室检测的全过程均需严格按照质量管理标准操作规程进行。数据处理的每个阶段均有质量控制，以保证所有数据是可靠的，数据处理过程是正确的。"

第三十三条规定："申办者委托合同研究组织应当符合以下要求：（二）申办者委托给合同研究组织的工作应当签订合同。合同中应当明确以下内容：委托的具体工作以及相应的标准操作规程；申办者有权确认被委托工作执行标准操作规程的情况；对被委托方的书面要求；被委托方需要提交给申办者的报告要求；与受试者的损害赔偿措施相关的事项；其他与委托工作有关的事项。合同研究组织如存在任务转包，应当获得申办者的书面批准。"

第三十六条规定："申办者在试验管理、数据处理与记录保存中应当符合以下要求：（四）电子数据管理系统应当具有完整的使用标准操作规程，覆盖电子数据管理的设置、安装和使用；标准操作规程应当说明该系统的验证、功能测试、数据采集和处理、系统维护、系统安全性测试、变更控制、数据备份、恢复、系统的应急预案和软件报废；标准操作规程应当明确使用计算机化系统时，申办者、研究者和临床试验机构的职责。所有使用计算机化系统的人员应当经过培训。（五）申办者应当制定监查标准操作规程，监查员在监查工作中应当执行标准操作规程。"

第五十条规定："监查员的职责包括：（一）监查员应当熟悉试验用药品的相关知识，熟悉试验方案、知情同意书及其他提供给受试者的书面资料的内容，熟悉临床试验标准操作规程和本规范等相关法规。（十一）监查员对偏离试验方案、标准操作规程、相关法律法规要求的情况，应当及时与研究者沟通，并采取适当措施防止再次发生。"

第五十三条规定："申办者应当保证临床试验的依从性。（一）发现研究者、临床试验机构、申办者的人员在临床试验中不遵守试验方案、标准操作规程、本规范、相关法律法规时，申办者应当立即采取措施予以纠正，保证临床试验的良好依从性。"

第七十九条规定："申办者、研究者和临床试验机构应当确认均有保存临床试验必备文件的场所和条件。保存文件的设备条件应当具备防止光线直接照射、防水、防火等条件，有利于文件的长期保存。应当制定文件管理的标准操作规程。被保存的文件需要易于识别、查找、调阅和归位。用于保存临床试验资料的介质应当确保源数据或者其核证副本在留存期内保存完整和可读取，并定期测试或者检查恢复读取的能力，免于被故意或者无意地更改或者丢失。临床试验实施中产生的一些文件，如果未列在临床试验必备文件管理目录中，申办者、研究者及临床试验机构也可以根据必要性和关联性将其列入各自的必备文件档案中保存。"

可见，落实 SOP 是切实贯彻 GCP 的一个重要环节。GCP 要求临床试验研究者要制定一整套临床试验的 SOP，用来规范临床试验全过程的每一环节、每一步骤和每项操作，以保证临床试验各项行为的规范性和临床试验数据与药物安全、有效性评价结果的质量。

2.《药物Ⅰ期临床试验管理指导原则（试行）》的规定

2011 年发布的《药物Ⅰ期临床试验管理指导原则（试行）》中对 SOP 也进行了详细的指导。涉及条目如下。

第十六条　Ⅰ期试验研究室应制订相应的管理制度和标准操作规程（SOP），并及时更新和完善。

第十七条　管理制度至少包括：合同管理、人员管理、文档管理、试验用药管理、试验场所和设施管理、仪器和设备管理等。

第十八条　Ⅰ期试验的 SOP 至少包括以下几大类：试验设计、试验实施过程、试验用药管理、不良事件处置、数据管理、试验总结报告、文档管理、质量控制等。

第十九条　管理制度和 SOP 的制订、审核和批准、实施以及修订与废止。

（一）制定。应制定管理制度和 SOP，保证所有管理制度与 SOP 有统一格式和编码，内容符合相关的法律法规，管理制度与 SOP 均应标明现行版本号码及生效日期，并及时更新。

（二）审核和批准。管理制度与 SOP 起草后，应对 SOP 草稿进行审阅和讨论，保证文件简练、易懂、完整和清晰，具有逻辑性和可行性，与已生效的其他文件具有兼容性。审核后确定的文件，应规定生效日期，并由研究室负责人签署批准。

（三）实施。管理制度与 SOP 生效后应立即执行，所有工作人员必须接受管理制度与相关 SOP 的培训，更新管理制度与 SOP 时，需进行针对性的培训。

（四）修订与废止。根据需要对管理制度和 SOP 进行定期和不定期修订与废止。将相关信息记录在案，并及时更新版本和版本序列号。需撤销的管理制度与 SOP 需归档保管并有作废标记。保证现行所用的管理制度与 SOP 为最新版本，并保留最新版本的管理制度与 SOP 清单。

二、 SOP 的建立、更新和培训

在建立 SOP 过程中，应当注意的是每一个 SOP 应该给出一个编号。SOP 的一般纲要内容如下。

① SOP 的序号、编号和题目。

② 目的（若干行的简单总结）。

③ 适应范围。

④ 定义（给出相关术语和人员的定义或职责）。

⑤ 其他需同时涉及的程序（相关的其他 SOP 编号和题目）。

⑥ 所涉及的人员和过程。

⑦ 版本日期以及取代过去的×××版本。

⑧ 撰写者和审批人签名。

⑨ 审核日期、生效日期和发行日期。

SOP 必须定期审核并更新。当第一版 SOP 启用时，应当过若干月即按照实施结果进行必要的修正。一旦 SOP 被认为符合实际工作要求，他们可以每一年左右进行一次审核。无论产生新的或更改 SOP，都必须遵循 SOP 产生程序撰写、修改和批准。

无论是申办者、研究中心或 CRO，都必须对自己的所有工作人员进行有关新的或修正 SOP 的培训，完成培训后必须记录，记录要清楚显示培训的内容、培训人和被培训人的姓名签名和日期。

三、临床试验技术操作规范举例

在临床试验中，需要执行的 SOP 比较多，除临床试验相关的流程操作外，与临床工作相关的操作技术也与临床的操作会有区别，具体如下。

1. 口服给药（表 3-1）

表 3-1　口服给药的规范流程

步骤	目的
准备 1. 研究者衣帽整齐,洗手,戴口罩	减少感染传播
2. 物品准备:准备受试者的口服给药表,清洁杯,一次性水杯和统一容量的饮用水或其他送服药物液体,环境和设施适用于给药操作	保证给药时所需物品到位
3. 药物准备:试验药物备药(根据方案每批给药情况备足够的药物,包括备用药)和领药。 给药者在给药前根据试验方案和试验用药分发、清点的标准操作规程向药品管理员领取试验用药物,并双人核对药物名称、剂量、批号、规格、剂型、编号、有效期等并记录	保证所给药物与临床试验方案相符,保证给药前药物已妥善准备,利于发药
4. 受试者准备:受试者一般于用药前禁食 10 小时(高脂餐除外,根据试验设计以及食物对试验药物的吸收影响等因素决定),给药前应嘱受试者排空膀胱。向受试者宣教给药过程及注意事项,及给药后如发生不适及时告知等	保证给药前的消化吸收系统的稳定基准状态 确保给药顺利和受试者安全
操作 1. 给药前查对:核对受试者姓名或其缩写、编号、给药量及试验药物名称、剂量、编号、批号。确定受试者状况良好	确保受试者与药物对应正确

步骤	目的
2.给药:授权的给药人员按照给药计划时间点和受试者试验编号顺序给药,应亲自看到且确认受试者已服药完毕,并经另一名研究者或质控人员核对,及时记录	确保受试者给药正确
3.根据不同药物剂型采取相应的给药方法:固体药物如胶囊、片剂等可直接放入药杯中,给药者服用;液体药物可用量杯量取后给受试者服用,药液不足 1mL 时用滴管吸取。 按照试验方案要求服用药物。	确保给药剂量和方法准确
4.给药用水:给药时一般进温水 200~250mL,或依据试验方案要求,控制饮水量及时间,并记录饮水和进食情况	根据试验方案控制饮水,保证同质化
5.给药后检查和观察:研究人员检查。受试者服药完毕后,检查受试者的手、口、舌下。再次核对受试者和给药信息,签字确认。给药后 2 小时内或根据试验方案应严密观察受试者状态,避免受试者离开观察区域	确保受试者已按要求服下药物并监测受试者用药反应
6.整理用药物品保留药物包装和剩余药物并标识明确退回药库,填写试验药物使用和退还记录	确保及时进行药物使用后回收和退还
7.特殊情况处理:药物出现洒落的情况,要及时启用备用药物,同时收回洒落的药物,并妥善放置做好标识,给药后同样要进行退还处理	确保药物数量完全对应

注意事项:①药物不能直接接触受试者的手;②铝箔纸装的片剂或胶囊从包装取出时注意不要破坏药物的完整性;③给药过程因其他原因延迟仍可继续给药的情况,需及时通知给药后计划采血时间点;④给药过程中给药到嘴后出现呕吐未服药到胃,或需要服用不能咀嚼的药物,却咀嚼服用则退出。

2. 配置试验药物（表3-2）

表 3-2 配置试验药物的规范流程

步骤	目的
准备 1.试验药接收和贴标签:根据方案和试验药要求,授权的药品管理员接收、保管和清点试验药,使用前贴好试验用标签	保证试验药到位和妥善保管

步骤	目的
2.制作相关表格打印:研究护士按照药物管理手册和方案的要求,设计试验药物配置后标签、药物配置表和给药表	为了配置和使用核对便利
配置试验药物	
1.准备用物:包括治疗盘、安尔碘、酒精、棉签、一次性注射器(按需选择数量、型号)、试验用药、溶媒、一次性手套、签字笔、输液标签、放置液体架、治疗巾、黄色垃圾桶、黑色垃圾桶、锐器盒	保证物品准备充分,减少操作时间,避免浪费体力和违背方案
2.准备操作台和环境:操作前,操作人员按照操作规程启动生物安全柜,并确认其处于正常工作状态,无生物安全柜的做好配药室的消毒和按无菌原则放置物品	保证操作环境符合配液要求
操作	
1.选用适宜的一次性注射器,拆除外包装,旋转针头连接注射器,确保针尖斜面与注射器刻度处于同一方向	保证操作时注射器密闭并利于操作
2.用75%乙醇消毒输液袋(瓶)的加药处或安瓿瓶颈或西林瓶胶塞,双人核对试验用药、溶液无误后按方案要求抽取药液,至输液袋或注射器中,轻轻摇匀。溶解、抽取药物过程中和完成配置后,都要观察药物是否有无絮状物、异物,颜色是否符合要求	保证配液操作稳、精和准
3.配置结束:配置结束后,再次核对输液/输注标签与所用试验用药名称、规格、用量,准确无误后,操作人员和核对人员在配置表和输液标签上签名或者盖章,标注配置时间。并将配置好的成品输液转交给给药人员,剩余的空西林瓶、安瓿与备份输液标签及其他一并退还药库的药品管理员	保证配置的药液与给药的受试者对应
4.医疗垃圾处理:完成输液配置操作后,应当立即清理用物,用蘸有75%乙醇的无纺布擦拭台面,除去残留药液,不得留有与下批输液配置无关的药物、余液、用过的注射器和其他物品	保证给药环境未受污染,并不影响下一次配置

3. 皮下注射给药（表3-3）

表3-3　皮下注射给药的规范流程

步骤	目的
准备 1.研究护士衣帽整齐,洗手,戴口罩	减少感染传播
2.物品准备 ① 治疗盘、安尔碘、酒精、棉签、一次性注射器、一次性治疗巾、手套、弯盘、快速手消毒液。注意查对有效期和外包装	保证物品准备充分,减少操作时间,避免浪费体力和违背方案
② 准备给药表和笔	
③ 准备给药标签,标明试验方案编号、受试者试验编号、给药量、给药方式等	根据方案准备相应标识信息,以便核对
3.抢救药物准备:根据药物性质准备特殊抢救药品和物品	在危急情况下及时到位,进行抢救
4.受试者准备:研究护士在给药前向受试者宣教用药过程及注意事项	确保受试者配合和依从,利于顺利给药
5.试验药物准备:研究护士给药前根据试验方案和试验用药分发、清点的标准操作规程向药品管理员领取试验用药物,并双人核对试验用药名称、剂量、批号、规格、剂型、编号、有效期等	确保试验药物准确无误,并根据方案要求存放试验药物,避免丢失
操作 1.给药前核对受试者姓名或其缩写、编号、给药量及试验药物名称、编号、批号。确定受试者状况良好	确保被给药的受试者无误,给药时间、给药剂量和药液的一致
2.根据方案要求确定给药量,抽取药液或准备药液	在操作中核对相关信息
3.研究护士按照受试者试验编号顺序给药,并经另一名医护人员核对	按照医嘱或给药表时间点给药
4.选择注射部位,消毒。注射部位常选择在上臂三角肌下缘、腹部和大腿前侧和外侧,注意采血时避开注射侧手臂	正确选择部位,达到皮下注射的效果
5.再次核对给药信息,排气	

步骤	目的
6.三角肌下缘和大腿前外侧:一手绷紧局部皮肤,另一手持注射器,食指固定针栓,针头斜面向上与皮肤呈30°~40°角快速刺入皮下,深度为针梗的1/2~2/3;以左手食指、拇指抽动活塞柄,无回血方可推注药液,研究护士应根据方案要求和药物性质掌握给药速度,同时注意观察受试者的表情和反应 腹部:捏起皮肤以消毒中心45°角穿刺全部进针	保证注射在皮下
7.注射毕停留5秒快速拔针,并用干棉球按压针刺处3~5分钟	保证药液的吸收
8.再次核对后清理用物、填写给药表和试验药物管理记录	保证给药准确
9.在药物包装上标明受试者随机号,同剩余药液一并交予药品管理员处理	保证剩余所有的都回收
10.给药后应严密观察受试者状态和注射部位,注意有无不良反应的发生	保证受试者的安全

4.皮内注射给药（表3-4）

表3-4　皮内注射给药的规范流程

步骤	目的
准备	
1.护士衣帽整齐,洗手,戴口罩	减少感染传播
2.物品准备: ① 治疗盘、75%酒精、棉签、一次性注射器、一次性治疗巾、手套、弯盘、快速手消毒液。注意查对有效期和外包装	保证物品准备充分,减少操作时间,避免浪费体力和违背方案
② 准备给药表和笔	
③ 准备给药标签,标明试验方案编号、受试者试验编号、给药量、给药方式等	根据方案准备相应标识信息,以便核对
3.抢救药物准备:根据药物性质准备特殊抢救药品和物品	危急情况下及时到位进行抢救

步骤	目的
4.受试者准备:研究护士在给药前向受试者宣教用药过程及注意事项	确保受试者配合和依从,利于顺利给药
5.研究药物准备:研究护士在给药前根据试验方案和试验用药分发、清点的标准操作规程向药剂师领取试验用药物,并双人核对试验用药名称、剂量、批号、规格、剂型、编号、有效期等	确保试验药物准确无误,并根据方案要求存放试验药物,避免丢失
操作 1.给药前核对受试者姓名或其缩写、编号、给药量及试验药物名称、编号、批号。确定受试者状况良好	确保被给药的受试者无误,给药时间、给药剂量和药液的一致
2.根据方案要求确定给药量,抽取药液	
3.研究护士按照受试者试验编号顺序给药,并经另一名医护人员核对	确保给药无误
4.选择注射部位,用75%酒精或生理盐水以注射点为中心,由内向外螺旋式旋转涂擦,消毒范围直径在5cm以上。药物过敏试验常用前臂中段内侧,预防接种亦可选上臂三角肌下缘。血样采集避开注射手臂	确保位置正确,消毒有效
5.再次核对给药信息,排气	确保给药无误
6.左手绷紧前臂内侧皮肤,右手以平执式持注射器,针头斜面向上与皮肤成5°角刺入。待针头斜面完全进入皮内后,即放平注射器,左手拇指固定针栓,右手推入给定药液量,使局部形成一皮丘,随即拔出针头。注射过程中注意观察受试者	确保给药有效
7.注射后再次核对后清理用物、填写给药表和试验药物管理记录	确保给药无误
8.给药后应严密观察受试者状态和注射部位,对受试者宣教勿接触注射部位	确保受试者安全
9.在药物包装瓶上标明受试者随机号,同剩余药液一并交予药剂师处理	安全确保药物清点无误

5. 肌内注射给药（表3-5）

表3-5　肌内注射给药的规范流程

步骤	目的
准备	
1.洗手，戴口罩	减少感染传播
2.物品准备	保证物品准备充分，减少操作时间，避免浪费体力和违背方案
① 治疗盘、安尔碘、酒精、棉签、一次性注射器、一次性治疗巾、手套、弯盘、快速手消毒液	
② 准备给药表和笔	
③ 准备给药标签，标明试验方案编号、受试者试验编号、给药量、给药方式等	核对受试者信息、给药方式、剂量，保证信息正确一致
④ 检查无菌物品包装是否完整，有无漏气，是否在有效期内	保证物品无菌
⑤ 治疗车下黑色垃圾桶、黄色垃圾桶、配置好的浸泡物品的84消毒液	保证医疗垃圾处理及时
3.抢救药物准备：根据药物性质准备特殊抢救药品和物品	保证抢救处理及时
4.受试者准备：研究护士在给药前向受试者宣教用药过程及注意事项	确保受试者配合和依从，利于顺利给药
5.研究药物准备：护士在给药前根据试验方案和试验用药分发、清点的标准操作规程向药品管理员领取试验用药物，并双人核对试验用药名称、剂量、批号、规格、剂型、编号、有效期等	保证试验药无误
操作	
1.护士衣帽整齐，洗手，戴口罩	减少感染传播
2.护士在给药前根据方案要求确定给药量，抽取药液，注意抽取前后都要观察药物或药液	注意无菌原则，抽取合格药液
3.给药前核对受试者姓名或其缩写、编号、给药量及试验药物名称、编号、批号。确定受试者状况良好。研究护士按照受试者试验编号顺序给药，并经另一名研究人员核对	确保受试者以及试验药物给药正确

步骤	目的
4.体位的准备:可取卧位或坐位。 ① 卧位:臀部肌内注射时,可采用以下姿势。侧卧位:上腿伸直,放松,下腿稍弯曲。俯卧位:足尖相对,足跟分开,头偏向一侧。 ② 坐位:常用于上臂三角肌或臀部肌内注射	为肌内注射做准备 受试者取舒适体位
5.选择注射部位,用安尔碘以注射点为中心,由内向外螺旋式旋转涂擦,消毒范围,直径在5cm以上。常用注射部位为臀大肌,其次为臀中肌、臀小肌、股外侧肌	选择合适的注射部位,做好消毒,预防感染
6.再次核对给药信息,排气	再次核对受试者信息确保给药正确
7.以一手拇指和食指绷紧局部皮肤,另一手持注射器,以中指或无名指固定针栓,用前臂带动腕部力量,将针头迅速垂直刺入,深度约为2.5~3cm	确保注射深度准确
8.固定针头,另一手抽动活塞,无回血后以均匀的速度慢慢推注药液	确保受试者安全
9.注药毕,用无菌棉球轻按于进针处快速拔针,并继续按压片刻	
10.再次核对后清理用物、填写给药表和试验药物管理记录	
11.在药物包装上标明受试者试验编号,同剩余药液一并交予药剂师处理	保存试验用药,以便核查
12.给药后应严密观察受试者状态和注射部位,注意有无不良反应的发生	确保受试者安全
13.垃圾分类处置	正确处理垃圾,避免交叉感染

6. 静脉注射给药 (表3-6)

表3-6 静脉注射给药的规范流程

步骤	目的
准备	
1.护士衣帽整齐,洗手,戴口罩	减少感染传播

步骤	目的
2.物品准备 ① 治疗盘、安尔碘、酒精、棉签、一次性注射器、延长管、头皮针、止血带、一次性治疗巾、手套、输液标签、弯盘、静脉留置针、贴膜、0.9％盐水等	保证物品准备充分,减少操作时间,避免浪费体力和违背方案
② 准备给药表、笔、快速手消毒液。查看无菌物品包装是否完整,有无漏气,是否在有效期内	
③ 准备给药标签,标明试验方案编号、受试者试验编号、给药量、给药方式及泵入速度等,标签贴于注射器上,不要遮住注射器的刻度和数字	根据方案准备相应标签,以便核对
④ 准备注射泵和输液架	
3.抢救药物准备:根据药物性质准备特殊抢救药品和物品	确保经过校准和可正常运转使用在危急情况下及时到位,进行抢救
4.受试者准备:研究护士在给药前向受试者宣教用药过程及注意事项	确保受试者配合和依从,利于顺利给药
5.研究药物准备:研究护士在给药前根据试验方案和试验用药分发、清点的标准操作规程向药品管理员领取试验用药物,并双人核对试验用药名称、剂量、批号、规格、剂型、编号、失效期等	确保试验药物准确无误,并根据方案要求存放试验药物,避免丢失
操作 1.护士洗手、戴口罩	减少感染传播
2.按试验方案要求配置试验药物于注射器中,并贴好标识	保证配置准确,贴好标识
3.携用物至床旁,查对受试者试验编号、姓名或其缩写、性别	确保给药无误
4.将头皮针、延长管与注射器连接好,排气	确保连接牢固
5.给药前用安尔碘棉签,以注射点为中心环形消毒2遍	确保穿刺部位消毒效果
6.0.9％生理盐水2mL回抽检查输液用静脉留置针是否通畅	确保留置针通畅可正常使用

步骤	目的
7.连接试验用药物,核对受试者和药物信息,按给药表时间开始给药,再次核对。如需使用注射泵,则提前安装并设置速率和输注量等信息,观察注射泵运转和注射器液体推注情况。密切观察受试者、注射器药液和注射部位的情况	确保给药顺利无误
8.按照方案保证药物在计划时间内完成给药,给药结束即刻关闭注射泵,取出注射器	确保给药时间准确
9.操作结束后核对	确保给药无误
10.处理污物:针头放入锐器盒内,一次性注射器弃于医用垃圾袋内	保证医疗垃圾处理及时,避免针刺伤
11.及时在给药表上记录给药起止时间,操作者、核对者签名	及时记录
12.操作完毕后,洗手,携剩余物品离开。收集整理剩余试验用药,填写试验药物管理记录	确保药物清点无误

7.静脉滴注给药（表3-7）

表3-7　静脉滴注给药的规范流程

步骤	目的
准备	
1.护士:衣帽整齐,洗手,戴口罩	减少感染传播
2.物品准备:	保证物品准备充分,减少操作时间,避免浪费体力和违背方案
① 治疗盘、安尔碘、酒精、棉签、一次性注射器、一次性治疗巾、止血带、胶布、手套、输液器、头皮针、静脉留置针、无菌透明敷料、肝素液、弯盘、快速手消毒液	
② 准备给药表和笔	
③ 准备给药标签,试验用药配置表,标明试验方案编号、受试者试验编号、给药量、给药方式及滴注速度等	根据方案准备相应标识信息,以便核对
④ 准备输液泵和输液架	

步骤	目的
3.抢救药物准备:根据药物性质准备特殊抢救药品和物品	确保经过校准和可正常运转使用危急情况下及时到位进行抢救
4.受试者准备:研究护士在给药前向受试者宣教用药过程及注意事项	确保受试者配合和依从,利于顺利给药
5.研究药物准备:研究护士在给药前根据试验方案和试验用药分发、清点的标准操作规程向药剂师领取试验用药物,并双人核对试验用药名称、剂量、批号、规格、剂型、编号、失效期等	确保试验药物准确无误,并根据方案要求存放试验药物,避免丢失
操作	
1.根据方案要求确定给药剂量,配置药液,填写试验用药配置表和给药标签,在输液瓶/袋面贴给药标签	确保被给药的受试者无误,给药时间、给药剂量和药液的一致 在操作中核对相关信息
2.准备输液器:检查输液器后取出,关闭调节器,连接头皮针。将输液器针头插入输液袋/瓶内至针头根部,若为输液瓶,还需插入通气管针头	
3.确定受试者状况良好	确保受试者在未给药的情况下无其他不适等情况
4.留置静脉留置针	
5.将输液瓶/袋挂在输液架上悬挂	
6.排气:抬高滴管下端的输液器,挤压滴管使溶液迅速流至滴管1/3~1/2满时,稍松调节器,手持头皮针柄部,使液体排出一滴,关闭调节器(根据液体量和性质排气)	
7.连接输液泵电源,安装输液器至输液泵,设置输液速率和输液量	保证输液泵能正常运行
8.再次核对受试者姓名或其缩写、编号、给药量及试验药物名称、编号、批号	确保给药无误
9.给药前用0.9%盐水2mL回抽检查输液用静脉留置针是否通畅	确保留置针使用通畅
10.连接试验用药物	

步骤	目的
11.提前1～2分钟打开输液泵,再次核对,根据给药表计划时间按输液泵开始键。待液体滴入通畅、受试者无不适后,用胶布固定妥当	确保被给药的时间无误、输液过程通畅顺利、受试者无不适反应
12.按照试验方案协助受试者采取合适体位,清理用物、填写给药表	保证医疗垃圾处理及时、记录给药时间
13.给药后应严密观察受试者状态,注意有无不良反应的发生	保证受试者出现不良反应时能够第一时间发现并处理
14.更换液体:如需要更换液体时,常规消毒输液瓶塞后,从前一瓶中拔出输液管及通气管插入下一瓶中,保证输液通畅	避免污染
15.输液完毕:按输液泵停止键,进行留置针冲封管	保证留置针内药液在规定时间内进入体内
16.关闭输液泵电源,取出输液器并整理用物	保证医疗垃圾处理及时

8. 静脉留置针抽血（表3-8）

表3-8　静脉留置针抽血的规范流程

步骤	目的
准备	
1.护士衣帽整齐,洗手,戴口罩	减少感染传播
2.物品准备:	保证物品准备充分,减少操作时间,避免浪费体力和因超出时间窗而违背方案
① 治疗盘、安尔碘、无菌棉签、无菌棉球、一次性使用采血针、持针器、22G直式静脉留置针、贴膜、止血带、封管液、2mL空注射器、一次性治疗巾、小软枕、手套、胶布、弯盘、手消液	
② 真空采血管(根据试验方案要求选择正确的采血管,并粘贴条码)和试管架	核对计划采血点和试管架上采血管条码信息,保证信息正确一致
③ 检查无菌物品包装是否完整,有无漏气,是否在有效期内	保证物品无菌
④ 治疗车下黑色垃圾桶、黄色垃圾桶、配置好的浸泡物品的84消毒液	保证医疗垃圾处理及时

步骤	目的
操作	
1.护士衣帽整齐,洗手,戴口罩	减少感染传播
2.核对"计划采血时间表"的受试者信息和采血时间点,受试者佩戴的胸牌和腕带的试验编号和采血管条码信息,并让受试者回答姓名和试验号	确保能在正确的时间、正确的受试者血管内抽到正确的采血管内
3.嘱受试者伸留置针侧胳膊,评估试者静脉留置针处皮肤及贴膜情况	保证留置针穿刺处无红肿渗血渗液和压痛,贴膜无污染和卷边
4.采血针连接持针器	为采血做准备
5.抽弃血:用5mL或2mL注射器连接留置针肝素帽,嘱试者伸直胳膊(尤其是留置针侧),必要时扎止血带和握拳,在计划采血点前30秒左右,同时抽出留置针内的封管液和血液,抽吸约1mL遗弃(弃血量按照试验方案规定抽取),垃圾分类处置	使留置针的血管伸直并充盈;能保证血液在留置针内既不凝血也不耽误下一步的操作
注:遇到回抽不畅经受试者同意及时扎止血带做直刺采血准备	保证封管液被抽出不影响PK血质量,同时又不浪费受试者血液;避免血渍污染和针刺伤;尽量保证在时间窗内成功采血
6.再次核对三方信息,嘱受试者握拳	再次确保时间、受试者和采血管三方都对应正确
7.抽样本血:采血针连接留置针肝素帽,采血管按计划时间点连接采血针准时进行负压采血,当血液抽吸到标准量后,拔出真空采血管,嘱受试者松拳和松止血带。	
试管摇匀5~8次(根据试验方案要求),放入试管架指定位置,垃圾分类处置	使血液与试管内试剂充分混匀
8.冲封管:抽血结束后用事先准备好的封管液进行脉冲式正压冲封管	保证留置针内的血液全部入血,并且防止静脉留置针堵塞
9.洗手记录	及时记录采血时间点和其他特殊的情况

9.静脉取血 (表3-9)

表3-9 静脉取血的规范流程

步骤	目的
准备	
1.护士准备:护士衣帽整齐,洗手,戴口罩	减少感染传播

步骤	目的
2.受试者准备:体位舒适,情绪稳定、放松。受试者在采血前 24 小时内应避免运动、饮酒、咖啡及高脂高糖饮食,不宜改变饮食习惯和睡眠习惯。受饮食影响的受试者生化血标本采集宜空腹进行	根据方案要求对受试者进行宣教,保证采集合格的标本
3.物品准备 ① 治疗盘、安尔碘、无菌棉签、无菌棉球、一次性使用采血针、真空采血管(根据试验方案要求选择正确的采血管,并粘贴条码)、持针器、止血带、试管架、一次性治疗巾、小软枕、手套、胶布、弯盘、手消液 ② 检查无菌物品包装是否完整,有无漏气,是否在有效期内。 ③ 治疗车下黑色垃圾桶、黄色垃圾桶、配置好的浸泡物品的 84 消毒液	保证物品准备充分,减少操作时间,避免浪费体力和因超出时间窗而违背方案
操作 1.按照试验方案核对采血时间表或体检表,受试者编号、腕带、胸牌、采血管条码和种类和数量、检验项目(根据试验要求询问受试者是否空腹)和采血表等	确保信息正确一致
2.评估受试者肢体活动及皮肤、血管情况(选择血管粗、直、充盈、弹性好,避开关节和静脉瓣,检查皮肤完好无损)静脉采血部位通常为前臂肘窝的正中静脉、贵要静脉和头静脉,肘部静脉不明显时,可用手背静脉或内踝静脉	确保取血过程顺利
3.铺治疗巾,扎止血带初选静脉血管。松止血带,消毒穿刺点皮肤 2 遍(直径>8cm),第一次消毒待干时连接持针器与采血针,第二次消毒待干时再次核对受试者胸牌	无菌原则,确保消毒有效,避免感染
4.穿刺:再次核对受试者筛选/试验编号、检验项目、采血管条码和种类及采血时间点,进针点上方 10cm 处扎止血带,松紧度适宜,放入 2 横指,时间不超过 2 分钟。嘱其握拳,操作者以一手绷紧皮肤,一手持采血针以 15°~30°角直刺血管,见回血压低角度再进 0.2cm	确保穿刺正确成功

步骤	目的
5.采血:左手固定采血针,右手取采血管,连接采血管进行采血,将采血针插入采血管,当血液抽吸到标准量后,拔出真空采血管,嘱受试者松拳	确保取血正确
试管摇匀(根据试验方案要求 5～8 次),放入试管架指定位置,垃圾分类处置	确保标本合格
6.拔针:嘱受试者按压穿刺部位 3～5 分钟,观察。记录采血时间,整理物品,分类放置。使用快速手消毒剂行手消毒。再次核对	确保穿刺部位有效止血
7.传递转运:按照样本存储和转运要求,及时将标本传递给分析人员	及时正确转运标本

10. 试验分析用血样采集 (表 3-10)

表 3-10　试验分析用血样采集的规范流程

步骤	目的
试验前	
1.研究人员应详细阅读试验方案,设计采血时间表,由项目负责人核对	便于收集采血数据
2.检查采血所需的物品(安尔碘、酒精、无菌棉签、留置针、注射器、胶布、持针器、采血针、止血带、采血试管、试管架等)是否齐全,无菌物品包装是否完好,是否在有效期内。采血物品摆放合理	保证物品准备充分,减少操作时间,避免浪费体力和违背方案
3.项目负责人、分析人员及研究护士在采血前应依据试验方案要求确定采血量及采血管种类	保证遵从方案
4.按照试验方案要求打印和粘贴条码	按医院流程,便于操作核对
试验期间	
1.核对受试者的姓名或其缩写及试验编号,核对采血时间点、试管种类、数量和编号。采血时严格按照采血时间点进行。留置针采血要先弃血(0.5～1mL)。若采用纸质表格记录采血时间,采血后将实际时间准确记录在采血时间表中。如因为某些特殊原因没有在规定的时间内采集血样,要在采血表中加以注明	保证受试者、采血管和采血表信息一致

步骤	目的
2.采血时保证采血量符合分析要求,按照要求采集样本,避免样本溶血	保证采血标本质量合格
3.样本采集后应由专人及时传递至样本处理室,交由分析人员处理样本,并记录样本交接过程双方签字及时间。传递时应注意安全防护,同时应避免样本损坏	保证采血标本转运时符合方案规定的时间窗和要求
4.护士采血时应严格执行无菌操作及查对制度	避免交叉感染和差错
试验结束后 按照病房消毒隔离制度处理采血过程中产生的医疗垃圾,做好终末消毒处理	避免交叉感染

11. 临床常规尿便样本留取（表 3-11）

表 3-11　临床常规尿便样本留取的规范流程

步骤	目的
准备 研究人员应详细阅读试验方案,明确尿、便样本留取时间,并与项目负责人和检测单位确定样本留取量	保证物品准备充分,减少操作时间,避免浪费体力和因超出时间窗而违背方案
检查留样所需物品(留尿试管、尿杯、留便盒、棉签、试管架等)是否齐全,包装是否完好,是否在有效期内。尿液及便收集容器应清洁、干燥、一次性使用	
采样前,根据试验方案要求,打印条形码,并将条形码贴于试管上	核对计划采点和试管架上采血管条码信息,保证信息正确一致
留样过程 1.留样前须将留样尿杯/便盒分发给受试者,仔细核对受试者试验编号(筛选号)、姓名或其缩写及检验项目	做好准备工作
2.根据不同检验要求,研究人员应向受试者详细解释留样方法、留样量及注意事项,并嘱其留样后将样本交于研究人员。尿标本需要当面将尿液从尿杯导入尿管中交于研究人员,研究人员将检查确认样本是否合格并记录	充分宣教提高受试者的依从性;研究人员注意检查留取的样本,保证样本的真实性和合格状态

步骤	目的
3.若为筛选体检留样,核对受试者的身份信息,并确认已签署 ICF 后,再给予受试者留样所需物品,留样后在体检表中记录。若为试验过程中留样,核对受试者的试验编号和姓名缩写,留样后及时记录	确保受试者信息和留样信息一致,符合要求
样本传递 　1.样本采集后应及时传送,填写样本传递记录表。传递过程中应使用专门的样本传递容器,防止样本溅洒损失,做好生物防护。同时做好交接记录	确保样本传递过程顺利合乎要求
2.如为常规临检样本,研究人员应及时取回检验报告	及时了解受试者的检验结果,保证受试者安全

12. 试验分析用尿、便样本留取（表 3-12）

表 3-12　试验分析用尿、便样本留取的规范流程

步骤	目的
1.试验前:研究人员向受试者详细解释留尿/留便的容器使用方法、时间要求、收集要求及其他注意事项	提高受试者的依从性
试验中要求留取尿便样本时,应叮嘱受试者尽量于给药当日给药前排空粪便和尿液	减少给药前的影响
2.试验期间 **尿样本留取:** 　研究人员关闭病房卫生间,要求受试者统一在固定留样室留取样本,每次留取时只有 1 人进入留样室,每名受试者均有各自的留尿留便容器并加锁,留尿容器存于专用的样本留取柜内保存	减少交叉污染和标本混淆
研究人员按照留尿时间表,提醒受试者定时留尿至固定留尿容器内,每次留取时核对受试者的姓名或其缩写和试验编号,核对受试者的留尿容器标识标签,留尿后及时记录和保存尿液,并将留尿容器及时加锁放回专用样本留取柜内保存,防止混淆	提高受试者的依从性和保证标本留取的有效性

步骤	目的
受试者留尿后,应按方案及时或按时间段混匀后量取尿量和将尿样本分装至对应尿管中,核对后,在留尿时间表中记录留尿样时间和尿量	保证药物在尿液中均匀分布
留取的尿样本分装至对应尿管后,及时传递给分析人员进行处理,并双方记录样本交接过程。传递时应注意安全防护,同时应避免样本损坏	保证样本的有效性
便样本留取:	
受试者留取便样本的便桶应套入便样本留取袋,每次便于一个塑料袋内,叮嘱受试者勿将尿和厕纸留入留取袋内。核对留取袋条码与受试者编码一致	便于收集
便样本留取袋应选择无色透明袋,以便于观察样本性状、有无便血等。外层可用黑色塑料袋包装	便于观察
便样本称重:在天平上先称量容器重量(包括桶、桶盖、桶内包装袋及标签),留便后再称量总重量,计算净重,并记录	利于药代动力学检测出结果后最后进行换算
便样本在储存及运输过程中应使用独立的冰箱及独立的包装以免污染其他样本	避免交叉感染
便样本留取后按照试验方案要求处理便样本。便样本保存前应保证样本均匀化,可用手多次捏压塑料袋,或按方案要求处理	保证均匀化
便样本收集后,应及时在便桶内套入新的留取袋	为下一次做准备
如便样本中不慎混入尿液,应及时分离尿液和粪便,再对尿液和粪便进行处理	保证样本留取
3.试验结束后,消毒清洁盛尿、便的容器和测定尿量的量筒	避免污染和交叉感染

13. 生命体征监测(表3-13)

表3-13　生命体征监测的规范流程

步骤	目的
准备	
1.衣帽整齐,洗手,戴口罩	减少感染传播

步骤	目的
2.物品准备:水银体温计(或根据试验方案准备电子体温计,电子体温计有相应合格或计量证书)、听诊器、血压计(或根据试验方案准备电子血压计,电子血压计应在计量有效期内)、快速手消液	保证物品准备充分,避免浪费体力和超出时间窗而违背方案。电子血压计要校准仪器时间和登记使用记录
3.根据试验方案要求,确定生命体征测量时间窗和测量内容以及参考值范围,准备好受试者筛选病历或试验期病历	确保在时间窗内完成正确完成测量内容,如有异常及时汇报并及时记录于病历
操作	
1.衣帽整齐,洗手,戴口罩	减少感染传播
2.评估受试者的情况:受试者30分钟内是否进食、饮热水、剧烈活动、紧张和情绪激动等,受试者平常的血压、心率和脉搏,记录开始休息时间	保证休息5分钟后的生命体征测量的静息状态,了解本次测量的生命体征与之前是否有明显波动及分析可能的原因
3.腋下体温:根据试验方案要求选择体温监测方式,(如使用水银体温计)应将温度计度数甩至35.5℃以下(防止原有读数影响新数据)	确保体温计正常可用
将体温计置于腋下最顶端,水银端和腋下的皮肤贴紧,屈臂过胸夹紧5~10分钟,防止脱动。测量5~10分钟后,小心取出体温计,读取数据后,并记录于病历。(如使用电子体温计则应该根据体温计使用说明测量)	确保测量位置正确。确保贴紧,防止体温计掉落摔碎确保测量时间足够及时记录时间及测量数据,确保数据无误
4.脉搏监测	
① 受试者取坐位或卧位,手臂舒适,手腕伸展,医护人员用食指、中指、无名指指端按于桡动脉上,压力大小以能清楚触及脉搏为宜,计数30秒,脉搏异常者计数1分钟。若脉搏细弱而触不清时,应用听诊器听心率1分钟代替触诊	坐位或卧位为受试者的舒适体位,容易放松
② 心电监护仪或血压计测量:按仪器操作说明正确测量血压时读取数据	保证仪器设备在计量校准有效期内
5.呼吸监测	

步骤	目的
① 受试者取坐位或卧位,医护人员以诊脉状,观察胸廓起伏(一起一伏为一次呼吸),呼吸频率、深度、节律、形态及有无呼吸困难。计数 30 秒,呼吸异常者计数 1 分钟	诊脉状以确保监测呼吸时受试者不知情而不紧张
② 危重受试者呼吸微弱,可用少许棉花置于受试者鼻孔前,观察棉花被吹动的次数	
③ 记录监测结果	及时记录监测时间及监测数值
6.血压测量:根据试验方案要求选择测量血压工具	避免违背方案选择相应测量工具
① 受试者取坐位或仰卧位,露出上臂,将衣袖卷至肩部,伸直肘部,手掌向上	减少血压测量值的影响因素
② 如使用水银血压计,放平血压计,打开盒盖呈 90°垂直位置并与肱动脉与心脏同一水平,驱尽袖带空气,关闭气门。袖带缠于上臂,并距肘横纹上两指处,松紧以能放入一指为宜。将听诊器放于肱动脉搏动处(勿塞在袖带内),打气加压至合适数值。松开气门,均匀放气使汞柱缓慢下降,速度为 4mmHg/s,平视汞柱所指刻度,从听诊器中听到的第一声搏动音时汞柱上所指刻度为收缩压;随后搏动声逐渐增强,当搏动音突然变弱或消失时汞柱所指刻度为舒张压。测量完毕,驱尽袖带内余气,整理袖带,放回盒内适当位置,倾斜 45°关闭汞柱开关,关闭血压计盒盖	确保测量方式方法正确
③ 如使用电子血压计测量血压,袖带缠于上臂,并距肘横纹上两指处,松紧以能放入一指为宜,启动电子血压计。测量结束后整理血压计	确保测量工具符合方案要求
④ 记录血压数值方法为:收缩压/舒张压。读血压数值时,应先读收缩压,后读舒张压	
7.整理用物:水银体温计用 75%的酒精浸泡 20 分钟后,用清水冲洗干净后待干,再放入消毒好的体温计盒内。水银和电子血压计均用酒精抹布擦拭袖带,用清洁抹布擦拭血压计表面	避免交叉感染
8.洗手、记录测量时间以及测量数据并签字	及时记录测量数值及时间

14. 尿液筛查药物滥用和尼古丁（表 3-14）

表 3-14 尿液筛查药物滥用和尼古丁的规范流程

步骤	目的
准备 1. 准备尿管（用于检测尿常规）、尿杯，并标识好筛选号/试验号 2. 准备尿液筛查记录表和试剂盒（注意有效期和批号）	保证物品准备充分，符合方案要求
操作 1. 受试者留取尿筛标本前发尿杯；宣教（留尿方法、留尿量、中段尿的概念，女生月经期时要标记，并嘱用湿纸巾擦拭后留取）	提高受试者留取尿标本的依从性和标本留取质量
2. 受试者留出尿标本时，将尿杯尿液倒入尿管中，检查尿液质量并记录留尿时间，尿管在试管架上按顺序摆放	如实记录留尿原始记录
3. 打开药筛试纸条，并在上面写明日期及标识编号，主要检测试剂盒打开后，在说明书规定的有效时间内使用	做好标识
4. 尿样存放至室温，但时间不能太长，将试剂盒置于干净平坦的台面上，用塑料吸管垂直滴加无空气泡的尿样于加样孔中，等待紫红色条带的出现，记录检测时间，根据试剂的检测要求读取观察结果，判断其阴性、阳性结果，并拍照留存记录检测结果	保证测试的质量 保证及时检测和记录核对读取结果
5. 待确认拍照效果后，处理医疗垃圾	

（刘晓娜　王泽娟　佟媛旭　雷春璞）

第三节　试验方案

临床试验方案是验证科学假说的基石，是临床试验研究成败与否的关键环节，更是临床试验实施过程质量控制的风向标。全面的、结构清晰的临床试验方案，已经成为临床试验方案设计的重要内容。

在"药物临床试验质量管理规范"（GCP）中指出临床试验方案是说明临床试验目的、设计、方法学、统计学考虑和组织实施的文件。试验方案通常还包括临床试验的背景和理论基础，该内容也可以在其他参考文件中给出。临床试验方案包括方案及其修订版。临床试验方案可以由申办者起草，或与研究者联合制订，目前在方案确定之前都会召开方案讨论会，最终临床试验方案应达到双方的共同认可。研究者发起的试验则一般由研究者制定，报伦理委员会审批后实施。临床试验方案为所开展的试验项目的实施提供了依据、方法和标准，是制定原始记录表和病例报告表的依据，为数据处理、统计分析和总结报告提供计划、方法和标准，能够体现试验过程中遵守的伦理学准则，体现为受试者提供的安全保障和权益保障。

药物的预期适应证是在大量的临床前药理、药效和毒理研究的基础上得出的，但毕竟只是从动物身上得到的结果，与真实的人体还是有相当的差距，因此在其正式在人体上开展较大样本量的临床试验前，进行小样本的预试验是非常重要的，尤其是一类的创新药物。预实验目的是可以观察安全性和一定程度的有效性。预实验的方案设计也可以作为正式试验的参考，预实验的样本量通常是正式试验的1/6，但是也要考虑试验药物、试验实施过程的影响因素和统计要求等情况。

根据方案的框架内容和目的，从设计方法和一般考虑具体介绍如下。

1. 方案封面

通常内容包括：方案名称、方案编号、版本号和日期、主要研究者、申办者、临床研究中心、CRO、生物样品分析单位、数据统计单位和保密声明等，这些信息可以了解最新的方案版本和合作方。

一般题目会体现该临床试验的药物名称和对照药名称、治疗病症、设计类型（如随机、开放、周期、交叉）和研究目的（如生物等效性研究、药代动力学研究、耐受性研究等）。

2. 目录

显示的是整个方案内容的框架标题，包括一级、二级和三级标题。通常目录还包括图目录和表目录。

3. 摘要

为了方便研究者对方案的快速了解和熟悉，一般试验方案均有摘要页，内容有试验药物名称、研究题目、试验目的、有效性评价指标（包括主、次要指标）、安全性评价指标、受试者数量、给药方案、入排标准、标本采集和处理计划、试验进度计划安排和统计分析计划等。

4. 缩略词表

为了方便研究者对方案中的英文缩略词的含义统一正确认识，一般有英文缩写、英文全称和中文解释。

5. 研究/试验背景（前言）

简要地叙述研究药物的研制背景、药物的组方和作用机制、适应证、临床前药理和毒理简况、国内外临床研究现状、已知对人体的可能的药物不良反应、危险性和受益情况。

6. 试验目的

早期临床试验目的是观测健康志愿者（或患者）的耐受性、药代动力学、安全性或初步评价药物对目标适应证患者治疗作用和安全性。在试验目的中，应明确提出能说明主要目的的主要指标，以及还能说明其他目的的次要指标。主要指标通常会涉及药代动力学的参数，以及耐受性、安全性和初步的有效性指标。

7. 试验总体设计

由于试验设计的具体内容将贯穿于试验方案的各个方面，所以，此处的试验设计只需明确该设计方案的类型（平行组设计、交叉设计、析因设计、成组序贯设计等）、随机化分组方法（完全随机化分组、分层随机分组、配对或配伍随机分组等）、盲法的形式（单盲、双盲）、是多中心还是单一中心试验。

8. 受试者的选择和中途撤出

（1）入选标准 用清单的方式列出拟参加入选本次临床试验合格受试者的标准，包括疾病的诊断标准（尽可能有定量检验指标的上、下限），入选前受试者相关的病史、病程和治疗情况要求；其他相关的标准，如年龄、性别等。应注意的是，为了保障受试者的合法权益，签署知情同意书亦应作为入选的标准之一。

（2）排除标准 列出影响研究药物疗效和安全性评估的情况，如与入选标准相反的其他治疗、合并疾病和妊娠等；容易造成失访的情况，如受试者工作环境变动等。

《以药动学参数为终点评价指标的化学药物仿制药人体生物等效性研究技术指导原则》中指出筛选受试者时的排除标准应主要基于安全性方面的考虑。当入选健康受试者参与试验可能面临安全性方面的风险时，则建议入选试验药物受试者为拟适用的患者人群，并且在试验期间应保证患者病情稳定。因此通常肿瘤药物的生物等效性研究的受试者为肿瘤患者。

在Ⅰ期药物临床试验的排除标准中，通常包括以下几点。

① 受试者在首次服用 IMP 之前 2 周内服用过任何禁用的药物，或者在筛选访视前＜5 个半衰期内服用过任何药物。不允许使用的药物包括任何处方药或者非处方药以及已知干扰 CYP 代谢途径的任何中草药，例如圣约翰草、人参、水飞蓟以及紫雏菊。对于曾使用任何非处方类全身或局部药物治疗的受试者，如果研究者认为该药物不干扰研究程序、研究结果或者有损于安全性，则可以被纳入本项研究。

② 在筛选访视前 3 个月内，每日酒精摄入＞2 个单位（1 单位＝200mL 酒精量为 5％的啤酒，或 25mL 酒精量为 40％的烈酒，或 83mL 酒精量为 12％的葡萄酒），或服药前 2 天内直至完成最后一个药代动力学血样采集期间服用过含酒精的制品或酒精呼气测试结果呈阳性者。

受试者目前吸烟或者使用其他含尼古丁的产品（例如鼻烟、尼古丁贴剂、尼古丁口香糖、电子烟、吸入剂）＞每日 5 次。

筛选前 3 个月内每天过量（每天 8 杯以上，1 杯＝250mL）饮用茶、咖啡或含咖啡因的饮料；或在服用研究药物前 48 小时至完成最后一个药代动力学血样采集期间不能禁烟并禁服葡萄柚汁，以及摄取了任何含有酒精或代谢后产生咖啡因或黄嘌呤的食物和饮料（如咖啡、茶、巧克力、可乐等）。

③ 受试者在首次服用 IMP 前 3 个月内曾服用过任何研究药物。

④ 已知对任何 IMP(s) 或其成分过敏或不耐受。

⑤ 已知有重度药物过敏或者超敏史。

⑥ 正在妊娠或者处于哺乳期。

⑦ 受试者患有或者此前曾患过任何有临床意义的免疫、心血管、呼吸、代谢、肾、肝、胃肠道、内分泌、血液系统、皮肤、性传播、神经系统或精神疾病或其他严重疾病。

⑧ 在首次服用 IMP 前 3 个月内曾献血或失血超过 200mL。接受输血或使用血液制品者。

⑨ 人类免疫缺陷病毒（HIV）、乙型肝炎表面抗原（HBsAg）或者丙型肝炎抗体（抗 HCV）检测结果呈阳性。

⑩ 试验期间剧烈活动。

(3) 中途撤出标准　如果研究者从医学角度考虑受试者有必要中止试验，或患者自己要求停止试验，受试者均可以中途撤出。所以制订撤出标准要从研究者和受试者两方面考虑。

(4) 剔除标准　在临床试验过程中，生物样品分析之前，根据纳入标准和排除标准以及受试者发生影响药物药代动力学（PK）行为的呕吐或腹泻等情况，由研究者和申办者共同判定受试者是否继续进行试验或试验后是否剔除此数据。如至少接受一次试验药物且有记录，需纳入安全性分析。

(5) 终止标准　通常因为政策的影响，以及影响受试者安全的严重不良事件或重大人为失误或偏差造成的，研究者在与申办者协商以后可终止试验，并立即书面告知受试者和伦理委员会。

申办者将在 15 日内向监管机构报告永久终止的试验、终止原因，提供该试验存在对受试者健康的任何潜在风险的书面文件。

9. 试验药物（IMP）及其管理

给出试验制剂和参比制剂的药物信息：化学名和商品名、生产单位、提供单位、规格、批号、有效期、给药途径和储存条件。并给出试验药物包装的标签信息和样本，注明"仅供临床研究用药"等。并详细说明受试制剂和参比制剂的接收、发放和保存事项。研究用药由研究单位统一保存，分批分次发放给受试者。应有药物保管的温度、环境要求等。

药物的随机编盲是新药临床试验的一个重要环节，一般先由生物统计学专业人员用统计软件模拟产生随机数字和相应的药物编码，双盲试验则按此编码将试验药和对照药进行分配包装，并准备相应编码的应急信件，随机数的产生具有重现性。最后将产生随机数的计算机程序和药物编码作为盲底保存。生物等效性试验则按此编码在研究中心进行分配包装。

随着电子系统的发展，基于网络的交互式网络应答系统（IWRS）在临床试验中央随机化管理系统中也被开始广泛应用。

10.试验过程/研究计划/程序

确定研究周期和研究活动安排，可以帮助参加临床试验的研究者做到心中有数，有计划、有步骤地安排临床试验工作。一般临床试验的研究周期分为筛选期/基线期、入选治疗期和最后一次给药结束后的随访期、特殊的退出/中止。不同临床试验各阶段长短不一，各阶段所安排的研究活动事件内容也不同，所以，建议在设计方案中要具体地列出不同阶段研究者的工作流程图来说明不同时期的研究活动安排，可包括：签署知情同意书，询问一般资料和病史，生命体征，体格检查，临床实验室检查，心电图，血清病毒学检查，血妊娠检查，酒精呼气试验，药物滥用检查，纳入/排除标准，随机，给药，PK样本采集，合并用药，不良事件，入院，出院等。

在这个工作流程中的随机指的是对受试者的随机，通常在给药前一天或给药日进行随机，以避免将受试者分配至治疗组过程中的偏移，提高各治疗序列组中已知或未知的受试者属性（如人口学特征和基线特征）的均衡性，并提高制剂之间统计学比较的有效性。因为早期临床试验尤其是健康受试者是批量入组，通常方案随机中要说明受试者分配随机号或试验号的原则。这个随机号或试验号与药物随机编码对应的受试者号是一致的，这样符合入选条件的受试者将按比例随机分入试验组和对照组。

给药过程是试验的关键，通常这部分要明确给药时间和方法，以及给药日的饮食和饮水要求等。给药过程和给药后均要判断受试者服药的依从性，检查受试者的手、口，是否藏匿药物或去卫生间吐出。明确该项临床试验中可以使用的药品和禁忌使用的药品名称。

明确对于给药后的安全性检查是否考虑设置时间窗。

11.样品采集运输与保存和检测

明确采集的生物样本，采用的采血管的容量和内含试剂成分，采集标本的操作要求（采血部位、采血量、采血管是否混匀），采集后的处理（如是否冰浴保存和转运时间、离心条件和时间、分血后进冰箱保存时间和温度要求等），可以在样本实验室管理手册中详述以上信息以及标签的信息等。明确采集PK样本的时间点和时间窗要求。

能够检测样本的研究中心或者第三方分析实验室，需要在方案中说明药物检测分析方法的验证（选择性、残留、标准曲线、定量下限、准确度和精密度、血浆样品提取回收率、基质效应、稳定性和稀释可靠性）和质量控制。

12. 不良事件的观察

（1）试验药物常见的不良事件 根据申办者提供的资料，列举该试验药物在国内外临床研究中出现不良事件的种类和比例。

（2）不良事件的记录 在设计方案中对不良事件应作出明确的定义。并要求研究者如实填写不良事件记录表，记录不良事件的发生时间、严重程度、持续时间、采取的措施和转归。并说明不良事件严重程度的判断标准，判断不良事件与试验药物的关系。

（3）严重不良事件的处理 发生在临床试验期间的任何严重不良事件，必须在 24 小时内报告研究单位的主要研究者、临床研究负责单位的主要研究者和临床研究基地伦理委员会、申办单位等，并有以上单位联系人和联系电话、传真等内容。

（4）应急信封的拆阅与处理 随药物下发的应急信件只有在该名受试者发生严重不良事件，需立即查明所服药物的种类时，由研究单位的主要研究者拆阅，即称为紧急揭盲。一旦揭盲，该受试者将被中止试验，并作为脱落病例处理，同时将处理结果通知临床监查员。研究人员还应在 CRF 中详细记录揭盲的理由、日期并签字。

（5）随访未缓解的不良事件 所有不良事件都应当追踪，直到得到妥善解决或病情稳定。

13. 病例中途撤出（脱落）

（1）脱落的定义 所有填写了知情同意书并筛选合格进入试验的受试者，均有权利随时退出临床试验，无论何时何因退出，只要没有完成方案所规定观察周期的受试者，均称为脱落病例。

（2）脱落病例的处理 当受试者脱落后，研究者应尽可能与受试者联系，完成所能完成的评估项目，并填写试验结论表，尽可能记录最后一次服药时间。对因不良反应而脱落者，经随访最后判断与试验药物有关者，应必须记录在 CRF 中，并通知申办者。

（3）脱落的原因 对于任何脱落病例，研究者必须在 CRF 表中填写脱落的原因，一般情况下有 6 种，即不良事件、缺乏疗效、违背试验方案（包括依从性差）、失访（包括受试者自行退出）、被申办者中止和其他。

14. 临床试验的评估

早期临床试验较少评估临床有效性，主要评估药代动力学参数和临床安全性，包括实验室检查的异常标准和不良事件的评估。

15. 统计分析

(1) 样本含量估计　样本含量应根据试验的主要目标来确定。样本含量的确定与以下因素有关，即：主要指标的性质（定量指标或定性指标）、研究总体参数的估计值（由文献或预试验得到）。临床上认为有意义的差值、检验统计量、检验假设、Ⅰ型和Ⅱ型错误概率等。当根据统计公式估算的样本含量低于《关于改革药品医疗器械审评审批制度的意见》中所要求的样本含量时，以《关于改革药品医疗器械审评审批制度的意见》为准。确定样本方案的依据应在此阐明。

(2) 统计分析数据的选择　根据试验目的选择统计分析方法，通常需要考虑分析集的问题。通常使用的方法，包括意向性分析、符合方案集、全分析集和安全集。生物等效性试验还包括 PKCS、PKBE、BES 等。

(3) 统计分析计划　统计分析方法应根据研究目的、研究设计方案和观察资料的性质等特点加以选择，应明确统计检验的单双侧性、统计学意义的显著性水平、不同性质资料的统计描述和假设检验方法，以及将采用的统计分析软件名称等。主要分析内容应包括受试者脱落分析、基线值的同质性分析、有效性分析和安全性分析这几个方面。

16. 试验的质量控制和保证

临床试验过程中将由临床监查员定期进行监查访问，以保证研究方案的所有内容都得到严格遵守，并对原始资料进行检查以确保与CRF 上的内容一致。设计方案中应包括有具体的质量控制措施。如多中心临床试验中，参加人员应统一培训，当主要指标可能受主观影响时，需进行一致性检验，当各中心实验室的检验结果有较大差异或正常参考值范围不同时应采取一些有效措施进行校正，如统一由中心实验室检验，或进行检验方法和步骤的统一培训、一致性测定等。

17. 伦理学要求

临床试验的开展必须遵循《赫尔辛基宣言》和中国有关临床试验研究规范和法规。在试验开始之前，由临床研究负责单位的伦理委员会批准该试验方案后方可实施临床试验。每一位受试者入选本研究前，研究医师有责任以书面文字形式，向其或其指定代表完整、全面地介绍本研究的目的、程序和可能的风险。应让受试者知道他们有权随时退出本研究。入选前须给每位受试者一份书面患者知情同意书，研究医师有责任在每位受试者进入研究之前获得知情同意，知情同意书应作为临床试验文档保留备查。

18. 数据管理

如果设计的 CRF 是一式三份（无碳复写），则应将 CRF 的第一页送交参加本临床试验的数据管理人员统一建立数据库。数据库会发出疑问表给研究者进行数据审核，研究者应尽快回答并返回该表。在盲态审核并认为所建立的数据库正确后，将由主要研究者、申办者、统计分析人员和药品管理人员对数据进行锁定。锁定后的数据文件不允许再作变动。数据库将交统计分析人员按统计计划书要求进行统计分析。如果是双盲临床试验将采用两次揭盲的方法进行揭盲。第一次揭盲在数据锁定后，交统计分析人员进行统计分析时；第二次揭盲在完成统计分析后，并由统计分析人员写出统计分析报告时进行。

19. 资料保存

对所有与本次临床试验有关的研究资料保存的地点、时间等进行具体规定。

20. 主要研究者签名和日期

各参加单位主要研究者签名和日期。

21. 附录

与本临床试验有关文件，如 CRF、知情同意书等，并附有相关参考文献。

（王泽娟）

第四章

Ⅰ期临床试验

　　临床试验通常采用两类方法进行描述。按研发阶段分类，将临床试验分为Ⅰ期临床试验、Ⅱ期临床试验、Ⅲ期临床试验和Ⅳ期临床试验。按研究目的分类，将临床试验分为临床药理学研究、探索性临床试验、确证性临床试验、上市后研究。两个分类系统都有一定的局限性，根据《药物Ⅰ期临床试验管理指导原则（试行）》，Ⅰ期临床试验是新药早期研发的重要阶段，目前建立的早期临床试验中心多称为Ⅰ期临床试验中心。

　　Ⅰ期临床试验是初步的临床药理学及人体安全性评价试验（临床药理和毒性作用试验期）。目的是观察人体对新药的耐受程度及药物在人体内的吸收、分布、代谢和排泄的药代动力学过程，为制定安全而有效给药方案提供依据，为进入Ⅱ期临床试验做准备。Ⅰ期临床试验常规包括人体耐受性试验（单次给药/多次给药），药代动力学试验（单次给药、多次给药和进食对口服药物的影响）及人体生物利用度和生物等效性研究（单次给药，多次给药和食物的影响），另外还包括零期临床试验、PK/PD研究、代谢物研究、排泄研究、药物-药物相互作用研究以及对药物代谢酶影响的研究。通常Ⅰ期临床试验根据试验目和阶段不同会分Ⅰa、Ⅰb和Ⅰc。在健康受试者中可以如下代表：Ⅰa是指单次给药耐受性试验；Ⅰb是指药物的食物影响试验；Ⅰc是指连续给药耐受性和药代动力学试验。在肿瘤药中可以如下代表：Ⅰa是评价安全性和耐受性；Ⅰb和Ⅰc是评价疗效。

　　Ⅱ期临床试验主要是探索性的研究，如给药剂量探索、给药方案探索、有效性探索等，同时也观察安全性。通常Ⅱa是评估给药剂量；Ⅱb是评估给定剂量的效果；Ⅲ期临床试验则在Ⅱ期基础上进一步确证肿瘤患者临床获益情况，为获得上市许可提供足够证据。

新开发的药物自首次进入人体试验，即开始了Ⅰ期临床试验。Ⅰ期临床试验主要是为了对新药的人体药代动力学和耐受性进行初步研究，以此来确定剂量限制性毒性（DLT）、最大耐受剂量（MTD），并推荐下一步研究的给药方案。进入Ⅰ期临床试验前，新药应完成药效学、急性毒性、重复给药毒性以及其他必要的毒理学研究，初步预测进入人体试验是否具有相对的安全性。

第一节　常规药物的Ⅰ期临床试验

一、耐受性试验和 FIH 研究

在创新药的研发中，当临床前动物毒理及药理试验结束后，将进行一系列的Ⅰ期至Ⅲ临床试验。Ⅰ期临床试验是新药早期研发的重要阶段，而人体耐受性试验是新药Ⅰ期临床试验在体内的初试，这种在人体内开展的第一项试验为首次人体试验（first-in-human study，FIH；或 first-time-in-man，FTIM）。

首次人体试验的研究目的是：评价一种新化合物在人体内经单次或多次给药后的安全性和耐受性；其次是评价它的药代动力学性质以及某一种或多种特定的安全参数；在可接受的安全性下，确定最大剂量；证实作用机制（生物标志物）和临床获益（偶尔），为下一步临床试验提供安全的和有效的给药方案和剂量。

给药方式包括单剂量和多剂量。在进行人体耐受性试验前，应掌握两个方面的信息，一个是非临床研究评价结论，另一个是研究药物或类似药物已有的临床研究或文献信息。这些信息对于估算人体试验的安全起始剂量，选择监测临床不良反应的指标具有重要意义。

1. 确定人体安全的起始剂量

耐受性临床试验起始剂量的确定参考有关指导原则和相关方法（包括定量药理学方法等），一般由有经验的临床药理研究人员和临床医生共同探讨，根据动物试验的剂量来确定。首次人体试验的最大推荐起始剂量（maximum recommended starting dose，MRSD），应是预期在人体不出现不良反应的剂量。在初始剂量设定中可以采用多种方法，一般参考的数据包括相应于动物无毒副作用的剂量，及物种之间剂量换算法和类似化合物临床数据。采用的方法包括：两种敏感动物的急性毒性试验半数致死量（LD_{50}）的 1/600、两种动物亚急性毒性剂量试验毒性剂量的 1/60，以及最敏感动物的最小有效量（ED_{min}）的 1%～2% 或同类药物临床治疗剂量的 1/10 等方法求出其最低剂量。美国 FDA 选用未观测到不良事件的剂量（no observed adverse effect level，NOAEL）法，则需要由最适动物种属的 NOAEL 计算人体等效剂量（HED），再除以安全因子（safety factor，默认值为 10）得到 MRSD。

一般根据毒理学研究所得的 NOAEL 计算毒性安全起始剂量 $MRSD_{tox}$，或根据最低生物学效应预期水平（minimal anticipated biological effect level，MABEL）计算效应安全起始剂量 $MRSD_{pharm}$。如果用不同的方法计算所得的初始剂量有所差异，应选择最低剂量值，或根据药物特点、$MRSD_{tox}$ 和 $MRSD_{pharm}$，估计安全因子，计算在安全范围内确定实际初始剂量。

参照药品评审中心 2012 年发布的《健康成年志愿者首次临床试验药物最大推荐起始剂量的估算指导原则》，在没有种属相关数据的情况下，一般选择最敏感的动物种属（即换算为人体生物等效性剂量最低的种属）来推算成年健康志愿者试验最大初始剂量。

2. 耐受性试验终止的考虑

耐受性试验剂量递增的目的是寻找"安全剂量范围"和最大耐受剂量。应在人体耐受性试验前，设定耐受性试验终止标准，即出现哪些不良事件或者达到什么暴露浓度时，剂量递增试验应终止。设定终止标准时几点考虑：在健康志愿者进行试验时，尽量不要给受试者带来健康危害。应根据药物拟定的目标适应证人群的特点，确定终止试验的标准。另外，对于一些具有潜在高风险药物，还要特别关注来自动物实验的安全性数据与人体安全性之间是否可能存在种属差异。特别是对于生物制剂以及基于新机制、新靶点、新的信号通路等研发的药物。

研究方案中需对终止标准进行定义，必须定义剂量限制性毒性（dose-limiting toxicity，DLT）阈值以建立停药标准，这种严重的但可逆的组织器官毒性为剂量限制性毒性（DLT），研究人员通过化验单或者观察到的安全性的毒性等级（参考 WHO 抗癌药物常见毒副反应分级标准或美国国家癌症研究所的不良事件常用术语评定标准 CT-CAE5.0）作为剂量限制性毒性指标来确定血液、肝脏、肾脏以及其他器官性毒性，还可以通过 3 度或 4 度的呕吐、腹泻、皮疹作为剂量限制性毒性。DLT 还需要根据不同的研究设计和研究药物特点，设定剂量递增序列组中出现药物相关的毒性反应的级别。

通常剂量递增过程中，还需根据不同的研究设计和研究药物设定剂量递增序列组中停止剂量爬坡的 DLT 的例数，一般超过设定例数水平则停止剂量爬坡，之前一个剂量为最大耐受剂量（MTD）。

剂量递增通常采用逐级递增法，从低剂量开始，下一剂量组必须在前一剂量组试验安全性和耐受性评估结果可以支持后续更高剂量给药后才可启动，不可同时进行 2 个及以上剂量组的试验。每例受试者只接受一个剂量水平的一次给药，不可重复进行试验。每个剂量组试验结束后，由主要研究者和临床专家评估已完成的安全性结果，并确定后续试验计划。

3. 单次和多次给药耐受性研究

单次给药耐受性试验结束并确认受试者的安全性后，才可进行多次给药耐受性试验。多次给药耐受性试验受试者的选择、剂量确定、分组、试验原则、观察指标和观察时间等可参考单次给药耐受性试验的要求，剂量一般包括临床拟推荐的最高剂量。

许多情况下，在单次给药耐受性试验的同时可进行单次药代动力学研究，多次给药的药代动力学研究与多次给药的耐受性试验同时进行。耐受性试验属于临床早期的安全性探索试验，目的是获得更为可靠的研究结果，如果条件允许建议尽量采用随机、双盲、安慰剂对照的试验设计。

4. 安全性评估

首次人体试验项目包括安全性、药代动力学、药效学、药物遗传学的评估。安全性评估项目包括体温、血压、心率、心电图、血尿常规、血生化、凝血功能等，以及临床症状或体征。由于药物的药理或毒理作用不同，尚需包括某些特殊实验室检查与特殊检查等，如 B 超、胸片、脑电图等特殊检查。对于 FIH 的安全性评估应能够评估预期不良事件，同时应能够评估药物对心脏、肝脏、肾脏等重要器官的毒性，在血药浓度达峰时应至少设计 1 次安全性评估，在血药浓度上升以及下降相也应设计安全性评估指标，应至少持续至给药后 5 个半衰期。不同观察指标的观察时间根据临床前的药理毒理及药代动力学研究结果、已有的试验结果和不同类别药物的特点制定。

5. 退出/终止标准

为排除研究者、申办者及受试者主观偏移，除了采用安慰剂对照，还应优先选择双盲随机设计。一般以不良事件或严重不良事件发生率及严重程度作为暂停、终止试验的标准。退出标准一般以受试者发生不良事件的严重程度界定，剔除标准的设定除考虑受试者退组标准的界定以外应考虑试验数据对统计结果的影响。

终止标准除考虑 DLT 和 MTD 外，还考虑以下情况：研究者或申办者为保护受试者安全（SAE 或 SUSAR）和权益（费用等）要求终止试验；在试验中发现临床试验方案设计有重大失误，或者试验实施过程中发生了重要偏差，再继续下去难以进行药物评价；在达到最大试验设计剂量时，虽未出现不良反应，亦应终止试验；国家药品监督管理局或伦理委员会因某种原因勒令终止试验。

6. 药代动力学

首次人体试验中另一项必须测定的项目是药代动力学，因为这是第一次在人体中获得药代动力学参数，一般给药后密集采样为 10～15 个采血点，如果是多次给药试验，还应在预计的稳态血药浓度达到后抽血样，同时在几个低谷点（即给药前）抽取血样。

7. Ⅱ期剂量

对于抗肿瘤药物，通常使用最大耐受剂量作为Ⅱ期临床试验的剂量，而非肿瘤药物则需要临床药理学家根据首次临床观察或模拟的药物血药浓度-效应关系，来估计Ⅱ期临床试验的剂量。

二、药代动力学试验

药代动力学目的为首次阐明药物在人体的吸收、分布、代谢和排泄规律，为制定合理的临床方案提供依据。药代动力学研究一般先进行单次给药试验，然后进行多次给药试验。单次给药的药代动力学研究一般在单次给药耐受性试验结束后进行，也可以同时进行。单次给药的药代动力学研究给药途径与Ⅱ期临床试验及批准上市后拟采用的给药途径一致，一般选择低、中、高三个剂量水平，一般包括拟定的Ⅱ期临床试验的剂量，高剂量应接近于或等于人体最大耐受剂量。多次给药的药代动力学研究应根据单次给药试验的结果确定每日给药次数、给药天数和药物剂量。

健康受试者的药代动力学研究主要包括：单次给药的药代动力学

研究、多次给药的药代动力学研究、食物的影响研究、药物-药物相互作用（drug-drug interaction，DDI）研究、代谢产物的药代动力学研究。

1. 单次给药的药代动力学研究

受试者在试验日前进入Ⅰ期临床试验病房，晚上进统一清淡饮食，然后禁食 10 小时，不禁水过夜。次日晨空腹口服药物，用 200～250mL 水送服。如需收集尿样，则在服药前排空膀胱。按试验方案在服药前、后不同时间采取血样或尿样（如需收集尿样，应记录总尿量后留取所需量）。原则上试验期间受试者均应在Ⅰ期临床试验病房内，避免剧烈运动，禁服茶、咖啡及其他含咖啡和醇类饮料，并禁止吸烟。采样点的确定对药代动力学研究结果具有重大的影响。用药前采空白血样品。一个完整的血药浓度-时间曲线，应包括药物各时相的采样点，即采样点应包括给药后的吸收相、峰浓度附近和消除相。一般在吸收相至少需要 2～3 个采样点，峰浓度附近至少需要 3 个采样点，消除相至少需要 3～5 个采样点。一般不少于 9 个采样点，避免第一个取血点是 C_{max}，在消除相应至少有 3 个取血点，取血至 3～5 个消除相半衰期，或采样持续到血药浓度为 C_{max} 的 1/10～1/20。如果同时收集尿样时，则应收集服药前尿样及服药后不同时间段的尿样。取样点的确定可参考动物药代动力学试验中药物排泄过程的特点，应包括开始排泄时间、排泄高峰及排泄基本结束的全过程。为保证最佳的采样点，建议在正式试验前进行预试验工作，然后根据预试验的结果，审核并修正原设计的采样点。

2. 多次给药的药代动力学研究

当药物在临床上将连续多次应用时，需明确多次给药的药代动力学特征。根据研究目的，应考察药物多次给药后的稳态浓度（steady-state plasma-concentration，Css），药物谷、峰浓度的波动系数（DF），是否存在药物蓄积作用和（或）药酶的诱导作用。根据Ⅱ期临床试验拟订的给药剂量范围，选用一个或数个剂量进行试验。根据单次给药的药代动力学参数中的消除半衰期确定服药间隔以及给药天数。根据单剂量药代动力学求得的消除半衰期，估算药物可能达到稳态浓度的时间，应连续测定三次（一般为连续三天的）谷浓度（给药前）以确定已达稳态浓度。一般采样点最好安排在早上空腹给药前，以排除饮食、时间以及其他因素的干扰。当确定已达稳态浓度后，在最后一次给药后，采集一系列血样，包括各时相（同单次给药），以测定稳态血药浓度-时间曲线。

3. 进食对口服药物制剂药代动力学影响的研究

许多口服药物制剂的消化道吸收速率和程度往往受食物的影响，它可能减慢或减少药物的吸收，但亦可能促进或增加某些药物的吸收。本研究通过观察口服药物在饮食前、后服药时对药物药代动力学，特别是对药物的吸收过程的影响，旨在为后续临床研究制订科学、合理的用药方案提供依据。因此，研究时所进的试验餐应是高脂、高热量的配方，以便使得食物对胃肠道生理状态的影响达到最大，使进食对所研究药物的药代动力学的影响达到最大。该项研究应在Ⅰ期临床试验阶段进行，以便获得有助于Ⅱ、Ⅲ期临床试验设计的信息。进行本试验时，受试者的选择和要求、试验药物的要求均同健康志愿者单次给药的药代动力学研究。

试验设计及试验步骤：本试验通常可采用随机双周期交叉设计，也可以根据药物的代谢特性与单剂量交叉试验结合在一起进行。①受试者例数：每组10～12例。②药物剂量：选用Ⅱ期临床试验的拟订给药剂量。③进食试验餐的方法：本试验应从开始进食试验餐起计时，这样才能排除进餐速度对服药时间的影响。试验餐要在开始进食后30分钟内吃完。并且在两个试验周期应保证试验餐的配方一致。餐后服药组应在进餐开始30分钟后给药，用200～250mL水送服。④采样点确定：原则上参考单次给药的采样方法，但应考虑食物影响的程度，其采样点分布可作适当调整。根据预试验结果对进食是否影响该药吸收及其药代动力学特征进行分析。

三、 PK/PD 研究

根据开发药物特征，药效动力学研究和血药浓度效应研究可以在健康志愿者或患者中进行。如果有适宜的测定方法，在患者中依据药效动力学数据可以对药物活性与潜在有效性进行早期评估，而且还能为随后开展的，在目标适应证人群中进行的给药剂量和给药方案的确定提供依据。

药代动力学（PK）是给定剂量下定量描述药物（药物的原形药、活动代谢产物或对映体）在机体内浓度的经时变化过程，即药物浓度-时间（C-T）关系，及相关的药代动力学参数。药效动力学（PD）是定量描述药物随浓度变化产生的药理效应，即药物浓度-效应（C-

E）关系，PD 参数指反映药物的安全、有效的效应测量参数，不同药物的药效测量参数会不同。药代动力学和药效动力学（PK/PD）相结合可定量描述药物浓度-时间-效应（C-T-E）三者之间的关系，其能全面阐述药物的效应随剂量（或浓度）及时间变化的规律，据此制定的给药方案预期达到安全和有效。

新药Ⅰ期临床试验中获得的健康志愿者的耐受性以及新药首次获得的人体 PK 参数，结合 PD 参数和临床前 PK/PD 研究模型，建立新药在人体量效关系模型，据此执行Ⅱ期临床给药方案。

（王泽娟　陈　刚）

第二节　抗肿瘤药物的Ⅰ期临床试验

2012 年的《抗肿瘤药物临床试验技术指导原则》中指出：由于细胞毒类抗肿瘤药物具有较大毒性，为避免健康受试者遭受不必要的损害，初次进入人体的Ⅰ期临床试验一般应选择肿瘤患者进行。在临床上已经具备公认有效的标准治疗方法的情况下，肿瘤患者应当采用标准治疗方法作为一线治疗，标准治疗失败或复发的时候，患者才能参加试验药物的临床试验。因此，出于伦理的要求，通常新的抗肿瘤药物首先在对标准治疗无效或失败的患者中进行。

通常抗肿瘤药物的疗效和安全性与给药方案密切相关，不同的给药方案（如给药间隔和给药剂量等）可能产生不同的剂量限制性毒性（dose limited toxicity，DLT）和最大耐受剂量（maximal tolerated dose，MTD）。肿瘤Ⅰ期临床试验有许多改进的设计方法。设计方法的选择往往根据试验药物的种类、该药物已有的相关毒性的资料、毒性类别以及受试人群的特征等因素而定。对于细胞毒类药物而言，在毒性可以耐受的前提下应尽量提高给药的剂量以达到最佳疗效，因此临床研究早期宜尽可能对不同的给药方案进行探索，找出能够获得最大疗效且耐受性可以接受的给药方案。

通常一种抗肿瘤药物可能不只是对一个瘤种有效，也不可能对所有瘤种都具有同样疗效。因此，在临床前药效研究中，应参考同类化合物或作用机制相似药物的适应证，尽可能多地进行药物的抗瘤谱的筛选。在早期探索性临床试验中，也应参考临床前研究结果选择多个瘤种进行临床研究，以获得该药物对不同瘤种敏感性的初步结果。Ⅲ期临床试验再针对某个或几个相对敏感、最具开发价值的瘤种进行大样本确证性试验，获得肯定疗效后，再选择其他潜在的有效瘤种进行研究。

抗肿瘤药物的Ⅰ期临床试验在 2012 年的《抗肿瘤药物临床试验技术指导原则》中的指导如下。

1. 研究目的

主要目的是探索不同给药方案下的 MTD、DLT、合理的给药方案，确定Ⅰ期临床试验推荐的给药方案。同时了解新药人体药代动力学特征，获取初步药代动力学参数，并观察初步疗效，进行可能的药代动力学/药效动力学（PK/PD）分析。

2. 受试人群的选择

Ⅰ期临床试验的受试人群原则上应至少符合以下基本标准。

① 经病理组织学和（或）细胞学确诊的恶性肿瘤患者。

② 经常规治疗无效的或缺乏有效治疗的恶性肿瘤患者，且纳入新药试验后可能受益者。若需要对特定目标人群进行观察，则可有选择性地入组具有相应目标肿瘤的人群进行研究。

③ 无严重的造血功能异常（不适用于血液病患者），心、肺、肝、肾功能基本正常。

④ 体力状况评分（performance status，PS）ECOG 0 至 1 级或卡氏评分＞70 分（见附件）。

⑤ 应排除以往抗肿瘤治疗的持续效应。入组治疗时间应与以往治疗有足够的时间间隔，通常至少在 4 周以上，避免以往治疗的干扰。

⑥ 至少有 3 个月的预期寿命，可以对安全有效性资料进行随访。

⑦ 年龄一般 18～65 岁，不宜在儿童患者中进行首次人体研究（儿童高发的肿瘤疾病除外）。

⑧ 生育年龄的受试者应采取有效避孕措施。

⑨ 签署知情同意书。

因为抗肿瘤药物往往伴随着较大毒性反应，为避免健康受试者遭受不必要的损害，同时为了真实反映药物在患者中的安全有效性，一般应当选择肿瘤患者进行首次人体研究。但对于一些非细胞毒类药物如激素类、酪氨酸激酶抑制剂等，如其毒性较轻，在充分考虑受试者安全的前提下，可考虑选择健康志愿者进行部分研究，如单次剂量爬坡试验、药代动力学研究，选择健康志愿者可以获得相对准确的药物体内代谢特征。

出于伦理上的考虑，Ⅰ期临床试验不应该入选能够在常规药物治疗中获益和症状改善的肿瘤患者，而应选择标准治疗失败或没有标准治疗的晚期肿瘤患者。由于该类肿瘤患者身体状况通常较差，且在进入试验前往往接受了多种其他治疗，可能影响对药物相关反应的观察，因此制定患者入组标准应非常谨慎。

在Ⅰ期临床试验中通常选择不同瘤种进行试验，瘤种类型可参考临床前药效研究结果。由于动物试验结果不能完全预测人体试验结果，也可选择未知敏感性的瘤种进行试验。

对于分子靶向药物，根据靶标筛选受试者对疗效的评价以及个体化治疗也是有帮助的。

3.给药方案

给药方案是决定药物疗效和安全性的关键性因素之一，Ⅰ期临床试验中应探索适宜的给药方案，探索不同给药方案下的人体耐受性。

（1）起始剂量　多数抗肿瘤药物的治疗指数很小，较高的起始剂量可能导致患者出现严重毒性，甚至患者死亡，从而使得原本具有潜力的有效药物不能得以继续研发。另一方面，如选择过低的起始剂量，有可能使得试验周期延长，不利于开发进程，而且从伦理学角度考虑，不应使过多患者暴露在无效剂量下。因此，起始剂量的选择应当综合非临床药效、毒理和药代动力学/毒代动力学的研究结果综合考虑。

对于细胞毒类药物，Ⅰ期临床试验的单次给药起始剂量计算原则上相当于非临床试验中啮齿类动物 MTD 剂量的 1/10，或非啮齿类动物 MTD 剂量的 1/6，单位用 mg/m^2 表示，同时还需考察 MTD 剂量在不同种属动物的毒性反应及可逆性，一般应选择最具相关性的动物的 MTD 估算所得剂量，在未知动物相关性的情况，宜选择最敏感动物 MTD 进行计算。具体可参考《细胞毒类抗肿瘤药物非临床研究技术指导原则》。

对于一些非细胞毒类抗肿瘤药，由于其毒性相对较小，Ⅰ期临床试验的单次给药起始剂量计算可采用非临床试验中非啮齿类动物 NOAEL（no observed adverse effect level，未观测到不良事件的剂量）的 1/5，或者更高。选择健康受试者时应参考《健康成年志愿者首次临床试验药物最大安全起始剂量的估算指导原则》计算起始剂量。

多次给药起始剂量主要依据单次给药试验结果确定，同时应综合考虑临床前重复给药毒理研究结果。

在进行联合用药探索性研究时，联合方案中的药物起始剂量确定需要考虑两者之间的相互作用可能导致毒性加倍甚至增加更多。如果一种新的联合疗法的抗肿瘤活性的程度依赖于理论推测时，根据单个成分的毒性，通常有可能预测出联合疗法的毒性。如果能够排除相关的药代动力学相互作用，并且剂量-反应/毒性特性未知时，可以按照每种化合物单药治疗推荐剂量的1/2开始剂量探索研究。也可以按照其中的一种化合物的推荐剂量的全量而将其他化合物的剂量减量（50%或者更低）来开始研究。另外，给药的顺序也可能非常重要，联用的药物间给药顺序、给药间隔等都可能会影响药物的疗效和安全性，这些也必须在设计时给予充分考虑。

目前尚无可行的方法来筛选联合用药中每种成分之间的剂量比例以优化效益-风险比。因此，在剂量设计方面优先考虑在单药治疗时活性最高的化合物，也是可以接受的。

（2）剂量递增　剂量递增方案的确定要考虑药物临床前研究的暴露量-效应/毒性曲线关系和个体差异确定。通常采用改良的 Fibonacci 方法设计剂量爬坡方案，即在初始剂量后，依次按100%、67%、50%、33%、33%…递增。为尽量减少患者暴露于过低的无效剂量或高的毒性剂量，建议根据药物特点调整剂量递增的幅度。可以采用其他剂量递增方案设计方法，但研究方案中应阐明选择剂量递增方案的方法学和合理性，还应详细说明最大耐受剂量和剂量限制性毒性的具体定义。

为避免更多受试者使用无效药物，在每一剂量水平应选用尽量少的可达到评价要求的患者，一般至少有3名或3名以上可评价的受试者。若出现明显毒性，应考虑增加受试者例数。如某一剂量组有1例出现DLT，则该剂量水平应继续增加3例受试者，如不再出现，可进入下一剂量组，如仍出现，则停止剂量爬坡。只有当特定剂量水平获得足够评价资料后方可进入下一个剂量水平。

每个剂量组不应同时入组2名或2名以上受试者，每例受试者应在确定前一例受试者未出现严重不良反应，并且进行了足够长的观察时间之后方可入组。

原则上，不能在同一患者进行剂量递增试验。若观察到很小的毒性反应，或偶尔的不明显毒性，可在同一患者递增一个剂量，以减少患者接受无活性药物剂量的机会，但应有临床前毒理学试验结果提示试验药物无蓄积性。

试验药物的毒性反应可能延迟发生，所以需要观察足够长的时间，通常剂量递增试验的观察时间应当到用药后3～5周。如果受试者毒性是可以接受的，受试者可以在毒性恢复之后再次用药，并且在同一剂量水平最好至少接受2个周期，以利于疗效的观察和评价。

对于细胞毒药物，剂量逐渐递增到 MTD 就可停止爬坡。有些非细胞毒类药物的毒性很小，可能在较高剂量下也不能观察到明显的MTD。但即使药物作用的活性靶点已经饱和或在没有显著毒性的时候就观察到了明显疗效，也仍然建议研究更高的剂量，以便更好地明确化合物的安全性特点。如果剂量递增到可观察到疗效的剂量后，继续增加剂量并没有看到疗效的增加，而毒性明显增加，则应选择较低的剂量进行下一步的研究。

（3）给药间隔　多次给药耐受性试验的给药间隔可参考临床前试验的推荐剂量间隔或肿瘤/正常组织的药物毒性比率，并结合人体单次给药的耐受性、药代动力学研究结果进行设计或调整。

参考同类别药物获得的经验有助于选择给药间隔。在没有可参考临床资料时，细胞毒类药物可按照该类药物临床常规用法探索多种不同的给药方案，一般包括单剂量、每周一次、每日给药等给药方法，通过观察单次给药的毒性恢复时间来确定重复给药的间隔时间，每2～4周为一重复周期是较为常用的给药间隔。一些非细胞毒类药物（如酪氨酸激酶抑制剂）还应考虑其达到靶部位抑制的稳态浓度，多采用连续给药的方式。

4.毒性反应观察和评价

不良反应性质和严重程度的评价标准遵照当时国际上通用的药物毒性反应标准［美国国立癌症研究所（National Cancer Institute，NCI）的常见毒性反应标准（common toxicity criteria，CTC）］进行。尤其注意根据临床前研究结果以及在同类药物中观察到的不良反应来增加特别项目检查。也要特别注意临床前研究中未出现的毒性。给药部位的局部毒性要做特别记录，根据 CTCAE 标准对不良事件反应进行分级，判断不良事件与试验药物的相关性，毒性的可逆程度，与剂量、疗程的关系。

不良事件的评价不仅包括试验用药，还应包括毒性影响因素的评价，如器官功能失调、联合用药等。这些影响因素还要在Ⅰ/Ⅱ期临床试验中进一步说明。

如果试验过程中发生死亡病例，应提供详细的个案报告。要特别明确死亡原因及其与研究用药的关系，如有可能需进行尸检并提供报告。

5.药代动力学研究

药代动力学研究主要描述药物的人体单次和多次给药的药代动力学特征，确定主要药代参数，试验设计包括吸收、分布、代谢和排泄的全过程研究。应重点评价药代动力学与其给药剂量、安全性和临床疗效之间的关系（暴露-效应关系），鼓励建立群体PK/PD分析模型，这将有助于解释毒性反应，设计最佳给药剂量和给药方案。

影像学技术有助于研究药物在肿瘤组织靶部位的分布，必要时也可考虑采用现代影像学技术进行人体药物分布研究。

因为药物可能用于不同疾病状态或不同年龄的人群，因此可能需进行其他的特殊药代动力学研究，如肝肾功能不全患者、老年或儿童患者的药代动力学研究。同时要考虑进行影响药物吸收、代谢、分布和排泄的因素研究，如食物、合并用药、不同人种、性别的药代动力学研究。以上研究可根据临床研究的需要选择在临床研究不同阶段进行。

药代动力学研究可单独进行，也可与耐受性试验合并进行。

6.疗效观察和评价

由于抗肿瘤药物一般选择患者进行Ⅰ期临床试验，因此可初步观察受试者用药的肿瘤反应情况，为后期有效性研究提供参考。疗效的评价应遵照当时国际上通用的实体瘤疗效评价标准（RECIST标准）。在征得受试者同意的情况下，提倡获取其体液、血液/血清、组织进行相关的肿瘤标记物检测和合理预测其可能的疗效，如分子靶向抗肿瘤药物可通过测定特定标记物来初步预测其药理活性。若研究者判断受试者能够耐受且有可能继续获益的情况下也可以考虑持续用药多个疗程，有助于评价初步疗效。

由于Ⅰ期试验纳入受试者数量少，尚不足以确定其可能的疗效如缓解率，因此Ⅰ期临床试验的疗效评价要特别谨慎。

7.试验结束或中止

对于细胞毒药物，若探索出DLT、MTD剂量和毒性靶器官，可考虑结束临床试验。

若遇到以下情况时，应考虑患者提前中止试验：①有证据表明疾病进展；②出现不可接受的不良反应；③患者要求退出；④研究者判断不适宜继续进行临床试验。

若遇到以下情况时，应考虑提前中止试验或考虑试验方案的调整：①多个受试者出现提前中止事件；②不良反应发生率和严重性显示弊大于利；③受试者招募不理想；④数据记录质量太差，不准确和不完善；⑤出现与药物相关的死亡。

8. Ⅰ期临床试验的总结

试验结束后应根据Ⅰ期临床试验的设计、研究过程和结果，同时结合临床前研究结果进行综合分析，评价研究目的是否达到或可能存在问题。通常应对以下内容进行总结：①最大耐受剂量（MTD）或剂量限制性的毒性（DLT）；②毒性反应的类型、发生率、严重程度、预防和控制措施、与剂量和疗程的关系等；③初步疗效结果，如肿瘤客观缓解率（objective response rate，ORR），包括疗效评价的肿瘤标志物；④药代动力学参数及其与药效/毒性间的关系（PK/PD）；⑤Ⅱ期临床试验的拟定受试人群、推荐剂量和给药方法。若单项Ⅰ期临床试验结果难以支持后续的Ⅱ期临床试验，可进行其他项目的Ⅰ期临床试验，或非临床研究。

（王泽娟　刘晓红）

第三节　抗菌药物的Ⅰ期临床试验

抗菌药物的临床试验要体现抗菌药物自身的特点，要探索其杀灭或抑制细菌生长的效力，要确认其对疾病的治疗作用，因此，既要反映药物对细菌的抗菌作用及效果，也要反映机体对药物的代谢过程，以及药物对机体感染的疗效和不良影响。同时，还需要注意细菌耐药性问题。

抗菌药物临床试验遵循科学、个案处理原则，体现探索目标适应证和给药方案，确定适应证并回答涉及适应证的安全性和有效性相关问题，把握药物特性、剂型、疾病状态及人群差异，并在试验设计、药物选择、伦理考虑、指标设定、时间点确定、结果关联分析等各个方面体现抗菌药物的特点。

抗菌药物临床试验的各项试验目的、解决的问题以及具体试验设计等都可能不尽相同，各项试验常会交叉进行。早期临床试验的规模较小，侧重于探索目标适应证和给药方案，包括单次给药剂量、每日给药次数和治疗时间的优化，为后期大规模、目的性明确的临床试验提供依据，其试验方案需要根据具体情况进行必要调整。后期临床试验侧重于按照早期临床试验探索的目标适应证和给药方案，确证对拟纳入适应证的各个具体目标适应证的有效性和安全性，其试验方案有连续性。

2015 年《抗菌药物临床试验技术指导原则》，提出了以下一般原则。

（一）耐受性试验

1. 目的及内容

耐受性试验是为了获得药物人体安全性的最基本信息，为其后的各项试验提供相对安全的剂量范围。

2. 设计要求

2.1 单剂耐受性试验

2.1.1 受试者

耐受性试验的受试者一般应为健康志愿者，男女各半。老年人、儿童、孕妇、哺乳期妇女一般不宜作为受试者。对于可能有特殊或其他毒性作用的药物，或对免疫系统等有较强影响的药物，可以根据药物的具体情况，选择合适的志愿者。

2.1.2 剂量

2.1.2.1 最低剂量

最低剂量有多种方法获得，包括根据动物"未观测到不良事件的剂量"（no observed adverse effects levels，NOAELs）、用于人的预期常规治疗剂量的 1/10（如果非临床研究结果表明药物是十分安全的，则最低剂量可为预期常规治疗剂量的 1/5）、两种敏感动物的 1/600LD50、两种敏感动物毒性剂量的 1/60 和两种动物的最小有效量（ED_{min}）的 1/60 等方法求出其最低剂量。如选用 NOAELs 法，则需要由最适动物种属的 NOAEL 计算人体等效剂量（human equivalent dose，HED），除以安全因子（safety factor，SF），即可以得到人体最大推荐起始剂量（maximum recommended starting dose，MRSD）。安全因子值一般为 10，可根据药物的具体特性进行调整。

在最终确定最低剂量时，应注意比较各种方法所获得的结果。基于安全性考虑，尽可能选择较小的剂量作为最低剂量。

2.1.2.2 最大剂量

最大剂量的确定并无明确规定，一般是根据非临床研究结果，参考同类药物的临床最大应用剂量而选择一个预期剂量，常常为敏感动物可逆性毒性剂量的1/10，并应超过临床预期治疗剂量。当试验至预先设定的最大剂量组仍无不良事件时，可以终止试验。

2.1.3 分组

一般采用随机、双盲、安慰剂对照、剂量递增试验设计，在最低剂量至最大剂量之间设若干组，组间剂量根据药物毒性大小和研究人员的经验确定。对于毒性较小者可少设几个组；对于作用较强、毒性较大者，则应缩小剂量间距多设几个组。一般应至少设置5个剂量组，每组至少6~8人，低剂量组可酌情适当减少受试者人数。各组中必须包括至少2名安慰剂受试者。对于关键剂量组或可能产生毒性作用的剂量组，应考虑增加接受安慰剂的受试者例数，甚至可以采取与试验药物相同的例数。

2.1.4 试验原则

耐受性试验必须在国家药品监督管理机构认定的国家药物临床试验机构的Ⅰ期临床试验研究室进行。

各剂量组按剂量由低向高逐个递增。在前一剂量组给药结束，临床观察及实验室检查报告全部获得结果后，如未出现不能接受的不良事件时，方可进行下一个剂量组试验。每名受试者只能接受一个剂量的试验，不得对同一受试者进行剂量递增试验或连续给药，不得多个剂量组同时进行。

如在递增至设定的最大剂量时无受试者发生临床及实验室检查不能接受的任何不良事件时（包括无临床试验研究者或者临床不能接受的任何不良事件），则可结束耐受性试验。如尚未达到设定的最大剂量时已出现不能耐受的不良事件时，则应中止耐受性试验。此时，前一组剂量即为最大耐受剂量。

2.1.5 观察指标及观察时间

观察指标：受试者的生命体征、临床症状/体征，同时测定12导联心电图以及血、尿常规、肝及肾功能等实验室检查。此外，由于药物药理/毒理作用不同，尚需包括某些特殊实验室检查与其他特殊检查，特别是针对不同动物种属的不同毒性表现以及动物所不能表现的在人体可能产生的毒性而需要考虑的各种观察指标。

观察时间：受试前 3 日内观察上述全部项目，受试后观察时间根据给药途径而定，一般要求如下。

口服或肌注给药：根据药物非临床研究结果、已有的试验结果和不同类别药物的特点对各观察指标制订各自的观察时间，并说明依据。

静脉给药：增加给药结束时某时间段观察临床症状及体检，其他同口服给药。

特殊指标：根据具体情况确定其观察时间，并需说明依据。

当出现临床不良事件或实验室检查指标异常等时，需追踪至该临床不良事件的症状和体征消失以及实验室检查指标等恢复至基线水平。

2.2 多剂耐受性试验

在单剂耐受性试验结束并确认受试者的安全性后，才可进行多剂耐受性试验。

多剂耐受性试验的受试者选择、剂量确定、分组、试验原则、观察指标和观察时间等可参照单剂耐受性试验的要求，但应进行必要的修改，包括增加必要的检查项目，并说明依据。多剂耐受性试验的剂量一般应包括临床拟推荐的最高剂量。

多剂量给药时间与给药次数应该根据药物特征、非临床研究结果以及将来临床使用对象等决定。

（二）药代动力学试验

药代动力学试验必须在国家药品监督管理机构认定的国家药物临床试验机构的 Ⅰ 期临床试验研究室进行。

药代动力学（PK）试验目的为阐明药物在人体的吸收、分布、代谢和清除规律，为制订合理的临床方案提供依据。

抗菌药物的药代动力学试验内容及要求详见《化学药物临床药代动力学研究技术指导原则》，但要更加关注抗菌药物的特点。

一般而言，健康志愿者的单次和多次给药的药代动力学试验、进食对口服制剂药代动力学的影响应首先进行，并应在开始探索性试验前予以完成。物料平衡、药代动力学/药效学试验、药物代谢产物的药代动力学试验、目标适应证患者的药代动力学试验、特殊人群的药代动力学试验、药物-药物相互作用研究、组织分布及穿透性研究可同时或随后陆续进行。

此外，在进行临床研究的患者群体中同时开展稀疏点采样的群体药代动力学（PPK）或群体药代动力学/药效学（PPK/PD）研究，探索影响药代动力学或药效学参数的因素，可为不同亚组的剂量选择、完善说明书内容提供重要的参考。

（三）药代动力学/药效学（PK/PD）研究

抗菌药物药代动力学（PK）研究所得到的药代动力学参数虽不能直接反映抗菌药物的抗菌作用，但可反映药物在特定部位的浓度变化和持续时间。药效学（pharmacodynamics，PD）是研究药物的效力。对抗菌药物而言，主要是指药物对病原菌的体外或体内的抑菌或杀菌活性。抗菌药物 PK/PD 研究是将药物在大循环的浓度与时间、抗菌作用结合起来，可以得出剂量/浓度和特定给药方案下抗菌效果的时间过程。通常情况下，大循环内的药物浓度与身体特定部位的浓度呈相关关系，而在特定部位的药物浓度（通常为游离药物浓度）与药物疗效直接相关。抗菌药物根据其 PK/PD 原理可以分为浓度依赖性（concentration-dependent）药物和时间依赖性（time-dependent）药物，前者如喹诺酮类抗菌药物，后者如 β-内酰胺类抗生素。对于浓度依赖性抗菌药物，浓度越高杀菌效果越强、越不易产生耐药，因此，AUC/MIC 和/或 C_{max}/MIC 是反映药物疗效的主要指标；对于时间依赖性抗菌药物，抗菌效果与药物浓度维持在 MIC 以上的时间有关，因此，%T＞MIC 是反映药物疗效的主要指标。PK/PD 研究方法应根据不同药物的特点而选择。

临床阶段的 PK/PD 研究可以使用来自目标适应证群体的 PK 数据，结合非临床 PK/PD 等方面的研究结果，可以明确抗菌药物的作用模式（时间依赖还是浓度依赖）、探索抗菌药物 PK/PD 参数与其体内疗效的相关性、确定 PK/PD 靶值，为临床试验中制订合理的给药方案和临床折点的确定提供参考依据。

因此，AUC/MIC 是一个很好的反映药物疗效的指标，C_{max}/MIC 是反映细菌是否容易出现耐药性的指标；而对于时间依赖性抗菌药物，抗菌效果与药物浓度维持在 MC 以上的时间有关，因此，T＞MIC 是一个很好的反映药物疗效的指标，AUC/MIC 反映细菌是否容易出现耐药性的指标。对于不同类别的药物，将 AUC_{0-24h}/MIC 保持在 125 以上，有利于获得可靠的临床疗效。在药物开发计划中需要进行 PK/PD 评价，其具体的试验方法应根据不同药物的特点而选择。通过药代动力学/药效动力学试验，要尽可能明确抗菌药物的作用特点，区分其是属于时间依赖性还是属于浓度依赖性抗菌药物，探索抗菌药物 PK/PD 参数与参数值，并结合这些参数值在临床试验中寻找合理的给药方案。

（王泽娟　陈　刚）

第四节　预防性疫苗的 I 期临床试验

2013 年 10 月 31 日，国家食品药品监督管理总局以食药监药化管〔2013〕228 号印发《疫苗临床试验质量管理指导原则（试行）》。该《指导原则》分总则、职责要求、实施条件、试验方案、组织实施、伦理审查、试验用疫苗管理、生物样本管理、合同管理、数据管理和统计分析、质量管理、附则，自发布之日起施行。

预防性疫苗（以下简称疫苗）的临床试验的技术要求与其他治疗性药物（包括治疗性疫苗）的总体要求基本一致，首先必须遵循 GCP 的基本原则，但同时要关注其内在和应用的特殊性。预防性疫苗部分来源于活生物体，其组成复杂或采用重组生物技术构建，其适用人群通常是健康人体，其中大多数疫苗用于儿童/婴幼儿，因此，在其研究和评价过程中，对伦理学和安全性的考虑尤为重要，在疫苗注册的临床方面要求更加严格；另一方面，疫苗通过免疫接种机体而产生的保护作用或激发产生的治疗作用，还需要考虑集体的免疫功能以及其长期安全性问题。

I 期临床试验的研究重点是考察安全性，通过少量的易感健康志愿者作为受试者，来确定人体的耐受性、药代动力学和初步了解疫苗的安全性，为制定给药方案提供依据。因为不同的年龄组可能在疫苗的接种剂量、接种时间、接种途径或疾病发生的风险等方面存在差异，因此此期研究要在不同的年龄组人群中逐步进行。I 期临床试验可以根据具体情况同时进行初步的免疫原性的观察，以取得一些免疫学参数（包括血清学参数）。

可以根据研究目的的需要灵活设定对照组和采用盲法。安慰剂对照的早期引入可以利于区分集体的生理变化、环境影响与新疫苗的不良反应。I 期临床试验通常首先在健康、免疫功能正常的成人中进行，若新疫苗目标接种对象为儿童/婴幼儿或其他特殊人群，通常应在健康成人进行试验之后，再逐渐在小规模目标人群中接种用于婴幼儿的疫苗，即进行Ⅰ期安全性评价时，应按先成人，后儿童，最后婴幼儿的顺序（通常每组20～30人）分布进行。

减毒活疫苗（病毒或细菌）可能在受种者和人群接触过程中造成严重感染或传播，在疫苗的早期研究中就应该考虑对排毒、接触传播、遗传稳定性和返祖（毒力回升）做出评价。

总之，Ⅰ期临床试验着重于疫苗的人体安全性评价，初步探索和评价疫苗的免疫原性、剂量效应等特征，为后续Ⅱ期临床试验提供研究设计依据。

在伦理方面，疫苗与治疗性药物相比，更注意考虑对健康儿童受试者权益的维护问题，包括受试者是否被感染、感染的后果是否严重、能够得到有效的治疗，以及采用安慰剂的合理性等。疫苗的临床试验受试者不应处在严重疾病和伤害的风险中，应采取适当的措施降低风险至最小化，以确保受试者从科学创新中受益，同时不应与现行国家计划免疫产生冲突。进行儿科疫苗临床研究时，应保护儿科人群的权利，免受不适当的风险，且确保符合伦理要求。在儿科人群（儿童或婴幼儿）的临床试验中，通常是依靠父母或监护人来完成知情同意的过程。在最大限度保护儿科人群的前提下开展疫苗临床试验。

在儿科研究中保证风险最小化要求研究人员受过良好培训，并且有丰富的儿科人群研究经验，其中包括评价和处理潜在的儿科不良事件。在遵循良好研究设计的基础上，方案设计时应尽量减少受试者数量和研究步骤。建立机制确保在万一发现未预期的风险时能够迅速终止研究。使痛苦最小化，由擅长低龄人群治疗的临床研究者进行设计和实施研究，可以将临床试验中重复和有创性检查引起的不适减至最小。

疫苗儿科人群的临床研究方案应特别设计（不是成人方案的简单重复），并且由能胜任且经验丰富的IRB/IEC批准。研究者和机构审查委员会应考虑儿童临床试验中血液样本量的安全性限度，即用于临床研究及安全性检测的总采样量和单一采样量应符合儿科生理风险最小的血液样本量，尽量优化采样程序和使用易于接受的合适采样方法，将儿童受试者的采血量控制到可接受和可供评价的最小量。

在儿科研究中，应该尽量减少采血量和（或）静脉采血次数，方案中应说明采血量的理由。IRB/IEC通常规定出于研究目的的最大采血量（通常以mL/kg或占总血量的百分比表示）。

剂量-效应（免疫反应及安全性）关系的研究是Ⅰ期和Ⅱ期疫苗

临床试验着重研究的方面，同时也是疫苗效力确证试验开始前所关心的问题。一般来说，疫苗或药物均存在一个有效性（治疗）范围，即从最低有效剂量（minimum effective dose，MED）到最高耐受剂量的剂量范围。最低有效剂量是指满足临床及统计学要求，受试疫苗/药物诱导的反应优于安慰剂组的最低剂量。而最高耐受剂量为超过此剂量效应不增加，或产生不能接受的不良反应。如果 MED 到 MTD 之间的剂量范围大，则称之为受试免疫/药物具有较宽的剂量范围（安全窗宽）。

（王泽娟　陈　　刚）

第五节　零期临床试验

　　传统的临床研究常由动物数据推测药物在人体进行临床试验的起始剂量，但人和动物间代谢酶种类及数量、代谢途径等均不同，药物在动物体内的吸收、分布、代谢及排泄与人体有很大差异，因此，这种简单的推断往往使临床试验，尤其对于创新药物的临床试验风险增加，2006 年英国 TNG1412 造成的灾难性事件，为我们敲响了警钟。

　　为了引导创新药物的快速开发、控制新药研发过程中的临床风险，美国食品药品监督管理局（FDA）提出了"探索性研究用新药（exploratory investigational new drug，eIND）"的概念，并于 2006 年发布了"eIND 研究指南"，供制药行业、研究人员和药物评审专家参考。所谓 eIND，是指早于 I 期临床试验进行的临床试验用药物（即零期临床试验用药）。以 eIND 进行的临床试验又称"零期临床试验"。零期临床试验是指活性化合物在完成临床前试验后未正式进入临床试验之前，研制者使用微剂量在少量健康志愿者或者患者（通常为 6~15 人）进行的药物试验，收集必要的有关药物安全及药代动力学的试验数据，以评估研发药物是否具有进一步开发为新药或生物制剂的可能性，是从临床前试验过渡到 I 期临床试验的中间环节。零期临床试验中，通常不以药物疗效或诊断结果为研究目的。零期临床试验的研究方法主要包括：微剂量研究（micro-dose studies）和药理学相关剂量研究（pharmacologically relevant dose）。微剂量研究在人体进行的探索性药物研究，是使用低于 1/100 动物实验数据的剂量值计算人体产生药理效果的剂量，目的是了解受试药品在人体药代动力学特点、评价其在人体的生物学分布及靶向效果、测定其安全的剂量范围和给药次数及顺序、明确两种以上药物衍生物状态下的药代动力学和药效动力学，同时对开发新型的显影探针或显影技术有很大帮助。美国 FDA 和欧洲 EMEA 对微剂量的定义是：低于通过临床前毒理学研究获得的动物安全性数据而推导出的拟用于人体可能产生临床药理学效应剂量的 1/100，且最大剂量不超过 $100\mu g$ 的剂量，对于蛋白类产品，剂量需 $\leqslant 30nmol$。药理学相关剂量研究在动物体内进行的探索性药物研究，属临床前研究的范畴，其目的在于评价受试药品的药理作用，进行试验前应有临床前安全数据（敏感物种 2 周毒理学实验结果）。零期临床试验并不适合每一类药物，目前通常只推荐在肿瘤、心血管疾病和神经系统疾病等严重威胁生命的疾病领域药物研发中使用。

（王泽娟　陈　刚）

第五章

生物等效性研究

在一个设计合理的试验研究中，在相似的试验条件下单次或多次给予相同剂量的试验药物后，受试制剂中药物的吸收速度和吸收程度与参比制剂的差异在可接受范围内，则将这两种制剂定义为具有生物等效性（bioequivalence，BE）。

如果两种药品含有相同的活性成分，剂型相同，给药途径相同，规格和浓度相同，符合相同的标准（药典标准或者其适用标准，包括规格、质量、纯度和鉴别），则这两种制剂为药学等效制剂（pharmaceutical equivalence）。

生物等效性研究的目的是确认受试制剂与相应的参比制剂在人体内具有相同的吸收速度和吸收程度，两种药学等效制剂通过试验证明具有生物等效性，这两种制剂就被认为治疗等效（therapeutic equivalence），治疗等效的制剂在按照药品说明书使用时应具有相同的安全性和有效性。生物等效性研究主要用于仿制制剂与原研制剂的比较研究、制剂的变更研究、不同制剂间的药效对比研究。

生物等效性研究常被用为桥接工具，用于支持两种制剂之间的安全性和有效性，一些体内和体外的方法都可以用于确定生物等效性，生物等效性研究方法按照研究方法评价效力，其优先顺序为药代动力学研究、药效动力学研究、临床研究和体外研究。

第一节　生物等效性研究方法

一、药代动力学研究

对于大多数药物而言，生物等效性研究着重考察药物自制剂释放进入体循环的过程，通常将受试制剂在机体内的暴露情况与参比制剂进行比较。

在上述定义的基础上，以药代动力学参数为终点评价指标的生物等效性研究又可表述为：通过测定可获得的生物基质（如血液、血浆、血清）中的药物浓度，取得药代动力学参数作为终点指标，借此反映药物释放并被吸收进入循环系统的速度和程度。通常采用药代动力学终点指标 C_{max} 和 AUC（全身吸收和局部吸收）进行评价。如果某一段的吸收对药物的效果具有特殊的意义，对疗效有明确的量效关系，局部吸收量（pAUC）也被用于等效性评价中。局部吸收量可以是早期吸收量、晚期吸收量，也可以是适当截取的药时曲线下的任何一段，在结合速释和缓释的多项缓释制剂的等效性研究中，pAUC 也是评价生物等效性的指标之一。

如果血液、血浆、血清等生物基质中的目标物质难以测定，也可通过测定尿液中的药物浓度进行生物等效性研究。

二、药效动力学研究

在药代动力学研究方法不适用的情况下，可采用经过验证的药效动力学研究方法进行生物等效性研究。

局部作用的药品，一些药物浓度太低而无法在生物体液中测量的全身作用的药物，或者在应用药代动力学方法评价生物等效性存在安全性问题的情况下，可以应用经适当验证的药效动力学或者临床终点来评价生物等效性。通常使用在量效关系曲线的可识别区的较低剂量来进行等效性研究，用"剂量-标度"的方法，将非线性的药效动力学测量指标转化为剂量测定指标，评价其生物等效性。在经呼吸道给药的等效性研究中，以 PD 指标为终点的等效性设计会经常用到模型模拟，比如支气管激发和支气管扩张模型。奥利司他是一种化学合成的脂抑素氢化衍生物，全身性吸收极低，无法用 PK 的方法来研究生物等效性，因此 FDA 要求申办者以给药后粪便中脂肪的排泄率为药效动力学终点来进行研究，以评价奥利司他胶囊的等效性。

三、临床研究

临床研究的量效关系曲线一般处于平台期，需要大量的患者来区分受试制剂和参比制剂之间的差异，而且仅能确认对比制剂间没有显著的临床差异，因此只有在药代动力学和药效动力学都无法使用时才考虑临床终点的生物等效性研究。

临床终点生物等效性研究通常采用随机、双盲、对比平行设计，临床终点研究比较仿制制剂、参比制剂和安慰剂之间的疗效，参照药品标签说明书中的适应证，采用对配方差异最为敏感的适应证来确定含有相同成分的两种制剂是否具有生物等效性，同时，仿制制剂和参比制剂在统计学上必须优于安慰剂（$P<0.05$）以确保试验能够足够灵敏地证明药品之间的差异。临床终端研究通常需要大数目的试验对象，所以患者招募可能存在问题。

四、体外研究

基于生物药剂学（biopharmaceutics classification system）的分类，对于体内外相关性好的制剂，不存在影响药物吸收的辅料的情况下，可以使用特定的体外方法来证明生物等效性。作为生物等效评价的一个指标，体外溶出/释药试验应与体内生物利用度相关并能对其进行预测。

在采用此类方法时，需要对制剂中的原料药进行溶解度和渗透性测定，只有高溶解性药物才有可能采用体外研究的方法，同时要求通透性达到85%，各个监管部门对生物等效性研究豁免的情况有所不同，对于进入循环系统起效的药物，不推荐采用体外研究的方法评价等效性。

（陈　刚）

第二节　生物等效性试验的基本要求

一、研究总体设计

遵循统计学原则，根据药物特点，可选用：①两制剂、两周期、双序列单次给药交叉试验设计；②两制剂、单剂量平行试验设计；③重复试验设计。

对于大部分进入全身体循环的制剂而言，通常采用健康志愿者进行单剂量双序列给药交叉试验设计（表5-1），在这种试验设计中，每位受试者都会按照随机原则先后使用两种制剂。

表 5-1　双序列给药交叉试验设计

周期	1	2
序列	T	R
	R	T

对于交叉试验设计，在两个周期之间应有足够的清洗期，使每一个周期的零时药物水平为零或者可忽略，零时药物的浓度水平不能高于该受试者 C_{max} 浓度的 5%，一般清洗期应大于 7 个药物终末消除半衰期，对于存在快慢代谢的制剂，应更多考虑慢代谢的终末消除半衰期。交叉试验设计能较好地平衡制剂在个体间的变异，消除周期和序列对结果的影响。

平行试验主要用于终末消除半衰期较长的药物或在患者中开展的生物等效性试验。对于终末消除半衰期较长的药物，清洗期太长不利于周期间影响的控制，也会对临床试验的实际操作特别是受试者依从性和不可控因素的管理提出更高的要求，应用平行设计能较好地规避因临床样本时间和清洗期太长带来的风险，同时也要求在采用该设计方法时注意受试者人口学背景的平衡，需要更多的受试者才能达到相同的统计学效力；在患者中开展生物等效性试验，对不能采用带有清洗期的交叉试验设计时也可以采用平行设计。对于长半衰期而变异度又比较大的药物来说，平行设计往往需要比较大的样本量，而且清洗期太长也会带来周期效应比较显著的风险，可以考虑加速清洗的方法来缩短药物的清洗期。比如醋酸阿比特龙，在周期给药后服用考来烯胺（消胆胺）来加速药物的代谢，以缩短试验的清洗期，但是采用这类方法时要考虑采用方法对药物代谢的影响，对受试者身体的影响及由此带来的周期效应的评估，还有个体对采用方法的不同反应。

对于需要大量受试者样本的高变异药物和窄治疗指数药物。重复设计能有具有使用较少的受试者就能达到同样统计学效力的优势，重复设计主要有部分或完全重复设计，部分重复交叉试验设计（表 5-2）能得到参比制剂在同一受试者体内的变异，完全重复交叉试验设计（表 5-3）可以得到参比和受试制剂的个体内变异，基于临床经验对于药物的使用，可以在生物等效性研究中基于个体内变异的比例方法评价，对于窄治疗指数药物，还需要比较受试制剂和参比制剂的个体内变异。

表 5-2　部分重复交叉试验设计

周期	1	2	3
序列	T	R	R
	R	T	R
	R	R	T

表 5-3　完全重复交叉试验设计

周期	1	2	3	4
序列	T	R	T	R
	R	T	R	T

1. 受试者的选择

在以药代动力学参数为终点评价指标的化学药物仿制药人体生物等效性研究技术指导原则上，对受试者的选择做出了如下规定。

受试者的选择一般应符合以下要求：①年龄在 18 周岁以上（含18 周岁）；②应涵盖一般人群的特征，包括年龄、性别等；③如果研究药物拟用于两种性别的人群，一般情况下，研究入选的受试者应有适当的性别比例；④如果研究药物主要拟用于老年人群，应尽可能多地入选 60 岁以上的受试者；⑤入选受试者的例数应使生物等效性评价具有足够的统计学效力。

基于药品的特性、适应证、安全性和（或）有效性特性，受试者选择时要考虑受试者的年龄、性别和种族等因素，一般的做法是招募18 周岁（含 18 周岁）以上的健康受试者。药物对受试者的相互作用，与药物在机体内的吸收、分布、代谢和排泄都相关，对于交叉试验设计，是每个受试者作为自身对照，因此，无论使用任何受试者人群，从等效性试验中得到的生物等效性有关的结论并无差异，对等效性结果产生差异的药物对受试者的相互作用的最大变异来自受试者周期间的本底差异，控制好各周期间的本底一致性是减少人为变异的基础。

只有出于安全性考虑，对健康受试者参与试验有风险时，才会考虑适用的患者人群。在这种情况下，通常建议申办者招募病情稳定，并在生物等效性研究期间进行治疗的目标患者，并在试验期间应保证患者的病情稳定并考虑合并用药对研究药物的影响。

2. 参比制剂的选择

仿制药生物等效性试验应尽可能选择原研产品作为参比制剂，以保证仿制药质量与原研产品一致。仿制药生物等效性试验的参比制剂首选原研药品，其中原研药品中企业可参考的顺序选择为进口原研药品、原研企业在中国境内生产上市的药品、未进口原研药品。

国家药品监督管理局（National Medical Products Administration，NMPA）已经公布了大量原研制剂，或者原研地产化品种、业内公认的制剂来作为参比制剂。在选择参比制剂的时候，尽量选择有详尽临床数据的制剂作为参比制剂，根据误差传递的原则，原研制剂为最优选择制剂。

通常，我们会选用最大规格的制剂来进行生物等效性研究，给药剂量通常为最大规格相应的单次给药剂量。对于不同规格的制剂，如果原料药（active pharmaceutical ingredients，API）和主要辅料成比例，可以基于融出的数据豁免低规格的等效性试验。如果出于毒性的考虑，可以使用低规格的制剂。对于酸根不一致，主要活性成分一样的制剂，除了需要考虑活性成分的换算关系外，有时还要考虑不同酸根之间的疗效差异，比如不同酸根的美托洛尔片。对于与原研制剂规格完全不同的品种，需要按照对等折算来决定给药剂量，同时要求满足 PK 检测最低灵敏度的要求。

另外，在人体生物等效性研究中，建议受试制剂和参比制剂检验报告（certificate of analysis，COA）含量差异不能超过 5%，在后续数据分析时不进行数据校正。

3. 单剂量和多剂量的选择

通常推荐采用单次给药药代动力学研究方法评价生物等效性，因为单次给药在评价药物释放的速度和程度方面比多次给药稳态药代动力学研究的方法更敏感，更易发现制剂释药行为的差异。事实上，以低蓄积指数为特征的药物显示单剂量和多剂量的 AUC 和 C_{max} 在 90% 置信区间（CI）基本没有变化，但是高蓄积指数药物在稳态时期的置信区间更小，多次给药后生物等效性研究失败的概率降低。因此，只有在出于安全性考虑，需要入选正在进行药物治疗，且治疗不可间断的患者时，可在多次给药达稳态后进行生物等效性研究，例如氯氮平（治疗精神分裂的药品）需开展单剂量 100mg 的二周期交叉稳态研究。

4. 食物影响

食物与药物同服，可能影响药物的生物利用度，因此通常需进行餐后生物等效性研究来评价进食对受试制剂和参比制剂生物利用度影响的差异。

空腹试验和餐后试验主要是食物对药物吸收的影响，其引起的主要变化为：胃肠道 pH 值的改变、胃排空的改变、刺激胆汁流和胰腺分泌、增加内脏血流量、首过效应的改变、食物药物相互作用。餐后试验对比空腹试验主要会使达峰时间后移，药物暴露量减少或者增加。

对于口服常释制剂，通常需进行空腹和餐后生物等效性研究。但如果参比制剂说明书中明确说明该药物仅可空腹服用（饭前 1 小时或饭后 2 小时服用）时，则可不进行餐后生物等效性研究。

对于仅能与食物同服的口服常释制剂，除了空腹服用可能有严重安全性方面风险的情况外，均建议进行空腹和餐后两种条件下的生物等效性研究。如有资料充分说明空腹服药可能有严重安全性风险，则仅需进行餐后生物等效性研究。

出于安全性考虑，说明书中明确要求空腹服用的药物，如果有在食物中引起剂量突释的风险，这个风险可能是由于特殊剂型中的辅料引起，因此也需要做餐后的生物等效性试验。比如氨茶碱缓释片，氨茶碱缓释片是窄治疗窗药物，与空腹试验相比，餐后试验其亲水性骨架结构片仅引起 C_{max} 升高，而亲脂性骨架结构片的 C_{max} 和 AUC 均升高。醋酸阿比特龙片是普通片剂，其要求在空腹状态下服用，餐后 AUC 和 C_{max} 均有较大升高，出于安全性考虑，2018 年 FDA 也要求进行餐后等效性试验。

5. 采血点设计

在单剂量药代动力学研究中，应按照药物的吸收、分布和消除来采集血样，通常每个受试者在每次给药后收集 12～18 个样本，其中包括给药前样本。采样时间不短于 3 个末端消除半衰期，在 T_{max} 附近应多设计几个采血点。根据药物和制剂特性确定样品采集的具体时间，要求应能准确估计药峰浓度（C_{max}）和消除速率常数（λ_z）。末端消除相应至少采集 3～4 个样品以确保准确估算末端消除相斜率。除可用 AUC_{0-72hr} 来代替 AUC_{0-t} 或 $AUC_{0-\infty}$ 的长半衰期药物外，AUC_{0-t} 至少应覆盖 $AUC_{0-\infty}$ 的 80％。对于特殊制剂，采血点的设计要能反应制剂的特性，有特殊要求的时候要能反应特殊要求的状态，比如内源性药物需要增加本底的平衡样本的收集，脱落的受试者应在脱落的时候采集一个PK样本供安全性分析。

6. 检测物质的选择

大部分原型药物会通过生物转化生成一种或者多种代谢产物，与代谢产物相比，原型药物的血药浓度-时间曲线对制剂性能的变化更为敏感。在很多情况下，在原型药物在体内被吸收后，其代谢产物才开始形成，代谢产物数据并不能很好反应制剂性能之间的差异。所以，一般只要求测定原型药物。对于从原型药物直接代谢产生的主要代谢产物，如果同时满足以下两点，则应同时予以测定：①代谢产物主要产生于进入体循环以前，如源自首过效应或肠道内代谢等；②代谢产物显著影响药物的安全性和有效性。以原型药物数据进行生物等效性的判定，如果原形药物浓度过低，不足以获得生物样品中足够长时间的药物浓度信息，则可用代谢产物的相关数据评价生物等效性。特别需要注意的是，随着检测手段的不断进步，最低定量下限的不断下探，越来越多的原型药物能够被检出，这也加大了生物等效性试验的难度。

7. 等效性研究中的样本管理

等效性研究是以PK或者PD数据作为唯一证据而申请批量生产的临床研究，作为产生关键性数据来源的生物样本，其整个生命周期的管理轨迹显得尤为重要。

在等效性试验试样中涉及的生物样本主要有全血样本、血清样本、血浆样本、尿液样本及粪便样本等。等效性试验临床样本的固有属性有样本的标签、样本的类别、储存条件、样本状态、样本的追踪记录。做好样本管理，需要从样本的采集、预处理、储存、转运、样本使用、样本复测、样本归档、样本销毁等环节来严格按照一定的标准操作规程处理，以明确样本的唯一性、科学性、稳定性、安全性及样本的数据清晰性、可溯源性。同时，还要重视样本的备份，检测和备份样本分开存放。样本文档记录需受控，最好使用带审计追踪的电子记录，并做好样本在不同单位之间的交接记录。

二、一般试验设计和数据处理原则

NMPA颁布的《以药动学参数为终点评价指标的化学药物仿制

药人体生物等效性研究技术指导原则》中附件明确规定了试验设计的要求和数据处理原则，对试验实施、研究标准餐的组成、数据剔除、统计学的要求做了规定。等效性试验产生的数据除了明确影响周期效应的数据外，一般都要纳入统计分析，剔除数据要做敏感性分析，对于不同统计结论的数据集划分需要分析，给出合理解释，以下就是附件中的内容。

1. 试验的实施

正式试验开始之前，可在少数志愿者中进行预试验，用以验证分析方法、评估变异程度、优化采样时间，以及获得其他相关信息。预试验的数据不能纳入最终统计分析。

（1）空腹试验　试验前夜至少空腹 10 小时。一般情况下，在空腹状态下用 240mL 水送服受试制剂和参比制剂。口腔崩解片等特殊剂型应参考说明书规定服药。

（2）餐后试验　试验前夜至少空腹 10 小时。受试者试验当日给药前 30 分钟时开始进食标准餐，并在 30 分钟内用餐完毕，在开始进餐后 30 分钟时准时服用试验药，用 240mL 水送服。

（3）服药前 1 小时至服药后 1 小时内禁止饮水，其他时间可自由饮水。服药后 4 小时内禁食。每个试验周期受试者应在相同的预定时间点用标准餐。

（4）通常最高规格的制剂可以一个单位（单片或单粒）服用，如生物样品分析方法灵敏度不足，则可在安全性允许的条件下，在说明书单次服药剂量范围内同时服用多片/粒最高规格制剂。

（5）试验给药之间应有足够长的清洗期（一般为待测物 7 倍半衰期以上）。

（6）应说明受试制剂和参比制剂的批号、参比制剂的有效期等信息。建议受试制剂与参比制剂药物含量的差值小于 5%。试验机构应对试验制剂及参比制剂按相关要求留样。试验药物应留样保存至药品获准上市后 2 年。

2. 餐后生物等效性研究标准餐的组成

建议采用对胃肠道生理功能和药物生物利用度影响大的餐饮进行餐后生物等效性研究，如高脂（提供食物中约 50% 的热量）高热量（800～1000kcal）饮食。其中蛋白质约提供 150kcal 热量，碳水化合物约提供 250kcal 热量，脂肪提供 500～600kcal 热量。报告中应提供试验标准餐的热量组成说明。

3. 样品采集

通常建议采集血液样品。多数情况下检测血浆或血清中的药物或其代谢产物浓度。有时分析全血样品。

建议恰当地设定样品采集时间，使其包含吸收、分布、消除相。一般建议每位受试者每个试验周期采集 12~18 个样品，其中包括给药前的样品。采样时间不短于 3 个末端消除半衰期。根据药物和制剂特性确定样品采集的具体时间，要求应能准确估计药物峰浓度（C_{max}）和消除速率常数（λ_z）。末端消除相应至少采集 3~4 个样品以确保准确估算末端消除相斜率。除可用 AUC_{0-72hr} 来代替 AUC_{0-t} 或 $AUC_{0-\infty}$ 的长半衰期药物外，AUC_{0-t} 至少应覆盖 $AUC_{0-\infty}$ 的 80%。实际给药和采样时间与计划时间可能有偏差，建议采用实际时间进行药动学参数计算。

4. 给药前血药浓度不为零的情况

如果给药前血药浓度小于 C_{max} 的 5%，则该受试者的数据可以不经校正而直接参与药动学参数计算和统计分析。如果给药前血药浓度大于 C_{max} 的 5%，则该受试者的数据不应纳入等效性评价。

5. 因出现呕吐而需剔除数据的情况

如果受试者服用常释制剂后，在 T_{max} 中位数值两倍的时间以内发生呕吐，则该受试者的数据不应纳入等效性评价。对于服用调释制剂的受试者，如果在服药后短于说明书规定的服药间隔时间内发生呕吐，则该受试者的数据不应纳入等效性评价。

6. 建议在试验报告中提交的药代动力学相关信息

（1）受试者编号、给药周期、给药顺序、制剂种类。

（2）血药浓度和采血时间点。

（3）单次给药　AUC_{0-t}、$AUC_{0-\infty}$、C_{max}，以及 T_{max}、λ_z 和 $t_{1/2}$。

（4）稳态研究　AUC_{0-t}、$C_{max,ss}$、$C_{min,ss}$、$C_{av,ss}$、$T_{max,ss}$，以及波动系数 $[(C_{max,ss}-C_{min,ss})/C_{av,ss}]$ 和波动 $[(C_{max,ss}-C_{min,ss})/C_{min,ss}]$。

（5）药动学参数的个体间、个体内和（或）总的变异（如果有）。

7. 有关数据统计计算的要求

建议提供 AUC_{0-t}、$AUC_{0-\infty}$、C_{max}（稳态研究提供 AUC_{0-t}、$C_{max,ss}$）几何均值、算术均值、几何均值比值及其 90% 置信区间（CI）等。不应基于统计分析结果，或者单纯的药动学理由剔除数据。

生物等效的接受标准：一般情况下，上述参数几何均值比值的 90% 置信区间数值应不低于 80.00%，且不超过 125.00%。对于窄治疗窗药物，应根据药物的特性适当缩小 90％置信区间范围。

三、核查指导原则

因为生物等效性试验的大力开展，为了保证试验质量，《仿制药质量和疗效一致性评价研究现场核查指导原则（征求意见稿）》就应运而生，如下。

为贯彻落实《国务院办公厅关于开展仿制药质量和疗效一致性评价的意见》（国办发〔2016〕8 号），进一步规范仿制药质量和疗效一致性评价（以下简称一致性评价）研究现场核查要求，保证药品检查质量，制定本指导原则。

一、目的

一致性评价研究现场核查主要是对药学研究情况（包括处方与工艺研究、样品试制、体外评价等）进行实地证实，对原始记录进行审查，确认申报资料真实性、一致性、完整性和数据可靠性的过程。

二、组织

1.国家食品药品监督管理总局负责全国一致性评价现场检查的统筹和监督管理。

2.国家食品药品监督管理总局食品药品审核查验中心（以下简称核查中心）负责指导全国一致性评价现场检查工作，并负责组织对境内用同一条生产线生产上市并在欧盟、美国或日本获准上市的药品和地产化的原研药品进行核查，进口仿制药品的境内研究现场进行核查；对进口仿制药品的境外研究现场进行抽查。

3.省级食品药品监督管理部门负责组织对所受理的国内仿制药品的研究现场核查。

三、程序

（一）国内仿制药品

1.省级食品药品监督管理部门原则上应在接收/受理申报资料后 30 日内组织研究现场核查，并结合申请人提交的《仿制药质量和疗效一致性评价申请表》、《仿制药质量和疗效一致性评价研制情况申报表》（附 1）、《一致性评价申报资料》等内容制定检查方案。检查准备工作完成后，应发出现场检查通知，明确检查员、检查时间等信息。

2.检查组一般由 2～3 名检查员组成，至少有一名检查员具有药品质量控制的实验室工作经验。检查组按照检查方案开展检查，并完成《仿制药质量和疗效一致性评价研究现场核查报告》（附2）。

3.省级食品药品监督管理部门对《研究现场核查报告》进行审核。

4.涉及改变处方工艺的，应参照《药品注册管理办法》的有关要求，提出补充申请，按照《仿制药质量和疗效一致性评价工作程序》执行。

（二）进口仿制药品

1.涉及境外研究现场的，核查中心结合境外检查工作安排，在当年接收的资料中选择不低于30%的企业列入第二年的境外检查计划，组织研究现场核查。原则上在每五年内，对所有接收资料的企业的现场检查覆盖率达到100%。

境外研究现场核查工作参照《境外药品生产企业检查管理办法（试行）》组织开展。

境外研究现场核查结束后，核查中心将核查结果转交一致性评价办公室。

2.涉及境内研究现场的，核查中心一般在收到受理中心转来的申报资料后30日内组织研究现场核查，并结合申请人提交的《仿制药质量和疗效一致性评价申请表》、《仿制药质量和疗效一致性评价研制情况申报表》（附1）、《一致性评价申报资料》等内容制定检查方案。检查准备工作完成后，应发出现场检查通知，明确检查员、检查时间等信息。

境内研究现场核查的检查组一般由2~3名检查员组成，至少有一名检查员具有药品质量控制的实验室工作经验。检查组按照检查方案开展检查，并完成《研究现场核查报告》（附2）。

核查中心对境内《研究现场核查报告》审核后，转交受理中心。

3.涉及改变处方工艺的，应参照《药品注册管理办法》的有关要求，提出补充申请，按照《仿制药质量和疗效一致性评价工作程序》执行。

四、基本要求

（一）真实性

开展一致性评价工作应当坚持诚实守信，确保申报资料与原始记录的真实性，禁止任何虚假行为。

（二）一致性

1.用于生物等效性研究、临床研究、体外评价的产品生产、生产现场检查与所抽样品的生产，以及供应市场产品的商业化生产处方、生产工艺、原辅料来源、生产车间与设备相一致。

2.涉及处方和生产工艺变更的，应经充分的研究和验证，确保药品商业化生产的可行性。

（三）数据可靠性

应当规范一致性评价过程中的记录与数据的管理，保证数据记录准确真实、清晰可追溯、原始一致、及时同步记录、能归属到人、完整持久，并且采取必要的措施确保数据可靠性。

（四）合规性

1.一致性评价过程应当在药品质量管理体系下开展，并且具有相应的管理规程，确保工作受控、合规。

2.一致性评价中涉及的生产和质量管理活动，应当符合《药品生产质量管理规范》及相关附录的要求。

五、核查要点

（一）处方工艺研究与样品试制

1.用于生物等效性研究、临床研究、体外评价的产品处方、生产工艺、原辅料来源、生产车间与设备，应与供应市场产品的商业化产品相一致。如涉及变更的，应进行科学的处方工艺研究和验证，并记录研究的过程。

2.如涉及工艺及处方研究，是否具有与研究项目相适应的场所、设备和仪器。工艺及处方研究记录是否有筛选、摸索等试验过程的具体内容，工艺研究及其确定工艺的试验数据、时间是否与申报资料一致。

3.如涉及样品试制，样品试制现场是否具有与试制该样品相适应的场所、设备，并能满足样品生产的要求。试制样品的生产、检验、质量研究与评价过程是否有具体记录。

（二）药学研究与体外评价

1.体外评价、质量、稳定性研究及检验现场是否具有与研究/评价项目相适应的场所、设备和仪器。

2.研究/评价期间的仪器设备是否校验合格，是否具有使用记录，记录时间与研究/评价时间是否对应一致，记录内容是否与申报资料一致。

3.用于体外评价、质量、稳定性研究的样品批号、研究时间与样品试制、生产时间的关系是否相对应。

4.所用的对照品/标准品是否具有合法来源及来源证明，如为工作对照品，是否有完整的标化记录且在效期内使用。

5.所用的参比制剂是否具有明确的来源及来源证明，如购买发票、赠送证明等。是否有参比制剂的包装标签、说明书、剩余样品等。是否有参比制剂的接收、发放、使用记录或凭证，是否与实际的研究/评价时间一致。

6.质量研究各项目以及方法学考察内容是否完整，各检验项目中是否记录了所有的原始数据，数据格式是否与所用的仪器设备匹配，质量研究各项目（溶出度、有关物质、含量测定等）是否有完整的实验记录、实验图谱及实验方法学考察内容。

7.药物溶出度仪是否有进行机械验证及性能验证试验。

（1）溶出杯、篮、篮（桨）轴是否符合药典要求。

（2）是否具备校准的测量工具，如倾角仪、百分表、转速表和温度计等，是否符合相关的计量要求。

（3）是否对药物溶出度仪进行机械验证，如溶出度仪水平度、篮（桨）轴垂直度、溶出杯垂直度、溶出杯与篮（桨）轴同轴度、篮（桨）轴摆动、篮摆动、篮（桨）深度、篮（桨）轴转速、溶出杯内温度等，验证记录是否完整。

（4）是否对药物溶出度仪进行周期性的机械验证。

（5）必要时，可对溶出仪的机械性能进行现场考察，已确认其是否满足《药物溶出度仪机械验证指导原则》的要求。

8.溶出曲线的考察是否包含了以下内容。

（1）检查参比制剂溶出行为的批内和批间均一性。

（2）对于光照、湿度、温度比较敏感的，以及易氧化的参比制剂，是否检查了参比制剂溶出曲线的稳定性。

（3）是否采用多种 pH 值的溶出介质进行溶出曲线考察。

（4）体外溶出试验方法（含多个溶出介质）的专属性、准确度、精密度、定量限、线性、范围和耐用性等是否有验证数据。

（5）是否采用规定的评价方法来考察溶出曲线相似性。

9.必要时，可对体外评价（溶出度试验）进行现场考察，已确认申请人是否能重现申报资料中的比对结果。

10.体外评价、质量、稳定性研究的相关数据、图谱是否满足数据可靠性的要求。为保证数据真实、可靠、可追溯，是否采取了有效的措施和管理方法防止数据的修改、删除、覆盖等。

（1）计算机系统的用户分级管理与权限设置是否合理。

（2）计算机化分析仪器是否开启审计追踪功能。

（3）原始电子数据是否与申报的纸质数据一致。

（4）体外评价、质量、稳定性研究实验图谱是否真实可信；是否有篡改图谱信息、一图多用的现象；是否存在修改进样时间，删除不合格数据等问题；IR、UV、HPLC、GC 等具数字信号处理系统打印的图谱是否具有可追溯的关键信息（如带有保存路径的图谱原始数据挖掘名和数据采集时间），各图谱的电子版是否保存完好；需目视检查的项目（如薄层色谱、纸色谱、电泳等）是否有照片或数码照相所得的电子文件。

（5）是否制定了相关规定对数据的产生、采集、记录、处理、审核、报告、存储、存档、销毁等过程进行管理。

（三）委托研究

1.如有委托其他部门或单位进行的研究、试制、检测等工作，是否有委托证明材料。委托证明材料反映的委托单位、时间、项目及方案等是否与申报资料记载一致。被委托机构出具的报告书或图谱是否为加盖其公章的原件。

2.必要时，应当对被委托机构进行现场核查，以确证其研究条件和研究情况。

3.申请人应当对委托研究的内容进行审核，并对申报资料和数据负有最终责任。

六、判定原则

（一）研究情况及条件经实地确证，以及对研究过程中原始记录、数据进行审查，未发现真实性问题、且与申报资料一致的，核查结论判定为"通过"。

（二）发现以下情形之一的，核查结论判定为"不通过"。

1.发现真实性问题；

2.存在与申报资料不一致；

3.关键研究活动、数据缺少原始记录导致无法溯源；

4.存在严重的数据可靠性问题的；

5.不配合检查，导致无法继续进行现场检查。

附：1.仿制药质量和疗效一致性评价研制情况申报表

2.仿制药质量和疗效一致性评价研究现场核查报告

附1 仿制药质量和疗效一致性评价研制情况申报表

药品名称			接收号		
剂　　型			规　格		
批准文号					
申请人					
联系人			联系电话		

	研究项目	研究机构名称	研究地点（具体楼座、实验室）	体系认证	起止日期	研究负责人
药学研究	处方/工艺研究					
	样品试制					
	质量研究					
	体外评价					
	稳定性研究					
	研究主要仪器设备	型　号	研究主要仪器设备		型　　号	
			（样品试制设备填下页）			
	对照品/标准品/参比制剂	来源	批号	数量	剩余量	

	原料药/辅料/内包材	来源	批号	数量	注册情况
药学研究					

	批号	试制日期	用途	主药投料量	试制量	使用量	剩余量
样品试制							

	主要设备	试制地点（具体楼座、实验室）	主要设备	试制地点
样品试制				

	试制原始记录共	页	负责人（签名）	

	主要检验仪器	检验地点（具体楼座、实验室）	主要检验仪器	检验地点

检验原始记录共	页	负责人（签名）	

声　明

　　本报告表中填写内容和所附资料均属实。如查有不实之处，本单位负法律责任，并承担由此造成的一切后果。

　　申报单位负责人签名：

（申请人公章）

年　　月　　日

注：其他需要说明的情况可另附页。

本表一式四份，其中三份原件，受理省局存一份原件，其余报送国家食品药品监督管理局。

附2 仿制药质量和疗效一致性评价研究现场核查报告

编号

药 品 名 称		接 收 号	
剂　　　型		规　　格	
批 准 文 号			
申　请　人			

药学研究与体外评价	被核查单位： 核查地点：			
	核查结果（详述核查要点各项内容与核查中发现的主要问题）			
	组长签名	核查员签名	被核查单位负责人签名	（公章）
处方工艺研究及试制	被核查单位： 核查地点：			
	核查结果（详述核查要点各项内容与核查中发现的主要问题）			
	组长签名	核查员签名	被核查单位负责人签名	（公章）
其他情况				
	组长签名	核查员签名	被核查单位负责人签名	（公章）
综合评定结论	现场检查意见如下： 根据综合评定，现场核查结论为： □ 通过 □ 不通过 有关说明：			
组长签名		核查员签名		

仿制药质量和疗效一致性评价
研究现场核查报告审核意见

药品名称		接收号	
剂　型		规　格	
批准文号			
申　请　人			
现场检查 审核意见			
需要说明 的问题			
检查派出 机构盖章			
备注：			

填表说明：

本表一式四份，其中三份原件，受理省局/核查中心存一份原件，其余报送一致性评价办公室。

（陈　刚）

第六章

早期临床试验项目在研究中心之外的管理

早期临床试验项目开展过程的管理涉及多方，包括申办者、CRO、SMO、招募公司、检测单位和统计分析单位。不同的阶段其开展工作重点不同，但都有相对独立的项目管理程序。

第一节　申办者/CRO的管理

一、立项阶段

临床试验项目的立项申请主要由产品持有者发起，在计划前需要明确以下产品信息：临床批文、工作函或会议决议、领导通知，明确负责人（项目经理）、名称、编号和要求；在计划阶段要制定项目实施计划（project operation plan，POP）及项目预算；确定项目相关人员、召开计划会议、进行研究综述、收集各种研究资料撰写研究者手册；制作药物包装方案，安排厂家按照药物包装方案制作药品。根据试验的需要，还需要确定试验的合作方，如研究机构、CRO、SMO、检测和招募公司。

二、方案设计阶段

方案设计是在确定立项后由申办者或CRO的医学部门主导开展；医学部门完成项目立项后需要医学经理根据项目要求对整体医学工作的部署制定时间计划、人员授权及工作分工；一般首先医学部门根据药学资料、临床批件、产品信息等设计方案初稿，经过多方方案讨论会后修改、确定方案终稿；辅助部门协助会务准备工作及参会人员邀请，方案讨论会会后整理及归档资料。

在方案设计阶段，主要工作重心在于方案的设计意见达成一致，因此在方案初稿需要各个领域专家对方案中涉及的各个环节进行讨论。在方案讨论会时，结合产品药学特点及临床试验批件要求，邀请申办者、药学、医学、临床、数据统计、检测、运营及相关领域专家针对临床试验方案初稿的入排标准、生物统计学设计、采血点设计、临床操作流程设计、生物样本管理的设计等各方面设计进行现场讨论确认，并最终达成一致性修改意见。根据方案讨论会意见对方案进行修订，并请组长单位审阅终稿。

三、临床的组织及实施阶段

申办者/CRO的临床运营部门立项后，由项目经理根据项目要求按照临床运营工作开展的流程制定具体临床开展时间计划、人员授权及工作分工；具体分为研究中心筛选阶段、机构立项阶段、伦理审查阶段、合同签署阶段、中心启动阶段、招募、启动前准备、入组观察阶段、样品处理阶段、数据总结阶段和中心关闭阶段。

四、研究中心筛选阶段

根据我国相关法律法规，新药研发阶段均需开展临床研究，通过临床研究数据对研究药物的特性进行统计分析，以判定药物是否符合药品注册或者上市后监管的相关要求。根据《药品注册管理办法》不同注册分类的药物，其注册要求也不尽相同，需要按照相关法律法规的要求在符合开展条件的临床研究中心开展临床研究。因为不同的临床研究中心，其在建设、人员、设备、管理要求上均不同。需要根据将要开展的临床研究的特性选择出最适合的临床研究中心。

研究中心筛选阶段主要可以细分为以下几个具体操作过程：获取筛选研究中心名单及联系方式—沟通初步合作意向—中心实地筛选工作—确认开展合作意向—研究中心筛选报告。一般来说，按照流程顺序进行操作。

(1) 获取筛选研究中心名单及联系方式 根据研究产品注册分类开展，与项目组确认研究中心筛选要求及方式。常规来说研究中心可从公司内部资源库选择既往合作过的研究中心或者盲筛,盲筛即从NMPA网站了解具有相关资质的研究中心名单,再通过研究中心官网或其他方式获取研究中心临床试验机构办公室及临床研究科室的联系方式;分别与研究中心临床试验机构办公室及临床研究科室进行沟通,并获得主要负责人联系方式。

(2) **沟通初步合作意向** 分别与研究中心临床试验机构办公室及临床研究科室负责人沟通并确定初步合作意向。如研究中心有合作意向,则预约临床研究中心实地筛选及合同现场洽谈的工作时间。一般来说,一次实地拜访应尽量将现场筛选及合同洽谈全部都完成,因此两项工作的拜访时间尽量预约在同一天。

(3) **中心实地筛选工作** 根据预约时间,准备好相关拜访资料,按照公司内部 SOP 要求开展临床研究中心实地筛选。主要筛选考察因素包括但不限于:临床研究中心资质、研究人员、仪器设备、实验室、源文件、病源数量、既往经验、中心对研究资料的使用文件是否有特殊要求、项目安排情况、伦理审查信息及审查流程(通过伦理秘书相关负责人了解伦理审查所需资料清单、资料要求、伦理审查时间、批件下发时间、伦理费、缴费时间及伦理费缴纳账号等信息)、机构信息及立项流程、合同签署及审批流程、项目主要相关联系人的联系方式,确定项目开展过程中使用的是研究中心 SOP 还是项目SOP 等。

(4) **确定开展合作意向** 根据 PM 提供的价格与机构初步洽谈费用,确定合作意向。如研究中心有合作意向,还要了解药物临床试验机构对合同模板是否有要求。

(5) **研究中心筛选报告** CRA 将现场筛选情况按照公司内部SOP 要求及项目组的时间要求撰写研究中心筛选报告,并提交至 PM审批。根据研究中心筛选报告批复情况确定筛选中心是否符合开展条件。

五、机构立项阶段

确定项目在筛选研究中心开展后,需要按照研究中心药物临床试验机构的要求完成机构立项。大多数研究中心都会要求只有在机构立项完成后才能开展伦理工作,但是不同的研究中心要求不同,有的研究中心机构立项可以与伦理资料的递交同时进行,具体因中心而异。

流程：机构立项阶段主要可以细分为以下具体操作过程：收集立项信息—准备立项资料—项目立项。

CRA：在确定开展中心名单后，按照机构立项的时间及要求准备立项资料。具体研究资料可通过项目组获取，包括但不限于临床研究资料、试验相关表格模板。之后打印装订立项资料及立项递交信、递交机构立项，跟进立项进展，并按照项目组要求及时汇报项目进度。

CRC：按照研究中心要求，协助研究者完成相应资料的递交及回执的获取。

六、伦理审查阶段

不同临床研究中心可能会因临床研究性质不同，伦理审查的要求不同，比如说以注册上市为目的的临床研究需要伦理审查后开展；部分为上市后Ⅳ期临床试验，接收组长单位批件，组长单位批件备案后即可开展临床研究。

流程：伦理审查阶段主要可以细分为以下具体操作过程：收集伦理信息—准备伦理资料—伦理递交—伦理审查—获取伦理意见—伦理审查意见反馈—获取伦理批件。

伦理材料包括以下几种。

① 申办者资质证明（企业单位需提供营业执照、生产许可证、GMP认证证书；事业单位需提供机构代码证）。

② 国家药品监督管理局药物临床试验批件。

③ 研究者手册：试验药物的临床前研究资料，包括处方组成、制造工艺和质量检验结果。所提供的临床前资料必须符合进行相应各期临床试验的要求，同时还应提供试验药物已完成和其他地区正在进行与临床试验有关的有效性和安全性资料。临床试验药物的制备，应当符合《药品生产质量管理规范》。

④ 试验药物药品检验报告。

⑤ 试验方案和知情同意书（可以是初稿）。

⑥ 其他相关文献。

⑦ 受试制剂与参比制剂（批号与药品检验报告书一致，数量应符合要求）。

⑧ 监查员或稽查员姓名及联系方式。

伦理审查的流程如下。

① 通知申办者准备伦理审查资料。

② 通知研究者参会，并介绍试验所涉及的伦理问题以及采取的受试者保护措施。

③ 召开伦理委员会会议。

④ 伦理委员会秘书对会议地点、时间、参会人员、会议议程、内容修改意见、表决方式、结果和最终结论进行记录备案保存。

⑤ 发放通过伦理审查项目的审批件，一式三份，一份交申办者，一份交研究者，一份留机构办公室备案。

CRA：通过现场筛选了解伦理审查要求，按照伦理资料递交时间及要求准备伦理资料。具体研究资料可通过项目组获取，包括但不限于临床研究资料、试验相关表格模板。之后打印资料及伦理递交信，递交伦理秘书签收。跟进伦理进展，并按照项目组要求及时汇报项目进度。伦理审查前，了解伦理审查期到场人员及具体要求，提前预约审查会到场人员。跟进伦理审查会当天协调相关人员到场并跟踪伦理审查情况。在伦理审查结束后了解伦理审查意见获取时间，在相应的时间内获取伦理审查意见，并将伦理审查意见提交项目组。获取项目组对伦理审查意见的答复，按照伦理要求提交伦理审查意见的答复。

CRC：按照研究中心要求，协助研究者完成相应资料的递交及回执的获取。

七、合同签署阶段

大多数临床研究中心药物临床研究的合同管理工作归属于药物临床试验机构。合同洽谈在确定研究中心后即可开展，不受伦理审查的限制。但是合同的签署一般来说都在伦理审查批件获得后，研究中心启动前完成。协议书要明确任务、经费及完成日期，并要明确申办者须承担出现严重不良反应的赔偿。

合同签署可以细分为以下具体操作过程：收集合同信息—洽谈合同—完善合同—合同终稿、签署。

CRA 完善合同：根据最终洽谈的费用和合同模板，完善合同。如使用的是研究中心的合同模板，则完善后的合同提交项目组审阅；如使用的是项目组的合同模板，则提交研究中心审阅。

合同终稿：收集合同审阅意见，并提交合同模板提供方审阅。

合同签署：最终确定合同并打印，进行签署程序。

八、启动前准备

启动前准备最主要的工作是确保试验开展期所需的人员、设施设备、物资、药品等全部到位。保证临床研究中心开展临床研究的所需的条件已经全部准备到位。只有启动前准备工作全部到位之后才能正式启动临床试验。

启动前准备可以细分为以下内容：收集启动信息，准备药品及物资，研究中心仪器设备及人员准备，启动会会务准备及资料准备。

（1）收集启动信息 与研究机构及研究科室分别获取药品管理员、物资管理人员的联系方式，与相关负责人联系了解药品及物资的管理流程，并预约药品及物资邮寄时间、地点、接收人、邮寄条件等信息。与研究中心 PI 或者 SUB-I 沟通确认项目开展时间计划，并与具体事项负责人确认启动会时间、事项及后续开展时间计划。启动会事项的沟通确认包括但不限于会议时间、参会人员、人员通知、会议议程、会议地点、会议主持。

（2）准备药品及物资

① 物资的准备：根据与研究中心物资管理人员确认的信息，准备研究病历、CRF、ICF、研究方案、操作手册、试验耗材（如采血管、冻存管、注射器等），具体根据物资提供与项目组确认并准备的物资数量满足临床使用且与物资交接表记录数量一致，邮寄研究中心。

② 试验药品的准备：根据与研究中心药品管理人员确认的信息，包括但不限于以下信息，药品发货时间、药品接收要求（药品邮寄过程是否需要药品检验报告原件、药品运输单位资质、药品运输过程温度记录、药品交接单、药品稳定性数据等），保证药品发货前资料、人员及场地准备到位。在确定以上信息后，按照公司内部 SOP 要求提交发药申请（发药申请需要注明药品数量、发货时间、收货地址、收货人、运输条件、附带的资料）至相关负责人。及时跟踪药品发货情况并获得发货单号，并跟进药品接收情况。保证合格药品在启动前达到研究中心。药品到达研究中心后，需要确认药品数量是否与交接单一致，药品运输过程温度是否符合方案要求的药品储存条件，药品交接单是否签署完整，接收药品的批号是否为伦理上会审查的药品批次，如非同一批次，需要将实际接收的批次的药品检验报告提交至伦理备案，检查运输货运单是否存档。

（3）研究中心仪器设备及人员准备

① 仪器设备准备：需要检查研究中心中开展的项目所需的仪器设备资质是否齐全且在有效期内，运转、维护按照本中心相关 SOP 执行。

② 人员准备：确认实施临床试验需要的人员数量及准备简历等。

（4）启动会会务准备及资料准备 会议议程、人员通知、会议资料及签到打印、会议室安排、会议资料主讲人。启动会的主要目的是给所有参研人员授权分工，明确职责；对参研人员进行研究资料的培训；宣布试验正式开始，通知后续工作安排及相应的计划；明确试验在本中心开展的各环节的流程。

CRA 主要涉及的相关文件：启动会签到表、授权分工表、培训表。具体模板根据项目组/研究中心的要求而不同。启动会完成需要检查相关表格的填写完整性、准确性。

CRC 协助 CRA 完成现场各种表格的签署、资料的收集并检查资料签署的完整性、准确定及规范性。

九、招募阶段

目前来说，受试者招募可以通过招募公司、研究科室研究者、受试者推荐、相关招募网站公布的信息等。具体招募方式可以由项目组根据临床试验的特性、受试者来源情况决定。但是不管采用哪种招募方式，发布的招募信息要经过研究中心伦理审查通过后才能使用。

受试者招募可以细分为以下操作过程：确认招募信息—分享招募计划。

CRA 需要确认招募信息及招募计划：CRA 与研究中心及项目组分别确认招募信息，如为研究中心招募，则可通过研究中心摆放海报、研究者出诊时宣传等方式，需要与研究中心确定招募时间计划、招募数量，及时汇报 PM。如为招募公司招募，则由项目组与招募公司确定招募计划，并告知研究中心，以便研究中心合理安排筛选给药时间计划。

CRC 配合研究者确定受试者招募时间计划、招募数量、男女比例等信息。

十、入组观察阶段

按照相关法律法规及质量要求的流程及标准，研究中心研究者对志愿者进行筛选、给药观察及随访，并获取相关观察样本或者数据进行分析统计。

CRA 按照项目组监查计划的要求，依据公司内部 SOP 要求开展相关的临床监查工作。

CRC 根据研究中心 PI 的授权分工，协助研究者完成受试者给药观察阶段的组织、协调、沟通等辅助工作。配合 CRA 完成相关监查工作，并协助研究者完成监查发现的整改。

十一、样本处理阶段

按照相关法律法规及质量要求的流程及标准，将临床研究产生的样本进行回收分析，获取相关数据。

样本处理阶段可以细分为以下具体操作过程：确定样本采集处理储存和转运计划—采集处理储存和转运样本—样本分析。

CRA 确认样本回收计划及信息：与研究中心样本管理员沟通确认样本转运时间并反馈项目组，准备样本清单、样本交接记录。与冷链公司沟通样本转运时间、地点、数量、运输人员、运输温度、运输条件信息等。与检测中心沟通确认样品接收地址、接收人信息、样本转运时间、样本运输单位、样本采集中心等信息。

样本转运及跟踪：现场核实样本数量、确定运输条件是否达标，核实样本交接单记录数量与实际运输样本数量一致。跟踪样本到达检测中心情况，保留样本运输过程温度记录。获取检测中心签署的样本交接记录，保存至文件夹。样本转运至检测单位后，检测单位对接收到的检测样本数量、运输温度、保存条件进行确认。样本入库并按照相关计划进行检测分析。

CRC 协助研究者完成样本的清点及回收工作。

十二、数据总结阶段

按照相关法律法规及质量要求的流程及标准，将临床研究产生的数据进行整理并提交统计进行分析及总结。

数据处理阶段可以细分为以下具体操作过程：数据录入及原始资料核对（SDV）—数据质疑—答疑阶段—数据管理报告—数据审核会—数据锁库—数据提交统计—统计分析—总结报告。一般来说，按照流程操作顺序进行操作。

目前临床数据采集 EDC 越来越普遍，数据录入及 SDV 均通过

EDC 进行，在数据完成录入及 SDV 后，数据会提交数据管理员。数据管理员对提交数据库进行核对，对于有疑问的数据提出质疑，并将数据疑问通过 EDC 发送至研究者，研究者对质疑进行回答。过程中 CRA 需要督促研究者答疑，跟进答疑速度。所有疑问清理后，数据管理员对数据进行最后审查，确认数据管理的可靠性。并通过数据审核会对数据中存在的一些可能影响统计分析结果的数据最初决议，判断分析人群。数据审核会由临床研究者、数据管理员、统计分析人员共同参加，过程中对于分析数据的判决应有书面记录，即数据审核决议。在所有质疑均已解决，对数据的判断全部完成的情况下即可进行数据锁库。原则上数据锁库后将不再更改，除非一些非常明确的证据表明数据中存在错误而且将明显影响分析结果。数据锁定、解锁、再锁均需有书面记录。根据项目组要求进行数据锁库工作。数据锁库后，数据管理员将最终数据库传输给统计人员，由统计员对数据库数据进行统计分析，并形成统计分析报告。最终医学部根据终稿统计分析报告、数据管理报告进行总结报告的撰写。通过对研究产品在临床研究中的试验设计、开展、数据及统计情况进行总结，并提出结论。

CRC 完成 EDC 录入，协助研究者完成数据答疑工作。

十三、中心关闭阶段

该阶段的开展主要在研究中心数据疑问清理之后即可进行。过程持续时间长短与具体过程中工作的持续时间有关，只有所有工作完成，该阶段即可结束。中心关闭阶段的完成意味着研究项目在研究中心正式关闭，项目结束。

中心关闭阶段可以细分为以下内容：信息收集—剩余药品及物资回收—财务清算—总结/小结报告盖章—关闭中心通知。

(1) 信息收集 提前与机构及伦理委员会了解中心关闭流程要求，按照相关要求，开展对应的中心关闭前工作，可能要求包括但不限于以下内容：完成项目质控、填写结题申请表、提交结题申请至相关部门签字，按照结题申请的要求准备相关结题审查资料，递交结题申请及资料至相关审查单位，获得同意结题审批。

(2) 剩余药品及物资回收

① 剩余药品回收：回收前清点剩余药品及药品包装，确定邮寄数量＝使用数量＋回收数量，与项目组确认剩余药品回收运输条件、

回收地址及接收人信息。与研究中心及药品回收人分别沟通药品回收时间，预约物流到达研究中心时间，准备药品回收交接单。按照预约时间准备好回收药品、交接单、发送快递。CRC 协助研究者完成相关药品的接收、清点及出库。

② 剩余物资回收：回收前清点剩余物资数量，确定邮寄数量＝使用数量＋回收数量，与项目组确认剩余物资回收运输条件、回收地址及接收人信息。与研究中心及物资回收人分别沟通物资回收时间，预约物流到达研究中心时间，准备物资回收交接单。按照预约时间准备好回物资、交接单、发送快递。CRC 协助研究者完成相关物资的接收、清点及出库。

（3）财务清算　根据临床实际完成情况及研究协议签署情况，对研究中心的临床费用进行清算。核对发票是否全部取回。

（4）总结/小结报告盖章　总结/小结报告终稿后需要按照项目组要求完成研究中心签字及盖章。CRA 提前与机构及伦理委员会了解中心结题流程及总结报告盖章流程要求，按照机构要求，开展相应的结题前工作，可能要求包括但不限于以下工作：完成项目质控、填写结题申请表、提交结题申请至相关部门签字，按照结题申请的要求准备相关结题审查资料，递交结题申请及资料至相关审查单位，获得同意结题审批。现有的部分临床研究中心只有在结题申请通过后才能进行总结报告签字盖章。所以在总结/小结报告盖章之前需要了解其具体操作流程。

（5）关闭中心通知　核查所有原始记录、受试者日记、确认CRF 疑问已经全部解决。确认所有文件均已完整记录及归档。完成总结报告及小结表盖章，完成财务核算后通知研究者、国家临床试验机构、伦理委员会（出具公司的中心关闭函，并获得签收）。

十四、提交注册阶段

组织实施：申办者/CRO 注册部门。

过程阶段：总结报告完成后，注册部门将根据注册要求整理相关注册资料提交相关药监部门。药监部门收到注册资料后按照审查流程进行资料的审查，并按照审查要求完成研究现场核查。对于符合相关法律法规的开展的临床研究最终获取批准并颁发新药生产批件。

（陈　强　王海燕　陈　刚　刘晓红　王泽娟）

第二节 机构的管理

临床试验机构从项目立项开始进行项目管理，图 6-1 展示了临床试验机构在试验项目前、中、后参与管理的环节。

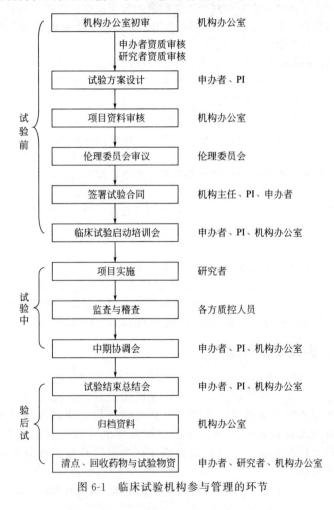

图 6-1 临床试验机构参与管理的环节

一、机构立项阶段

机构在承接项目时应充分考察项目相关各方，包括申办方、药品生产企业、CRO公司、第三方实验室等的资质，临床试验的合规性、临床应用前景以及项目在机构实施的可行性。同时，评估科室在研项目的数量和质量，综合考察研究者的时间和精力。药物临床试验机构办公室作为监管部门，应制定选择合格研究者的标准，定期对研究者的资质、培训情况等进行评估。

针对项目，主要细分为以下具体操作过程：收集立项信息—准备立项资料—项目立项。机构办公室文档秘书及办公室主任审核申办者和研究者资质。申办者向药物临床试验机构办公室提出承担组长单位的申请，填写"药物临床试验申请报告"，并递交申办者资质证明：①企业单位需提供营业执照、生产许可证、GMP认证证书；②事业单位需提供机构代码证。研究者资质审核：①药物临床试验机构办公室进行讨论，以确定临床试验科室是否有能力承担该项目；②无GCP培训证书或院内GCP培训证明的人员不能作为项目负责人。主要研究者填写项目人员分工表，并提交机构办公室审核、备案。所有项目参与者必须经过GCP培训。

二、合同管理

大多数临床研究中心药物临床研究的合同管理工作归属于药物临床试验机构。在确定研究中心后即可开展合同洽谈，不受伦理审查的要求限制。但是合同的签署一般来说都在获得伦理审查批件后，研究中心启动前完成。

合同签署可以细分为以下具体操作过程：收集合同信息—洽谈合同—完善合同—合同终稿、审批。

三、经费

由申办者起草协议，协议书要明确任务、经费及完成日期，并要明确申办者须承担出现严重不良反应的赔偿。研究者与机构办公室共同审核协议书，研究者负责审核与试验过程相关的责任和义务；机构办公室主任负责审核与医疗机构相关的责任与义务，合同由申办者、研究者和机构负责人签署，合同一式五份，申办者执两份，机构、研究者和财务处各执一份。

经费拨款：在伦理委员会召开前先拨入伦理委员会费用；伦理委员会审批通过并签署合同后，申办者先支付一定比例的试验费用，机构办公室通知项目负责人启动该临床试验，后续按照机构和中心要求按比例完成后续的支出。

（王泽娟　刘晓红　陈　刚）

第三节　伦理办公室的管理

伦理审查过程应切实履行伦理审查的职责，试验开始前对方案的伦理合理性及科学性进行系统审查，试验过程中加强跟踪审查，及时保障受试者的安全和权益。同时，应加强伦理委员的培训力度，提高伦理审查能力。

一、伦理委员会会议审查流程

1. 会议前

① 申请人提交药物临床试验申请表和一套初审资料。

② 药物临床试验机构办公室初审申办者资质、研究者资质和提交资料的完整性。

③ 资质初审通过后，申请人根据伦理要求准备相应份数的伦理审查资料，提交伦理委员会讨论。

④ 秘书将待审项目报告伦理委员会主任委员。

⑤ 伦理委员会主任委员确定伦理审查会议时间，秘书通知全体伦理委员会委员。

⑥ 秘书向研究者发伦理审查会议通知。

⑦ 秘书准备会议议程、签到表、投票单、批件。

2. 会议中

① 伦理委员会主任委员组织参会委员重温与本次伦理审查类别相关的法规文件。

② 参会委员签署保密与利益冲突协议。

③ 主要研究者介绍药物临床试验项目情况。

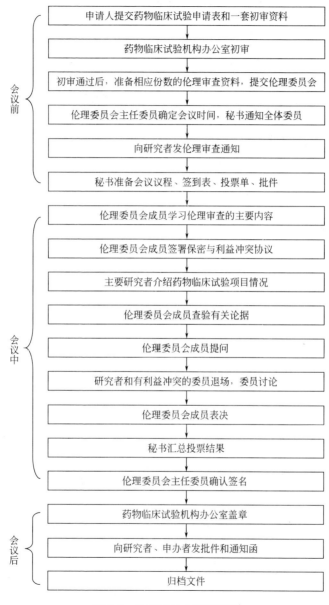

图 6-2　伦理委员会审批流程

④ 伦理委员会成员查验有关论据。

⑤ 伦理委员会成员提问。

⑥ 研究者和有利益冲突的委员退场，委员讨论。

⑦ 伦理委员会成员投票表决。

⑧ 秘书汇总投票结果。

⑨ 伦理委员会主任委员在批件上注明审查结果，并确认签名。

⑩ 秘书记录审查结果、修改意见和否决理由。

3. 会议结束后

① 药物临床试验机构办公室对批件盖章。

② 向研究者、申办者发批件和通知函。

③ 归档提交的审查文件、投票单、批件、通知函、会议记录等。

二、审查结果

审查结果包括以下几种。

① 同意。

② 作必要的修正后同意。

③ 作必要的修正后重审。

④ 不同意。

⑤ 终止或暂停已经批准的临床试验。

三、伦理委员会审批流程

见图 6-2。

（王泽娟　刘晓红　陈　刚）

第四节　遗传资源的管理

为了保护中国遗传资源，科技部中国人类遗传资源管理办公室（以下简称遗传办）对临床试验的项目经历了从开始的上报审批制到现在的上传备案制。伴随 2019 年 5 月颁布的《中华人民共和国人类遗传资源管理条例》，7 月发布了《中国人类遗传资源国际合作临床试验备案范围和程序》，如下。

一、备案范围

适用于为获得相关药品和医疗器械在我国上市许可，在临床机构利用我国人类遗传资源开展国际合作临床试验、不涉及人类遗传资源材料出境的。

"在临床机构"包括：

（一）所涉及的人类遗传资源仅在临床机构内采集、检测、分析和剩余样本处理等。

（二）所涉及的人类遗传资源在临床机构内采集，由临床机构委托的单位进行检测、分析和剩余样本处理等。临床机构应与其委托的单位签署正式协议，明确委托检测和分析的人类遗传资源材料的种类、数量、检测内容、转运方式、剩余样本和数据信息处理方式等，并对其委托的活动负责。

二、备案程序

（一）登录网上平台（网址：https：//grants. most. gov. cn）在线提交备案材料。

（二）备案材料提交成功，获得备案号后，即可开展国际合作临床试验。

备案手续应由中国境内依法成立的法人单位办理。涉及多中心的临床试验，应当合并办理备案手续，不得拆分备案。

涉及多中心临床试验的，医疗机构组长单位通过伦理审查即可办理备案手续。参与医疗机构在组长单位获得备案号后，将本单位伦理审查认可或同意的批件及本单位签字盖章的承诺书上传至网上平台，即可开展国际合作临床试验。

（三）科学技术部将申请人获得的备案情况向社会公布。

（四）临床试验过程中，需要对合作方、研究目的、研究内容、研究方案、合作期限等进行变更的，合作方应当及时终止备案记录、上传总结报告，并根据重大事项变更情况进行重新备案。合作方在获得新的备案号后，即可开展国际合作临床试验。研究方案变化不涉及人类遗传资源种类、数量、用途变化的或仅涉及合作期限变化的，不需要重新备案，但需在网上平台上传变更说明。

（五）国际合作临床试验备案后，科学技术行政部门一经发现违反《条例》第二十二条相关规定的，可以暂停其临床试验，并有权要求其按照《条例》第二十二条的相关规定进行整改并重新备案。

三、备案材料

序号	材料名称	材料类型	要求
1	备案信息表	电子	合作单位签章页签字盖章
2	法人资格材料	电子	法人资格材料包括企业法人营业执照或事业单位法人证书或民办非企业单位登记证书等。医疗机构仅上传组长单位的材料
3	知情同意书文本	电子	无
4	伦理审查批件	电子	多中心临床试验的参与合作医疗机构的伦理审查批件可以与组长单位同时提交,也可以在组长单位备案成功后提交。外文伦理审查批件应提供对应中文翻译文本
5	研究方案	电子	无
6	国际合作协议	电子	签字盖章。外文协议应提供对应中文翻译文本
7	临床机构与其委托的检测机构签署的合作协议	电子	协议须明确委托检测的人类遗传资源材料的种类、数量、检测内容、转运方式、剩余样本和数据信息处理方式等。签字盖章。如涉及,应提供。外文协议应提供对应中文翻译文本
8	涉及人类遗传资源的转运等协议文本	电子	如涉及,应提供。外文协议应提供对应中文翻译文本
9	临床试验批件、通知书或备案公布材料	电子	无
10	承诺书	电子	签字盖章,参与医疗机构提供
11	法律法规要求的材料	电子	盖章

(王泽娟　陈　刚)

第七章

早期临床试验项目在研究中心的管理

药物临床试验最终质量的好坏和研究水平的高低，依赖于临床试验过程的规范化管理。而为了保障药物临床试验流程的顺利实施，确保试验结果科学可靠，充分保障受试者的权益及安全，参与试验的各级部门和人员必须明确各自的职责，在试验过程中，各司其职、各尽其责，才能贯彻好三级质量保证体系的要求，从而保证试验质量。Ⅰ期临床试验、药代动力学和生物等效性临床试验的项目管理和组织实施基本相同。

第一节　早期临床试验实施的过程管理

一、项目接洽确认

主要研究者审核和认可申办者及委派的 CRO 资质，确认试验项目的批件（临床试验被批准后应该在 3 年内实施）或备案和对药物试验初步的方案感兴趣后，将确定合作意向进行试验立项。双方签订合作和保密协议后，主要研究者将授权项目负责研究医生、研究护士、CRC 或质量控制人员。

对于拥有 GLP 试验室的研究中心，当合同中包含药物分析部分时，主要研究者应根据待测物的结构和理化特性、生物介质和预期的浓度范围，通过查阅相关资料，结合试验方案设计的要求选用适当的分析方法，首先组织进行确证性研究，建立灵敏、专一、精确、可靠的生物样本定量分析方法。由于生物样品一般来自全血、血清、血浆、尿液或其他临床生物样品，具有取样量少、药物浓度低、干扰物质多（如激素、维生素、胆汁以及可能同服的其他药物）以及个体差异大等特点，试验能否预期进行，取决于能否建立一套稳定、完整可行的体内药物分析技术方法。

二、试验方案确定

有经验的申办者或 CRO 组织会提供研究者手册和试验方案草案。针对复杂的方案，申办者或主要研究者会组织方案讨论会，会根据不同的药物特点确定专家，涉及的领域一般包括相关临床领域的医生、护士、药物研发人员、药理学、药物代谢分析人员、数据管理人员和统计分析人员等，最终形成各方都认可和明确的方案。讨论前查阅与该药物临床试验有关的文献资料，结合国家有关指导原则与药品临床试验申办者提供的有关信息及材料进行设计。在方案讨论会中将提出方案中可能存在的研究设计、相关伦理、风险和可行性问题等。临床医护人员要从专业角度确定入排标准和试验流程安排，既要保证受试者的安全和试验的科学性，又要保证能够招募符合入排标准的足够数量的受试者，同时在实施的过程中具有可操作性而不违背方案。

三、资料和数据收集工具制作

确定方案后，根据方案设计的病例报告表（case report form，CRF）或制定的电子数据采集（electronic data capturing，EDC）系统，设计知情同意书和招募广告，均需要研究人员确认符合方案，具有可操作性后可提交伦理委员会。在获得伦理委员会的最终批件后，除原始病历，研究者还需要准备制作实施工作中用的原始记录表单，除了 GCP 文档中规定的部分，还需要为了原始记录便利而设计的表单，通常可包括：受试者登记表、受试者一般资料表、病史收集表、生命体征记录表、采血表、留尿表、入排标准判断表、饮食表、饮水表、给药表、如厕表、标本送检表、随访表、复查表、观察记录表、不良事件记录表、鉴认代码表、筛选表、入选表、受试者安全卡等。

这些表单设计的原则是根据试验方案收集数据用，且简洁明了。这些原始记录为项目专用，通常表格要明确试验名称和表格用途。

四、伦理委员会和遗传办批准

1. 伦理委员会的批准

申办者准备开展新的临床试验项目前，首先要把试验药品和临床前相关研究的资料递交 CFDA 或 NMPA，经批准后颁发新药临床研究批件。然后根据伦理委员会 SOP 规定的伦理申请需要提交的清单列表准备申报伦理资料，通常包括新药临床研究批件、临床前研究资料、试验研究方案、知情同意书、研究人员组成、招募受试者的广告、药检报告以及申办者的一系列经营许可证等资料送交医院伦理委员会审查。伦理审查关注方案中知情同意过程、研究对受试者可能的伤害或风险、方案的适宜性及可行性，内容包括：研究的科学设计和实施、受试者的招募、受试者利益的保护、受试者隐私的保护、知情同意的程序等。通过伦理委员会评估接收到伦理批件后方可召开项目启动会。伦理批件的时间通常与各单位组织伦理委员会召开的时间有关。

2. 遗传办的备案

参与试验的任何一方如果为外资或外企，还需要在获得伦理委员会批准后，向遗传办提交资料并获得遗传办批件或备案后再召开启动会。2019 年 7 月，为获得相关药品和医疗器械在我国上市许可，利用我国人类遗传资源开展国际合作的临床试验开启备案制。需要上传的资料包括：备案信息表、法人资格材料、知情同意书文本、伦理审查批件、研究方案、国际合作协议、临床机构与其委托的检测机构签署的合作协议、涉及人类遗传资源的转运等协议文本、临床试验批件、通知书或备案公布材料和承诺书等。科技部官网也提供了利用我国人类遗传资源开展国际合作的临床试验的备案范围和程序。

五、签订合同

任何药物临床试验开始前必须签订书面合同。合同签订前，要审核申办者提交的文件是否齐全、合法。试验之前，申办者和研究方应签署具有中国法律约束力的委托合同。在合同中明确试验内容和进度、双方责任和义务、委托研究经费额度，此外还应关注保密原则、受试者保险、受试者补偿或赔偿原则、试验暂停和终止的原则和责任归属、知识产权界定、发表论文方式等。根据 GCP 要求，主要研究者与申办者商定双方的职责。根据财务管理制度,与申办者商定临床试验费用。根据药物临床试验合同式样,与申办者拟定合同。与申办者法人或法定委托人签订合同书,经双方签字、盖章后即生效。

经费拨款:在伦理委员会召开前先拨入伦理委员会费用;伦理委员会审批通过并签署合同后,申办者按照合同支付一定比例的试验费用,再启动该临床试验,项目结束总结报告完成后再支付剩余的费用。

合同中其他未尽事宜或试验中如出现不可预见的情况时,由双方协商解决,协商不成,则按照有关法律规定办理。

六、制定风险管理计划

临床试验风险按来源划分为试验药物有关的风险和试验过程有关的风险。在试验立项后研究团队组织内部方案实施计划细节讨论,识别可能存在的风险节点,可借助工具制定风险管理计划,以加强风险管理意识。

试验药物有关的风险包括需要了解药物的性质和作用机制,达峰时间、半衰期、清除率、不良反应等情况,了解提前终止研究的标准。研究团队查阅文献或书籍并准备重点观察记录的内容和措施,制定不良反应的观察和处理的 SOP。

试验过程有关的风险主要是指试验偏倚,是由于临床试验有关人员(包括研究者、受试者、申办者)的活动不足或者过度活动所导致。在试验项目管理过程中,需要让研究团队了解试验过程中(准备工作、受试者管理、环境管理、流程管理、资料管理、质量控制)存在的风险影响因素,做到合理安排和协调工作,做好受试者的宣教工作,如实记录试验的过程数据。

七、启动会

主要研究者和申办者确定召开启动会的时间并安排组织。研究人员开始分工协调联络试验相关的人员筹备参与启动会培训和试验准备工作,包括沟通伦理委员会、药理试验机构、CRO、申办者、临床检验科、影像科、财务部门和科研管理部门等;研究中心文档管理人员及时建立和整理研究者文件夹(方案、ICF、CRF、研究者手册、伦理资料、研究者简历及培训记录、药检合格证明、实验室正常值参考范围等);启动会中通常由申办者、CRO、监查员、研究中心等代表介绍药物的特性、试验方案的入排标准、试验流程、（严重）不良事件的判断/处理和记录、试验的进度安排、人员分工、药物代谢分析检测方的分析计划、CRF/EDC 的培训、GCP 培训、监查计划等，在经过充分的培训和沟通讨论后，主要研究者根据人员资质和分工对研究中心参与试验的所有人员进行授权。整个启动会过程中要注意保留参加启动会的人员签到表、培训表、会议记录表和中心的授权表。

八、人员授权

对于中心的授权表，根据不同的试验方案或申办者、CRO、研究中心的 SOP，根据不同的人员资质范围和能力，授权的角色和分工名称和编码会有不同（通常会用数字或字母代码进行替代），但通常会根据实际的工作情况分配，如工作分工内容可包括如下：知情同意书的获取、受试者入排的确定、体检、采集病史、采血、生命体征测量、心电图采集、药品管理、药物配置、给药、样本处理和管理、CRF 填写等。授权的角色可包括：研究者、Sub-I、研究医生、研究护士、药物代谢分析检测人员、临床研究协调员（CRC）、药品管理员、项目资料管理员、质量控制人员、影像人员等。

通常授权的人员涉及参与试验过程的所有人员，主要研究者要保证被授权的人员已经完成了该项试验方案的培训。

授权表除了包括工作分工内容和角色外，可包括试验名称、方案编号、申办单位/CRO、研究中心、主要研究者和项目负责人、被授权人员姓名、角色代码、职责代码、正楷签名、首字母缩写、签字日期、阿拉伯数字签样、方案培训日期、授权开始日期、授权人签字、授权结束日期、授权人授权声明等。

九、研究人员的持续培训

根据试验项目对研究团队进行全方位的项目培训，培训内容包括试验方案、ICF、CRF、药物和相关不良反应知识、受试者疾病知识、相关症状体征观察知识、不良事件报告、试验相关的 SOP 和 GCP、相关急救应急培训、试验项目中涉及新的仪器操作或试验操作（标本采集运输、药品管理和配置、口服给药或输注操作手册等）、试验详细分工安排。CRF 为电子 CRF 或者英文 CRF，需要接受相关培训和考核合格。通过启动会前、会中和会后的多次培训，保证研究团队所有人员熟悉方案和各自的试验角色分工和细节工作岗位分工，熟悉各自的工作流程。

十、物品材料、仪器设备、抢救和应急药品的准备

准备试验专项相关的物品和宣教材料，如试验用合格的医疗用物、贴好标签的采血管、生物样品冻存管/盒、知情同意书、原始病历/记录、病历报告表（CRF）、观察记录表和交班报告表等，以及受试者用的物品如胸牌、腕带、床单位、床头卡和日常生活用品等。

保证仪器设备可用，出现故障也有同型号设备备用。保证仪器设备的计量合格证在有效期内，在机器计量合格的情况下了解机器内部存在的系统误差，优选更精确的设备。所有使用的仪器设备（包括抢救用仪器设备）在试验前提前熟悉、检查和校准并记录，保证机器设置时间并与病房全球定位系统时间同步，电量充足，保持备用状态，可正常使用。医院电脑信息系统中建立试验受试者检查用标准处方。

针对抢救和应急药品，设有专门的抢救室管理护士，负责定期清点抢救室的急救药品、物品和维护设备。受试者在院期间每日双人清点急救药品、物品，轮流安排交班人员和抢救室负责护士双人清点核对。根据方案风险评估可能的不良反应，研究护士与研究医生确定需要向药房额外申请和领取某试验专用的应急药品，妥善放置于治疗室并要求所有研究人员熟悉应急药品。

十一、试验药物的准备

申办者向研究中心提供的试验药物的包装和标签要符合药品生产质量管理规范（GMP）指南要求、ICH-GCP 和中国 GCP 的要求，如生物等效性试验提供的参比制剂要求是保留原包装。申办者在准备药物的同时要准备提供中心的药物批次的药检合格证明，药品抽样随机表和应急信封（双盲试验，每个药品都要准备应急信封）。通常试验方案中会对试验药物的特征和包装标签进行有关描述，标签通常包括药物名称、规格、数量、批号、生产日期（如有）、有效期、生产厂家、保存条件等信息。在准备阶段要认真查看准备的药物是否与方案一致。

对于生物等效性试验，受试制剂应是申办者随机抽自符合 GMP 标准的生产线中生产的样品，检验合格。由申办者提供给临床研究机构合格足量的试验用药品（受试制剂和参比制剂）并标明其批号，提供药品检验报告书，数量应满足试验中所需及 CFDA 2012 年颁布的

《生物利用度和生物等效性试验用药品的处理和保存要求技术指导原则》的药品留存数量的要求。申办者将试验用药品提供至临床研究机构之前，不得从试验用药品中分出留存样品，并确保留存样品是申办者提供给临床研究机构用于临床试验的同批产品试验药物，并由申办者统一编号。临床研究机构收到药物后，临床研究机构药物管理员根据统计单位提供的随机表从已编好号的试验药中随机抽取出受试制剂或参比制剂用于试验或留样。用于试验和留样的药品产品批号应当相同。用于受试者的试验用药品总量一般应大于所需量的120%；留存样品数量应满足进行五次按质量标准全检的要求［口服固体制剂，试验制剂及参比制剂分别提供300个单位（片/粒）］。除非另外说明理由，用于受试制剂批号的测得含量不应与使用的参比制剂相差5%以上，试验药物的转移及传递将由申办单位负责，运输及传递过程应选择有资质的专业公司承担，以专用"药用转运箱"方式进行运输，并对试验药物运输过程进行全程温控与记录。申办者应同时提供加盖公章的临床试验药物运送单（一式两份），运送单上应包括以下信息：药物名称、规格、数量、批号、生产日期（如有）、有效期、生产厂家、保存条件等。

研究中心具有药学背景和资质的药品保管员负责试验药物的接收、验收、清点、保管、出库发放、退还等。药物临床试验机构在收到临床药物后，应及时核实相关信息，确保在到达临床试验中心时包装、标签、储存条件合格，在确认符合相应要求后，方可签收试验药物，并填写相应交接记录表，交接药品的数量，药品信息（批号、有效期、临床试验信息等）、包装完好性，温湿度控制情况等信息并登记记录。药品一般要求并在启动会前已到位，在研究中心采取专人、专柜、加锁于药库的方式管理。药品管理员会按照药品储存和保管条件要求，通过设置温湿度监控系统温度上下限，监控和保证临床试验药物贮存要求的温湿度条件，并定期检查有效期和性状等，记录于"试验药品清点表"，确保受试者的用药安全，并保证不用于非试验受试者。无独立包装的试验药品进行分装和贴标签时注意环境温湿度条件及无菌操作原则。开放性试验要保证随机化；双盲试验由非盲药师或非盲研究者保存盲底，保证盲法不受破坏。

十二、环境设备准备和模拟演练

为了保证试验过程有序进行，研究人员要布置好各室环境，包括筛选环境和住院环境。根据不同房间在试验过程中的功能，对不同的房间进行环境管理。试验期间，按照医院统一规定每日对治疗室、采血室、给药室等空间进行紫外线空气消毒。根据受试者住院情况不同对病房进行湿式扫床，做好通风和不同季节的温湿度监控工作，保证受试者的舒适和环境安全。

项目负责人制定筛选和住院期间的试验流程和分工安排表，质控人员保证进行全员培训，必要时组织研究团队对整个试验流程进行模拟演练，熟悉流程，同时发现问题解决问题。

十三、招募

详见受试者的管理章节。

十四、知情同意和筛选

详见受试者的管理章节。

1. 研究人员安排

为了保证工作有序开展，需要对研究人员进行整体安排，以保证所有的筛选体检都在签署知情同意书之后开展，并且顺利按照从无创项目到有创项目的顺序，以符合伦理原则。

通常关键环节为：出入登记，知情同意，判别参加临床试验情况，发放筛选牌，登记受试者个人信息，测量身高体重，询问病史，测量生命体征，心电图检查，体格检查，留尿/尿筛，采血，胸片、B超等。

2. 入排标准的实施

受试者在筛选过程中如出现体重、身高、体重指数（body mass index，BMI）、病史、生命体征、心电图和体格检查等环节可以直接判断不符合入选标准或符合排除标准的情况，受试者可以不再进行下一步的检查。指标正常的受试者还需要等待血液学检查和影像学检查全部回报结果后，研究医生进行综合判断，最终确定符合入选条件的受试者。

具体实施过程中，符合条件的受试者的数量可能比方案要求的样本量多，以便于基线时或者给药前受试者自行退出或者新出现不符合入排标准的情况，能够及时补充至符合方案要求的样本量。这就需要负责的研究者综合判断受试者符合入排标准的程度，确认满足方案数量的受试者名单并及时通知，确认来住院参加试验的情况，视具体情况通知后备的受试者参加基线检查，并说明入选的可能性以及根据基线检查情况给予补助的事宜。

十五、住院管理

详见受试者的管理章节。

研究人员工作安排包括入院前准备、基线期、住院期给药及给药后采血、安全性检查和饮食饮水等工作，按照分工在方案要求的时间窗内有序开展完成。

1. 入院前准备

根据试验方案，准备试验可能用到应急药品，并申请领药定点放置。病房准备：床单位、病号服、拖鞋、毛巾、肥皂、手纸等到位，准备床头卡、胸牌、腕带，相应物品和耗材贴好试验号。物品准备：根据采血、留尿、给药等事宜计算所需物品并准备试验当天所用注射器、PK 采血管和分析用检测管（贴好标签）。采血车的准备：安尔碘、酒精、棉签、留置针、采血针、3M 贴膜、止血带、注射器、封管液、采血表、治疗巾等。将准备好的采血车推至采血的房间内。根据方案准备相应的表格材料和住院病历，D1 用出入院登记表、床位安排表、身份证复印件和宣教材料，常规检验采血留尿表、样品交接转运表等。D1 用给药表、PK 采血表、饮水进食记录表、PK 留尿表、样品交接转运表等。

2. 基线期

基线期的关键环节为：身份识别，发放筛选号码牌和腕带，出入院登记，检查物品和分配床位，采血，酒精吹气，测量身高、体重，留尿/尿筛，测量生命体征，心电图和体格检查等。

来院参加基线检查的受试者包括后备的受试者佩戴的是筛选胸牌，全部检查及结果回报后确认最终参加试验的受试者。再根据方案中规定的受试者随机的原则（如筛选号的先后顺序或者体重的高低等）分配随机号，这个随机号通常与试验药物标签的随机号一致。根据随机号统一为受试者更换佩戴试验胸牌和腕带，受试者的信息至少要包括随机号和姓名缩写，保证试验期间的操作能够通过两种核对方式核对受试者的信息。

3. 住院期

随机后住院期的关键环节为：给药前确认入排标准，留取空白血标本和（或）尿标本，给药前安全性检查，给药前高脂餐，给药，给药后采集血、尿标本，安全性检查，体格检查，用餐等。注射药还要考虑给药前是否需要配置。

另外人员安排要考虑环境，受试者是否可以走动到采血处采血（根据药物特点决定），是床边操作还是集中操作，是否操作人有处理垃圾和整理用物的时间，关键环节是否有人核对，每项操作如果出现突发情况，是否有人和有足够时间能够应急处理。

住院期尤其是给药当日采血密集，还会定点穿插测量生命体征、心电图、体格检查和用餐等情况，且不同的操作任务一般都会有时间窗，就需要将工作内容按时间流程进度进一步细化，根据每项工作授权的情况进行安排责任到人。

通常可以将工作内容按照时间轴（给药前—给药—给药后）分配，将给药日密集工作精确地安排在计划表中（如表 7-1），所有人要按照计划顺序完成相关操作。这样工作人员很容易避免时间逻辑冲突问题，也能保证每个人在做某项操作时掌握合适的操作时间和时间窗。另外，关键操作需要安排核对人。

十六、药物管理

关于药物管理，除了试验方案中的有关描述（药物特征、用法用量、包装标签和贮藏清点），具体的操作要求和随机情况通常可以在药品管理手册中详细说明。

试验用药前一日或按试验方案要求，根据药品随机表对应受试者随机号，至少两人核对共同准备试验药物，并同时根据药性或医嘱进行备份。对于锡纸或铝箔纸包装的成板药品，备药时保留锡纸或铝箔纸包装。备药后将药品妥善放置，以在满足方案要求的前提下，利于为受试者发药。在备药期间要注意无菌原则。在当日发药前，药品管理员进行出库发放药物，双人核对"试验药物出库记录单"并签名和日期时间，给药人员领药后、给药前妥善保管药物。

给药前仔细核对受试者编号，给药人员严格遵循试验研究方案或给药表的计划时间，按给药剂量和顺序依次发药。发药前 10 分钟询问受试者是否需要如厕，给药时严格执行查对制度，认真核对保证受试者的试验号、姓名缩写和药物的编号、剂量、剂型、用药时间、给药途径正确。口服药一般让受试者站立擦手心，药不接触手，当场分发，看服到口，送服药的水要全部喝入，检查服药杯、手、口和舌下。受试者一般在给药后 2 小时内采取坐位或半卧位，原则上控制如厕情况，如个别受试者 2 小时内（根据药物特点方案要求的时间会不同）

表 7-1 ××××试验 D1 试验工作及人员安排表（以上午的时间顺序为例）

年　月　日

受试者随机号	给药前（0 小时）						给药后													
	卧床休息	卧位血压	生命体征	心电图	PK空白尿	PK空白血	0.25小时 PK血	0.5小时 PK血	0.75小时 PK血	1小时 PK血	1.5小时 PK血	2小时 卧位休息	2小时 卧位血压	2小时 PK血	2.5小时 PK血	3小时 PK血	4小时 卧位休息	4小时 卧位血压	4小时 心电图	4小时 午餐
001	X	X	X	X	X	X	X	X	X	X	X	X	X	X	X	X	X	X	X	X
002	X	X	X	X	X	X	X	X	X	X	X	X	X	X	X	X	X	X	X	X
003	X	X	X	X	X	X	X	X	X	X	X	X	X	X	X	X	X	X	X	X
004	X	X	X	X	X	X	X	X	X	X	X	X	X	X	X	X	X	X	X	X
005	X	X	X	X	X	X	X	X	X	X	X	X	X	X	X	X	X	X	X	X
006	X	X	X	X	X	X	X	X	X	X	X	X	X	X	X	X	X	X	X	X
007	X	X	X	X	X	X	X	X	X	X	X	X	X	X	X	X	X	X	X	X
008	X	X	X	X	X	X	X	X	X	X	X	X	X	X	X	X	X	X	X	X
009	X	X	X	X	X	X	X	X	X	X	X	X	X	X	X	X	X	X	X	X
010	X	X	X	X	X	X	X	X	X	X	X	X	X	X	X	X	X	X	X	X
011	X	X	X	X	X	X	X	X	X	X	X	X	X	X	X	X	X	X	X	X
……																				
操作人	A	A	A	B	C	D	B	C	D	D	A	B	B	B	D	A	C	C	D	A

备注：X 为计划的采血时间点，A、B、C、D 代表经过授权的研究人员。

需要去卫生间，则需要有研究人员陪同，防止药品藏匿或吐出。受试者在研究者的全程观察下，保证药物进入体内而不会吐出。静脉药要按照制定的配药和给药操作手册执行。研究者给完受试者药物后要及时填写受试者给药表。服药后要保留原包装，药品安瓿及剩余的药品不得丢弃，并标明退回药库或药房。全部受试者给完药后，仔细清点试验用药品的剩余数量和空包装及给药器具，做好剩余药品退还的登记、清点、保存和监测。

如出现受试者不慎将口服药掉落，需及时启用完全相同的备用药物，并捡起掉落药物，妥善放置原包装做好记录，完成全部给药，进行退药时同时将掉落药物退还并做好备注记录。

"临床试验药物发放回收记录表"是药师管理试验药物的表格之一，为了体现发放和回收的过程，除了发放和回收药物的编号、名称、剂量和数量外，还需要发放人/接收人，退还人/接收人签署日期和时间（注意要包含时间点）。

如果在原始研究病历中给药信息部分能够方便及时记录给药信息，可不单做"给药表原始记录单"；如果直接记录于原始研究病历中可操作性差，可单做"给药表原始记录单"。"口服药原始记录单"要包含所有给药过程中的信息：试验名称、给药周期、随机号/试验号、姓名缩写、性别、禁食空腹情况，以及试验药物名称及剂量/参比药物商品名称及剂量，预计给药时间，实际给药时间，服药用饮水量，服药后检查，发药人和核对人。"静脉给药记录单"还要包括：给药途径、给药侧手臂、医嘱给药剂量和给药速度、给药开始时间、给药结束时间、实际给药剂量、操作人和核对人。静脉给药通常还需要设计配药表单。

十七、合并用药的使用和记录

针对健康受试者，根据试验药物的特点和药物引起的不良反应情况，通常方案中会规定可以使用的合并用药（包括慎用药）和不能使用的禁忌用药。通常是禁止使用试验药物以外的合并用药，如果因为治疗不良事件需使用合并用药，则通常需要与申办者代表协商，要考虑是否会影响试验药物的药代动力学和是否会影响受试者的安全，以及使用合并用药后是否出组的情况。

针对患者，一般要求尽量减少合并用药的使用，一般方案会规定可以使用的合并用药和禁止使用的药物。一旦使用了研究药之外的药物或治疗，研究者必须在原始记录和患者 CRF 中记录合并用药。记录应该包括药名（商品名）、每日给药总剂量、给药途径、给药的起止日期、用途。并由研究者决定该受试者是否继续本试验。对于入选试验前使用的合并用药，其剂量应在治疗允许情况下维持不变。如果有必要改变合并用药的剂量，需要如实记录于合并用药中。

十八、样本收集和预处理及管理

试验期间的样本主要包括血液、尿液和便等。试验方案一般均对试验期间采血点有严格的时间窗要求，采集者和核对者一同要严格按照预计采血时间点进行采血，如有偏倚如实记录。试验期间的操作应采用两种核对方式（如受试者编码牌和腕带中的个人信息），双人核对标本的种类和采集时间。对一天需要多次甚至十几次采血的受试者，均在试验前按 SOP 给予静脉留置套管针。另外在不影响试验标本的情况下，为降低留置针堵管率，可采用低浓度的肝素封管液或生理盐水封管液封管，因此再次采血前需要研究护士根据方案要求弃血后，再用采血针采集血标本，以保证抽出的血标本中不含封管液成分，同时尽量不浪费受试者的血。

PK 血标本溶血可能对检测某些药物造成一定的影响，因此在物品选择、样本收集、放置和转运等过程中尽量避免溶血。特殊情况需要注射器转移血样的，需要卸下针头，开塞沿管壁缓慢注入；抽完血后轻轻颠倒 $180°$，根据要求摇匀，如 $5 \sim 8$ 次，尽量减少血样受到的冲击力。倾斜管塞穿刺针，使其靠近采血管壁侧，使血液沿管壁缓慢流下，避免红细胞直接撞击造成破裂。注意试管保存的物理条件应符合要求（真空采血管要常温，避免阳光，夏天注意放置于空调间，冬天避开暖气），不会影响试管中试剂。避免物理刺激，保证血液样本在平缓安全的条件下进行转运、检测、储存。运输过程中，防止震荡和跌落。当药物临床试验采集的血标本对温度敏感，方案中要求提前预冷或采血后及时放入冰水浴中时，要及时做好预冷并记录。采集尿、便标本时注意混匀后收集标本并及时按照方案冻存。按照样本操作手册进行样本的转运、储存至实验室冰箱，注意在方案允许的情况下双人核对清点及时按要求转运，并做好转运温湿度记录。

标本的全生命周期管理要遵照 SOP 来执行，必须要有记录，包括采集、处理、保存、邮寄、销毁等。

十九、不良事件的观察、干预和报告记录

1. 不良事件的观察和识别

药物不良反应是重要的评价受试者服药后安全性的指标，为了及时观察和记录受试者受试期间发生的任何不良反应，并对受试者给予妥善处理。这就要求研究医护人员要充分了解新药试验中可能存在的不良反应风险。要求定时和在与受试者接触的各个环节有意识地密切做好观察和问诊观察工作，并记录。研究者应及时进行有技巧不诱导的询问，如"感觉怎么样啊，有什么不适吗？"，以保证及时获得信息并记录。另外要对受试者进行宣教，当出现任何不适，要有意识向研究者汇报。根据药物性质和半衰期特点，受试者在给药后 4 小时内的观察特别重要，医护人员要一直在受试者旁进行观察，不断与受试者沟通交流及宣教。在血药浓度的理论达峰时间，需要密切观察受试者的情况并做好受试者的宣教工作，如服用降压药后如何起床、如何床边活动和洗澡注意事项等的宣教。交班或讨论会时要多次强调观察重点及重要性。做到沟通不诱导、及时观察、及时报告和及时记录，做好交班记录工作。

2. 不良事件的处理

在临床试验和随访期间，对于受试者出现与试验相关的不良事件，包括有临床意义的实验室异常时，研究者和临床试验机构应保证受试者得到妥善的医疗处理，确保安全，并将相关情况如实告知受试者，同时研究者应警惕受试者是否有其他疾病。这些不良事件与严重不良事件的处理应该由授权参与试验的临床医生进行所有与临床试验相关的医学决策。

3. 不良事件的记录

不良事件要及时记录在原始文件中，包括开始时间、持续时间、严重程度、与 IMP 的因果关系、医疗处置、转归和康复结束时间等信息。因不良事件判断标准不同，临床观察的症状和体征所用的医学术语就可能与不良事件判断用的不同，最终统计分析用的是常用的 ICH 国际医学用语词典（MedDRA）。

4. 不良事件的报告

试验方案中规定的、对安全性评价重要的不良事件和实验室异常

值，应按照试验方案的要求和时限向申办者报告。除临床试验方案或其他文件（如研究者手册）中规定不需立即报告的 SAE 外，其他所有 SAE 应立即报告申办者，随后应及时提供详尽、书面的报告。SAE 报告和随访报告，应注明受试者在临床试验中的唯一识别编码，而不是受试者的真实姓名、身份证号码和住址。研究者应向伦理委员会报告 SAE。

试验过程中发生的新的、严重的药品不良事件于发现或者获知之日起 24 小时内报告，其中死亡病例须立即报告，分别报告国家药品监督管理局、国家卫生健康委员会、有关省或自治区或直辖市药品监督管理部门、伦理委员会、申办者或申办者代表。同时，研究者必须填写严重不良事件报告表（SAE），对严重不良事件的发生时间、严重程度、与试验药的关系及采取的措施等进行详细说明，并在报告上签名。有随访信息的，应当及时报告。初次报告应尽可能包括以下内容：报告来源、受试者基本信息、试验用药物名称、严重不良事件名称、持续时间、严重程度、与试验用药物的相关性、治疗以及事件的结果。死亡事件的报告，研究者应向申办者和伦理委员会提供其他所需要的资料（例如尸检报告和最终医学报告）。严重不良事件的内容应填写在 SAE 报告表内以传真形式报给申办者。如果在第一次报告 SAE 时无法填写或传真 SAE 报告表，可以通过电话报告，但需在电话报告后的 1 个工作日内由研究医生填好 SAE 报告表传真至公司。

5. 妊娠事件

根据试验药物的需要，通常临床试验对受试者的要求都是试验前后一段时间避免妊娠，这在方案和知情同意书中都会明确指出，有的试验中心还特别增加了避免妊娠告知书。妊娠本身不作为不良事件或严重不良事件，但妊娠过程中出现的任何一种复杂情况或由于医疗原因选择终止妊娠的情况将按照方案的规定，按照"不良事件"或"严重不良事件"记录、上报、随访。如果妊娠的结果符合严重不良事件的标准，则按严重不良事件进行记录、上报和随访；男性受试者的伴侣发生妊娠后，不要求男性受试者退出试验，但需要对其伴侣按照女性受试者发生妊娠的处理方式进行记录、上报和随访。其他作为严重不良事件的妊娠结果有"自然流产"，包括难免流产和稽留流产。

所有在出生 1 个月内发生的新生儿死亡，不管死因如何，都应作为严重不良事件报告。另外，对于任何出生 1 个月后的婴儿死亡，只要研究者认为该死亡可能与研究药物有关，也应按严重不良事件报告。

二十、应急情况的处理

1. 受试者可能退出试验的应急情况

在临床试验中，做好应急情况的预案安排。临床试验中会遇到留置套管针或者持针器采血困难，遇到受试者试验进行中因怕疼而不想扎针，或者在限定时间留取尿标本困难，或者临时突然提出退出试验等情况，在保障受试者安全和自愿参加自愿退出的原则，并做好心理护理和解释安抚工作，让受试者放松，研究人员要尽量详细了解其中的原因，并及时通知负责人或主要研究者，并协商进一步处理事宜。对于受试者出现应急医疗事件时，如晕针或者严重不适时，根据是否给予药物的情况进行积极的医疗处理，未给试验药的退出给药，给静脉药的可以停药，同时进行对症检查、治疗和观察记录。对于双盲试验，存在紧急破盲的情况，则按照方案中标明的破盲方法，由指定的执行人员进行破盲，同时及时记录在 CRF 中破盲的理由。

2. 终止试验

一般当临床研究发生如下情况将终止试验。

① 试验中发生与药物相关的严重不良事件，研究者提出终止试验。

② 试验中发生重大偏差或人为失误，严重影响试验质量，难以达到试验目的。

③ 在充分保障受试者权益和安全前提下申办者要求终止（如经费原因、管理原因等）。

④ 监管机构或伦理委员会因某种原因勒令终止试验，研究者在与申办者商议后可以终止本试验。

试验一旦终止，研究者需要立即告知受试者和伦理委员会，说明终止试验的原因，并以书面形式告知对受试者健康的任何潜在风险。申办者将在 15 日内向监管机构报告永久终止的试验、终止原因，提供对受试者健康的任何潜在风险的书面文件。申办者需告知研究者终止试验时的注意事项。

3. 研究者未依从法律法规、GCP、SOP 和方案的应急情况

（1）科研不端行为（scientific misconduct） 是指在临床研究中故意伪造、篡改或删除研究数据或记录。对这种故意行为的研究者进行

调查处理，取消其资质和授权，国际上会在官网上将该研究者列入黑名单。申办者可以考虑暂停试验。

（2）方案偏离或方案违背 药物临床试验必须遵循 GCP 原则、依从伦理委员会批准的试验方案。任何有意或无意偏离或违反 GCP 原则和试验方案的行为叫做方案偏离（protocol deviation，PD）或方案违背（protocol violation，PV）。试验过程中，如果发现重大方案偏离，合同研究组织或监查员需尽快向申办者报告。申办者可以在评估后申请对所发生的方案偏离进行重新归类（轻微归为重大，或反之）。重新归类时，申办者需将重新归类的结果以书面形式告知合同研究组织或研究者。轻微方案偏离需在 10 个工作日内，且在下一个周期开始之前或生物样品分析/统计分析前告知申办者。但下列轻微方案偏离可以只在研究报告中报告：逻辑偏离（实际采血时间与理论采血时间偏离；由于受试者时间行程导致的计划外访视）；行政偏离（如组织名称改变）。重要 PD 还可以进一步分类以采取相应的行动，如需要在试验实施的早期加以检查和纠正的 PD，需要在发生后立即向伦理委员会报告的 PD 等。所有的方案偏离均需在最终研究报告中进行分析和报告。PI 指派专人及时对方案的依从性进行评估，定期将方案偏离、方案违背按照情节严重程度分类并进行统计。PI 应关注统计结果，分析质量问题存在环节，找出解决策略，若方案执行存在较大问题，需再次进行方案培训。研究者/研究机构或申办者方面有不依从方案、SOP、现行法规的行为时，应立即采取措施以保证对方案的依从。

二十一、数据的收集和文档管理

临床试验需要收集数据和整理文档。临床试验的数据分为源数据（包含筛选病历、入选病历中的原始数据和检查报告数据等）和 CRF 数据。方案中原始记录的收集通常通过设计的原始病历和原始记录表记录数据。源数据的修改要按照 SOP 要求执行，必须留痕并不能掩盖初始数据。研究人员采集数据过程中要求可溯源、清晰、同步记录、原始、准确和完整。需要重点关注关键数据的收集，如采血点和不良事件。CRF/eCRF 的填写、录入和修改，要确保准确、完整、清晰和及时，均采用一人填写，一人核对；或者一人录入，一人核对。CRF 中报告的数据应与源文件一致，CRF 中任何数据的修改，应按照要求进行修改，使初始记录清晰可辨，保留修改轨迹。研究中心的研究者文件夹是过程文件，由专人、专柜和加锁保管。在试验过程中需要将有关临床试验项目数据的资料和非数据的文档资料及时整理和保存于研究者文件夹中（包括试验药物记录，试验监查报告，受试者筛选表、入选表及代码表，数据质疑和更正表，不良事件及报告的记录）。在临床试验研究整个过程中要做好文档的归档，将伦理审查和监管的每个环节都能体现在文档中。

数据收集后，数据管理人员或做源数据溯源（SDV）的监查人员可能对存在的数据提出质疑，相应的研究者或授权人员需要一一回答质疑，并签名和日期，以确保数据的真实完整和理解一致。纸质的疑问表可经影印后与 CRF 一同保存于研究文件档案，其原件则返回数据管理中心。如果数据管理员或 CRA 对研究者返回的疑问表回答合理满意，便可关闭质疑，需要更改 CRF 数据应由研究者完成更改。如果对答案不满意或者导致另外问题的产生，则可再发起质疑要求进一步澄清，直至问题完全解决。

为了保护受试者，在试验进行中研究者需要根据不良事件或异常实验室检查值持续进行分析安全性数据或给予医疗处理以保证风险可控。对于电子的数据，研究者要及时提交数据管理部门的药物安全警戒部门，也有助于通过数据管理发现药物警戒问题，以保护受试者并进行风险控制。

二十二、数据分析和总结报告

完成数据的核查、清理和更改后，应按照统计分析计划的要求进行盲态审核。之后，根据试验方案临床试验的需要，数据管理人员会对数据进行分析，包括预试验、中期或者终期分析，将分别生成相应的总结报告，包括临床研究报告、方法学确证报告、样品测试报告、数据统计分析报告，报告的格式和内容、附件和图谱等，按照最新的要求进行，报告经过整理、审核、签字、盖章后生效，生效的研究报告交于申办者。

二十三、受试者访视完成后阶段

受试者出院或访视后进行环境处置，研究护士需要及时处理受试者病房，对受试者的被服衣物等当日送洗和消毒处理。电子设备数据保证传输或者刻录保存存档。试验分析标本、备用标本和剩余药品按照方案或合同要求进行妥善处置。通常剩余的所有试验药物需要在研

172　　　　　　　　早期临床试验工作手册

究中心或第三方保存至试验上市后 2 年。研究者完成或协助完成 CRF 的转抄或录入工作。将筛选病历、入选病历、CRF、监查/稽查记录、试验报告、往来通信和电话通话记录等按要求进行及时整理和归档保存。临床试验完成后，研究者需要修订和确认申办者对试验数据的总结分析和试验报告，尤其是试验结果解释和不良事件的呈现，确定后研究者还需要向伦理委员会提交试验完成报告。

二十四、质量控制和项目质量持续改进

所有的研究者在各个环节重视质量控制，严格按照 GCP、SOP 和方案的要求实施，在确保受试者的安全和权益得到保障的同时，保证数据的真实可靠。项目质量控制人员要尽早参与项目，在启动会前针对特定的试验项目风险制定相应的质控计划和质控标准，并及时核查试验的准备、实施和数据资料等各环节工作。根据质控方案（计划和标准）进行试验全程质量控制，包括源数据核查、识别是否存在方案偏离和不合逻辑的情况等，同时配合申办者的监查员和稽查员的监查和稽查，与研究者沟通相关的质疑，并及时审查回复的质疑。整个试验项目采取质量持续改进方法，项目负责人会根据监查/稽查人员和本试验项目的质控人员反馈出现的问题，分析和总结问题的特殊性、普遍性和可预防性措施，及时向试验相关的研究者进行反馈，并讨论提出制定实施应对处理措施。质控人员在试验实施过程中可不断完善质控方案。试验项目结束后，所有的研究者包括质量控制人员按照质量持续改进理念共同总结讨论试验中出现的问题、避免的潜在问题和风险，根据汇总进一步确定改进的流程或 SOP 以保证质量持续改进。

（王泽娟）

第二节　临床试验项目工作环节流程

一、受试者筛选访视流程

物品准备：受试者出入登记表和受试者鉴认代码表、筛选牌、签字笔、消毒液、计算器，筛选病历和知情同意书。

↓

接待核对受试者：受试者进入研究室在出入登记表上签署姓名和时间，研究者核对本人与身份证的一致性及是否在有效期内，计算年龄是否符合入选标准，询问最近参加试验情况。

知情同意：集体谈知情后，研究医生对受试者谈知情和答疑后双方签署知情同意书，通过受试者招募库系统扫描确认受试者之前参加试验情况。

↓

分配筛选号：根据已签署的 ICF 分配的筛选号和身份证信息，发放筛选牌（筛选号和姓名缩写）；复印受试者身份证并保存。

↓

筛选：测身高体重，计算 BMI，问诊、体格检查、生命体征和心电图检查等。

↓

受试者筛选完成后，及时完成受试者鉴认代码表、筛选表，研究者确保完成当日的筛选检查后，受试者可以登记离开研究室。

二、受试者入院流程

准备物品：试验表格（出入院登记表、来访登记表等）、身份证复印件、胸牌、腕带。准备基线检查所用的物品并做好标识。

↓

登记：核对身份证，登记受试者访视时间及受试者签字（出入院登记表、来访登记表）。

↓

检查：严格检查受试者所带物品（包和衣服口袋），防止携带违规物品进入病房。

↓

环境宣教及发放住院宣教材料，更换统一的服装，护士将其私人物品锁于各自的储物柜中。

↓

根据方案要求在随机分配试验号前完成相关检查和送

检。（如尿筛、尿妊娠和酒精吹气检测等）

↓

确认合格随机入组的受试者后，发放试验胸牌和腕带，不合格的受试者办理离开手续。

↓

更改医院电脑医嘱系统中合格受试者的姓名代码（试验号）。

↓

统一给受试者做入院宣教，强调当日和次日的注意事项。

三、受试者在院管理流程

准备：受试者床位安排表，内容包括试验号和受试者姓名。

↓

嘱受试者晨起按时起床，按试验编号进行置入静脉留置针、采血、给药等。

↓

根据试验方案和人员安排，记录进食和饮水情况。

↓

给药后密切观察受试者，及时询问受试者用药后情况，如有异常及时通知研究医生，并遵医嘱进行必要处理，做好记录。

注意事项：注意室内温度。受试者不可随意串房间，需要活动时可到活动室活动，试验期间须穿病号服，一直佩戴胸牌和腕带。禁止私自使用电器，充电时注意安全，睡前及离开病房前需把充电器拔下，注意保持病房清洁卫生。

四、交接班工作流程

在班护士按时巡视病房或询问受试者情况，发现受试者不良状况及时逐级上报和记录。交班前将交班报告完成，发生不良反应的受试者记录完整、清晰。交班报告内容全面，需格式正确，修改正确，填写完整。交班研究护士在交班前应将交接物品、文件整理齐全。

↓

接班人员在规定时间内按流程与交班人员进行交接班，

接班人员要了解受试者上一班次的情况，本班次的工作，并确认手电筒位置、急救设备位置，清点抢救车药品。注意消防通道的通畅。

↓

在班期间根据试验方案要求完成的工作：采集标本、进餐、巡视病房、及时观察记录和报告、紫外线消毒采血室和治疗室。夜班准时熄灯、关电视、关电脑督促受试者休息睡眠。

↓

按时完成交接班报告，同样做好交接物品的准备，按规定时间和流程对下一个班次进行交接。

五、标本转运流程

准备物品：转运箱、试管架、转运表（留一备份）。

↓

将已贴好条码的标本逐一双人核对，统计数量并记录标本筛选/试验号，确认标本状态后放入转运箱中。

↓

标本准备转运时确认转出病房的时间，并记录于转运表中。

↓

筛选/试验期，专人转运至检验科，由专人接收，确认检验科扫码齐全并双方签字记录接收时间。

↓

完善转运标本表格归还于试验中心，收入试验文件夹。

六、出院登记流程

责任研究护士准备出入院登记表和宣教材料。

↓

受试者出院时，确认完成相应检查和操作，最后一周期住院的受试者确认领取或签收补偿金单子。

↓

向受试者宣教出院后注意事项及领取剩余补偿金的时间，并会电话通知出院检查未合格的受试者回院复查等注意事项。

↓

收回腕带、胸牌，归还入院代保管的物品，登记出院。

七、复查流程

医生确认复查受试者及项目，在 HIS 系统开医嘱，护士确认医嘱。

↓

研究护士或 CRC 确定复查受试者和检查项目，联系受试者并确认达到病房的时间。

↓

准备复查项目所需物品并做好标识（如尿杯、尿管、采血管、治疗盘、采血车等并标记清晰），以及转运标本箱和转运表。

↓

受试者回研究中心复查，登记出入院登记表（核对受试者身份信息），采集复查项目标本或信息后及时进行记录，检验项目需粘贴条码后送检。

↓

转运标本：对于检验项目双人核对无误后将标本转运到检验科，检验科全部扫码齐全后双签字。将转运表带回中心填写完整并保存。

注意：标本不宜放置过长，应及时送检。标本需双人核对，保证标本无误。

八、随访流程

按照试验方案的随访计划，通知受试者随访时间和注意事项，了解受试者按时随访的情况，提前按照随访项目在 HIS 系统中开医嘱单确认医嘱。

↓

研究护士或 CRC 确定随访受试者和检查项目，准备随访项目所需物品（如尿杯、尿管、采血管、治疗盘、采血车等并标记清晰），以及转运标本箱和转运表。

↓

受试者回研究中心随访，登记出入院登记表（核对受试者身份信息），佩戴胸牌和腕带。采集随访项目标本或信息后及时进行记录，检验项目需粘贴条码后准备送检。

↓

对于检验项目双人核对无误后将标本转运到检验科。

检验科全部扫码齐全后双签字。将转运表带回中心填写完整并保存。

↓

受试者完成随访项目，确认领取或签收补偿金单子。向受试者宣教出院后注意事项及领取剩余补偿金的时间，并会电话通知出院检查未合格的受试者回院复查等注意事项。

↓

收回腕带、胸牌，登记出院登记表。

注意：尽量保障受试者在随访时间窗内回中心随访，特殊情况不能按时随访要详细了解原因协助受试者克服原因或临时安排人员完成随访。

（王泽娟　刘晓娜　刘　晨）

第八章

研究中心的非试验项目工作

　　Ⅰ期研究中心在管理过程中还涉及很多非项目管理的日常工作，如 SOP 的制定、更新、修订和增补及多种培训、病房各室的管理、设备的维护保养和校准、抢救车管理及多部门沟通等。

一、 SOP 的制定、更新、修订和增补

　　为了保证临床试验操作的规范性和同质性，研究中心在建立之初需要制定一整套的标准操作规程（SOP），起草人员除了质量保证人员外，具体的设备和操作可交由实际操作的资深人员。在实际运行过程中质量保证人员要根据实际情况定期审查 SOP 的适应性和可操作性，及时进行调整修订更新和增补。

二、培训

1. 培训内容

　　（1）法规要求　《药物临床试验质量管理规范》第六条指出：参加临床试验实施的研究人员，应当具有能够承担临床试验工作相应的教育、培训和经验。第十六条指出：研究者应具备临床试验所需的专业知识、培训经历和能力。CFDA 发布的《关于印发药物Ⅰ期临床试验管理指导原则（试行）的通知》第十一条指出：Ⅰ期试验研究室应有相应的人员培训和考核管理制度。培训内容包括临床试验相关的法律法规、规范性文件和相关的技术指导原则，专业知识和技能、管理制度、技术规范、标准操作规程、临床试验方案等。确保参与临床试验的人员都有与其所承担的工作相适应的资质和能力。第十九条中指出：管理制度与 SOP 生效后应立即执行，所有工作人员必须接受管

理制度与相关 SOP 的培训，更新管理制度与 SOP 时，需进行针对性的培训。

（2）**研究中心**　学习药物临床试验相关法规对药物临床试验培训的要求内容，结合研究中心药物临床试验工作实践，建立药物临床试验的培训方法和模式，进行系统培训、针对重点环节培训、抓住存在问题培训和试验总结培训等，以培训促进各项工作落实，以培训促进药物临床试验质量，以培训贯穿药物临床试验全过程，从而提升临床试验水平及质量。研究中心也可安排工作人员参与稽查和核查，也是科室培训的重要内容，以通过不同角度提高培训的效果。通常内部的理论培训内容包括：法律法规、GCP、SOP、症状管理、抢救药品、应急预案等。为了提高研究人员的技能，通常还培训科研知识、临床试验专业英语、药物相关知识和疾病知识等。实践培训内容包括知情同意、原始记录填写、体格检查、病史采集、抢救、生命体征测量、采集血标本、留取尿标本、应急演练、语言行为规范及受试者宣教等。

2. 培训方式

根据研究中心的特点，培训来源可分为内部培训和外部培训，培训的方式可以包括现场授课讲解、网络授课和自学等。

外部培训包括医院组织的各种培训和临床试验相关会议和沙龙等，临床试验相关会议通常可以获得证书并存档。内部培训是为了提高研究中心参与试验人员的经验和水平，按照年度培训计划和实际试验项目，组织安排的培训，按照内部培训的 SOP 记录培训内容和评价培训效果，必要时进行定期考核。

三、病房各室的管理

《药物Ⅰ期临床试验管理指导原则（试行）》中指出试验病房应具有开展Ⅰ期临床试验所需的空间，具有相对独立的、安全性良好的病房区域，保障受试者的安全性及私密性。应设有档案室、药物储存和准备室、配餐室、监查员办公室。除医护人员工作区以外，还应设有专门的受试者接待室、活动室、寄物柜。试验区、办公区、餐饮区和活动区应各自独立。具有安全良好的网络和通讯设施。

通过该指导原则配备的病房比常规病房具有更多的功能室，需要根据不同功能室的特点进行管理。通常可以专人专管，设定管理员，如档案室和药物储存准备室，还需要根据情况进行专人授权管理和实时监控。档案室管理员定期整理档案室、归档试验病房的非项目资料，并及时更新研究者的简历和培训记录。为了保证药库、档案室、样品处理室、实验室等的温湿度要求，需要专管员定期查看温湿度监控记录，收到温湿度临床值报警及时启用相应的应急预案和处理。为了保证临床试验日常从医院领取的物品供应充足，需要有计划清点治疗室物品并及时补充。

为了保证整个病房的安全，受试者住院期间能够随时得到医护人员的监护，通常病区是需要设立电子锁或门禁系统，只有工作人员能自由出入，其他外来人员均需要签署出入登记表。

四、设备的维护保养和校准

《药物Ⅰ期临床试验管理指导原则（试行）》中指出试验病房应配备抢救室，具有必要的抢救、监护仪器设备和常用的急救药品、紧急呼叫系统等，确保受试者得到及时抢救。试验病房应配备具有生命体征监测与支持功能的设备，如心电监护仪、心电图机、除颤仪和呼吸机等，并具有供氧和负压吸引装置。除抢救设备外，通常Ⅰ期临床试验研究室还配备的电子设备包括同步定位时钟系统、床位呼叫系统、心电图机、离心机、冰箱、生物安全柜、监护仪、输液泵、注射泵、酒精吹气检测仪、移液枪、电子血压计、HIS系统、LIS系统、温湿度监控系统、样本管理系统、EDC系统和CTMS系统。

仪器设备管理应由专人负责，按照SOP定期给予维护和校准，出现故障及时维修或报废；每个设备应该建立各自的档案，包括接收、验收、使用、维护、校准、维修和报废，仪器设备应有清晰的标签标明其生产日期和运行状态，使用、维护、校准和维修均有记录；对相应资料进行定期归档管理。对于临床试验设备的校准是非常关键的环节，确保试验病房的仪器设备符合国家的相关要求，这样才能保证设备产生数据的可靠性，通常研究中心要保留设备校准报告的复印件，以备监查员或稽查员查看。仪器设备操作者应具有适当资质并经过操作培训，应根据相应用途使用设备。

五、抢救车的管理

《药物Ⅰ期临床试验管理指导原则（试行）》中指出试验病房应配备抢救室，具有可移动抢救车，且配有抢救药品和简易抢救设备，确保抢救设备状态良好，能备应急使用。特别提出要具有常用的急救药品。

根据医院抢救车药品配置要求和临床试验抢救用药特色，Ⅰ期临床试验研究室配备特色的急救药品和物品，所有药品物品定点放置，有专门的抢救室管理人员，负责定期清点抢救室的急救药品物品。为了保证受试者的安全，保证所有的研究者能够熟悉研究药品和物品的种类、剂量、用法和存放位置，可以轮流安排研究者清点核对抢救药品，并注意每月进行有效期检查，对于过期和变质药品要提前申请更换，以保证抢救药品均在有效期内，可以使用。

六、与其他部门和人员的沟通

早期临床试验需要与医院的各个部门合作，如试验机构办公室、伦理办公室、财务处、信息中心、检验实验室、胸片、B超室、ICU和急诊等。在早期临床试验建立之初，需要与财务处、信息中心和检验实验室做好沟通协调，使整个试验流程顺利开展。

早期药物临床试验，尤其是首次人体试验，具有很大风险性，所以除了研究中心具有抢救意识和能力外，如果出现后续的抢救治疗，还需要医疗机构其他部门的支持。因此在建设病房初期，在制定SOP和平时实践演练时，都需要考虑与ICU或急诊部门做好沟通协调，建立绿色通道。指导原则中提到迅速转诊的能力，就是保证抢救后转诊的绿色通道通畅。药物Ⅰ期临床试验研究室在医院的位置不同，转诊的科室可能会有所不同，但大部分都限于病房ICU或者急诊部门。在迅速转诊的过程中，除了保证路途通畅外，还需要接应的科室和人员提前被告知，并准备好床位和药品设备等。为了保证整个通道的通畅，通常就需要建立通畅的绿色通道，各个中心需要根据自己的实际情况制定，明确绿色通道路线，明确相对应科室的联系人和电话等信息。

（王泽娟）

第九章

受试者的管理

Ⅰ期临床试验原则上在健康志愿者中进行。受试者必须身体健康，不患有影响本项试验的疾病；对试验性质、试验目的充分了解；对试验药的主要药理特性及可能的受益和风险以及符合《赫尔辛基宣言》规定的受试者的权利和义务也充分了解。如果试验药物为毒性较大或耐受性在患者和健康人之间存在较大差异的，或特殊的对免疫系统有较强影响的药物，可以根据药物的具体情况，选择目标适应证患者为受试对象。如研究药物为抗肿瘤的化疗药物，则可选择癌症患者作为受试对象。另外，如果研究药物针对特殊人群，例如研究药物为治疗妇科疾病的，则不选择男性受试者，只选择女性受试者。

临床试验的受试者管理对于临床试验的成败至关重要。整个受试者管理过程中要注意对受试者个人资料的隐私性的保护。针对早期临床试验的受试者有健康受试者和患者受试者两种情况，以下将分别进行描述。

第一节　健康受试者

在中国，健康受试者参与Ⅰ期临床试验的人群较为年轻和多元化，因其身体状况、思维模式的不同导致受试者的依从性参差不齐，给我国Ⅰ期临床试验的受试者管理工作带来较大难度。当受试者以快速获得经济来源作为目的参与试验时，就容易忽略试验药物本身可能对其身体造成的伤害，导致受试者在招募期和筛选期可能向研究者隐瞒临床试验的参与史、病史或过敏史等，这不仅会给受试者自身带来很大隐患，也会影响临床试验药代动力学的测定。随着《药物 I 期临床试验管理指导原则》的颁布，国家对于新药 I 期临床试验的要求越来越严格。如何有效管理受试者，控制风险以达到试验目的是临床试验的核心环节。本章从与受试者接触的各个环节叙述，包括受试者招募、知情同意、筛选、住院和随访等，每个环节从细节着手对受试者进行管理，以达到临床试验中保障受试者的安全和权益、控制试验风险、提高试验质量的目的。

一、受试者招募

1. 招募人员

药物临床试验受试者招募、依从性等方面存在影响试验的风险，有可能会影响试验进程。因此，无论委托方和研究者，对于受试者招募都非常重视。一项研究通过伦理审查后，委托方和研究中心会指定专人负责本项目的招募工作，向其提供经伦理委员会批准的最新版知情同意书作为参考。目前大部分 I 期临床试验对健康受试者的招募方分为两类：第三方招募公司负责招募和研究中心建库招募。当委托招募公司招募时，伦理委员会除了审核招募广告还会审核招募公司的资质，研究中心需要专人及时与招募公司进行沟通，以方案中的入排标准为依据及时检查，对其中的招募的受试者是否符合要求、男女比例是否合适、招募计划是否能准时完成等问题及时跟进，无论选择那种方法，要及时发现问题，主动与招募公司沟通，避免因招募的受试者数量不足或受试者的身体条件不适合而影响试验进程。

2. 招募方式

传统的受试者招募一般以张贴招募广告的形式进行，如在医院、医学院校内网和公告栏等地方张贴广告。随着时代的发展，现出现了很多新颖的受试者招募方法，包括建立受试者数据库、建立受试者 QQ 群/微信群、发招募广告、发放联络卡等。志愿者有意参与试验，会通过研究者留下的联系方式进行咨询，在咨询交流的过程中，研究团队应以熟练的业务知识进行专业严谨的解答，使志愿者感受到良好服务的同时，增加志愿者对研究单位的信任度，也提高其参加试验的依从性。切忌不能以个人鼓动的方式招募，将对志愿者强迫或不正当影响的可能性降到最小。另外需要注意的是招募咨询时不过分强调治疗免费和经济补偿，以免诱使志愿者冒过度风险或不是根据自己的更佳判断而自愿参加。

3. 招募方案制定

作为研究者，理想的受试者招募是在最短的时间筛选出足够数量并符合方案要求的受试者。然而，研究者常常会面临招募时间过长或拟定时间内招募志愿者数量不足的问题，此外，还可能会出现志愿者撤回知情同意书退出试验等情况。因此制定招募方案时，要注意以下几个方面。

（1）计划招募人数　根据以往的经验，计划招募人数可参照以下比例：若检查项目较多（如包含 B 超和胸部 X 线片）时，可按男性 1∶（3～4）、女性 1∶（4～5）计算招募人数，更多项目者甚至可以放大到 1∶10；若检查项目较少时，可按男性 1∶（2～3）、女性 1∶（3～4）计算招募人数。

（2）志愿者数据库的建立　为了迅速启动研究、招募健康志愿者入组，避免招募时间过长的问题，一些Ⅰ期试验机构使用了通用或常规的受试者筛选办法和同意原则，建立一个潜在参与者的数据库。美国的人类研究保护办公室（OHRP）认为，对于研究来说，数据库的建构是至关重要的，并且，具体的干预研究（包括潜在受试者筛选）需要接受伦理审查委员会（IRB）的监督及知情同意。需要谨记的是，潜在志愿者库建立后的维护也是至关重要的，维护过程中需要关注和更新库中志愿者的有效联系方式，参加试验的情况和活跃程度。

（3）受试者中途退出的预防　对志愿者的充分评估和完全细致的知情同意可在一定程度上避免出现受试者中途退出试验的情况发生。

二、知情同意

参与试验前，研究者需向受试者说明试验性质，试验目的、可能的受益和风险、可供选择的其他治疗方法以及符合《赫尔辛基宣言》规定的受试者权利和义务等，使受试者充分了解，慎重考虑后，表达其是否参与试验的过程叫知情同意。同意参与试验的每一位志愿者需签署表示自愿参加此项试验的文件证明材料为知情同意书。每个试验的知情同意书需经过伦理委员会的批准，知情同意书中除了充分告知受试者临床试验的相关信息、注意事项、试验可能的受益和风险、受试者自主权及隐私权等原则外，还应写入补偿费金额以及发放方式。知情同意书中应纳入关于可能的风险、自主权、隐私权等原则，一定要写明白，受试者按照完成试验具体的进度规定可获得相对应的补偿金，完成试验全部阶段则可获得全额补偿，尽可能避免与受试者在观察期前未入选或观察期提前退出时产生纠纷。进行知情同意的研究者在与志愿者知情同意前需经过规范培训，充分熟悉试验方案内容，知情同意时研究者应按照伦理委员会批准的知情同意书，对志愿者提出的问题应做尽可能详细、如实地回答，不得采取隐瞒、欺骗或变相诱导的行为。知情同意过程中要注意以下几个方面。

1. 避免仅采取成批进行方式

Ⅰ期临床试验对志愿者仅仅采取成批进行知情同意过程这种方式，忽略应给予志愿者充分的知情同意考虑时间这一重要问题，也无法逐一听取并答复志愿者的疑问和意见，容易造成志愿者知情同意不充分，这不仅会导致受试者权益得不到充分保障，还容易造成受试者考虑不充分中途退出，因此这种方式应尽量避免，应充分结合一对一知情。

2. 正确规范知情同意

正确的知情同意应先给志愿者发放正确版本号的知情同意书让其先认真阅读，再使用他们能听懂的语言，以试验方案为依据，进行充分告知，内容包括：药品信息、试验目的、入排标准、可能的风险、采血总量、日程安排、治疗与抢救措施、补偿费用、研究机构联系人及联系方式、研究机构伦理办公室联系方式等，其中风险不能避谈，要充分告知。要有让受试者经过考虑的时间，要让受试者有机会在私密独立的空间一对一向研究者提问，志愿者充分知情后签署姓名全称和日期后进入筛选。同时，知情同意过程中必须告知志愿者以下几个方面。

（1）为保障其人身安全，应如实汇报既往病史、家族病史、变态反应史等情况，如果有所隐瞒可能会在试验过程中导致身体危险的情况发生。

（2）在知情同意书上签字意味着已详细了解试验相关信息，认同知情同意书中的条款。

（3）告知受试者在试验的任何阶段有权随时退出试验而不会遭到歧视或报复，其医疗待遇与权益不受影响。

（4）受试者参加试验及在试验中的个人资料均属保密。只有在必要时，药品监督管理部门、伦理委员会或申办者，才可以按规定查阅参加试验的受试者资料。

（5）知情同意书的签署

① 见证人：属于自然人，指与本试验及当事人无利害关系的人，又称在场见证人。

ICH-GCP 接受见证人的前提是受试者或代理人不能阅读，即受试者和代理人能够理解研究者的解释，但无法给出书面的同意意见（如文盲），需要见证人。见证人是作为知情过程和受试方自愿表示同意的证明人，而不是代替受试者决定参加试验的人，知情同意的主体仍是受试者或其代理人。对于知情同意书的签字，见证人需要签字，受试者或代理人也需要签字。但 2013 年 10 月 31 日发布的《疫苗临床试验质量管理指导原则（试行）》中描述："如受试者及其法定监护人无识字能力，知情同意过程应有见证人参加，由受试者或其法定监护人口头同意后，见证人阅读知情同意书与口头知情过程一致，受试者加盖手印，见证人在知情同意书上签字。"2016 年 6 月 1 日实施的《器械临床试验质量管理规范》第二十三条中描述："受试者或者其监护人均无阅读能力时，在知情过程中应当有一名见证人在场，经过详细解释知情同意书后，见证人阅读知情同意书与口头知情内容一致，由受试者或者其监护人口头同意后，见证人在知情同意书上签名并注明日期，见证人的签名与研究者的签名应当在同一天。"

② 监护人：是对于无民事行为能力和限制民事行为能力的人而言，无民事行为能力人、限制民事行为能力人的监护人是其法定代理人。

③ 法定代理人：是全权代理，其法律地位相当于当事人，其代理权限不受限制，可以行使被代理者享有的全部权利。需要有法定代理证明来证明其代理能力。2020 版的 GCP 中未用此概念。

对无行为能力的受试者，如果伦理委员会原则上同意、研究者认为受试者参加临床试验符合本身利益时，则这些患者可以进入试验，同时应经其法定监护人同意并签名及注明日期。如果受试者或其法定代理人不能阅读，在整个知情同意讨论期间必须有一位见证人。

在紧急情况下，无法取得受试者本人及其法定代理人的知情同意书，如缺乏已被证实有效的治疗方法，而试验药物有望挽救生命、恢复健康，或减轻病痛时，则需要在试验方案和有关研究文件中说清楚接受这些受试者的方法，并事先取得伦理委员会的同意。入组此类受试者后要及时告知伦理委员会。

临床试验知情同意书的签署与常规医疗知情同意书的签署会有不同。常规医疗知情同意书由患者本人或近亲家属签署，如2010年1月22日《病历书写基本规范》第十条，对需取得患者书面同意方可进行的医疗活动，应当由患者本人签署知情同意书。患者不具备完全民事行为能力时，应当由其法定代理人签字；患者因病无法签字时，应当由其授权的人员签字；为抢救患者，在法定代理人或被授权人无法及时签字的情况下，可由医疗机构负责人或者授权的负责人签字。而临床试验知情同意书要求由受试者本人或法定代理人签署，同时研究者也要签署，其知情对象是受试者本人，除非受试者本人没有知情同意能力，才允许法定代理人签署。在实际操作过程中，临床医生有可能将临床试验知情同意书与临床常规知情同意书的签署混淆。比如，诸多罹患癌症且有民事行为能力的患者本人对自己的病情并不知情，临床常规知情同意书由患者家属签署较多；但若要参加临床试验筛选，则需要患者充分知情且本人签署知情同意书。

简而言之，在临床试验中，对于有行为能力、可以辨认自己的行为、非文盲的成年受试者，除有具有法定代理证明文件的法定代理人或监护人可以代替签署知情同意书之外，原则上都必须由受试者本人签署；对于无行为能力、限制行为能力、昏迷和文盲等无法知情同意的受试者，则需要在伦理委员会审核同意下，由法定监护人或法定代理人进行代理签署知情同意书；受试者或者其监护人均无阅读能力时，由受试者或者其监护人口头同意后，见证人在知情同意书上签名并注明日期。

3. 试验中研究者应给予受试者持续知情同意

从受试者签订知情同意书到试验的随访结束，研究者与受试者应保持良好的沟通和密切的联系，应给予受试者持续的知情同意，耐心解答受试者提出的有关试验的相关问题，这对于取得受试者的信赖、提高依从性非常重要，特别对于连续耐受或连续药代动力学试验，能降低受试者脱落和（或）失访率。

4. 受试者数据库信息采集维护

对已签署知情同意书的受试者要采集其身份证信息，与受试者数据库比对，若该受试者曾入选试验，查看距离末次给药时间间隔是否符合本次方案要求；若其曾被剔除，查看每次筛选失败原因以及前一次筛选距本次的时间间隔，判断此受试者是否适合参加本次筛选。以杜绝受试者频繁参加药物试验，或有冒名顶替、隐瞒病史等现象对受试者造成的潜在危险性。

三、筛选

Ⅰ期临床试验受试者筛选一般由研究者根据方案要求拟定筛选项目。理想的受试者筛选是在拟定的时间、拟定的体检人数内筛选出足够完全符合方案人数要求的受试者，因此要提前制定好方案和流程，这样容易按计划筛选入选足够合格的受试者。

1. 宣教

筛选工作中可能会面临着各种问题导致筛选失败，可包括：①部分志愿者为了获取免费体检，隐瞒病史，如艾滋病或梅毒；②部分志愿者为了获取试验补贴，不但隐瞒病史，还找人冒名顶替参加体检；③受试者短时间内在同一或不同单位参加多个临床试验；④试验前不良的饮食、生活作息会影响体检结果，导致筛选失败等。

因此研究者要加强宣教以提高依从性和成功率，宣教从招募开始持续整个试验。受试者招募时会明确告知受试者入排标准和试验计划的进度和流程，来参加筛选前强调相关注意事项：出入研究室均查看有效身份证件，不穿高筒袜以便于采集心电图，筛选体检抽血或B超体检前需要空腹等。研究者通过受试者身份筛选系统尽量排除参加多个试验的受试者，另外在受试者体检过程严格把关，同时注意自身防护。

2. 筛选编码

为保护受试者隐私，受试者签署知情同意书之后给予筛选号，随后的临床试验资料中所有有关此受试者的资料也全部采用相同编码。为了保留受试者个人的真实信息，我们需要保存受试者鉴认代码表，要确保所有签署知情同意书的受试者信息都有记录，包括筛选号、姓名、年龄、性别、身份证信息、有效电话号码、家庭住址等，要注意对应筛选号填写准确无误。在发放的受试者筛选胸牌中明确注明筛选号。

3. 筛选体检

(1) 优化筛选体检流程 筛选前研究者应反复推敲，优化筛选体检流程。①体检过程中，要优先对受试者进行 BMI 测量、问诊、生命体征、心电图、体格检查、留尿等无创检查，抽血和胸片等有创和需要接触放射线的检查则在最后进行。对先行项目不符合入排标准的受试者可不进行后续检查，避免对受试者造成进一步伤害。②为了便于受试者掌握流程，通常受试者筛选胸牌上可有根据体检顺序设计的项目流程介绍，研究中心要安排相应人员对受试者进行宣教和引导，在进行每项筛选项目前，对受试者进行相关的宣教，告知受试者筛选环境、流程及注意事项，有些受试者无论对环境还是体检项目都陌生，需要耐心地进行解释。例如：留尿环节特别需要详细解释中段尿如何留取，同时要着重观察受试者依从性，避免受试者夹带他人已留取尿样冒充，或在尿样中添加水或其他液体，以确保留取的尿标本为合格的。③每个项目完成后由负责的研究者确认划钩和签姓名缩写。

（2）外出检查注意事项　若筛选期有 B 超、胸部 X 线片等大型仪器类检查需要到相应医技科室进行，如与其他体检项目距离远，则叮嘱受试者不可自行随意走动、宣教进食或饮水情况，由研究者或研究协调员带领，途中全程监护受试者人身安全，检查前核对受试者身份信息，确保所有受试者均为本人参加。

（3）筛选体检结束宣教　筛选结束时，要告知受试者何时将获知筛选结果，同时对其宣教试验方案要求的注意事项，如禁烟并禁服葡萄柚汁或任何含酒精和黄嘌呤的食品和饮料（包括巧克力、茶、咖啡、可乐等），避免影响试验结果的科学性（原因见附 1～附 6）。

（4）筛选体检结果处理　受试者入选要严格执行方案规定的入排标准，待血液学检查和影像学检查全部回报结果后由研究医生及时判断，最终确定符合入选条件的受试者后，及时通知收受试者。①对未入组受试者要告知筛选失败原因，如果受试者体检异常必要时建议其专科就诊。②合格受试者通知其入选，同时给予入院宣教（见附 7），如：住院日期；受试者住院要携带身份证以便登记核对身份，携带个人生活物品以便住院期间使用；不得携带违禁品，如烟、打火机、火柴、酒、食物、饮料、药物等，在住院前将进行物品检查等。③告知受试者如有特殊情况（如身体不适或其他原因无法参加试验）务必提前通知研究者，以便有时间做出相应调整。④若因筛选合格比率低而未达到计划入组人数，则安排再次进行筛选体检，直至筛选出足够的合格受试者。

四、住院

筛选结束通知符合入选条件的受试者在规定时间内按时入住 I 期

病房参加药物临床试验。整个试验期间，按照试验方案对其饮食、饮水、活动等接受研究者统一规范化管理，对其生命体征进行密切监测，并且针对可能发生的不良事件做出预防和处理的准备，试验前Ⅰ期病房要在人员和设备上进行充分准备，全体研究人员接受规范化培训，在受试者因参加临床试验而受到损害时，能够给予及时的治疗和（或）抢救措施，以保证药物临床试验过程规范，结果科学可靠，保护受试者的权益并保障其安全。受试者入住人数一般应多于入组人数，避免因随机前生命体征、心电图等基线检查不符合入选标准或因其他特殊情况出现无法达到足够入组人数的情况。对于基线合格而因人数已满而不能入组的受试者，做好宣教并按知情同意书中的约定做出经济补偿。

1. 入院管理

Ⅰ期临床试验受试者一般是成批或分批入组进行试验。由于试验人数较多，试验过程的管理显得尤其重要。

（1）受试者信息核实　受试者入住Ⅰ期病房时需再次出示身份证，研究者将进行身份信息核对，登记出入院记录，对受试者入院日期及时间准确记录，发放胸牌和腕带，告知受试者试验期间必须佩戴，以方便试验中的身份信息核对。

（2）床位安排及宣教　研究者按照试验环境病房规划、受试者数量和男女分开等情况安排床位，并由专人一对一陪同受试者进入病房检查物品，同时给予宣教并发放宣教材料（见附8），与受试者进行确认已理解宣教内容。

（3）物品检查　受试者入院时需对其随身携带物品进行检查，避免受试者在入住时携带、藏匿违禁品，影响试验的准确性。检查前征得受试者同意后对其携带物品逐一进行检查，若受试者携带了试验违禁品（如烟、打火机、火柴、酒、食物、饮料、药物等），需暂时交由研究者进行保管，并告知其这些物品将于出院时原物归还。告知受试者，试验期间禁止吸烟。临床试验中只依靠询问吸烟史来确定吸烟状态是不可靠的，入住时研究者应检查受试者是否携带香烟，并且自入住起的整个试验过程中，研究者需密切关注受试者，以避免其吸烟。

2. 给药

药物临床试验给药前告知受试者给药后医护人员会密切观察保障

其安全，根据试验方案要求其排空尿液。给药前要双人核对给药，仔细核对全部信息，包括受试者身份信息与药物编码，确保无误再给药。给药时间遵循试验方案，叮嘱受试者服药后规定的时间内上半身保持直立，确保药物在体内经过正常途径分布；若服药后身体不适则及时报告。一般按照方案要求研究者全程监督已服药的受试者，医务人员负责医学监护并及时询问受试者的情况，以及时发现和处理发生的不良事件。为了保证受试者的口服药物依从性，根据药物的半衰期和剔除标准要求需要观察受试者的呕吐情况，如果受试者在需要观察呕吐的时间段内需要如厕，通常研究人员需要陪同并观察记录。

3. 不良事件观察和处理

（1）试验前准备

① 为避免研究者对不良事件观察的忽略，研究者试验前要充分了解试验方案外，还要根据文献报道和临床前药理、毒理资料对可预见的不良反应制定相关的应急预案和标准操作规范（SOP），应急预案应包括心肺复苏、过敏性休克、心脏异常、呼吸衰竭、低血糖、急性药物中毒、急性肝肾功能衰竭、上消化道出血、过敏性皮肤损害等，试验前全体研究人员进行应急预案和标准操作规范（SOP）的强化培训学习，以确保严重不良事件发生时受试者能受到及时的救治，保障受试者安全。②试验病房的床旁、浴室应安装紧急呼叫装备，确保医学监护装备等处于备用状态。③试验前研究者要告知受试者为保障其身体安全，不能隐瞒服药后出现的身体不适反应，如有发生要及时与研究人员沟通。

（2）试验期间安全监护 受试者住院期间，研究者要对其进行24小时医学监护，对可能引起心脏反应或某些风险较高的药物，还要给受试者连接心电监护，要认真做好安全管理，任何的疏忽都会影响试验安全性的判断，甚至对受试者造成不可逆的伤害；试验过程中研究人员应密切观察受试者情况，并且与受试者做好沟通工作，在白天进行任何操作时注意询问受试者情况，夜间按作息时间叮嘱受试者休息，紧急状况使用床旁、厕所、淋浴间的紧急呼叫器。对于试验中不可预见的不良反应，轻者给予对症治疗，当有受试者发生较严重的不良事件时，研究者按已建立的应急预案标准操作规程（SOP）积极救治，将损害降至最低，以挽救受试者的生命为宗旨；对受试者发生的不良反应，哪怕是轻微不适的主诉也要真实、准确、完整、及时、合法地记录于病历和病例报告表，严重不良事件记录同时要报告药品监督管理部门、卫生行政部门、申办者和伦理委员会，并在报告上签名及注明日期，以保证临床试验过程的规范，结果科学可靠。

4. 受试者依从性

受试者在试验过程中的依从性是试验过程管理的重要环节，关系到试验能否高质量、顺利完成。如何提高受试者依从性是临床试验的瓶颈问题。研究室可制定"受试者温馨提示和安全提示"和试验项目宣教材料，既可以提高受试者依从性，又有助于试验质量控制；配备电视、网络、书报等娱乐设施，增加受试者在Ⅰ期病房的归属感；受试者进入病房后集中管理能规范试验流程，便于研究者对试验情况的观察。为了便于受试者一直在病房统一管理而不出病房，整个病房采用电子门禁和门锁管理系统，知情同意和宣教中均指出住院期间对于健康受试者实行封闭式管理，活动区域主要在病房和活动室，对病房及受试者活动区进行温湿度监测，可保障受试者所处环境适宜，提高依从性。试验期间受试者更换统一的衣物及拖鞋。

5. 受试者宣教

受试者住院时，研究人员在试验的不同阶段要进行有侧重点的宣教，采用集体口头宣教和随时宣教相结合，以保证受试者在试验的不同阶段对试验流程的绝对熟悉；研究人员要根据试验方案提前写好宣教材料，不仅要做好面对面宣教，还要把纸质宣教材料发放到受试者手中，以免受试者在试验过程中遗忘。

要注意针对试验药物的不同性质和试验方案的要求，对受试者进行不同侧重内容的宣教和心理护理。如有些药物对饮食和饮水有要求（原因见附9～附13），个别药物如降压药还会特别要求注意受试者的活动、洗发和沐浴时间，都要有针对性进行宣教。

(1) 饮水 目前生物等效性研究指导原则中指出给药前后1小时禁水，需要研究者于给药日禁水开始时间前统一收取受试者水杯，于禁水结束时间后返还。

(2) 饮食 目前Ⅰ期临床试验研究基地承接的项目主要包括Ⅰ期药物临床试验和生物等效性试验，招募的受试者一般为18周岁及以上的健康成年人。为了使试验研究标准化，减少试验药品本身之外的其他因素的影响，受试者住院期间，需要按试验方案要求在指定的时间摄取指定的食物，不摄取除此以外的任何食物。方案要求禁食时，研究人员要检查受试者可活动区域，保证其内无剩余食物。所有受试者采用统一配置的餐食，每人定食，禁止受试者之间相互交换食物，避免人为因素导致同组受试者饮食不统一，并根据试验方案记录饮食、饮水情况（开始时间、结束时间和量）。对于生物等效性研究中需服用特殊餐，如高脂餐时，则按照方案给受试者计划好餐饮，进食时间严格控制，记录用餐开始时间和结束时间，观察是否有剩余，如果有剩余要记录描述剩余情况并判断是否达到高脂餐的要求。对于特殊的药物如降糖药，随同服药或后续均需要喝糖水的，要单独做饮用糖水的记录表。

（3）活动　根据药物性质、住院时间和试验流程安排，必要时由研究人员统一带领受试者活动。

6. 出院

出院前还要对受试者进行登记，登记受试者信息和出院日期时间，对受试者宣教出院后注意事项（见附14），如活动、饮食、睡眠、避孕和身体不适的报告等；出院时将入院由研究者保管的物品归还受试者；对于需要随访的受试者要做随访宣教，发放随访资料，嘱咐受试者保持通讯畅通，确认受试者对随访宣教已理解。

五、随访

及时的随访对试验后药物不良事件的评价非常重要，尤其是迟发性的不良反应，如不及时随访其往往被忽略，这对Ⅱ、Ⅲ期临床试验甚至药物上市后的应用都有着重要的影响。对于出院后需要随访的受试者或根据试验方案需间断住院的受试者，出院时要叮嘱其下次住院或回访的时间，发放宣教材料，以及讲解随访期每日记录的日记卡/安全卡，研究人员要对受试者讲解随访期对受试者的要求，务必确认受试者已经理解。随访日前要电话通知和确认受试者能按随访时间前来进行检查，并且再次向受试者强调随访期间注意事项，对随访期受试者发生的特殊情况要及时做出处理并记录，严重不良事件记录同时要报告药品监督管理部门、卫生行政部门、申办者和伦理委员会，并在报告上签名及注明日期。随访期间研究者和受试者要保持有效而良好的沟通，保证受试者随访期的依从性和随访检查的质量。

（王泽娟　刘晓娜　冯　丽）

第二节　患者受试者

患者作为受试者时，其管理工作除要做到健康受试者管理过程中的要求外，因其身份和身体健康状况的特殊性，还有一些特殊注意事项。

一、招募和知情同意

对于参加早期临床试验的患者，尤其是肿瘤患者，招募大多是在医院门诊或病房由医生提供试验信息招募患者。在谈知情同意和签署知情同意的过程中，与健康受试者不同的是，研究医生提供的必要信息除知情同意书中的必备内容外，还要告知受试者可能被分配到试验的不同组别，对于肿瘤受试者还需要介绍疾病的诊断、分型分期、目前的标准治疗等，对于肿瘤临床试验尤其要注意避免将试验药说成是受试者的唯一救命稻草，要如实说明早期临床试验的目的不是疗效，说明目前状态下受试者可选的几种治疗方案及措施，并要充分说明试验药及其他方案各自的利弊。要让受试者和家属有充分的时间理解和查阅相关资料，与家人充分征求意见。最后应由患者本人签署书面知情同意书，对于将知情同意书拿回家的受试者要求将其带回跟研究医生沟通交流后一起签署，以防带回家的知情同意书上不是受试者本人签字，也可以避免受试者并不是自愿参加试验的情况。如果特殊情况患者不能签署，应遵循《药物临床试验质量管理规范》的规定，在伦理委员会原则上同意、研究者认为受试者参加试验符合其本身利益时，患者也可以进入试验，同时应经其法定监护人同意并在知情同意书上签名及注明日期。知情同意及知情同意书的签署一定是在所有的检查、操作及处理措施之前，不可以先操作后补签字，这是对医院、研究者以及受试者的保护。

二、随访

肿瘤的治疗是一个长期复杂的过程，这就决定了肿瘤临床试验受试者的随访是周期重复的，只要受试者未出组也未撤出知情就会定期进行门诊随访和住院随访。对于门诊随访，无论授权的研究医生是否出门诊均需接待受试者、阅读检查和检验报告，评估受试者的不良事件并给予相应处理，完成门诊访视记录。肿瘤受试者多反复住院，在现在病房管理要求周转率及新患者率的情况下，受试者的住院访视需要根据试验方案要求同住院总医师或主诊医师及时协商、优先安排，并按照临床试验的要求完整记录医疗病历，如不良事件的分级、起止时间、与试验药物的相关性、试验药物是否需要减量、使用了何种合并用药、合并用药的起止时间、用药目的等。

三、合理沟通

　　肿瘤临床试验的主要终点指标多数是无疾病进展生存期或总生存期，也有把总生存期作为次要终点指标。但无论如何，肿瘤的临床试验绝大部分都要收集受试者的生存信息及出组后治疗用药的情况。这就需要保证研究医生和受试者之间保持密切的联系。除了在前期访视中建立受试者对研究医生的信任外，在出组访视时要跟受试者表明，即便从临床试验出组了，但仍然是研究医生的诊治对象，研究医生会一如既往地提供后续治疗选择的建议；在出组后访视中也要体现研究医生对受试者病情的关注及贴心的帮助，让受试者及家属感觉到温暖，才有可能获得更多的信息。也可将比较临近节假日的电话随访安排在节日之前，在询问病情之前给予受试者及家人节日的问候，再询问受试者的病情，如果受试者不幸离世，要先安慰家人再询问具体去世时间，最好不要直接询问死亡时间，以免伤害了家属的感情。

（王泽娟　刘晓红）

附1 吸烟对药物的影响

吸烟确能影响药物的吸收、作用和药效。烟草中含有许多有害的物质，如烟碱、煤焦油、环芳香羟、一氧化碳等，其中烟碱是烟草中含有的主要生物碱。烟碱的致死量极小，大约40mg或1滴纯液（相当于两只香烟中所含有的量）就可致死。但所幸的是，吸烟时烟碱绝大部分在燃烧中被破坏。而吸烟时所形成的煤焦油可黏附在咽喉、支气管壁、肺叶，诱发刺激，并有潜在的致癌作用。烟碱与药物的相互作用可归纳如下。

（1）烟草中含有大量的多环芳香羟类化合物，这类成分是肝细胞色素 P450 酶系统中 CYP1A1、CYP1A2 有效的诱导剂，可增加人体肝脏中药酶的活性，加快对药物的代谢速度，引起药代动力学上的相互作用。如吸烟者服用催眠镇静药地西泮时，其血药浓度和疗效均降低。在药动学上与吸烟存在相互作用的药物有以下几种。

① 抗凝血药，如华法林、肝素等。

② H_2 受体阻断药，如西咪替丁。除了影响肝药酶活性外，在服用西咪替丁治疗胃溃疡的患者中，吸烟还可以延缓溃疡的愈合，而增加出血。此外西咪替丁、雷尼替丁可使尼古丁的清除率降低。

③ 中枢兴奋药，如咖啡因。

④ 平喘药，如茶碱。

⑤ 麻醉药，如丙泊酚。

⑥ 苯二氮䓬类药物，如阿普唑仑、地西泮。除了影响肝药酶活性外，由于高浓度烟碱可刺激中枢神经，可引起镇静和嗜睡作用减弱。

⑦ 精神治疗药物，如氯丙嗪、氯氮平、氟哌啶醇。此外，由于吸烟刺激中枢神经，可使唑吡坦的催眠作用减弱。

⑧ 抗心律失常药，如利多卡因、美西律。

（2）吸烟可促使儿茶酚胺释放，周围血管收缩，减少对胰岛素的吸收，同时释放拮抗胰岛素作用的内源性物质增加，降低了胰岛素作用。

（3）烟草中烟碱可降低呋塞米的利尿作用；并增加氨茶碱的排泄，使其平喘作用减退、维持时间缩短。

（4）吸烟可使人对麻醉药、镇痛药、镇静药和催眠药的敏感性降低，药效变差，需要加大剂量来维持；同时降低抗精神病药氯丙嗪的作用，使患者易出现头昏、嗜睡、疲乏等不良反应。

（5）吸烟可使 β 受体阻断药的降压及心率控制作用减弱。

（6）吸烟可增加口服避孕药如炔诺酮、甲地孕酮的心血管不良反应。

综上所述，吸烟者在服药时要注意吸烟对药效的影响，特别在服用麻醉药、镇痛药、镇静药、解热镇痛药和催眠药期间，最好不要吸烟。

附2　饮茶对药物的影响

茶叶中含有大量的鞣酸、咖啡因、儿茶酚胺、茶碱。

1. 鞣酸

① 鞣酸能与药中多种金属离子如钙（乳酸钙、葡萄糖酸钙）、铁（硫酸亚铁、乳酸亚铁、葡萄糖酸亚铁、琥珀酸亚铁）、钴（氯化钴、维生素 B_{12}）、铋（鼠李铋镁）、铝（氢氧化铝、硫糖铝）结合而发生沉淀，从而影响药品的吸收。

② 茶叶中的鞣酸，能与胃蛋白酶、胰酶、淀粉酶、乳酶生中的蛋白质结合，使酶或益生菌失去活性，减弱助消化药的药效。鞣酸与四环素类（米诺环素、多西环素）、大环内酯类抗生素（螺旋霉素、麦迪霉素、交沙霉素、罗红霉素、阿奇霉素）相结合而影响抗菌活性；反之四环素类、大环内酯类抗生素同时也可抑制茶碱的代谢，增加茶碱的毒性，常致恶心、呕吐等不良反应，因此服用上述两类抗生素时不宜饮茶。

③ 鞣酸也可与生物碱（麻黄素、阿托品、可待因、奎宁）及苷类（强心苷类药、人参、黄芩）相互结合而形成沉淀。

2. 咖啡因和茶碱

① 茶叶中的咖啡因与催眠药（苯巴比妥、司可巴比妥、佐匹克隆、地西泮、硝西泮、水合氯醛）的作用相拮抗；服用抗结核药利福平时不可饮茶，以免妨碍其吸收；茶叶中的茶碱可降低阿司匹林的镇静作用。

② 浓茶中的咖啡因和茶碱能兴奋中枢神经，加快心率，不但加重心脏负担，且易引起失眠，与抗心律失常药的作用相悖。茶叶中的茶碱、咖啡因属于黄嘌呤类化合物，可竞争性抑制磷酸二酯酶而减少儿茶酚胺的破坏；而由于单胺氧化酶抑制剂可相对增加体内儿茶酚胺的含量，因此二者同用，会造成神经过度兴奋、血压升高等。

附 3　咖啡对药物的影响

　　长期饮用咖啡也能影响药物的疗效。

　　① 咖啡中的成分咖啡因可提高人体的兴奋性，加速新陈代谢，改善精神状态，促进消化功能。但咖啡因易与人体内游离的钙结合，结合物随尿液排出体外，因此，长期大量饮用咖啡易导致缺钙，诱发骨质疏松。

　　② 过量饮用咖啡可致人体过度兴奋，出现紧张、失眠、心悸、目眩、四肢颤抖等；长期饮用者一旦停饮，容易出现大脑高度抑制，表现为血压下降、头痛、狂躁、抑郁等。

　　③ 咖啡可刺激胃液和胃酸的分泌，有胃溃疡或胃酸过多的人不宜饮用。

　　④ 咖啡可兴奋中枢神经，有拮抗中枢镇静药、催眠药的作用，患有失眠、烦躁、高血压者不宜长期饮用。且过量饮用咖啡，也会使抗感染药的血浆药物浓度降低。咖啡中的成分咖啡因为黄嘌呤类化合物，与单胺氧化酶抑制剂合用，可造成过度兴奋、血压升高等。

附 4　饮酒对药物的影响

酒的主要成分为乙醇，饮用后人体先是兴奋，随之对中枢神经出现抑制，并扩张血管，刺激或抑制肝药酶代谢系统，另外，有些药也可延迟酒的代谢和分解。总体上，药与酒的相互作用结果有两个：一是降低药效；二是增加不良反应发生率。因此服药前后，宜注意饮酒对药物疗效的影响。

(1) 降低疗效

① 抗痛风药别嘌醇可使尿酸生成减少，降低血中尿酸浓度，此时饮酒，会降低其抑制尿酸生成的效果。

② 服用抗癫痫药苯妥英钠期间，饮酒会加快前者的代谢速度，使药效减弱，癫痫发作不易控制。

③ 服用抗高血压药利血平、复方利血平、复方双肼屈嗪期间，如饮酒，非但不降压，反而可使血压急剧升高，导致高血压脑病、心肌梗死。

④ 饮酒可使维生素 B_1、维生素 B_2、烟酸、地高辛、甲地高辛的吸收明显减少。

⑤ 酒可使平喘药茶碱的吸收率增加，还可使茶碱缓释片中的缓释剂溶解而失去缓释作用，使药效的持续时间缩短。

⑥ 抗癫痫药卡马西平具有抗惊厥和影响精神作用，在用药期间宜避免饮酒，因为其可降低受试者对该药的耐受性。

(2) 增加不良反应发生率

① 乙醇经乙醇脱氢酶的作用代谢为乙醛，有些药物可抑制酶的活性，干扰乙醇的代谢，使血中的乙醇浓度增高，出现"双硫仑样反应"。表现有面部潮红、头痛、眩晕、腹痛、胃痛、恶心、呕吐、气促、嗜睡、血压降低、幻觉等症状。所以在使用抗滴虫药甲硝唑、替硝唑、抗生素头孢曲松、头孢哌酮，抗精神病药氯丙嗪等期间应避免饮酒。

② 乙醇本质上为一种镇静剂，可增强镇静药、催眠药、抗抑郁药、抗精神病药对中枢神经的抑制作用，出现嗜睡、昏迷，在服用苯巴比妥、佐匹克隆、地西泮、利培酮等期间应禁酒。

③ 乙醇可刺激胃肠黏膜、引起水肿或充血，刺激胃酸和胃蛋白

酶分泌，如同时服用解热镇痛药阿司匹林、吲哚美辛、布洛芬、阿西美辛等，会加重药物对胃肠黏膜的刺激增加发生胃溃或出血的危险。

④ 口服降糖药苯乙双胍、格列本脲、格列喹酮、甲苯磺丁脲时忌饮酒，因酒可降低血糖水平，同时加重对中枢神经的抑制，易出现昏迷、休克、低血糖症，严重时可抑制呼吸中枢而致死。

⑤ 服用呋喃唑酮 1 周前后，即使只饮用少量酒，也会出现面部潮红、心动过速、恶心、呕吐、头痛等反应，这是因为前者可抑制酒精代谢的中间代谢物乙醛的再分解，造成乙醛在体内大量堆积，不能及时排出体外而引起中毒。

⑥ 癌症患者使用氟尿嘧啶、甲氨蝶呤等化疗药时，不宜饮酒。酒精可干扰乙酰胆碱的合成而增加肝毒性、神经毒性，因此化疗药应避免与乙醇同时应用。另外，长期饮酒或饮用过量，超过人体肝脏的解毒能力，会造成肝脏损害，形成肝硬化或脂肪肝，使对药物的代谢迟缓。

⑦ 乙醇的肝药酶的抑制作用会使利福平的代谢减慢，血药浓度增加，加速受试者出现肝损害。

⑧ 甲氧氯普胺与乙醇合用，可加速胃排空。使药物的血药浓度增加，达峰时间提前，加强了镇静不良反应。西咪替丁能增加乙醇的吸收，引起乙醇中毒。

⑨ 普萘洛尔与乙醇合用，可促发心绞痛与心动过速，并可引起普萘洛尔的代谢加快。

⑩ 苯海拉明与乙醇合用，可增加对智力和运动能力的损害。

附 5　葡萄柚汁对药物的影响

葡萄柚汁主要影响 CYP3A4 代谢，同时可抑制 CYP3A4 的活性。因此，很多通过 CYP3A4 代谢的药物与葡萄柚汁同服会引起生物利用度增加。

（1）二氢吡啶类钙通道阻滞药　葡萄柚汁对非洛地平普通片、缓释片、薄膜衣片均有影响，与尼索地平、尼莫地平、普拉地平等都有明显的相互作用，而对尼卡地平、尼群地平影响不显著，对氨氯地平无影响。

（2）其他钙通道阻滞药　葡萄柚汁对 S 型维拉帕米的影响较 R型明显。

（3）免疫抑制药　葡萄柚汁可升高口服环孢素的 AUC 和 C_{max}，对静脉给药时的影响不明显。

（4）羟甲戊二酰辅酶 A 还原酶抑制药　由于辛伐他汀、洛伐他汀、阿托伐汀为无活性的前药，需要经过 CYP3A4 代谢而产生活性，因此，与葡萄柚汁同服会引起这些药物的 AUC 和 C_{max} 大幅升高，易引起肌痛、肌炎及平滑肌溶解等严重不良反应。

（5）镇静催眠药　葡萄柚汁可增加口服三唑仑、咪达唑仑、地西泮的 AUC 和 C_{max}，而对阿普唑仑无影响。

（6）其他　其他与葡萄柚汁同服可明显影响 AUC 和 C_{max} 的药物包括特非那定、沙奎那韦、蒿甲醚、西沙比利等。而与奥美拉唑同服时，其代谢物奥美拉唑砜的 AUC 减少。

附6　黄嘌呤类食物对药物的影响

黄嘌呤是腺嘌呤和鸟嘌呤核苷酸代谢的共同中间产物，最终被代谢为尿酸。甲基黄嘌呤以咖啡因、茶碱和可可碱最常见，多存在于咖啡、茶、可乐、巧克力和功能饮料中。它们有不同程度的兴奋中枢神经、兴奋呼吸、兴奋心脏、扩张血管、松弛平滑肌、利尿等作用，可引起呼吸参数改变、胃肠道紊乱、头痛、心动过速和心律失常等，试验期间摄入可影响试验药物不良反应的观察。

长期摄入黄嘌呤类化合物，可在体内产生蓄积，可引起肝脏、肌肉、肾脏和胃肠道功能紊乱，富含黄嘌呤类化合物的食物是最常见的可以诱导 CYP1A2 活性的食物，可影响试验药物在体内的代谢。

一般饮食分为高嘌呤、中嘌呤和低嘌呤三类。

① 低嘌呤食物为每 100g 食物嘌呤含量小于 50mg：五谷类，如米、麦、高粱、玉米、马铃薯、甘薯、面条、通心粉；蛋类，如鸡蛋、鸭蛋、皮蛋；奶类，如牛奶、乳酪、冰激凌；饮料，如汽水、巧克力、可可、咖啡、麦乳精、果汁、茶、蜂蜜、果冻；以及各种水果、蔬菜和油脂等。

② 中等嘌呤食物为每 100g 食物中含 50～150mg 嘌呤：肉类，如鸡肉、猪肉、牛肉、羊肉、鱼、虾、螃蟹；豆类，如黑豆、绿豆、红豆、花豆、豌豆、菜豆、豆干、豆腐；以及笋干、金针、银耳、花生、腰果、芝麻等。

③ 高嘌呤食物为每 100g 食物中含 150～1000mg 嘌呤：肉类和内脏，如牛肝 233mg、牛肾 200mg、胰脏 825mg；肉汤，各种肉、禽制的浓汤和清汤 160～400mg。

另外，蚝油、鲍鱼汁、海鲜酱、香菇酱、浓缩鸡汁等食品调味料的嘌呤含量也很高。

附7　受试者入院注意事项宣教（参考）

您好：欢迎您来参加我们的试验！

您已经通过试验体检筛选，可以入选试验。首先和您确认一下，您在近 3 个月之内是否未参加其他临床试验；未曾献血；两周之内未服用特殊饮食（包括柚子和/或黄嘌呤饮食；巧克力、含咖啡因食品或饮料等）、药物；两周内无剧烈运动；在 6 个月内无生育计划。如果没有，您就可以正式进入我们的试验了，下面我来向您介绍一下从现在起至试验结束期间的生活方面注意事项。

　①　入院时间：××年××月××日。

　②　饮食：受试者不得携带各种食品、饮料进入病房。我们会根据试验要求给您安排统一试验饮食，研究护士会给您统一清淡饮食，试验期间，需要记录饮食开始、结束时间，请您配合。

　③　饮水：试验病房饮水机，请您打水时注意安全，防止烫伤。试验期间，可能需限水和记录饮水量，研究护士会具体向您介绍禁水时间，禁水结束护士会定时发放饮水，如果不够您饮用，请找护士领水，发放的饮水如未喝完不可丢弃，请告知护士剩余水量，配合护士正确记录饮水量。

　④　床位、服装：您在住院期间，试验护士会帮您安排床位及发放统一服装，请您穿护士发放的服装，不能自行调换床位。

　⑤　衣柜：您的个人物品请放置于衣柜中，由研究护士统一上锁管理，如果您需要开衣柜，取放物品，请寻求研究护士帮助。

　⑥　呼叫器：我们每张床床头设备带上安装有可对讲的呼叫器，在您需要帮助或有紧急情况时，您可以按呼叫器，医生和护士会很快来到您的身边。

　⑦　环境：试验病房每日有卫生员定时打扫。请您保持房间清洁，物品摆放请服从试验护士安排，贵重物品请妥善保管。试验期间，试验医生及试验护士会定时检查病房，请您配合医护工作，以保证试验顺利进行。

　⑧　空调、电视：试验病房配有空调、电视，空调温度会根据试验方案有所要求，需要时请通知研究护士来为您调试。

　⑨　休息：试验期间请您避免剧烈运动，避免长时间卧床，如果

试验方案对活动有要求，研究护士会提前告知，组织统一活动，请服从研究护士安排；试验期夜间 22:00 熄灯休息，请您按时休息，清晨研究护士会叫您起床，参与试验，发放早餐。

另外为了保证您在试验期间的安全，请您配合我们注意以下几点。

① 请勿私用电器：试验病房设备带电源为医用电源，受试者不能使用，如果手机充电等请咨询试验护士。试验护士为您指明可用墙壁插座。充电器用完及时收回，禁止空插。

② 洗浴安全：每个试验病房配有卫生间，请您洗澡时穿病房为您准备的防滑拖鞋，防止摔倒。卫生间备有呼叫系统，如需帮助，请您按呼叫器，试验医生、研究护士会很快来帮助您。

③ 请勿吸烟：试验期间禁止吸烟，试验病房为无烟病区，各区域均有烟感探头，请您不要在病区内吸烟。

④ 请勿拍照：试验病房内部禁止拍照，请您遵守试验病房规章制度。

⑤ 请保管好您的贵重财物：试验病房是公共场所，请妥善保管您的私人物品，尤其是贵重物品。

⑥ 请勿擅自离开病房：受试者在试验入住期间，不能擅自离开病房。

⑦ 请注意防火安全：请勿将易燃易爆物品带入病房，不能使用明火，防止火灾发生。

附8 受试者住院期间试验配合宣教（参考）

一、入住当天

1.核对身份信息：我们需要核对您的身份信息，请您取出身份证，在此稍等。

2.检查携带物品：我们需要检查一下您随身携带的物品，如果有违禁物品，会先帮您保留，在出院时交还给您，您的物品除生活必需品，都会帮您锁在您所在房间的储物柜中，如果您需要取物，请找值班研究护士。

3.尿检：根据试验方案要求，在进入试验前给您做药物滥用尿液筛选以及尿妊娠试验，请您配合研究护士留取清洁中段尿。

4.发放试验编号：尿检合格后，研究护士会给您发放写有随机后试验编号的胸牌、腕带，请按要求佩戴，这是您试验期间身份代码，要保持佩戴。

5.床位、服装：试验护士根据试验编号帮您安排床位及发放统一服装，请您穿护士发放的服装，不能自行调换床位。

6.饮食、饮水：晚餐请进食研究护士给您发放的统一清淡饮食，除此之外不允许使用其他食物，饮水请饮用试验研究病房提供过的饮用水，不允许喝其他饮料，22:00以后禁食不禁水。

7.休息：22:00请按时熄灯休息，明日清晨研究护士会叫您起床体检、留尿、便标本，留置静脉留置针采集血标本。

8.尿标本留取：明晨需留尿标本，请留取明晨第一次尿的中段尿，请您记得起床后先找研究护士留取标本后再排尿，以保证尿标本的留取。

二、给药当天

1.留尿：起床后，请带好您的胸牌、腕带，先找研究护士留取中段尿标本，标本留取后，请回到床上平卧，准备体检和测量生命体征，做心电图。

2.检查：平卧5分钟后，开始体检；测量体温、脉搏、呼吸、卧位血压（固定测量手臂，通常右臂，左臂用来抽血）；做心电图。

3. 留针：体检结束后，请您前往采血室按试验号留置套管针，采集空白 PK 血。静脉留置针的穿刺是为了减少穿刺次数，保护您的血管，请您务必好好保护。晚上采血后需要拔除留置针，注意按压穿刺点 5 分钟以上。

4. 给药：给药前 10 分钟，请到给药室准备给药。请把手机调节为静音状态，保持安静，给药时请听从研究护士安排，配合研究护士给药，保证试验顺利进行。给药后 2～4 小时内要在给药室接受研究医生和研究护士的观察。如有任何不适，请马上告知研究医生和研究护士。

5. 血标本采集：给药后，请配合研究护士按时采集试验用血标本，请注意静脉留置针的保护，避免反复穿刺，保护血管。给药 4 小时后，您可以在饭后回病房休息。但需要按时来采血室配合研究护士按时采集试验用血标本，请听从研究护士安排，休息时不要串病房、串床位，以防造成标本采集错误，影响试验正常进行和试验结果的科学严谨性。

6. 尿标本全部采集：根据方案要求，给药后采集全部尿标本，当日内所有尿液必须留在带有床号的指定容器内，留尿过程请通知研究护士指定容器并监督，尿标本由工作人员进行处理，请勿擅自处理。

7. 便标本全部采集：根据方案要求，给药后采集全部便标本，当日内所有大便必须排在制定塑料袋中，粘贴试验号标记，留便过程请通知研究护士指定容器并监督，便标本由工作人员进行处理，请勿擅自处理。

8. 饮食、饮水：给药当天需要需限水和记录饮水量，给药前 1 小时至给药后 2 小时后禁止饮水，给药 2 小时后护士会定时发放饮水，如果不够您饮用，请找护士领水，发放的饮水如未喝完不可丢弃，请告知护士剩余水量，配合护士正确记录饮水量。给药后 4 小时、10 小时后研究护士会给您发午餐和晚餐，研究护士需要记录饮食开始时间和结束时间，请您配合研究护士正确记录。

9. 血压及心电图数据采集：在给药后××小时，需要采集卧位血压和心电图数据，请您听从研究护士安排，先平卧 5 分钟后，然后开始做心电图，测量卧位血压（固定测量右臂）。

10. 24 小时动态血压监测：您现在佩戴的是 24 小时动态血压监测盒，需要持续佩戴 24 小时，中途不能解开袖带或断开袖带和监测盒的连接，另外您还需要注意以下几个方面。

① 您在袖带充气时不可做剧烈运动，保持上臂不动，自然下垂，身体要尽量保持平静，因为袖带的移动或肌肉紧张可导致较大误差。

② 如果充气时感觉上臂疼痛或麻木，可按停止键，然后马上寻找值班护士帮助。

③ 睡眠时，上臂位置的变化或被躯干压迫影响血压读数的可信度，所以要避免压迫肢体及记录盒。为了避免您在睡眠中压迫肢体及记录盒，研究护士会在夜间巡视时提醒您注意体位，请勿害怕。

④ 研究护士会给您发放一张记录表格，您需要配合研究护士记录每天活动时间：起床，就餐，服药，排便，就寝等活动时间。

⑤ 如果您在佩戴期间有异常或不适感觉，请按测量键加测，然后马上寻找值班护士帮助。并记录于研究护士发放的记录表格上。

⑥ 24小时动态血压监测盒是贵重仪器，请小心保护，注意防磁、防潮、防摔。佩戴期间不能洗澡，尽量减少出汗。监测期间不能擅自打开、摘除记录仪。

11. 休息：22:00请按时熄灯休息，晚上0:00后请不要再进食饮水，明日清晨需要留取空腹血标本，研究护士会按时叫您起床体检，留取血、尿、便标本。

三、非给药日

1. 留尿：起床后，请佩戴好您的胸牌、腕带，先找研究护士留取中段尿标本，标本留取后，请回到床上平卧，准备体检和测量生命体征，做心电图。

2. 检查：平卧5分钟后，开始体检；测量体温、脉搏、呼吸、卧位血压（固定测量右臂）；做心电图。

3. 采血：请听从研究护士安排佩戴好您的胸牌、腕带，提前到达采血室准备采血。

4. 作息注意事项：请听从研究护士安排活动，按时开窗通风，不得在楼道、房间大声喧哗，注意爱护公物。不得串病房、串床位，以防影响试验进程。

四、出院日

1. 留尿：起床后，请佩戴好您的胸牌、腕带，先找研究护士留取中段尿标本，标本留取后，请回到床上平卧，准备体检和测量生命体征，做心电图。

2.检查：您需听从研究护士安排，平卧 5 分钟后，开始体检；测量体温、脉搏、呼吸、卧位血压（固定测量右臂）；做心电图。

3.采血：请听从研究护士安排佩戴好您的胸牌、腕带，提前到达采血室准备采血。

4.出院手续：检查完后，进食早餐。领取路费补助，做好出院登记后，收拾您的个人物品出院。作出院登记时，研究护士会向您做出院宣教并发放出院宣教单，请您认真听，不要错过随访日期。

附 9　试验期饮食制定原则

根据指南推荐，我们在制定食谱的时候，结合所在地饮食习惯推荐主食以谷类为主。

由于受试者住院期间在病房的活动有限，运动不足，属于"轻"活动水平，能量摄入不能太高，饮食不能油腻，否则多余的能量就会在体内以脂肪的形式储存下来，反而不利于健康。但是受试者住院期间可能需要接受采血，特别是药代动力学试验，采血点较多，需要通过食物摄入补充能量。以男性为例，结合指南中的中国男性能量需要量来看，大于等于 18 周岁的健康男性，"轻"活动水平的男性平均每日能量摄入范围在 430～526kJ（1800～2200kcal），"中"活动水平的男性平均每日能量摄入范围在 526～621kJ（2200～2600kcal），因此，我们制定食谱时每日总热量规定为 574kJ（2400kcal），既可以满足受试者人体正常能量需求，又可以避免过多能量摄入。并提醒受试者不可长期卧床休息，适当在病区走动，尽量做到吃动平衡。

甲基黄嘌呤以咖啡因、茶碱和可可碱最常见，多存在于咖啡、茶、可乐、巧克力和功能饮料中。它们有不同程度的兴奋中枢神经、兴奋呼吸、兴奋心脏、扩张血管、松弛平滑肌、利尿等作用，可引起呼吸参数改变、胃肠道紊乱、头痛、心动过速和心律失常等，试验期间摄入可影响试验药物不良反应的观察。长期摄入黄嘌呤类化合物，可在体内产生蓄积，可引起肝脏、肌肉、肾脏和胃肠道功能紊乱，富含黄嘌呤类化合物的食物是最常见的可以诱导 CYP1A2 活性的食物，可影响试验药物在体内的代谢。

饮食禁忌，中医认为"药食同源"，食物也像药物一样有性味归经，在食材选择上不得不注意中医饮食禁忌中有一个很重要的概念"发物"。"发物"类似于现代医学中可以引起变态反应性疾病的食物，可能诱发某些疾病，影响药物临床试验的科学性。常见的发物主要有食用菌（蘑菇、香菇等）、海鲜类（带鱼、黄鱼和虾等）、蔬菜类（竹笋、南瓜、韭菜和菠菜等）、禽畜类（公鸡、鸡翅、鸡爪等）等。"发物"也是食物，对于大多数人来说不会产生副作用，但是对于特殊体质的人可能引发一些不适。为了保障药物临床试验的严谨性，避免不必要的意外事件发生，在食材选择上应慎用这些"发物"。

调味品在菜肴烹饪过程中占有不可或缺的地位，如果严格控制调味品的摄入，仅仅只加油和盐，很多菜肴口感很差，难以下咽，会严重影响受试者饮食过程中的依从性，比如，可能出现有些受试者拒绝饮食，或仅仅吃几口充饥。以上这些情况一方面影响受试者身体健康，另一方面造成受试者饮食不统一，可能带来与研究药物无关的不良事件发生。因此，药物临床试验的标准餐烹饪过程中应该适当加入调味品，但是，为了减少标准餐对药物临床试验的影响，应尽量少用有可能影响药物代谢酶活性、有刺激性和嘌呤含量较高等可能影响药物临床试验的调味品，比如大蒜、辣椒、胡椒、鸡精等，可适当使用豆瓣酱、酱油和醋。烹饪前适当注意折算调味品中盐的含量和食盐的使用量。

　　总之，在建立标准食谱时食材选择要考虑以上影响，减少可变因素带来试验的误差。

附10 脂肪和蛋白质对药物的影响

脂肪包括植物脂肪和动物脂肪，脂肪对药效有双重作用，既能降低某些药的疗效，也能增加某些药的疗效。缺铁性贫血患者在服用硫酸亚铁时，如大量食用脂肪性食物，会抑制胃酸的分泌，从而减少铁的吸收。

① 口服灰黄霉素时，可适当多食脂肪，因为灰黄霉素主要在十二指肠吸收，胃也能少量吸收，高脂肪食物可促进胆汁的分泌，延缓胃排空的速度，使灰黄霉素的吸收显著增加。

② 口服脂溶性维生素（维生素 A、维生素 D、维生素 E、维生素 K）或维 A 酸时，可适当多食脂肪性食物，以促进药物的吸收，增进疗效。由于摄入脂肪而增加吸收的其他药物包括酮康唑、双香豆素、卡马西平、螺内酯等。

③ 口服左旋多巴治疗震颤麻痹时，宜少吃高蛋白食物，因为高蛋白食物在肠内产生大量氨基酸，阻碍左旋多巴的吸收，使药效降低。但由于左旋多巴与长链中性氨基酸经统一载体送入脑内，如果患者对左旋多巴的临床作用出现"开关"现象，可补充富含长链中性氨基酸的蛋白质以抑制载体，使左旋多巴的临床作用逆转。

④ 服用肾上腺皮质激素治疗类风湿关节炎时，宜吃高蛋白食物，因为皮质激素可加速体内蛋白质的分解，并抑制蛋白质的合成，适当补充高蛋白食物，可防止体内因蛋白质不足而继发其他病变。

⑤ 服用抗结核药异烟肼时，不宜食用富含组胺的鱼类，因为异烟肼可干扰鱼类所含蛋白质的分解，使酪胺和组胺在人体内积聚，发生中毒，出现头痛、头晕、呼吸急促、结膜充血、皮肤潮红、心悸、面目肿胀、麻木等症状。

⑥ 高蛋白饮食或低碳水化合物饮食可增加茶碱的肝清除率。

⑦ 高蛋白饮食还可以降低华法林的抗凝效果。

因此药物临床试验时，应当根据试验方案对试验饮食的脂肪和蛋白量加以控制。

附 11　食醋对药物的影响

食醋的成分为醋酸，浓度约 5%，pH 在 4.0 以下，若与碱性药（碳酸氢钠、碳酸钙、氢氧化铝、红霉素、胰酶）及中性药同服，可发生酸碱中和反应，使药物失效。

① 食醋不宜与磺胺类药同服，后者在酸性条件下溶解度降低，可在尿道中形成磺胺结晶，对尿路产生刺激，出现尿闭和血尿。

② 应用氨基糖苷类抗生素（链霉素、庆大霉素、卡那霉素、萘替米星、阿米卡星）时宜使尿液呈碱性，其目的有两个：一是在碱性环境下抗生素的抗菌活性增加；二是此类抗生素对肾脏的毒性大，在碱性尿液中可避免解离。应用该类药后宜多饮水并加快药物的排泄，食醋会加重其毒性作用。

③ 服用抗痛风药时不宜多食醋，宜同时服用碳酸氢钠，以减少药物对胃肠的刺激和利于尿酸的排泄。

因此药物临床试验时，应当根据试验方案对试验饮食的食醋量加以控制。

附 12　食盐对药物的影响

　　食盐即氯化钠，对某些药物和某些疾病有一定的影响。正常人体内的总钠量为 150g，维持血液的容量和渗透压；但摄入食盐过多，即可由于盐的渗透压作用增加体内血容量，促发充血性心力衰竭或高血压，又可诱发高钠血症。此外，食盐过多导致尿量减少，使利尿药的效果降低。因此，有肾炎、风湿病伴有心脏损害、高血压的患者，要严格限制食盐的摄取，建议一日摄入量应在 6g 以下。因此药物临床试验时，应当根据试验方案对试验饮食的食盐量加以控制。

附 13 饮水对药物的影响

1. 宜多饮水的药物

（1）平喘药 茶碱或茶碱控释片、氯茶碱、胆茶碱、二羟丙茶碱，可提高肾血流量，具有利尿作用，使尿量增多而导致脱水，出现口干、多尿或心悸；同时哮喘者往往伴有血容量较低。因此，宜注意适量补充液体，多喝白开水。

（2）利胆药 利胆药能促进胆汁分泌和排出，机械地冲洗胆道，有助于排出胆道内泥沙样结石和胆结石术后少量的残留结石。但利胆药中苯丙醇、羟甲香豆素、去氢胆酸和熊去氧胆酸服后可引起胆汁的过度分泌和腹泻，因此，服用时应尽量多喝水，以避免过度腹泻而脱水。

（3）蛋白酶抑制药 在艾滋病联合治疗中，蛋白酶抑制药中的利托那韦、茚地那韦、奈非那韦、洛匹那韦等，多数可引起胆道结石或肾结石，所以在治疗期间应确保足够的水化，为避免结石的发生，宜增加每日进水量，一日须饮水在 2000mL 以上。

（4）双膦酸盐 双膦酸盐对食管有刺激性，须用 200mL 以上的水送服；其中阿仑膦酸钠、帕屈膦酸钠、氯屈膦酸钠在用于治疗高钙血症时，可致水、电解质紊乱，故应注意补充液体，使一日的尿量达 2000mL 以上。同时提示患者在服药后不宜立即平卧，保持上身直立 30 分钟。

（5）抗痛风药 应用排尿酸药苯溴马隆、丙磺舒、别嘌醇的过程中，应多饮水，一日保持尿量在 2000mL 以上，同时应碱化尿液，使 pH 保持在 6.0 以上，以防止尿酸在排出过程中在泌尿道沉积形成结石。

（6）抗尿结石药 服用中成药排石汤、排石冲剂或柳栎浸膏胶囊（优克龙）后，都宜多饮水。保持一日尿量 2500～3000mL，以冲洗尿道，并稀释尿液，降低尿液中盐类的浓度，减少尿盐沉淀的机会。

（7）电解质 口服补液盐（ORS）每袋加 500～1000mL 凉开水，溶解后服下。

（8）碳胺类药物 主要由肾排泄，在尿液中的浓度高，可形成结晶性沉淀，易发生尿路刺激和阻塞现象，出现结晶尿、血尿、尿痛和尿闭。在服用磺胺嘧啶、磺胺甲噁唑和复方磺胺甲噁唑后宜大量饮水，以尿液冲走结晶，也可加服碳酸氢钠以碱化尿液，促使结晶的溶解度提高，以减少析晶对尿道的伤害。

（9）氨基糖苷类抗生素　链霉素、庆大霉素、卡那霉素、阿米卡星对肾脏的毒性大，虽在肠道不吸收或吸收甚微，但多数在肾脏经肾小球滤过，尿液中浓度高，浓度越高对肾小管的损害越大，宜多喝水以稀释并加快药的排泄。

（10）氟喹诺酮类药物　主要经肾排泄，服用后应多饮水，防止药物造成肾损伤。

2. 限制饮水的药物

（1）某些治疗胃病的药物　苦味健胃药不要加水冲淡，也不要多喝水，服后不要漱口，这些药物通过苦味刺激舌部味觉感受器及末梢神经，促进唾液和胃液分泌而增加食欲；黏膜保护剂如硫糖铝、果胶铋等，服药后在胃中形成保护膜，服药后1小时内尽量不要喝水，避免保护层被水冲掉；需要直接嚼碎吞服的胃药，不要多饮水，防止破坏形成的保护膜。

（2）止咳药　如止咳糖浆、甘草合剂等这些黏稠药物会黏附在发炎的咽喉部而发挥作用，应少喝水，尤其不应喝热水，避免将药物冲掉。

（3）预防心绞痛发作的药物　如硝酸甘油片、麝香保心丸等应舌下含服，由舌下静脉吸收，不可咽下，不需用水送服。

（4）抗利尿药　如加压素、去氨加压素服药期间应限制饮水，否则可能会引起水潴留或低钠血症及其并发症。

3. 不宜用热水送服的药物

（1）助消化药　含消化酶的药物，70℃以上即失效，因此不宜用热水送服。

（2）维生素类　维生素 B、维生素 B_2、维生素 C 的性质不稳定，受热后易被破坏而失效。

（3）活疫苗　脊髓灰质炎糖丸等应用凉开水送服，避免引起疫菌失活。

（4）含活性菌类药物　如乳霉生、整肠生等，该类药物遇热会引起活性菌破坏，因此不能用热水送服。

附 14　受试者出院宣教（参考）

　　您好：这次的试验已经结束，感谢您在试验期间对我们工作的支持，请您出院之前，检查好自己的财物，避免遗落，出院前请您做好出院登记。

　　这个试验需要分三次进行，出院期间我们会进行电话随访，请您保持通讯畅通，以便联络（期间来院随访有××次，请您按时来检查）。后面两期试验还需要进行体检和测量生命体征，做心电图，采集尿、便标本和空腹血标本，请您提前做好准备（在这期间每天每天记录您的感觉，如果您有任何异常感觉，请务必联系我们并先行记录下来，这是表格，如果有任何不清楚，请询问清楚再行离开，出院后请按时填写，下次来院带上交回）。两次来院时间分别如下。

　　第二次来院时间为：□□□□.□□.□□，请您空腹按时来院。

　　第三次来院时间为：□□□□.□□.□□，请您空腹按时来院。

　　出院至下次试验期间，请您注意以下几点：

　　① 不能参加其他临床试验。

　　② 不能参加献血。

　　③ 不能服用特殊饮食，包括巧克力、火龙果、杧果、柚子、和（或）黄嘌呤饮食（如动物胰腺、凤尾鱼、沙丁鱼、动物内脏、肉汁、豆苗、黄豆芽、芦笋、紫菜、香菇、野生蘑菇等），以及含咖啡因和茶碱的食品或饮料。

　　④ 不能抽烟、喝酒。

　　⑤ 2周不要有剧烈运动。

　　⑥ 做好避孕。

　　⑦ 避免上呼吸道感染等疾病，尽量不服用药物，如果生病需要服用药物，请及时与试验医生联络。

　　⑧ 如果出院期间有任何不适，请随时与药物Ⅰ期临床试验研究室联系。

第十章

文件管理和数据管理

第一节　文档管理

　　药物临床试验文件管理是保证药物临床试验过程规范、结果科学可靠、保护受试者的权益并保障其安全的基础。药物临床试验相关文件的管理是试验机构和临床专业科室的一项经常性工作。随着相关法规的修订更新和新药审评中对药物临床试验要求的提高，研究者和管理者对 GCP 的认识和试验技术也在实践中逐步得到升华。因此试验机构和临床专业科室需要对文件进行不断的修订和完善，其最终目的是保证药物试验的质量，确保试验所得数据的真实、完整、准确和可靠。

　　药物临床试验的文件是指一切涉及药物临床试验质量管理的书面标准和实施中的记录结果。我国 GCP 中规定，药物临床试验质量管理规范是药物临床试验全过程的质量标准，包括方案设计、组织实施、监查、稽查、记录、分析、总结和报告。上述标准规定都需要用文件予以实现和保证。

　　文件管理是指包括文件的设计、制定、审核、批准、分发、执行、归档以及文件变更等一系列过程的管理活动。药物临床试验的文件是质量保证体系的基本部分，它涵盖 GCP 所要求的所有方面。其目的在于明确试验所涉及的全部标准、方法和技术；保证药物临床试验的所有人员知道做什么，怎么做和何时做；保证实验结果具有准确足够的资料做出可靠的判定。文件管理是药物临床试验软件管理水平的重要体现。文件管理应持续进行改进，改进的目的一是增加针对性、有效性，从而使文件管理程序化、规范化、科学化，达到整个试验过程、整个试验行为都在有效管理之中；二是计算机化，即实现文件管理的自动化和程序化控制。

一、文件分类

根据文件的功能性质可分为以下几类：指导原则文件、政策性文件、操作技术性文件、记录性文件和操作手册性文件。

指导原则文件：根据相关临床试验指导原则，结合药物临床试验工作的试剂情况，为药物临床试验文件提供技术参考的指导性文件，主要是各种试验文件的设计要求和规范。包括药物临床试验方案设计规范、病历报告表设计规范、知情同意书设计规范、药物临床试验总结报告规范和其他相关试验设计技术要求规范等。

政策性文件：为具体实施临床试验的组织和构架进行介绍和说明的文件。主要包括与药物临床试验有关的医院院内通知、任命文件、呈批件、年度工作总结和计划、相关人员 GCP 培训证书和通讯录等。

操作技术性文件：用于指导操作的通用性文件或管理办法，主要包括各类为有效地实施和完成某一临床试验中每项工作所拟定的标准和详细的书面规程，即 SOP。通过制定并实施一整套符合 GCP 要求的 SOP，可使临床试验的各项活动实现标准化，以达到保证临床试验质量的目的。

记录性文件：药物临床试验开展过程中的各项工作和行为，以及由此产生的各种数据资料都要及时而准确地进行记录。记录类文件主要有：受试者签署的知情同意书、原始病历、CRF、不良事件记录及报告、监查和稽查记录和报告、试验药物的管理和处理记录、试验相关的往来信件等。

操作手册性文件：是指说明系统和设备如何操作的文件，一般是指仪器设备自带的相关说明书和指导卡片。

二、文件设计

在其他章节我们讲了法律法规指导性文件、政策性文件和 GCP，本部分主要讲 ICF、CRF、eCRF 和原始文件的设计、填写和录入说明。

1. ICF 的设计

知情同意书作为临床试验中保护受试者权益的重要文件证据，一直是伦理审查关注的重点。研究者要参与知情同意书的规范设计和审核。

根据我国《药物临床试验质量管理规范》（GCP）和《药物临床试验伦理审查工作指导原则》（2010 年）对知情告知的要求以及伦理审查工作表中对知情同意书的审查内容，在统计资料时分为 3 个方面：知情同意书语言表述、知情同意书告知信息、试验费用承担者告知。在语言表述部分，主要关注语言是否通俗易懂、表述是否清晰、是否包含诱导性语言、是否存在责任转移、限制赔偿条件等；告知信息部分主要关注研究目的、背景、受试者人数、持续时间、试验分组方法、研究过程告知、试验性干预措施（如创伤性操作及部位）、参加试验风险告知、替代治疗检查告知、自愿参加试验等；费用承担者部分主要关注受试者是否获得报酬、与试验相关的损伤的费用谁承担、试验相关产品检查与随访交通费用谁承担。知情同意书的内容要与试验方案一致，表述科学客观，不出现"免费治疗""唯一治疗""治疗福音"等描述。

知情同意书内容表达可以采用多种形式，目前中国临床试验注册中心提供的知情同意书模板中，内容采用了提问回答的形式。

知情同意书的制作，基本是两种形式，一式两联和一式两份。一式两联研究者和受试者仅签一次字，第二联是通过复写印上去的，研究者保留原件，受试者保存第二联。一式两份是研究者和受试者均签两次，各方均保留一份，目前国内大多倾向于一式两份。

2. CRF 设计

中国 2003 版 GCP 中指出病例报告表（case report form，CRF），指按试验方案所规定设计的一种文件，用以记录每一名受试者在试验过程中的数据。ICH-GCP 中指出 CRF 是一种印刷的、可视的或者是电子版的文件，用于记录并向申办者报告每个受试者的所有试验方案要求的信息。

CRF 是试验中获取研究资料的重要手段，是收集数据的工具，是收集、记录和保存临床试验资料的载体，记录了试验方案中对受试者要求的所有信息，是研究方案（protocol）的准确体现，方便记录和计算机整理分析，是该研究统计、总结、报批的重要依据，是今后申办者和临床研究人员唯一能够有权保留的试验数据资料。如果所有的数据填写经核查合格，进入统计阶段，试验就基本结束了。至于这一新药是否有效或这一新的治疗方法是否有效，完全由试验数据来决定。正确设计 CRF 是保证收集的资料完整准确和保证临床试验质量的重要内容之一。各个国家包括国际组织对 CRF 在设计形式上没有一致的要求，但总的原则是一致的，即要符合临床研究的各种需要。遵循方案规定的疗效和安全性指标，需要统计分析的数据不能少，收集的数据要在方案允许的范围内。

CRF 通常包括但不仅限于以下几方面：封面、知情同意信息、入排标准、AE/SAE 等安全性指标、疗效指标、实验室评估、药物管理和依从性等。按照方案流程图设计，按时间先后顺序设计访视点，排版有逻辑性，方便研究者填写和 CRA 监查。CRF 初稿形成后，需要项目经理、数据部门、统计部门方案撰写人等相关部门共同审核，符合方案并遵循相关的法律法规。

临床试验中要对病历报告表的填写进行核对、检查、修改和整理以保证所得数据的准确、完整。只有准确完整的数据才能得出正确的统计分析结果，得到正确的临床试验结果。一份设计良好的病例报告表不仅便于研究者的填写，能收集到准确完整的数据，简化数据库的设计，减少数据库之间的转换，而且便于数据管理，还能够提供大量的临床研究信息，简化统计分析，增加采集数据的可读性，减少填写数据时的错误。

（1）CRF 内容要求　为了使收集到的数据能够符合临床试验的目的，病例报告表的内容及其组织都必须按照试验方案的要求和内容来制定。因而，在制定病例报告表之前，必须对试验方案有透彻的了解。病例报告表中许多内容就是试验方案中确定的内容，如受试者的入选标准和排除标准的内容就应当与试验方案中的完全相同。当然，其编写方式应当按照便于研究者阅读、填写且便于确定接受筛选者是否应当入组的方式编排。

病例报告表可由申办者或由其委托的合同研究组织编写，但应当有生物统计专业人员参加病例报告表的制定，也应当征求数据管理人员和研究者的意见。

病例报告表应当只包括与研究目的有关的信息。收集不必要的信息会大大地增加监查、数据输入、数据清理和编程的工作量。

病例报告表中应尽量减少重复收集信息，但在必要时可有意识地安排用于交互检查的信息，如用出生日期和检查日期核查年龄等。

（2）**安排的逻辑性** 病例报告表的安排应尽量符合逻辑，便于使用。一般应当安排成"随访型"（visit type），也就是按照随访的顺序来安排，这样在填写时就能有序地自前向后填写。但是，有些内容是在各个随访阶段都可能发生的，如不良事件、合并用药及退出试验等，则不必要在每次随访部分都设立一张表。这些表就可以放在病例报告表最后面，而在各次随访中列出这些内容。

病例报告表中的各种测量指标的单位应事先印好，并且统一使用法定计量单位，这样才便于数据管理和统计分析。

关于受试者的姓名，为了保护受试者的隐私，我国 GCP 和 ICH-GCP 都规定了在病历报告表上不得出现受试者的姓名。我国一般是以受试者姓名的汉语拼音的首字母填写。当然，另有文件保存受试者的真实姓名与病例报告表编号的对照。

（3）**设计和制作要求** 为了识别病例报告表的每一页，除了要写明每一页的编号之外，还要有其他标识，通常这些都放在页眉和页尾。内容一般有受试者姓名汉语拼音的首字母、受试者编号、中心编号、方案号以及研究者的签名栏等。

除了以上这些内容外，每一页的上面，一般在右上角，可标识随访及其内容。这种设计在当病例报告表不是在整体完成后才转交给数据管理部门，而是完成一部分就转交的情况时更为必要。

（4）**病例报告表的填写方式** 为了便于研究者填写，也为了填写一致和便于数据管理统计分析，一般当时由研究者做出是非或选择的答案。而供研究者回答的地方一般用一个小方格"□"让研究者用符号"×"选择。

（5）**填写说明** 为了让研究者能够正确填写病例报告表，在CRF 的适当部分应加入填写说明。有时可以把填表说明打印在书写垫板上，便于研究者参考。

（6）**印刷** 病例报告表通常需要多份，数据管理部门要用于做数据管理，试验结束后研究者和申办者也都要保存。因此，一般至少要印刷三份，通常的做法是用不同颜色的无碳复写纸做成一式三份的格式。数据管理需要清晰的数据，通常把最清晰的第一联交给数据管理部门用于数据管理。

3. eCRF/RDC/EDC 的构建和设计

电子临床试验病例报告表（eCRF）是一种可记录临床试验项目

方案所要求的信息的有稽查轨迹的电子记录，也称为电子数据采集（EDC）。广义来讲，EDC 指运用或不需要人为界面来收集或获得数据，并成为永久性的电子记录。申办者的数据管理团队或专业的 EDC 公司可协助构建 eCRF。在整个构建过程中需要根据试验方案所建立的试验项目程序流程明细说明，包括病例报告表、试验访视时间和事项一览表，试验项目时间计划方案、数据核查方案等构建时间计划和 EDC 系统的页面构建方案，完成构建后要进行用户认可测试（UAT）。在这个构建过程中包括系统建立/装置，设计系统操作手册，认证和功能测试，数据采集和处理，系统维护，系统安全性措施，系统或数据修正控制，数据备份、恢复和应急计划，替代记录方法，计算机用户培训，明确申办者、临床研究机构和相关组织的角色和职责。另外，为了保证修改时保留修改前的记录，EDC 还要设置留痕稽查功能、账户权限管理、设置范围提醒和电子签名等功能，以保证账户的安全和录入追踪。

由于 EDC 技术的运用，传统的数据管理程序已发生了根本性的改变。EDC 允许用户在录入数据的同时自动同步生成各种简单或复杂的数据疑问表，大大减少了数据管理人员的工作量。

4. 原始记录表的设计

根据试验的流程，通常用到的原始记录表包括试验中进行的医疗和非医疗行为的记录性文件。医疗行为的原始记录主要有受试者签署的知情同意书、受试者的筛选入选登记和身份鉴认代码表、病历、各种测定或检查结果等原始资料、不良事件记录及报告、试验药物管理和处置的记录等，另外还包括为了实际操作设计的采血表、留尿表、样本转运表和用餐表等。非医疗行为的原始记录主要有实施试验召集的各种会议记录、试验合同、监查或稽查的记录等。

（1）药物临床试验过程中医疗行为的原始记录 原始的文件、数据和记录可以是文字、数字、图形、照片、表格和录像等。应能完整准确地反映受试者在药物临床试验过程中受到医疗处置的时间及其处置后的结果，包括用药情况、相关检查结果、症状体征变化等。

① 常见的医疗行为原始记录要求

a. 医疗过程中的原始记录应防止漏记和随意涂改，严禁伪造虚假数据。

b. 医疗行为原始记录要保持记录的原始性和真实性，不能用整理后的记录代替原始记录。

c. 尽量避免采用只张片纸来进行记录,因其既不规范又容易丢失。但真正发生这样的情况时,应当作为原始记录保存。

d. 有时对重要的原始文件,应当留下副本,研究者必须签字并标注日期,以免原始文件遗失或损害后不可复得。

e. 原始记录需要修改时,只能对修改处划线后于空白处加上修改内容,不能掩盖原文字,并应标明修改理由、日期,修改者应签名。

f. 原始记录是填写 CRF 的唯一根据和数据源。

② 举例

a. 病历:受试者病历是最重要的医疗行为原始记录,早期临床试验受试者由于多为健康志愿者,不同于患者,常常需要专门制订符合试验方案要求的原始研究病历。研究通常分为筛选期和试验期两部分。研究病历的设计应该符合 CRF 和研究方案的要求。病历记录应由研究者如实记录受试者参加试验和接受医疗处置的情况及其病情转归,至少应当包括如下内容:签署知情同意书的时间,受试者的一般资料、病史和体检,实验室检查,入排标准的判定、纳入试验的时间、试验药物的给予使用和任何可能的合并用药或治疗、并发症和疾病的进展情况、主要疗效结果观察、所有不良事件及处理措施、试验随访情况(日期、检查、受试者反应和反映等),各种检查申请记录和结果报告以及对显著偏离或在临床可接受范围以外的数据的核实和说明、病例脱落或剔除的原因和说明等。

病历的设计一般按时间逻辑顺序设计,便于使用。

b. 受试者日记卡:受试者日记卡是制定并预先设计好的表格、卡片或手册,供受试者每日填写其服药情况和服药后的自我观测及评估,对提高受试者的依从性也有一定的作用。通常日记卡上信息包括试验号、姓名缩写、日期、每日情况记录及签名、研究中心电话和出院后注意事项的宣教内容。

受试者日记卡属于原始医疗记录,研究者应当在每次随访时检查,并将结果载于研究病历,但不能对日记卡的记录作任何更改。研究者在受试者退出或结束试验时应收回日记卡,作为试验文件保存。

(2) 药物临床试验过程中非医疗行为的原始记录　指除医疗行为原始记录外的其他全部记录,可以从不同的方面反映药物临床试验的进程和质量控制情况。非医疗原始记录主要包括:与药物临床试验有关的各项会议纪要和记录、试验相关人员的培训和考核记录、研究者分工、职责及其更换记录、试验物资的接收清单及其流向、监察和稽查记录等。

5. 表格填写/录入

ICF 表格通常需要填写的是筛选号，签字双方的姓名和日期，有 ICF 设计填写的是日期和时间，其中时间填写具体到分钟。筛选号的给予顺序与签字的时间顺序须保持一致。签字双方的姓名签署印刷体和手写体两种，并双方互留电话。如果知情同意书为一式两份，则要保证信息和字迹保持一致，如果知情同意书提供受试者的为复写版本，则均需清晰。

填写 CRF 时，为了便于检查核对和数据管理，注意事项如下。

① 用黑色签字笔填写或修改纸质版 CRF，填写时请注意使三联复写中每一联都清晰可辨。

② 如做修改，请用单线划去需修改的内容，使修改前的内容仍清晰可见，然后将修改后的内容填写在其附近。空白不够用时用箭头等明确表示出修改的部分。不得使用涂改液或涂改带。如果病例报告表已经移交给监查员或数据管理部门，将需修改的内容填入质疑表提交，质疑表与病例报告表具有同等效力。

③ 在修改处注明修改日期并签名或姓名缩写。

④ 影响到评价的重大修改须注明其理由。

⑤ 填写后如有追加的内容，须在追加处注明追加填写的日期并签名。如有重大的追加内容须注明其理由。

⑥ 必须严格按照研究机构的原始资料（如病历、化验单等）的内容填写或修改病例报告表，如果双方的内容有所出入，须注明其理由。

⑦ 病例报告表中的数据必须与原始数据一致，如患者的病历、实验室检验报告等。

⑧ eCRF 的录入涉及的主要是账号、角色和电子签名，不同的人给予授权不同的账号和角色，保证电子签名的合规性，保证录入数据与原始数据保持一致。产生的数据尽早录入，录入应符合方案和数据管理的要求。

⑨ 原始记录表的填写原则与 CRF 的基本一致，遵循数据收集的 ALCOA 原则，即可追溯（attributable，A）、清晰可辨（legible，L）、同时性（contemporaneous，C）、原始性（original，O）、准确性（accurate，A）；后来又拓展为 ALCOA+CCEA 原则，其中 CCEA 分别代表完整性（complete，C）、一致性（consistent，C）、持久性

（enduring，E）和可获得性（available，A）。

三、项目文件管理

药物临床试验项目的文件管理直接影响到试验的实施，是药物临床试验质量控制的重要环节。试验项目文件管理的关键在于过程管理，自接受任务时开始，至档案归档完毕、总结报告鉴章时结束。

1. 药物临床试验项目过程的文件管理

根据药物试验项目的进展情况，文件管理工作可以分为试验准备、试验进行和试验完成后三个阶段，每个阶段各有其特点。

（1）试验项目准备阶段的文件管理　时间自向机构办公室申请试验项目开始，至研究者项目实施前的培训为止，主要对申请和启动项目所发生的文件进行管理。

① 项目申请的文件管理：机构办公室在受理申办者的药物临床试验项目申请时，应首先对备案文件资料给予专属性的档案编码，编码要能表现申办者名称、项目名及顺序号、接受时间和拟承担的科室。

② 备案文件资料：主要包括申办者营业执照和 GMP 证书等资质证明、SFDA 临床试验批件和研究者手册等文件。

③ 项目正式实施时的文件管理：办公室秘书负责将项目正式实施前发生的其他文件归入项目编码档案，并及时对档案文件进行目录登记，并注明归档时间，以便查询。

④ 正式实施时须提交归档的文件资料：主要有伦理委员会批件、项目合同、已生效的试验方案、病例报告表样表、知情同意书样本、受试者的招募材料、研究者履历及其职责分工说明、研究者签名样张、研究者培训记录、试验药物和相关资料/设备交接清单和记录、试验药物检测报告、监查员履历及联系方式、进行试验检查的实验室资质/质控证明文件和实验室正常值范围等。

（2）试验项目进行阶段的文件管理　临床试验实施中，机构办公室和项目研究组应根据各自的职责和有利于实施试验研究的原则分别进行试验相关文件的管理。

① 须提交机构办公室归档的文件资料：凡涉及机构办公室对试验实施进展和质量控制的文件资料均须提交机构办公室归档管理。主要有更新的研究者手册、生效的临床试验方案和知情同意书等相关文件修订版及其伦理委员会批文、更换或新增加的监查员和研究者履历

及其签名样张、严重不良事件报告、更新的实验室资质/质控证明文件、新的实验室正常值，监察/稽查/内部质量检查报告、试验中期报告和试验或终止申请报告等。

② 项目研究组的试验相关文件管理：研究者必须保存归档与临床试验相关的一切原始文件、次生文件以及对所有试验行为的记录。主要有更新的研究者手册、生效的临床试验方案和知情同意书等相关文件最新版本、已签署的知情同意书、受试者入选表、受试者鉴认代码表、已填写的原始病历和病例报告表、应急信件试验药物等相关物资的交接记录、药物储存环境条件（温湿度）记录、试验药物发放和回收记录、研究病历、试验相关的会议和电话记录等。

（3）试验项目结束阶段的文件管理 临床试验结束时，由监查员和研究者确认试验已按试验方案实施完毕。监查员应协助研究者妥善整理与试验相关的全部文件，提交机构办公室和申办者归档，才能最终结束试验。

① 须提交机构办公室归档的文件资料：除已在机构办公室归档以外的与临床试验相关的所有文件资料均需提交机构办公室审查归档。主要包括前述由项目研究组管理的试验相关文件统计分析问询表及问题说明记录、破盲和揭盲记录、统计分析计划书和分析结果报告、经研究者署名确认和试验机构鉴章的试验总结报告以及其他需要提交的文件资料。

② 试验文件的归档要求：与临床试验相关的所有文件资料整理归档时应遵循临床试验文件材料形成规律，保持案卷内文件的系统联系和完整性，便于材料的保管和利用。

（4）归档 试验归档资料记录了药物临床试验从准备阶段、进行阶段至完成后整个过程，是对一个药物临床试验过程全面总结的真实资源，是药物上市申报的第一手真实可靠的资料。按照 GCP（2020）"没有记录，就没有发生"的精神，只有归档资料可以真实地记载临床试验信息，且只有资料归档的过程才能反映试验的全部经过。因此，试验归档资料的记录和保存绝不是可有可无的，而归档资料规范化管理也就显得尤为重要。

① 按项目申请时备案文件资料获得的专属性档案编码统一归档。

② 按文件产生的时间顺序，以自然条件为归档单位，逐件整理归档。

③ 一个试验项目的档案整理完毕后应按照编号顺序装入档案盒，

并编制档案目录。每个档案盒的"封面与脊背题录"内容应包括档案编码、类别、年度、保管期限、本盒文件目录、归档时间责任人签名等基本项目，需要时还可增加其他项目。

④ 每个试验项目的档案目录清单及其对应的"归档说明"作为文件管理为一件文件归档。"归档说明"是对文件材料的数量、完整性和存在问题的书面记录。

⑤ 不同试验项目的档案目录清单应另建"归档文件目录"，并按照便于查找目标档案的原则进行编码。

2. 药物临床试验文件的保存

药物临床试验文件除可对试验的执行情况及产生的数据质量进行评估外，更是说明试验药物有效性和安全性的证明性资料，是其是否获得国家食品药品监督管理部门批准生产上市的依据之一，必须按相关法规的要求妥善保存。

(1) 试验机构应建立专门的档案室　档案室应具备满足保存文件要求的硬件设施，达到防火、防虫、防霉和防盗的功能。有些文件还应避光和控温。档案应分类存放在合适的文件柜中，文件柜应加锁。

(2) 实行专人专柜管理　由机构秘书或设置专任的档案管理员管理，制定制度，责任到人。

(3) 落实保密制度　药物临床试验的档案资料涉及申办者的商业机密和受试者的隐私，药物临床试验机构必须制定相应的保密制度，明确规定可接触档案的人群、接触方式和用途。

(4) 试验文件保存期限

① 按照 CFDA/GCP 指导原则，研究者或研究机构将保留所有eCRF、从每例受试者收集的数据的所有支持性原始文件，以及临床试验必需文件和适用法规中规定的所有研究文件。用于申请药品注册的临床试验，必备文件应当至少保存至试验药物被批准上市 5 年；未用于申请药品注册的临床试验，必备文件应当至少保存至临床试验终止后 5 年。保存期满后，应与申办方沟通，经申办方同意转移保存或销毁。

② 如果责任研究者因退休、调任或其他原因不再承担保存研究记录的职责，则必须将此保管责任交付给另一位将承担该责任的人员。必须将新任保管人员的姓名和地址以书面形式通知申办者。在任何情况下，未得到申办者的书面批准，研究者不得重新归置或处置任何研究文件。

③ 试验项目文件通常放于由申办者和研究者分别建立的试验文件夹，其中研究者文件夹（investigator site file，ISF）归档于研究者处，在启动会后，第一例受试者入组前必须在该中心研究者处建立此文件夹。试验主文件夹（trial master file，TMF）归档于申办者内部，内容基本相同，不同的是根据文件要求保留原件还是复印件。根据 ICH-GCP 原则，附件中给出了在临床试验准备、进行和完成后需要保存的文件及保存方法（见附1）。

（王泽娟）

第二节　数据管理

临床试验数据管理是指一系列的工作，涉及源数据的填写、传输、转换以及录入临床试验数据库。广义的数据管理还应包括资料收集阶段进行的数据检查核对、数据库的建立、数据的录入、审查、编码、更改、质量控制、数据库锁定和数据归档等。

临床数据管理的目的是保证临床研究过程中受试者的权益和安全、以及数据的准确性、完整性、逻辑性与一致性。同时，通过净化原始数据，使其系统化、条理化，便于计算机进行录入汇总，为统计分析做准备。

数据管理工作主要涉及三方人员：第一是研究者或临床研究协调员，负责根据研究方案要求，安排受试者的访视，并完整、真实地填写病例报告表或录入 EDC 系统；第二是监查员，要核对研究者填写的病例报告表是否真实可靠；第三是数据管理员，负责将病例报告表准确录入临床试验数据库，进行相应的范围及逻辑检查，并进行数据锁定。

数据管理的大部分工作是由数据管理员完成的。数据管理的具体工作是数据管理计划的具体体现。

一、数据管理计划

数据管理计划是一份书面文件，它详细地记录在某一特定的临床研究中，为提供准确、安全、有效、完整、可用于临床研究统计分析报告的研究数据。数据管理计划是一份动态的文件，它详细地记录研究过程中数据管理工作的每一个步骤及其变化。该文件是一份版本控制文件。目前数据管理计划已经成为临床研究中数据管理的标准规范，是对临床研究数据管理部分稽查的必需文件之一。

数据管理计划的主要内容包括以下几点。

① 项目组人员的工作职责或范围。

② 病例报告表的设计。

③ 研究数据库的设计、建立及维护。

④ 病例报告表流程与追踪。

⑤ 源数据的监查。

⑥ 数据的录入。

⑦ 数据质量审查。

⑧ 临床数据医学审查。

⑨ 实验室数据以及外部数据的管理。

⑩ 严重不良事件的一致性分析。

⑪ 编码。

⑫ 数据管理报告。

⑬ 数据的提取与传输。

⑭ 数据库的锁定。

⑮ 质量控制和质量保证过程。

⑯ 系统或数据库的安全。

⑰ 临床数据的归档与保存。

二、数据管理过程

数据管理过程包括 CRF 的传输、交接和接收后的检查，CRF 的追踪，数据文件与数据库建立，数据录入和校对，数据核查，数据清理与疑问表管理，数据更改，盲态审核和数据锁定。整个过程受到严格的审查/检查或质量控制，数据管理人员还要生成有关临床研究数据质量、进展和数据趋势的数据管理报告。

数据传输过程在不同中心并不相同。但主要有以下几种方式：普通邮件，传真，快递公司（具有追踪记录），临床监查员的手工传递，通过网页或其他电子方式传送。无论数据是通过何种方法传输的，都用放在数据管理管理、计划中详细记录数据的接收，接收确认，以确保数据来源的清晰可靠。

数据管理部门与监查员间对纸质 CRF 的交接应有记录，其内容包括 CRF 的编号（有时包括页号）、交接的日期、交接人员、签名以及备注等，以核对收到的 CRF 是否完整，有无缺页、缺表，编号与监查员的移交记录是否一致等。纸质 CRF 的交接的流程一般如下。

① 纸质 CRF 在接收后的 24 小时之内，记录 CRF 接收日期。

② CRF 按受试者或 CRF 类型分类（依 SOP 而定）并计数。

③ 比较基地发出的 CRF 总数与数据中心接收的 CRF 总数是否一致，如果不一致，需要启动质疑。

④ CRF 登记。

⑤ 如果接收的 CRF 只有一份，原始 CRF 归档，复印件为数据管理的工作件。

⑥ CRF 送交给数据录入部门。

⑦ 数据录入前要进行目视检查，其内容与监查员的检查相同，检查中发现的任何问题应及时通知监查员，要求研究者做出回答。

盲态审核（blind review）是在最后一份病例报告表录入后，第一次揭盲前对数据保持盲态的审核，以便于对受试者各属于什么分析集做最后的决定，并用文件形式记录下来。盲态审核下所做的决定不应该在揭盲后被修改。

数据库锁定是指在临床研究完成，并对数据库中所有数据做彻底检查之后，对数据库的锁定，以防数据的更改。锁定之后的数据将提供可用于临床研究最终统计分析的稳定数据集。

在盲态审核认为所建立的数据文件正确无误后，由主要研究者、申办者、生物统计学专业人员和保存盲底的有关人员对数据库进行锁定。数据库锁定后才可以进行第一次揭盲并移交统计分析。一般认为，锁定后的数据是准确可靠的，没有错误。但锁定之后依然会发现问题或错误，如果严重影响药物的有效性和安全性分析以及研究结论，就需要被纠正。因此，数据库需要被解锁，问题纠正后再锁定。这都是应当有一套 SOP 来规定锁定和解锁过程。

三、电子数据采集

随着计算机网络的迅速发展，电子数据采集技术在临床试验中越来越多地被采用，它与传统的基于纸质的采集方式不同，具有数据及时录入、实时发现数据错误、加快研究进度、提高数据质量等优势，因此各国药品监管部门都鼓励临床试验中采用电子数据采集技术以保证数据质量。但电子数据应具有原始、实时、准确、完整、可靠和可溯源的特征。

建立电子数据采集系统或数据处理系统时，需要充分考虑到电子数据的采集、储存、转换和传输等过程以及网络安全性，必须建立相应的规章制度和标准操作规程。数据处理系统登录应实行授权，记录轨迹；电子数据应定期、异地备份。电子数据的任何修改必须由数据管理员进行，并记录在案。所有涉及电子记录和计算机数据管理的步骤均应记录，以便对数据进行质量控制与核查。记录的日期和时间应准确到年、月、日、小时和分钟。电子签名须研究单位授权由专人执行。

数据质量和真实完整性是对整个临床试验的有效性和安全性进行正确评价的基础，是药品监管科学的核心要素。申办者在进行电子化临床试验数据管理的过程中应建立完善的基于风险考虑的质量管理体系，并遵循数据质量的 ALCOA＋CCEA 原则，即可追溯（attribut-able，A）、清晰可辨（legible，L）、同时性（contemporaneous，C）、原始性（original，O）、准确性（accurate，A）、完整性（complete，C）、一致性（consistent，C）、持久性（enduring，E）和可获得性（available，A）。

电子化数据管理系统的临床试验数据有其特殊的管理要求，如访问权限的控制、逻辑检查和校对、修改痕迹追踪等。一般来说，数据管理系统必须具备的功能如下（表 10-1）。

表 10-1　数据管理系统的基本功能

主要性能	主要内容
一般性能	• 基于角色的用户管理 • 文档管理功能，工作文件（如数据输入指在系统中储存，并带有版本控制） • 页面语言要求，中文/英文 • 个性化的系统设置
页面	• 随机化的产生 • CRF 的建立 • 数据库设计 • 数据录入界面/页面的灵活性（用户可以调整） • 模板库组件（包括表结构和屏幕的编辑）的可重复使用 • 可接受图像文件

主要性能	主要内容
数据录入	• 支持多种数据录入法 • 支持电子文本的批输入 • 实验室数据的正常值范围与测量单位的转换 • 支持多中心的数据录入
编码	• 支持编码字典，自动编码（auto coding） • 字典版本管理
CRF 质量管理	• CRF 状态的追踪报告 • 问题数据特殊显示（如不同颜色） • 数据类型检查，范围验证，复杂的表间或 CRF 间的交叉验证 • 疑问表（针对数据问题的）人工或自动创建 • 数据录入后的自动逻辑检验，及日时发现数据质量问题 • 完整的稽查追踪
CRF 与数据的导出	• 空白 CRF 的导出 • 受试者 CRF 的导出 • 注释 CRF 的生成 • 支持数据集导出：SAS、ASC 等格式 • 支持与统计分析软件（如 SAS）的集成 • 支持与药物安全性系统的集成
数据库锁定	• 支持数据库在多个层面的锁定与解锁，如 CRF、访视、受试者、基地与项目等 • 数据访问的及时性
数据存储于报告	• 数据管理常用报告 • 用户开放的报告报告的形式：PDF、ASCII、XML 等 • 自动定期报告功能 • 用户安全设置 • 系统在使用前或版本升级前的验证
系统的安全性	• 数据报告的安全性设置 • 数据备份 • 数据恢复

　　每例受试者的电子病例报告表将由申办者准备和提供。电子病例报告表将使用电子数据采集（EDC）系统。研究人员将把原始文件中的研究数据转录到 eCRF 中，并在申办者和研究中心协定的时间范围内以安全的方式传输给申办者。该电子版文件将作为 CRF。研究人

员要对录入的 eCRF 的所有数据进行核对，确保其真实、准确。所有 eCRF 的录入、修改和替换必须由研究者或其他经授权的研究中心工作人员进行，如有必要，将通过 EDC 工具生成质疑。研究者或研究中心工作人员须对 eCRF 进行修改（如适用）并回答质疑。在初步录入 eCRF 后，如需修改 eCRF，可通过以下三种方式进行。

① 研究中心的工作人员可主动采用 EDC 工具进行校正或对自动生成的质疑（由 EDC 工具生成）做出回应。

② 研究中心监查员可提出质疑，由研究中心工作人员解答。

③ 临床数据管理员可提出质疑，由研究中心工作人员解决。

四、总结报告管理

药物Ⅰ期临床试验管理指导原则（试行）中指出：

第五十一条　Ⅰ期试验结束后，综合临床试验的所有数据，撰写Ⅰ期试验总结报告（以下简称总结报告）。总结报告须经申办者和主要研究者签署确认，并由申办者和药物临床试验机构盖章。生物样本分析报告应由实验室负责人签署，并由其机构盖章。

第五十二条　总结报告的结构和内容可参考有关技术指导原则，并体现Ⅰ期试验的特点。

Ⅰ期临床试验结束后应根据Ⅰ期临床试验的设计、研究过程和结果，同时结合临床前研究结果进行综合分析，评价研究目的是否达到或可能存在问题，研究报告中需对研究结果客观分析和评价，对Ⅱ期临床试验给药方案提出建议。

（王泽娟）

附1 药物临床试验必备文件

一、临床试验准备阶段

	必备文件	目的	研究者/临床试验机构	申办者
1	研究者手册	证明申办者已将与试验药品相关的、最新的科研结果和临床试验对人体可能的损害信息提供给了研究者	×	×
2	已签字的临床试验方案(含修订版)、病例报告表样本	证明研究者和申办者同意已签字的临床试验方案(含修订版)、病例报告表样本	×	×
3	提供给受试者的信息(样本) —知情同意书(包括所有适用的译文) —其他提供给受试者的任何书面资料 —受试者的招募广告(若使用)	证明知情同意 证明受试者获得内容及措辞恰当的书面信息,支持受试者对临床试验有完全知情同意的能力 证明招募受试者的方法是合适的和正当的	× × ×	× × ×
4	临床试验的财务合同	证明研究者和临床试验机构与申办者之间的有关临床试验的财务规定,并签署合同	×	×
5	受试者保险的相关文件(若有)	证明受试者发生与试验相关损害时,可获得补偿	×	×
6	参与临床试验各方之间签署的研究合同(或包括经费合同),包括: —研究者和临床试验机构与申办者签署的合同 —研究者和临床试验机构与合同研究组织签署的合同	证明签署合同	× ×	× × (必要时)

	必备文件	目的	研究者/临床试验机构	申办者
6	—申办者与合同研究组织签署的合同	证明签署合同	×	×
7	伦理委员会对以下各项内容的书面审查、批准文件,具签名、注明日期 —试验方案及其修订版 —知情同意书 —其他提供给受试者的任何书面资料 —受试者的招募广告(若使用) —对受试者的补偿(若有) —伦理委员会其他审查、同意的文件(如病例报告表样本)	证明临床试验经过伦理委员会的审查、同意。确认文件的版本号和日期	×	×
8	伦埋委员会的人员组成	证明伦理委员会的人员组成符合《药物临床试验质量管理规范》要求	×	×
9	药品监督管理部门对临床试验方案的许可、备案	证明在临床试验开始前,获得了药品监督管理部门的许可、备案	×	×
10	研究者签名的履历和其他的资格文件 经授权参与临床试验的医生、护士、药师等研究人员签名的履历和其他资质证明	证明研究者有资质和能力完成该临床试验,和能够对受试者进行医疗监管 证明参与研究人员有资质和能力完成该临床试验的相关工作	×	×
11	在试验方案中涉及的医学、实验室、专业技术操作和相关检测的参考值和参考值范围	证明各项检测的参考值和参考值范围及有效期	×	×

	必备文件	目的	研究者/临床试验机构	申办者
12	医学、实验室、专业技术操作和相关检测的资质证明（资质认可证书，或者资质认证证书，或者已建立质量控制体系和/或外部质量评价体系，或者其他验证体系）	证明完成试验的医学、实验室、专业技术操作和相关检测设施和能力能够满足要求，保证检测结果的可靠性	×（必要时）	×
13	试验用药品的包装盒标签样本	证明试验用药品的标签符合相关规定，向受试者恰当地说明用法		×
14	试验用药品及其他试验相关材料的说明（若未在试验方案或研究者手册中说明）	证明试验用药品和其他试验相关材料均给予妥当的贮存、包装、分发和处置	×	×
15	试验用药品及其他试验相关材料的运送记录	证明试验用药品及其他试验相关材料的运送日期、批编号和运送方式。可追踪试验用药品批号、运送状况和可进行问责	×	×
16	试验用药品的检验报告	证明试验用药品的成分、纯度和规格		×
17	盲法试验的揭盲规程	证明紧急状况时，如何识别已设盲的试验药物信息，并且不会破坏其他受试者的盲态	×	×（第三方，若适用）
18	总随机表	证明受试人群的随机化方法		×（第三方，若适用）
19	申办者试验前监查报告	证明申办者所考察的临床试验机构适合进行临床试验		×
20	试验启动监查报告	证明所有的研究者及其团队对临床试验的流程进行了评估	×	×

二、临床试验进行阶段

	必备文件	目的	研究者/临床试验机构	申办者
1	更新的研究者手册	证明所获得的相关信息被及时反馈给研究者	×	×
2	对下列内容的任何更改： —试验方案及其修订版、病例报告表 —知情同意书 —其他提供给受试者的任何书面资料 —受试者招募广告（若使用）	证明临床试验期间，生效文件的修订信息	×	×
3	伦理委员会对以下各项内容的书面审查、同意文件，具签名、注明日期 —试验方案修改 —下列文件修订本 —知情同意书 —其他提供给受试者的任何书面资料 —受试者招募广告（若使用） —伦理委员会任何其他审查、同意的文件 —对临床试验的跟踪审查（必要时）	证明临床试验修改和/修订的文件经过伦理委员会的审查、同意。确认文件的版本号和日期	×	×
4	药品监督管理部门对试验方案修改及其他文件的认可、备案	证明符合药品监督管理部门的要求	× （必要时）	×
5	研究者新的履历和其他的资格文件	证明研究者有资质和能力完成该临床试验，和能够对受试者进行医疗监管	×	×

	必备文件	目的	研究者/临床试验机构	申办者
6	更新的医学、实验室、专业技术操作和相关检测的参考值和参考值范围	证明各项修订的检测的参考值和参考值范围及有效期	×	×
7	更新的医学、实验室、专业技术操作和相关检测的资质证明（资质认可证书，或者资质认证证书，或者已建立质量控制体系和/或外部质量评价体系，或者其他验证体系）	证明完成试验的医学、实验室、专业技术操作和相关检测设施和能力能够满足要求，保证检测结果的可靠性	×（必要时）	×
8	试验用药品及其他试验相关材料的运送记录	证明试验用药品及其他试验相关材料的运送日期、批编号和运送方式。可追踪试验用药品批号、运送状况和可进行问责	×	×
9	新批号试验用药品的检验报告	证明试验用药品的成分、纯度和规格	×	×
10	监查访视报告	证明监查员的访视和监查结果		×
11	现场访视之外的相关通讯、联络记录 —往来信件 —会议记录 —电话记录	证明有关临床试验的管理、方案违背、试验实施、不良事件的报告等方面的共识或重要问题的讨论	×	×
12	签署的知情同意书	证明每个受试者的知情同意是在参加临床试验前，按照《药物临床试验质量管理规范》和试验方案的要求获得的	×	

	必备文件	目的	研究者/临床试验机构	申办者
13	原始医疗文件	证明临床试验中采集受试者数据的真实性和完整性。包括受试者与试验相关的所有源文件、医疗记录和病史	×	
14	已签署研究者姓名、记录日期和填写完整的病例报告表	证明研究者或研究团队的人员已确认病例报告表中填写的数值	×（复印件）	×（原件）
15	病例报告表修改记录	证明所有的病例报告表在首次填写记录后，进行的任何修改记录	×（复印件）	×（原件）
16	研究者向申办者报告的严重不良事件	研究者致申办者严重不良事件的报告，及其他相关问题的报告	×	×
17	申办者或者研究者向药品监督管理部门、伦理委员会提交的可疑且非预期严重不良反应及其他安全性资料	申办者或者研究者向药品监督管理部门、伦理委员会提交的可疑且非预期严重不良反应及其他安全性资料	×（必要时）	×
18	申办者向研究者通报的安全性资料	申办者向研究者通报的安全性资料	×	×
19	伦理委员会和药品监督管理部门提交的阶段性报告	研究者向伦理委员会提交的进展报告；申办者向药品监督管理部门提交的进展报告	×	×（必要时）
20	受试者筛选表	证明进入试验前筛选程序的受试者身份	×	×（必要时）
21	受试者鉴认代码表	研究者和临床试验机构要保存所有入选试验的受试者的名单及其对应的鉴认代码表，以备研究者和临床试验机构对受试者的识别	×	

	必备文件	目的	研究者/临床试验机构	申办者
22	受试者入选表	证明临床试验的受试者是按照时间先后顺序依次入组	×	
23	试验用药品在临床试验机构的登记表	证明试验用药品是按照方案使用的	×	×
24	研究者职责分工及签名页	证明所有参加临床试验研究人员被授权的职责和签名样张，包括填写或修正病例报告表人员的签名	×	×
25	体液/组织样本的留存记录（若有）	证明重复分析时，留存样本的存放位置和标识	×	×

三、临床试验完成后

	必备文件	目的	研究者/临床试验机构	申办者
1	试验用药品在临床试验机构的登记表	证明试验用药品按照试验方案要求使用 证明在临床试验机构所接收的试验用药品的最终计数，包括发放给受试者的计数，从受试者回收的计数，和返还给申办者的计数	×	×
2	试验用药品销毁证明	证明未被使用的试验用药品，由申办者销毁，或临床试验机构销毁	×（若在临床试验机构销毁）	×
3	受试者鉴认代码表	记录所有入组受试者信息的编码表，以便后续随访时使用。编码表应当保密并存放至约定时间	×	

	必备文件	目的	研究者/ 临床试验 机构	申办者
4	稽查证明(若需要)	证明进行过稽查		×
5	试验结束监查报告	证明临床试验所有的工作已完成,试验结束;临床试验必备文件保存妥当		×
6	试验分组和揭盲证明	将所有发生过的揭盲证明返还给申办者		×
7	研究者向伦理委员会提交的试验完成文件	证明试验的完成	×	×
8	临床试验总结报告	证明临床试验的结果和解释	×	×

备注：×为保存项。

第十一章

药物管理

药品是特殊商品，它直接作用于人体，与人的生命安全直接相关。药品按剂型分类为注射剂、片剂、胶囊剂、颗粒剂、丸剂、糖浆剂、乳剂、合剂、软膏剂、眼膏剂、栓剂、酊剂、滴眼剂、滴耳剂、滴鼻剂、缓释制剂、控释制剂、吸入剂等。通常上市的药品有化学名、通用名和商品名。化学名是根据化学结构式命名的。药品通用名即中国药品通用名称，由国家药典委员会按照《药品通用名称命名原则》组织制定并报国家药品监督管理局备案的药品的法定名称，是同一种成分或相同配方组成的药品在中国境内的通用名称，具有强制性和约束性。每种药品只有一个通用名，不可用作商标注册。商品名是药品生产厂商自己确定，经药品监督管理部门核准的产品名称，具有专有性质，不得仿。在一个通用名下，由于生产厂家的不同，可有多个商品名称。

试验用药物是临床试验评价的对象，药物的规范化管理直接关系到受试者的安全性乃至整个临床试验的质量。对于试验用药物（IMP）中未上市的受试制剂是没有商品名的，而作为参比制剂或者其他对照药品的药品是有商品名的。在药物临床试验的记录中有商品名的要求使用商品名。

第一节　临床试验用药物

临床试验用药物，是指用于临床试验中的试验药物、对照药品或安慰剂。包括各期临床试验、人体生物利用度或生物等效性试验的研究药物，以及一个已上市药品以不同于所批准的方式适用或组合（制剂或包装），或用于一个未经批准的适应证，或用于收集一个已批准用法的更多资料。

临床试验用药物的生产、使用和管理是药物临床试验的重要环节。一方面，临床试验用药物的质量与稳定性直接决定着临床试验结果的可靠性；另一方面，与上市销售的药品相比，临床试验用药物给受试者带来的潜在风险更大。

临床试验用药物的生产、使用和管理应遵循下列基本原则：按照GMP条件生产，保证试验用药的质量和稳定性，避免生产过程中的交叉感染；确保试验用药物在运输、分发、储存、使用过程中不变质、不受污染，过期药物要及时更换；必须严格按照要求进行包装和标识，明显与上市药物相区分，避免误用。包装和标识符合盲法、随机等实验设计的要求；仅用于参加试验的受试者，不得买卖或赠送其他人员；在试验过程中要严格遵循试验方案规定的给药方案分发和给药；建立试验药物的接收、分发、使用、回收、销毁记录和技术制度，并做好记录。

对于生物等效性试验中参比制剂的选择，CFDA要求需为原研药品或国际公认的同种药物，其获得应具有合法性，申办者需提供参比制剂的来源证明（如处方、购买发票等和检验报告）。受试制剂需由符合药品生产质量管理规范条件的车间生产，且已检验合格，申办者随机抽取后，将合格、足量的试验用药品提供给临床研究中心，并表明其批号，提供药物（药品）检验报告书，数量应满足试验中所需及CFDA 2012年颁布的《生物利用度和生物等效性试验用药品的处理和保存要求技术指导原则》的药物留存数量要求。申办者将药物提供给临床研究中心前，不得从试验用药物中分出留存样品，并确保留存样品是申办者提供给临床研究中心用于临床试验的同批产品。试验用药物由申办者统一编号。

一、临床试验用药物的运输与接收

1. 运输

临床试验用药物由专人保管，在申办者/CRO与机构签订协议后，方可按贮存要求运送临床试验用药物至临床试验中心药房，由药品管理员接收。如果申办者对药品管理有特殊要求，要提前制定药物管理手册发放于药品管理员并对其进行培训。试验中涉及的上市药品要附药品说明书。《药物临床试验数据现场核查要点》对药品运输过程中的温度记录有明确要求，所以无论该药物的贮藏条件中是否对温度有特殊要求，均要求申办者采用有资质的专业的冷链公司承担运输和传递，用温度记录仪记录运输全过程中的温度变化情况。申办者应同时提供加盖公章的临床试验用药物运送单（一式两份），运送单上应包含如药物名称、规格、数量、批号、生产日期（如有）、有效期、生产厂家、保存条件等信息。

2. 接收

（1）核对药物或药品相关信息 临床试验用药物的质量检验报告、药品包装是否完好、药物的名称（或编码）、数量（以片、粒、瓶、支等为药物最小计算单位，下同）、剂型、规格、生产日期、批号、有效期、生产厂家、"临床试验专用"标签、注意事项、储藏条件等。

① 药物或药品的包装与说明书：药品内包装应清洁、无污染、干燥、封口应严密、无渗漏、无破损。药品外包装应坚固耐压、防潮、防震动。包装用的衬垫、缓冲材料应清洁卫生、干燥、无虫蛀。

药品的内标应当包含药品通用名称、适应证或者功能主治、规格、用法用量、生产日期、产品批号、有效期、生产企业等内容。药品外标签应当注明药品通用名称、成分、性状、适应证或者功能主治、规格、用法用量、不良反应、禁忌、注意事项、贮藏、生产日期、产品批号、有效期、批准文号、生产企业等内容。适应证或者功能主治、用法用量、不良反应、禁忌、注意事项不能全部注明的，应当标出主要内容并注明"详见说明书"字样；外包装还须印有体积、重量以及易碎、小心轻放向上、请勿倒置、防潮、防热、防冻等储运图示标志及危险药品的包装标志。

临床试验用药物的标签应当以开展临床试验所在国家和地区的官方语言印刷。一般来说，标签应当包含下列内容：临床试验用药物的名称、规格等（盲法试验注意标签信息不能引起破盲）；生产批号或者药物随机编码（盲法试验可只印刷药物随机编码）；研究方案编号或其他与其所适用临床试验唯一对应的代码；使用期限，以××××（年）/××（月）/××（日）表示；"仅用于临床试验"字样或类似说明；用法说明（可附使用说明书或其他提供给受试者的书面说明，内容应当符合临床试验方案要求）；贮存条件；如该药物允许受试者带回家使用，须标有"远离儿童接触"字样。如内包装尺寸过小无法全部标明上述内容，应当至少标注前五项。如需变更使用期限，临床试验用药物应当粘贴附加标签。附加标签上应当标注新的使用期限，并重复标注原批号。粘贴附加标签时不能覆盖原批号或者药物随机编码。

临床试验用药物标签一般包含的信息见图 11-1。

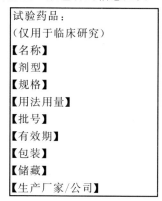

图 11-1　临床试验用药物标签一般包含的信息

② 药物或药品的外观质量检查

a. 检查方法：药品的外观质量检查是通过人的视觉、触觉、听觉、嗅觉等感官对药品的外观形状进行检查。检查时将包装容器打开，对药品的剂型颜色、味道、气味、形态、重量、粒度等情况进行重点检查。

b. 判断依据与处理：药品外观质量是否合格应依据药品质量标准、药剂学、药物分析及药品说明书的相关知识与内容进行判断。药品的内在质量需要药品检验机构依据药品质量标准检验后确定，一旦判定药品变质应按照假药处理，不得再使用。

c. 不同剂型的药物或药品外观检查的内容：性状，包括形态、颜色、气味、味感等是外观质量检查的重要内容，它们有的能直接反映出药物或药品的内在质量。不同剂型的药物或药品检查的内容有所不同。

片剂：检查是否符合下面情况。形状一致，色泽均匀，片面光滑，无毛糙起孔现象；着细粉、颗粒；无杂质、污垢；包衣颜色均一无色斑，厚度均匀，表面光洁，破开包衣后片芯的颗粒应均匀，颜色分布均匀，无杂质；片剂的硬度应适中，无磨损、粉化、碎片及过硬现象，其气味、味道正常，符合该药物的特异物理性状。

胶囊剂：检查是否符合下面情况。胶囊剂的外形、大小一致，无瘪粒、变形、膨胀等现象，胶囊壳无脆化，软胶囊无破裂漏油现象。胶囊结合状况良好。颜色均匀，无色斑、变色现象，壳内无杂质。

颗粒剂：主要应检查外形、大小、气味是否符合标准，检查有无潮解、结块、发霉、生虫等。

注射剂：注意检查是否符合下面情况。液体注射剂的包装严密，药液澄明度好（无白点、白块、玻璃屑、纤维、黑点），色泽均匀无变色、沉淀、混浊、结晶、霉变等现象。

口服液：检查是否符合下面情况。外包装严密，无爆瓶、外凸、漏液、霉变现象，药液颜色正常，药液气味、黏度符合该药品的基本物理性状。

喷雾剂、酊剂、合剂、糖浆剂：主要检查有无结晶析出、混浊沉淀、异臭、霉变、破漏、异物、酸败、溶解结块、风化等现象。

软膏剂：检查均匀度、细腻度、有无异臭、酸败、干缩、变色、油层析出等变质现象。

栓剂：检查包装是否严密，外形应大小一致，无瘪粒、变形、膨胀、软化、霉变、异臭等现象。

散剂：检查有无吸潮结块、发黏、生霉、变色等。

丸剂：检查有无虫蛀、霉变、粘连、色斑裂缝等。

生物制品：其中液体生物制品检查有无变色、异臭、摇不散的凝块及异物，冻干生物制品应为白色或有色疏松固体，无融化迹象。

③ 有效期：药物或药品根据其稳定性不同均规定了不同的有效期，药品管理员应能正确识别药物或药品的有效期并加强效期管理，避免由于管理不当而出现临近有效期甚至过期的药物或药品。药品有效期按照年、月、日的顺序标注，年份用四位数字表示，月、日用两位数表示。其具体标注格式为"有效期至××××年××月"或者"有效期至××××年××月××日"。

（2）核对的其他项目　核对温度计的编号与送货单上登记的编号是否一致，再记录温度，打印保存温度记录仪的数据。如果温度计出现问题，把该批药品按原保存条件独立放置，等待该项目的监查员判断该批药物是否超出药物运送条件。检查核对药物编号与送货单/接收单上的号码是否一致，凡双盲试验用药物，试验用药品与对照药在外形（形状、色泽、质感）气味、包装、标签和其他特征上一致；接收双盲药物时如附有应急信封，要注意应急信封上的编号与该批药物的药物编号是否一致，检查信封是否密封，如有破损要及时与项目监查员联系；接收应急信封后，应交给使用该试验用药品的临床科室授权的专人保管。核对无误后，交接双方在接收单上签名及日期。冷链运输的快递接收单也需复印，复印件与原件一并存档。按照相应的保存条件保存药物。除非另外说明理由，用于受试制剂批号测得含量不应与使用的参比制剂相差5％以上。

二、临床试验用药物的保管

化学药品、生物制品、中成药和中药饮片应当分别贮存，分类定位存放。药物或药品应按其不同性质及剂型特点在适当条件下正确保管。由于各种内、外因素的作用，如果保管不当或贮存条件不好，往往会使药物出现质量问题或变质失效，甚至产生有毒物质。因此必须在全程中采取严格的管理和控制措施，从根本上保证药品的质量，按照《中华人民共和国药品管理法》的要求，必须制定和执行药品保管制度，药品入库和出库必须执行检查制度，采取必要的冷藏、防冻、防潮、防震、防虫、防鼠等措施，保证质量，临床试验用药物也是如此。因此在药物保管过程中要了解影响质量的因素和保管要求。

1. 影响因素

影响药品质量的因素主要有环境因素、人为因素、药品因素等。

（1）环境因素　在保管药品的过程中，影响药品质量的环境因素很多，如日光、空气、湿度、温度、时间及微生物等。上述因素对药品的影响往往不是单独进行的，而是互相促进、互相影响而加速药品变质的，例如日光及高温往往加速药品的氧化过程。故应根据药品的特性，全面考虑可能引起变质的各种因素，选择适当的贮存条件和保管方法，以防止药品变质或延缓其变质的速度。

① 日光：日光中所含有的紫外线，对药品变化常起着催化作用，能加速药品的氧化分解等。易受光线影响而变质的药品，需要遮光保存，应放在阴凉干燥、阳光不易直射到的地方。门窗可悬挂遮光用的黑布帘、黑纸，以防阳光照射。可采用棕色瓶或用黑色纸包裹的玻璃容器包装，以防止紫外线的透入。

② 空气：空气中氧气和二氧化碳对药品质量影响较大。氧气约占空气中1/5的体积。由于其性质活泼，易使某些药物发生氧化作用而变质。空气中的二氧化碳被药品吸收，发生碳酸化而使药品变质。

③ 湿度：水蒸气在空气中的含量称为湿度。它随地区及温度高低而变化。湿度对药品的质量影响很大。湿度太大能使药品潮解、液化、变质或霉败，湿度太小，也容易使某些药品风化。易吸湿的药品有胃蛋白醇、甘油等。因此，对易吸湿的药品，可用玻璃瓶，以软木塞塞紧、蜡封，外加螺旋盖盖紧。对易挥发的药品，应密封，置于阴凉干燥处；控制药库内的湿度，以保持相对湿度在 $35\% \sim 75\%$，可设置除湿机、排风扇或通风器，可辅用吸湿剂如石灰、木炭，有条件者，尤其在梅雨季节，更要采取有效的防霉措施。除上述防潮设备外，药库应根据天气条件，分别采取下列措施，即在晴朗干燥的天气，可打开门窗，加强自然通风；当雾天、雨天或室外湿度高于室内时，应紧闭门窗，以防室外潮气侵入。

④ 温度：温度过高或过低都能使药品变质。特别是温度过高与药品的挥发程度、形态及引起氧化、水解等变化和微生物的生长有很大关系。因此，药品在贮存时要根据其不同性质选择适宜的温度。例如：脊髓灰质炎疫苗牛痘菌苗放置处温度过高，就会很快失效，温度过低又易引起冻结或析出沉淀。

对不耐高温药品，可根据其不同性质要求，分别存放于"阴凉处""凉暗处"或"冷处"；对挥发性大的药品如浓氨溶液、乙醚等，在温度高时容器内压力大，不应剧烈震动。开启前应充分降温，以免药液（尤其是氨溶液）冲出造成伤害事故。

⑤ 时间：有些药品因其性质或效价不稳定，尽管贮存条件适宜，时间过久也会逐渐变质、失效。因此，各国药典对药品均规定了不同的有效期。

(2) 人为因素 相对于其他因素来说，人为因素更为重要，药学人员的素质对药品质量的优劣起着关键性的影响。包括：①人员设置；②药品质量监督管理情况，如规章制度的建立、实施及监督执行；③药学人员药品保管养护技能以及对药品质量的重视程度、责任心的强弱，身体条件、精神状态的好坏等。

(3) 药品因素 水解是药物降解的主要途径，属于这类降解药物的主要有酯类（包括内酯）、酰胺类。青霉素、头孢菌素类药物的分子中存在着不稳定的 β-内酰胺环，在 H^+ 或 OH^- 影响下，很易裂环失效。氧化也是药物变质最常见的反应。药物的氧化作用与化学结构有关，许多具有酚类（如肾上腺素、左旋多巴、吗啡、水杨酸钠等）、烯醇类（如维生素 C）、芳胺类（如磺胺嘧啶钠）、吡唑酮类（如氨基比林）、噻嗪类（如盐酸氯丙嗪、盐酸异丙嗪）结构的药物较易氧化。药物氧化后，不仅效价损失，而且可能产生颜色或沉淀。有些药物即使被氧化极少量，亦会色泽变深或产生不良气味，严重影响药品的质量，氧化过程一般都比较复杂，有时一个药物，氧化、光化分解、水解等过程同时存在。易氧化的药物要特别注意光、氧、金属离子对它们的影响，以保证产品质量。值得注意的是药品的包装材料对药品质量也有较大的影响。

2. 药物保管要求

（1）临床试验用药物的储藏和保存应具备必要的环境和设备（如温度、湿度、带锁、标志和冰箱等）。试验用药品存储间的基本要求如下：①避光、通风；②检测和调节温湿度；③防尘、防潮、防霉、防污染、防虫、防鼠等；④符合安全用电要求的照明。药品管理员按照试验进度对药品分区存放，并按照说明书中的贮藏条件进行保存。通常认为室温保存控制温度在 $10 \sim 30^{\circ}\text{C}$，阴凉处保存控制温度在 20°C 以下，冷藏保存控制温度在 $2 \sim 8^{\circ}\text{C}$，药品存放的环境相对湿度保持在 $35\% \sim 75\%$。

（2）临床试验用药物应专柜加锁存放，按照现行法规和方案的要求来贮存试验用药品；特别注意须冷藏或冷冻的试验用药品应存放于专用药物冰箱，需要避光的药物保存于密闭柜子；为每个试验项目设立不同的药柜，按照编码顺序分别保存于专用的柜层，并有明显的标示牌。

（3）临床试验用药物存放期间每日需有温、湿度记录；每日进行温、湿度监测，超出温、湿度条件范围时及时采取调控措施，确保储存条件符合要求。有条件的单位可安装 24 小时在线监控系统来管理温、湿度是否达标。

（4）药品管理员应每月对试验用药品进行清点、核对，要求在品种、数量和编码等方面相一致，如出现任何不一致的事件（如错码、丢失、缺失等）应立即向研究者和申办者报告，并做好相应记录；定期检查试验用药品的外观、有效期，防止破损、发霉、失效等情况。

（5）如有临床试验用药物破损、变质、失效，则将药物集中存放于"不合格区"，有明显的标示牌，加锁管理，统一退还申办者；在临床试验用药物的保管过程中，如有临床试验用药物储存条件不符合要求，应立即通知项目监查员协商该批药品的处理方法。

（6）药品管理员负责保管药房的钥匙，确保临床试验用药物不丢失；如有发生临床试验用药物丢失或失窃的情况，药品管理员应立即报告机构办公室、主要研究者、申办者，并追查药品下落。

三、临床试验用药物的分发和留样

1. 分发

临床研究中心收到药物后，试验用药品随机化处理：随机分组方法包括简单随机化、区组随机化、分段或分层随机化、分层区组随机化和动态随机化等。BE试验药品随机化处理应在给药前根据方案来确定，合格受试者随机号确定后按随机表或其他方式随机来确定受试药品和参比药品给药次序，在药品随机化处理时应按最小药品包装单元来定，如盒或板。对不同试验用药品剂型，应根据剂型特点不同进行随机化处理，通常分口服固体、液体的常释、释放控制制剂，注射剂和其他剂型等，按分层分段均衡随机化分别进行处理。

药品管理员根据统计单位提供的随机表，从已编号的试验用药物中，随机抽取出受试制剂或参比制剂，用于试验或留样。用于试验和留样的药物产品批号应该相同。用于受试者的试验用药物总量一般应大于所需量的120%；留样数量一般至少能够确保按照相应质量标准完成三次全检，以备必要时重新进行质量评估，生物生效性试验一般要求应满足按质量标准进行五次全检的要求。

药品管理员根据授权医生开出的处方进行临床试验用药物的分发，核对处方内容。核实项目的名称、受试者的姓名与编号以及药物的批号、生产厂家、规格、有效期、数量、性状以及包装完整性等信息，确定无误后，按照随机的药物编号进行发药。向给药人员或受试者发药，发药人与取药人均在处方上签上姓名，处方由药品管理员保管。药品管理员应填好药品出入库记录表和发放回收记录。

由研究药师、研究护士或经培训的临床护士向受试者说明具体的用法用量，对需要回收的口服试验用药品，应交代包装与剩余药物必须回收；需要回收的注射剂应在外包装注明留存标识。

2. 留样

每批临床试验用药物均应当留样。

（1）留样应当包括试验药物、对照药品、安慰剂的最小包装，留样数量一般至少能够确保按照相应质量标准完成三次全检，以备必要时重新进行质量评估。如对照药品更改包装的,应对原最小包装以及更改包装后的最小包装分别留样。

(2)留样还应当包括已设盲的产品,至少保存一个完整包装,以备必要时核对产品的身份。

(3)留样时间为相关的临床试验完成或终止后 5 年,或者相关的药品注册申请批准或终止后 2 年,取较长时间。

根据 CFDA 药品审评中心 2012 年颁发的《生物利用度和生物等效性试验用药品的处理和保存要求技术指导原则(初稿)》的要求,药品留存样品数量应符合五次全检量,对于口服固体制剂,受试制剂和参比制剂通常分别提供 300 个单位留样。临床用药抽样后的剩余药物作为留样样品,经清点核对后,申办者代表与药品管理员签字确认,由临床试验机构按照试验用药品标签上所标注的条件进行贮藏。

四、临床试验用药物的使用

根据相关法规要求,试验用药品不得销售,并且仅用于该临床试验的受试者,其剂量与用法应遵照试验方案。研究者在发放药物前应清理工作台,清除所有与发药无关的物品。研究者认真核对受试者所在的随机组别和服药顺序,按照方案和处方要求的剂量将药物发放给每名受试者,并记录该受试者所服药物的包装编号。研究者对受试者服药依从性进行检查,检查受试者是否将药物放置于舌上方,在受试者服药后对其口腔进行检查,确认药物是否已被吞咽。受试者服药后要留观一段时间,临床医生严密观察受试者可能出现的不适等情况。

值得注意的是,研究者在发放药物时不能用手直接接触药物。另外不同的制剂类型也要注意不同的事项。

(1)将片剂和胶囊剂从铝塑包装中取出时应小心划开泡眼边缘,将药物完整剥出,避免因力量集中和用力过猛导致的片剂残缺、断裂和胶囊破损等异常情况。

(2)如药物为瓶装的片剂或丸剂,用经消毒的小药勺取出。

(3)如药物为颗粒剂、冲剂等需要用水冲调的剂型时,所用量筒或量杯经消毒后方可使用。

(4)如药物为吸入剂,吸入装置在使用前应消毒,研究者对每个吸入装置进行编号,确保每名受试者专用一个装置,不会与他人混用。

(5)如药物为注射剂,研究护士根据方案要求配制,遵循"三查七对"的原则，并且根据给药需要维持的时间推算每个单位时间的剂量，控制给药速度，研究者在整个给药过程中密切观察受试者的生命体征和临床表现。如需避光注射的药物，在药物外部还应添加遮光装置（如黑色不透光塑料袋），必要时采用遮光输液器输注。对于特殊剂型、特殊给药方式的药品制定专属的SOP。

五、临床试验用药物的回收

在使用过程中难免会出现因拿取不当等原因造成的药物污损，无法正常使用，研究者应在发药记录单上及时记录，如遇掉落、残缺、断裂等情况研究者应将药物回收，如药物确为无法回收研究者应注明原因。

研究者将剩余药物包括未使用的药物、空包装和污损的药物（无法回收的除外）一起退回药品管理员，药品管理员逐一清点记录，将无法回收的具体原因如实记录。

六、临床试验用药物的退还与销毁

在试验结束后，药品管理员将研究者退回的剩余药物可以与申办者共同清点后退还申办者。申办者应当建立相应的操作规程，明确临床试验用药物的退回流程。退回应当有记录。退回的临床试验用药物应当有明确标识，并贮存在受控、专用的区域。

申办者负责对临床试验用药物进行销毁。如授权临床试验机构或第三方进行销毁，应当有书面授权。销毁应当有完整记录，包括销毁原因、销毁时间、销毁所涉及的批号和（或）药物随机编号、实际销毁数量等信息。销毁记录由申办者保存。

（王泽娟）

第二节　急救药品

早期临床试验，尤其是创新药的临床试验首次在人体使用，对受试者的安全是存在风险的。因此研究护士不仅要有应急抢救意识，还要熟悉急救药品。下面举例十种医院常见的急救药品的规格、使用方法和注意事项。

1. 盐酸肾上腺素注射液

（1）规格 1mL：1mg。

（2）适应证

① 常用于抢救过敏性休克：可缓解过敏性休克的心跳微弱、血压下降、呼吸困难等症状。

② 抢救心脏骤停。

（3）用法用量 皮下或肌内注射 1 次 0.25～1mg。抢救过敏性休克，过敏性休克也可用 0.1～0.5mg 缓慢静脉注射。

（4）注意事项

① 全身反应：治疗量有时可见焦虑不安、面色苍白、失眠、恐惧、眩晕、头痛、呕吐、出汗、四肢发冷、震颤、无力、心悸、血压升高、尿潴留、支气管及肺水肿，短时的乳酸或血糖升高等。大剂量兴奋中枢，引起激动、呕吐及肌强直，甚至惊厥等。当用量过大或皮下注射误入静脉时，可引起血压骤升、心律失常，严重者可发展为脑出血、心室颤动。

② 眼用时反应：眼部有短暂的刺痛感或烧灼感、流泪、眉弓痛、头痛、变态反应、巩膜炎；长期应用可致眼睑、结合膜及角膜黑色素沉积、角膜水肿等。

2. 硫酸阿托品注射液

（1）规格 1mL：0.5mg。

（2）适应证 用于抢救感染中毒性休克、缓解内脏绞痛、麻醉前给药及减少支气管黏液分泌等治疗；抗心律失常。

（3）用法用量

① 皮下、肌内或静脉注射成人常用量：一次 0.3～0.5mg，一日 0.5～3mg；极量：一次 2mg。

② 抗心律失常成人静脉注射 0.5～1mg，按需可 1～2 小时一次，最大用量为 2mg。

③ 抗休克改善微循环成人一般按体重 0.02～0.05mg/kg。

（4）注意事项

① 对其他颠茄生物碱不耐受者，对该品也不耐受。

② 青光眼及前列腺肥大患者禁用。该品对老年人尤易致汗液分泌减少，影响散热，故夏天慎用。

③ 下列情况应慎用：a. 心脏病，特别是心律失常、充血性心力

竭、冠心病、二尖瓣狭窄等；b.反流性食管炎、食管与胃的运动减弱、下食管括约肌松弛，可使胃排空延迟，从而促成胃潴留，并增加胃-食管的反流。

3.盐酸多巴胺注射液

(1) 规格　2mL：20mg。

(2) 适应证　用于各种类型休克，包括中毒性休克、心源性休克、出血性休克、中枢性休克、特别对伴有肾功能不全、心排出量降低、周围血管阻力较低并且已补足血容量的患者更有意义。

(3) 用法用量　静脉注射，成人常用量开始时每分钟按 $1\sim5\mu g/kg$，10分钟内以每分钟 $1\sim4\mu g/kg$ 速度递增，以达到最大疗效。但最大剂量不超过每分钟 $500\mu g$。

(4) 注意事项

① 常见的不良反应有胸痛、呼吸困难、心悸、心律失常（尤其用大剂量）、全身软弱无力感；心跳缓慢、头痛、恶心呕吐者少见。

② 下列情况应慎用：a.嗜铬细胞瘤患者不宜使用；b.闭塞性血管病（或有既往史者），包括动脉栓塞、动脉粥样硬化、血栓闭塞性脉管炎、冻伤（如冻疮）、糖尿病性动脉内膜炎、雷诺病等慎用；c.对肢端循环不良的患者，须严密监测，注意坏死及坏疽的可能性；d.频繁的室性心律失常时应用该品也须谨慎。

③ 在滴注该品时须进行血压、心排血量、心电图及尿量的监测。

④ 应用多巴胺治疗前必须先纠正低血容量。

⑤ 在滴注前必须稀释，稀释液的浓度取决于剂量及个体需要的量。

⑥ 选用粗大的静脉作静脉注射或静脉滴注，以防药液外溢，及产生组织坏死；如确已发生液体外溢，可用 $5\sim10mg$ 酚妥拉明稀释溶液在注射部位作浸润。

⑦ 遇有血管过度收缩引起舒张压不成比例升高和脉压减小、尿量减少、心率增快或出现心律失常，滴速必须减慢或暂停滴注。

⑧ 如在滴注多巴胺时血压继续下降或经调整剂量仍持续低血压，应停用多巴胺，改用更强的血管收缩药。

⑨ 突然停药，可产生严重低血压，故停用时应逐渐递减。

4.尼可刹米注射液

(1) 规格　1.5mL：0.375g。

（2）适应证 用于中枢性呼吸及循环衰竭、麻醉药及其他中枢抑制药的中毒。

（3）用法用量 皮下、肌注、静注或静滴：每次 0.25～0.5g，必要时 1～2 小时重复用药，极量，每次 1.25g

（4）注意事项

① 有出汗、恶心、呕吐、咳嗽、喷嚏、皮肤潮红、皮疹等。剂量过大时可出现血压升高、心悸、震颤、肌肉僵硬或抽搐、心律失常、高热。严重者可致癫痫样惊厥，随之出现昏迷。

② 大剂量可引起血压升高、心悸、出汗、呕吐、震颤及肌僵直，应立即停药以防止惊厥的发生。剂量过大可引起惊厥。惊厥发作可静注安定类或硫喷妥钠加以控制。急性血卟啉症不宜用，因可能诱发急性发作。

③ 对呼吸肌麻痹所引起的呼吸抑制无效。

5. 盐酸洛贝林注射液

（1）规格 1mL：3mg。

（2）适应证 用于呼吸衰竭。

（3）用法用量 静脉注射 常用量：成人一次 3mg（1 支）；极量：一次 6mg（2 支），一日 20mg。

（4）注意事项

① 可有恶心、呕吐、呛咳、头痛、心悸等。大剂量可引起心动过速、传导阻滞、呼吸抑制，甚至惊厥。

② 与碱性药物合用，产生山梗素沉淀；与尼古丁合用，可出现恶心、出汗、心悸等症状。

6. 去乙酰毛花苷注射液

（1）商品名称 西地兰。

（2）规格 2mL：0.4mg。

（3）适应证

① 主要用于心力衰竭。由于其作用较快，适用于急性心功能不全或慢性心功能不全急性加重的患者。

② 亦可用于控制伴快速心室率的心房颤动、心房扑动患者的心率。

（4）用法用量 成人常用量：用 5% 葡萄糖注射液稀释后缓慢注射，首剂 0.2mg，以后每 2～4 小时可再给 0.2～0.4mg（0.5～1 支），总量 1～1.6mg（2.5～4 支）。

（5）注意事项

① 可有恶心、呕吐、食欲不振、头痛、心动过缓等。

② 禁与钙注射剂合用。

③ 严重心肌损害及肾功能不全者慎用。

④ 以下情况慎用：a. 低钾血症；b. 不完全性房室传导阻滞；c. 高钙血症；d. 甲状腺功能减退；e. 缺血性心脏病；f. 急性心肌梗死早期（AMI）；g. 心肌炎活动期；h. 肾功能损害。

7. 呋塞米注射液

（1）商品名称　速尿。

（2）规格　2mL：20mg。

（3）适应证

① 水肿性疾病：包括充血性心力衰竭、肝硬化、肾脏疾病应用其他利尿药效果不佳时，应用本类药物仍可能有效。与其他药物合用治疗急性肺水肿和急性脑水肿等。

② 高血压，伴有肾功能不全或出现高血压危象时，本类药物尤为适用。

③ 预防急性肾功能衰竭，用于各种原因导致肾脏血流灌注不足，例如失水、休克、中毒。

④ 麻醉意外以及循环功能不全等，在纠正血容量不足的同时及时应用，可减少急性肾小管坏死的机会。

⑤ 高钾血症及高钙血症。

⑥ 稀释性低钠血症，尤其是当血钠浓度低于 120mmol/L 时。

⑦ 抗利尿激素分泌过多症（SIADH）。

⑧ 急性药物毒物中毒，如巴比妥类药物中毒等。

（4）用法用量

① 治疗水肿性疾病：静脉注射，开始 20～40mg，必须时每 2 小时追加剂量，直至出现满意疗效。每日总剂量不超过 1g。利尿效果差时不宜再增加剂量，以免出现肾毒性。治疗慢性肾功能不全时，一般每日剂量 40～120mg。

② 治疗高血压危象时，起始 40～80mg 静脉注射，伴急性左心衰竭或急性肾功能衰竭时，可酌情增加剂量。

③ 治疗高钙血症时，可静脉注射，一次 20～80mg。

（5）注意事项

① 交叉过敏：对磺胺药和噻嗪类利尿药物过敏者，对本药可能

亦过敏。

② 对诊断的干扰：可致血糖升高、尿糖阳性，尤其是糖尿病或糖尿病前期患者。过度脱水可使血尿酸和尿素氮水平暂时性升高。血 Na^+、Cl^-、K^+、Ca^{2+} 和 Mg^{2+} 浓度下降。

③ 下列情况慎用：a. 无尿或严重肾功能损害者，后者因需加大剂量，故用药间隔时间应延长，以免出现耳毒性等副作用；b. 糖尿病；c. 高尿酸血症或有痛风病史者；d. 严重肝功能损害者，因水电解质紊乱可诱发肝昏迷；e. 急性心肌梗死，过度利尿可促发休克；f. 胰腺炎或有此病史者；g. 有低钾血症倾向者，尤其是应用洋地黄类药物或有室性心律失常者；h. 红斑狼疮，本药可加重病情或诱发活动；i. 前列腺肥大。

8. 注射用硝普钠

（1）规格 50mg/支。

（2）适应证 高血压急症及急性左心衰竭的常用药物。

（3）用法用量 成人常用量静脉滴注，开始每分钟按体重 $0.5\mu g/kg$，根据治疗反应以每分钟 $0.5\mu g/kg$ 递增，逐渐调整剂量，常用剂量为每分钟按体重 $3\mu g/kg$。极量为每分钟按体重 $10\mu g/kg$。注射用硝普钠总量为按体重 $3.5mg/kg$。

（4）注意事项

① 左心衰竭时应用本品可恢复心脏的泵血功能，但伴有低血压时，须同时加用心肌正性肌力药如多巴胺或多巴酚丁胺。

② 用本品过程中，偶可出现明显耐药性，此应视为中毒的先兆征象，减慢滴速，即可消失。

③ 本品对光敏感，溶液稳定性较差，滴注溶液应新鲜配制并注意避光，输液器要用铅箔或不透光材料包裹使避光。

④ 应用本品过程中，应经常测血压，急性心肌梗死患者使用本品时须监测肺动脉舒张压或楔压，最好在监护室内进行。

⑤ 溶液应新鲜配制，用剩部分应弃去，新配溶液为淡棕色，如变为暗棕色、橙色或蓝色，应弃去。溶液的保存与应用不应超过24小时。

⑥ 溶液内不宜加入其他药品，如颜色变蓝、绿或暗红色，指示已与其他物质起反应，即应弃去重换。

⑦ 下列情况慎用：a. 脑血管或冠状动脉供血不足时；b. 麻醉中控制性降压时，如有贫血或低血容量，应先予纠正再给药；c. 脑病或

其他颅内压增高时，扩张脑血管可进一步增高颅内压；d. 肝功能损害时，可能本品加重肝损害；e. 甲状腺功能减退时，本品的代谢产物硫氰酸盐可抑制碘的摄取和结合，因而可能加重病情；f. 肺功能不全时，本品可能加重低氧血症；g. 维生素 B_{12} 缺乏时使用本品，可能使病情加重。

⑧ 禁忌：代偿性高血压如动静脉分流或主动脉缩窄时禁用本品。

⑨ 常出现不良反应：a. 紧张或焦虑、烦躁、胃痛、反射性心动过速或心律失常，症状的发生与静滴给药速度有关，与总量关系不大；b. 硫氰酸盐中毒或逾量时，可出现运动失调、视物模糊、谵妄、眩晕、头痛、意识丧失、恶心、呕吐、耳鸣、气短；严重过量可致昏迷、死亡。c. 氰化物中毒或超极量时，可出现反射消失、昏迷、心音遥远、低血压、脉搏消失、皮肤粉红色、呼吸浅、瞳孔散大。恶心、呕吐、头痛、食欲不振、皮疹、出汗、药物热、剂量过大出现血压下降，可引起重要器官供血不足。d. 过量则出现严重的低血压并可引起冠状动脉或脑血管灌注减低而产生严重后果。假若剂量大或长期高速滴入，则氰化物蓄积可导致组织缺氧、代谢性酸中毒及死亡，特别是肾功能减退的患者。如同时输入维生素 B_{12}，则可防止这些不良反应。

⑩ 本品不可静脉注射，应缓慢点滴或使用微量输液泵；药液有局部刺激性，谨防外渗。

9. 地塞米松磷酸钠注射液

(1) 规格 1mL∶5mg。

(2) 适应证

① 主要作为危重疾病的急救用药和各类炎症及变态反应的治疗。

② 抗炎、抗过敏和抗毒作用较泼尼松更强，水钠潴留副作用更小，还用于过敏性与自身免疫性炎症性疾病。

(3) 用法用量 可肌内注射、入壶或静脉滴注，每次 2～20mg，或遵医嘱。

(4) 注意事项

① 结核病、急性细菌性或病毒性感染患者慎用，必要时应用时，必须给予适当的抗感染治疗。

② 糖尿病、骨质疏松症、肝硬化、肾功能不良、甲状腺功能减退患者慎用。

③ 并发感染为肾上腺皮质激素的主要不良反应，以真菌、结核菌、葡萄球菌、变形杆菌、铜绿假单胞菌和各种疱疹病毒为主。

④ 糖皮质激素停药综合征：有时患者在停药后出现头晕、昏厥倾向、腹痛或背痛、低热、食欲减退、恶心、呕吐、肌肉或关节疼痛、头痛、乏力、软弱，经仔细检查如能排除肾上腺皮质功能减退和原来疾病的复燃，则可考虑为对糖皮质激素的依赖综合征。

⑤ 高血压、血栓症、胃与十二指肠溃疡、精神病、电解质代谢异常、心肌梗死、内脏手术、青光眼等患者一般不宜使用。

⑥ 地塞米松与氯化钙、磺胺嘧啶钠、盐酸四环素、盐酸土霉素、苯海拉明、氯丙嗪、异丙嗪、酚磺乙胺、盐酸普鲁卡因、氢溴酸莨菪碱等配伍易出现混浊或沉淀使药物失效；与呋塞米、水杨酸钠类药物合用可增加其毒性。

⑦ 消化系统并发症能刺激胃酸、胃蛋白酶的分泌并抑制胃黏液分泌，降低胃黏膜的抵抗力，故可诱发或加剧消化性溃疡，糖皮质激素也能掩盖溃疡的初期症状，以致出现突发出血和穿孔等严重并发症，应加以注意。

10. 盐酸异丙嗪注射液

(1) 商品名称 非那根。

(2) 规格 1mL：25mg。

(3) 适应证

① 皮肤黏膜的过敏：适用于长期的、季节性的过敏性鼻炎，血管运动性鼻炎，过敏性结膜炎，荨麻疹，血管神经性水肿，对血液或血浆制品的过敏反应，皮肤划痕症。

② 用于防治放射病或药源性恶心、呕吐。

③ 用于麻醉或手术前后的辅助治疗，包括镇静、催眠、镇痛、止吐。

(4) 用法用量 肌内注射：成人用量抗过敏，一次25mg，必要时2小时后重复；严重过敏时可用肌内注射25～50mg，最高量不得超过100mg。在特殊紧急情况下，可用灭菌注射用水稀释至0.25%，缓慢静脉注射。

(5) 注意事项

① 已知对吩噻嗪类药高度过敏的人，也对本品过敏。

② 下列情况应慎用：急性哮喘、骨髓抑制、心血管疾病、肝功能不全、高血压、胃溃疡、幽门或十二指肠梗阻、呼吸系统疾病、黄疸、各种肝病以及肾功能衰竭，应特别注意有无肠梗阻，或药物的逾量、中毒等问题，因其症状体征可被异丙嗪的镇吐作用所掩盖。

③ 用量过大的症状和体征：手脚动作笨拙或行动古怪，严重时倦睡或面色潮红、发热，气急或呼吸困难，心率加快（抗毒蕈碱 M 受体效应），肌肉痉挛，尤其好发于颈部和背部的肌肉。坐卧不宁，步履艰难，头面部肌肉痉挛性抽动或双手震颤（后者属锥体外系的效应）。解救时可对症注射地西泮（安定）和毒扁豆碱。必要时给予吸氧和静脉输液。

④ 对诊断的干扰：a.葡萄糖耐量增加。可干扰尿妊娠免疫试验，结果呈假阳性或假阴性；b.乙醇或其他中枢神经抑制药，可增加异丙嗪和（或）这些药物的效应，用量要另行调整；c.抗胆碱类药物，尤其是阿托品类和异丙嗪同用时，后者的抗毒蕈碱样效应增加；d.溴苄铵、胍乙啶等降压药与异丙嗪同用时，前者的降压效应增强。肾上腺素与异丙嗪同用时肾上腺素的 α 作用可被阻断，使 β 作用占优势；e.顺铂、巴龙霉素及其他氨基糖苷类抗生素、水杨酸制剂和万古霉素等耳毒性药与异丙嗪同用时，其耳毒性症状可被掩盖；f.不宜与氨茶碱混合注射。

(6) 常见副作用　较常见的有嗜睡；较少见的有视物模糊或色盲（轻度）、头晕目眩、口鼻咽干燥、耳鸣、皮疹、胃痛或胃部不适感、反应迟钝（儿童多见）、晕倒感（低血压）、恶心或呕吐［进行外科手术和（或）并用其他药物时］，甚至出现黄疸。增加皮肤对光的敏感性，多噩梦，易兴奋，易激动，幻觉，中毒性谵妄。

（刘　晨　王子维　王泽娟）

第十二章

不良事件

　　Ⅰ期临床试验中受试者的药物安全性是非常重要的指标。研究人员要具有观察和识别影响受试者安全的不良事件的能力，以便于及时进行干预处理和上报记录。

第一节　不良事件概述

一、不良事件的定义

　　不良事件（adverse event，AE），ICH-GCP中指出临床试验受试者接受试验用药品后出现的所有不良医学事件，可以表现为症状体征、疾病或实验室检查异常，但不一定能推论出与试验用药品有明确的因果关系。在临床试验方案中，常用如下定义：自受试者签署知情同意书入选试验开始到试验结束，期间发生的任何不良医学事件，无论与试验用药有无因果关系，均判定为不良事件。不良事件包括但不仅限于以下几种：有临床意义的异常实验室检查结果；有临床意义的症状和体征；体格检查结果的改变；疾病诊断等。不良事件还包括以下原因引起的症状或体征：药物过量、停药、药物滥用、药物误用、药物相互作用、药物依赖性、妊娠事件。严重不良事件（serious adverse event，SAE），指因使用任何剂量的试验用药品发生的、任何引起人体损害的不利医学事件，包括：导致死亡；危及生命；受试者需要住院治疗或延长住院时间；导致永久的或严重的残疾或功能丧失；或者先天性异常、出生缺陷。可疑且非预期严重不良反应（suspected unexpected serious adverse reactions，SUSAR）属于 SAE 范畴。

为落实原国家食品药品监督管理总局《关于适用国际人用药品注册技术协调会二级指导原则的公告》（2018 年第 10 号），药品审评中心依据 ICH 药物警戒相关指导原则，组织制定了《药物临床试验期间安全性数据快速报告标准和程序》，并在 2018 年 4 月 27 日发布实施。针对的药物不良反应主要包括：临床试验期间发生的（包括中国境内和境外）所有与试验药物（包括化药、中药及生物制品）肯定相关或可疑且非预期严重不良反应（以下简称"非预期严重不良反应"）以及该标准和程序规定的其他情形。

针对这种药物不良反应方面的不良事件描述如下。

二、严重不良反应指以下情形之一：①导致死亡；②危及生命，指严重病人即刻存在死亡的风险，并非是指假设将来发展严重时可能出现死亡；③导致住院或住院时间延长；④永久或显著的功能丧失；⑤致畸、致出生缺陷；⑥其他重要医学事件：必须运用医学和科学的判断决定是否对其他的情况加速报告，如重要医学事件可能不会立即危及生命、死亡或住院，但如需要采取医学措施来预防如上情形之一的发生，也通常被视为是严重的。例如在急诊室的重要治疗或在家发生的过敏性支气管痉挛，未住院的恶液质或惊厥，产生药物依赖或成瘾等。

三、非预期不良反应指不良反应的性质、严重程度、后果或频率，不同于试验药物当前相关资料（如研究者手册等文件）所描述的预期风险。研究者手册作为主要文件提供用以判断某不良反应是否预期或非预期的安全性参考信息。如：①急性肾衰竭在研究者手册中列为不良反应，但试验过程中出现间质性肾炎，即应判断为非预期不良反应，②肝炎在研究者手册中列为不良反应，但试验过程中发生急性重型肝炎，即应判断为非预期不良反应。

十三、除了非预期严重不良反应的个例安全性报告之外，对于其他潜在的严重安全性风险信息，申请人也应尽快向国家药品审评机构报告，同时需对每种情况做出医学和科学的判断。一般而言，对于明显影响药品风险获益评估的信息或可能考虑药品用法改变，或影响总体药品研发进程的信息，均属于此类情况，例如：①对于已知的、严重的不良反应，其发生率增加，判断具有临床重要性；②对暴露人群有明显的危害，如在治疗危及生命疾病时药品无效；③在新近完成的动物试验中的重大安全性发现（如致癌性）。

二、不良事件的识别和干预记录

按照 GCP 的要求，自受试者至少接受了一剂研究药物时起，至最后一次随访止，期间发生的所有的不良事件（严重和非严重），不管是否与试验用药有因果关系，都应记录在原始记录中并填写至病例报告表上。但是在实际工作中给药前发生的不良事件也要记录在研究病历中。不良事件是评价受试者安全性的重要指标，尽管中国的GCP 和 ICH-GCP 中规定不良事件均是给药后发生的，包括药物不良反应。但是很多方案也会描述从签署知情同意书开始，前提只要方案不违背 GCP 原则，按方案执行就可。统计人员会根据统计分析计划进行数据的整理和处理。

不良事件的记录包括：不良事件的描述、发生时间、严重程度及发生频率、持续时间、采取的措施和转归；是否需要治疗，如需要，给予的治疗和效果的记录；研究者对不良事件与试验药品的因果关系的分析；不良事件的跟踪情况等。有关不良事件的所有医学文件都应当记录在原始文件中，包括化验单、心电图、检查结果报告等。发生严重不良事件时要及时向申办者、药品监督管理部门、伦理委员会及其他合作研究者报告。所有这些情况都要记录在案并保存。无论是填写病例报告表，还是填写不良事件报告表，都应使用相同的不良事件术语和准确的医学术语对不良事件进行报告。MedDRA 是经临床合适的国际医学术语集，被 ICH 所在国的监管机构和生物制药公司用于上市前和上市后的不良事件的监管报告。目前 MedDRA 已经开发出中文版的字典可供参考。

从受试者服药开始到试验结束时观察到的任何不良事件均要随访至转归或者事件解决，不良事件转归的指标根据方案会有不同，根据临床试验不良事件的转归常分类为：①未恢复/未解决；②已恢复/已解决，无后遗症；③已恢复/已解决，有后遗症；④稳定；⑤恢复至基线水平；⑥死亡；⑦未知。而对于临床试验严重不良事件的转归常分类为：①已恢复；②恢复中；③未恢复；④永久性后遗效应；⑤死亡；⑥未知。事件解决是指受试者健康恢复至正常或者基线状态或者稳定。若由于某种原因不能进行随访，必须在原始病历内加以解释。

关于记录的规范可参考"药物临床试验 安全评价·广东共识"

（见附1），和国家药品不良反应监测中心正在公开征求《上市许可持有人药品不良反应/事件报告表》及填表说明意见的通知中给出了试行版的填表说明，具体如下。

1.不良反应术语，应使用 MedDRA LLT 或 WHOART IT 术语报告不良反应。如果同时有疾病诊断和相关症状，应将疾病诊断作为不良反应术语报告，相关症状可以在"不良反应过程描述"部分进行详细描述，如报告症状为皮疹、紫绀、血压下降、呼吸困难，诊断为过敏性休克，则不良反应术语为"过敏性休克"，"皮疹、紫绀、血压下降、呼吸困难"症状在不良反应过程描述中列出；如果只有症状/体征，未能明确疾病诊断的情况，可以将每个症状/体征作为术语报告。详见 MedDRA 术语选择考虑要点。

2.发生时间：填写不良反应发生时间或疾病明确诊断时间。如不良反应表现为检验检查异常，此处填写检查日期。对于出生缺陷，不良反应发生时间为患儿出生日期。对于早产或流产，不良反应的发生时间就是妊娠终止日期。

3.结束时间：应结合不良反应结果综合考虑。如为死亡，则填写死亡时间；如为治愈或好转，填写治愈或好转时间；如为有后遗症，则填写后遗症诊断时间。

4.持续时间：如无法准确获知不良反应发生时间或截至报告时不良反应仍在持续，可以填写持续时间。

5.严重性：需选择所有适用的严重性标准。不符合任何一项严重性标准时，选择非严重。严重性不是严重程度。比如头痛可以程度很重，但不是严重事件。严重性判断标准按照81号令。如果持有人和初始报告人对不良反应的严重性判断不一致时，此处填写持有人的评判。初始报告者评判可以在"不良反应过程描述"中详细说明。

6.是否非预期：按照该药品在中国的获批说明书和/或公司核心数据表（CCDS）进行判断。如果不良反应已有描述，但其发生的性质、程度、后果或者频率比现行说明书和/或 CCDS 更严重或描述不一致，也应判断为非预期。

7.停药或减量后，反应是否消失或减轻：必填项。不良反应发生后，未停药或减量的情况，选择"不适用"；患者发生猝死，没有对药品采取措施，这种情况也可以选择"不适用"。

8.再次使用可疑药品后是否再次出现同样反应：未停药/减量的情况，或停药后未再次使用的情况，选择"不适用"；患者发生猝死，没有再次使用药品，这种情况也可以选择"不适用"。

9. 结果：填写不良反应的结果信息，而非原患疾病的结果。

-治愈：指不良反应消失。

-好转：不良反应明显减轻或缓解，在报告时尚未痊愈。

-未好转：至报告时不良反应仍未减轻或缓解。

-有后遗症：不良反应导致长期的或永久的生理机能障碍。后遗症临床表现应填写在"不良反应过程描述"部分。注意不应将恢复期或恢复阶段的某些症状视为后遗症。

-死亡：指患者因该不良反应导致死亡。如果患者同时报告有多个不良反应，其中仅一个不良反应导致死亡，那么其它未导致死亡的不良反应的结果不应选择死亡。

10. 关联性评价：根据关联性评价指导意见进行评判。持有人评价可以和初始报告人评价不同，但原则上持有人不降级初始报告人的关联性评价。对于自发报告，如报告者未提供关联性评价，报告的因果关系默认相关。

-肯定：用药与不良反应的发生存在合理的时间关系；停药后反应消失或迅速减轻及好转（即去激发阳性）；再次用药不良反应再次出现（即再激发阳性），并可能明显加重；同时有文献资料佐证；并已排除原患疾病等其他混杂因素影响。

-很可能：无重复用药史，余同"肯定"，或虽然有合并用药，但基本可排除合并用药导致不良反应发生的可能性。

-可能：用药与反应发生时间关系密切，同时有文献资料佐证；但引发不良反应的药品不止一种，或原患疾病病情进展因素不能除外。

-可能无关：不良反应与用药时间相关性不密切，临床表现与该药已知的不良反应不相吻合，原患疾病发展同样可能有类似的临床表现。

-无法评价：报表缺项太多，因果关系难以定论，资料又无法补充。

11. 不良反应过程描述（包括发生场所、症状、体征、临床检验等）及处理情况：用于详细描述不良反应发生和处理情况，填写应尽量体现出以下信息。

-不良反应发生的时间；采取措施干预不良反应的时间；不良反应结束的时间。

-第一次药品不良反应出现时的相关症状、体征和相关检验检查结果；药品不良反应动态变化的相关症状、体征和相关检验检查结果；发生药品不良反应后采取的干预措施及结果。

-不良反应的表现填写时要尽可能明确、具体。如为过敏型皮疹，要填写皮疹的类型、性质、部位、面积大小等；如为心律失常，要填写何种心律失常；如为上消化道出血，有呕血者应尽量估计呕血量的多少等；严重病例应注意生命体征指标（体温、血压、脉搏、呼吸）的记录。

-与可疑不良反应有关的辅助检查结果要尽可能填写。如怀疑某药引起血小板减少症，应填写病人用药前的血小板计数情况及用药后的变化情况；如怀疑某药引起药物性肝损害，应填写用药前后的肝功能变化情况，同时要填写肝炎病毒学检验结果，所有检查要注明检查日期。如果某项实验室检查的结果是量化指标，应在"相关实验室检查信息"中详细填写。

12.死亡相关信息：包括死亡时间、直接死因，是否尸检，尸检结果。直接死因参考 MedDRA 或国际疾病分类（ICD），尸检结果以尸检报告为准。

13.相关实验室检查信息：此处用于填写用来诊断或确定不良反应的实验室检查信息，包括那些用于排除诊断的检查信息（例如针对疑似药物性肝损害进行的感染性肝炎的血清学检查）。检查项目推荐使用 MedDRA 编码。

三、不良事件的报告

试验方案中规定的、对安全性评价重要的不良事件和实验室异常值，应按照试验方案的要求和时限向申办者报告。除临床试验方案或其他文件（如研究者手册）中规定不需立即报告的 SAE 外，其他所有 SAE 应立即报告申办者，随后应及时提供详尽、书面的报告。SAE 报告和随访报告，应注明受试者在临床试验中的唯一识别编码，而不是受试者的真实姓名、身份证号码和住址。研究者应向伦理委员会报告 SAE。

试验过程中发生的新的、严重的药品不良事件于发现或者获知之日起 24 小时内报告申办者和伦理委员会，其中死亡病例须立即报告，申办者分别报告国家药品监督管理局、国家卫生健康委员会、有关省或自治区或直辖市药品监督管理部门和伦理委员会。同时，研究者必须填写严重不良事件报告表（SAE），对严重不良事件的发生时间、严重程度、与试验药的关系及采取的措施等进行详细说明，并在报告上签名。有随访信息的，应当及时报告。初次报告应尽可能包括以下内容：报告来源、受试者基本信息、试验用药物名称、严重不良事件名称、持续时间、严重程度、与试验用药物的相关性、治疗以及事件的结果。死亡事件的报告，研究者应向申办者和伦理委员会提供其他所需要的资料（例如尸检报告和最终医学报告）。严重不良事件的内容应填写在 SAE 报告表内以传真形式报给申办者。如果在第一次报告 SAE 时无法填写或传真 SAE 报告表，可以通过电话报告，但需在电话报告后的 1 个工作日内由研究医生填好 SAE 报告表传真至公司。

妊娠本身不作为不良事件或严重不良事件，但妊娠过程中出现的任何一种复杂情况或由于医疗原因选择终止妊娠的情况将按照方案的规定，按照"不良事件"或"严重不良事件"记录、上报、随访。如果妊娠的结果符合严重不良事件的标准，则按严重不良事件进行记录、上报和随访；男性受试者的伴侣发生妊娠后，不要求男性受试者退出试验，但需要对其伴侣按照女性受试者发生妊娠的处理方式进行记录、上报和随访。其他作为严重不良事件的妊娠结果有"自然流产"，包括难免流产和稽留流产。

所有在出生 1 个月内发生的新生儿死亡，不管死因如何，都应作为严重不良事件报告。另外，对于任何出生 1 个月后的婴儿死亡，只要研究者认为该死亡可能与研究药物有关，也应按严重不良事件报告。

另外针对药物的安全风险，《药物临床试验期间安全性数据快速报告标准和程序》针对其规定的情形，要求都应按照该标准和程序在规定的时限内向国家药品审评机构进行快速报告。具体如下。

四、申请人在药物临床试验期间，判断与试验药物肯定相关或可疑的非预期且严重的不良反应，均要按本标准和程序以个例安全性报告的方式快速报告。

申请人和研究者在不良事件与药物因果关系判断中不能达成一致时，其中任一方判断不能排除与试验药物相关的，也应该进行快速报告。

七、非预期严重不良反应个例安全性报告内容应按照 ICH《E2B（R3）：临床安全数据的管理：个例安全性报告传输的数据要素》相关要求报告。相关术语应采用 ICH《M1：监管活动医学词典（Med-DRA）》进行编码。

九、申请人获知严重不良事件后，应立即对严重不良事件进行全面分析、评估和判断。根据严重不良事件的性质（类别）按以下时限向国家药品审评机构快速报告。

（一）对于致死或危及生命的非预期严重不良反应，申请人应在首次获知后尽快报告，但不得超过 7 天，并在随后的 8 天内报告、完善随访信息。

注：申请人首次获知当天为第 0 天。

（二）对于非致死或危及生命的非预期严重不良反应，申请人应在首次获知后尽快报告，但不得超过 15 天。

十、快速报告开始时间为临床试验批准日期/国家药品审评机构默示许可开始日期，结束时间为国内最后一例受试者随访结束日期。临床试验结束或随访结束后至获得审评审批结论前发生的严重不良事件，由研究者报告申请人，若属于非预期严重不良反应，也应进行快速报告。

十一、申请人在首次报告后，应继续跟踪严重不良反应，以随访报告的形式及时报送有关新信息或对前次报告的更改信息等，报告时限为获得新信息起 15 天内。

十三、除了非预期严重不良反应的个例安全性报告之外，对于其他潜在的严重安全性风险信息，申请人也应尽快向国家药品审评机构报告，同时需对每种情况做出医学和科学的判断。一般而言，对于明显影响药品风险获益评估的信息或可能考虑药品用法改变，或影响总体药品研发进程的信息，均属于此类情况，例如：①对于已知的、严重的不良反应，其发生率增加，判断具有临床重要性；②对暴露人群有明显的危害，如在治疗危及生命疾病时药品无效；③在新近完成的动物试验中的重大安全性发现（如致癌性）。

十四、申请人从其它来源获得的与试验药物相关的非预期严重不良反应及其他潜在严重安全性风险的信息也应当向国家药品审评机构进行快速报告。

十五、无论境内、境外的个例安全性报告及其他潜在严重安全性风险报告均应采用中文报告。

十六、个例安全性报告及其他潜在严重安全性风险报告中均应清楚标明药物申请临床试验的受理号。个例安全性报告中，申请临床试验的受理号填写在数据元素 G. k. 3. 1 批准号/许可号（G. k. 3. 1 Authorisation/Application Number）项下。

十七、个例不良反应电子传输方式

1. GATEWAY 方式提交

申请人申请 GATEWAY 账号并进行电子传输测试，测试成功后，进行正式提交。

2. XML 文件方式提交

申请人登录国家药品审评中心官方网站（www. cde. org. cn），在"申请人之窗"注册账号，在左侧菜单栏下的"药物警戒提交"提交 XML 格式文件。

以上两种方式可任选其一。具体方法详见附件。

十八、其它潜在严重安全性风险信息的快速报告，可通过电子邮件的方式发送到：lcqjywjj@cde. org. cn。

（王泽娟）

附1　药物临床试验安全评价·广东共识（2018）

1　总则

临床试验中的安全信息收集与评价首先应遵循 GCP 等法规，同时也要遵循研究方案，参照研究所在机构 SOP 的要求执行。在部分问题上，不同的申办者可能观点各异，因此体现在方案中也要求不一样。如遇到此类情况，可以在审阅方案时与申办方沟通，但一旦方案定稿并经伦理委员会审批通过，则需严格按照方案执行。

2　定义

在临床试验中进行安全信息的收集首先需要了解一些基本的定义，其中最为重要和基础的就是不良事件的定义。当然安全信息不仅包括不良事件，其他涉及受试者安全和健康的事件也属于安全信息的范围。

2.1　不良事件（Adverse Event，AE）

是指病人或临床试验受试者接受一种药物后出现的不良医学事件，但并不一定与治疗有因果关系。不良事件定义有 3 个关键点：（1）不良事件是不良的医学事件，即需要判定为"不良的"，而且是"医学事件"；（2）不良事件发生在给予试验用药物之后，但临床试验中关注广泛的安全性信息，通常签署知情同意书后即需要开始收集不良医学事件；（3）不良事件不一定与试验药物有关系，即不良事件与药物不良反应（Adverse Drug Reaction，ADR）在概念上有区别。

因此，不良事件可以是原有症状、体征、实验室异常的加重或新诊断的疾病、实验室异常值等。

2.2　严重不良事件（Serious Adverse Event，SAE）

当不良事件符合以下标准中的任意一项或者多项时，判断为严重不良事件：（1）导致死亡：当一个事件的结果为"死亡"，则可明确作为严重不良事件进行记录和报告；（2）危及生命：在此是指在发生不良事件时患者已经处于死亡的危险中，并不是指假设该不良事件如果更严重可能导致死亡；（3）导致住院或住院时间延长：需明确导致该状况的原因是由于不良事件所致，而非因择期手术、非医疗原因等导致入院；（4）导致永久或显著的残疾或功能障碍；（5）后代先天异常或致畸：受试者的后代存在先天异常和畸形等；（6）其他重要的医学事件：这些不良事件可能没有立刻威胁生命或者导致死亡，但可能危害患者或者可能导致需要干预性措施来预防上述结果的发生，需要基于医学的科学判断来决定。

当不能明确判断是否为严重不良事件时，建议研究者与申办者和伦理委员会进行商讨。

2.3 重度不良事件与严重不良事件

应注意到重度不良事件的重度（severe）与严重不良事件中的严重（serious）之间的区别。

"severe"用于定义一个重度的事件，但事件本身导致的后果可能并不严重（如重度脱发）。不良事件的严重程度属于医学严重程度的范畴，需要医学判断，如轻度、中度或重度的心肌梗死。

"serious"是法规的定义，需要满足上述 6 个条件之一。达到"严重的"标准即必须履行向伦理委员会和监管部门等报告的义务。

2.4 可疑且非预期严重不良反应（Suspected Unexpected Serious Adverse Reaction，SUSAR）

是指同时满足相关、严重和非预期的不良事件。其中的非预期，对于试验药物而言，是指事件并未在研究者手册上列出，或其性质、严重程度与研究者手册中描述的情况不一致。在没有研究者手册时，事件与研究计划或申请资料中描述的风险信息不一致。

2.5 重要不良事件（Significant Adverse Event）

是指除严重不良事件外，发生的任何导致采用针对性医疗措施（如停药、降低剂量和对症治疗）的不良事件和血液学或其他实验室检查明显异常。

2.6 治疗中出现的不良事件（Treatment Emergent Adverse Events，TEAEs）

是指在给药后出现的任何不利的医学事件。ICH E9 指南"临床试验统计原则"将"治疗中出现的不良事件"定义为："在治疗过程中出现的事件，在治疗前并未出现或相对于治疗前发生恶化"。"治疗中"概念的应用有助于采集潜在可能与治疗有关的 AE。

3 不良事件/严重不良事件的收集、记录及描述

在不良事件和严重不良事件的收集与评价过程中，需要明确不良事件的名称、对事件进行描述、确定事件的起止时间，判断事件的严重程度以及进行评价等。

3.1 不良事件名称的确定

不良事件的名称应该是医学术语，应优先使用医学诊断。即，如果多项症状、体征和实验室异常值可称为或归属于一种疾病或者损害的表

现，则将此作为一个不良事件。如无法明确诊断，则使用症状/体征。当后期诊断明确时，对记录进行更新，以诊断取代之前的症状/体征。

在确定不良事件名称时，应确保每个不良事件名称由单一的事件组成，一个诊断、体征/症状就是一个不良事件。因此，当受试者出现"上吐下泻"的症状，记录其不良事件名称时，应记录为两个不良事件，如(1)腹泻和(2)呕吐，不应将两个症状记录为一个"腹泻和呕吐"。

住院、手术、死亡等术语本身并非不良事件，而导致上述状况的原因需要被记录为不良事件。当尚不确定上述状况的原因时，可以先将已知的信息，如住院、死亡等作为不良事件的名称，并在后续的随访中更新，细化上述信息。

3.2 不良事件的开始时间

不同研究方案对不良事件发生时间的界定可能不同。在研究开始前，与申办方沟通，确保了解申办方的判断标准。有的研究以不良事件的"疾病诊断时间"为准，但以"出现症状的时间"作为不良事件开始时间更多见。从安全性评价的保守原则出发，以"出现症状的时间"作为开始时间更不易遗漏安全信息或低估安全隐患。

根据以上原理，由不良事件进展为严重不良事件者，其严重不良事件的发生时间可以从不良事件发生时间开始计算，也有研究以不良事件升级为严重不良事件的日期开始作为严重不良事件的发生时间，时间判断的标准应当在方案中记录清楚。

3.3 不良事件的随访

应依据不良事件的严重程度、诊疗常规和试验方案要求来确定随访频次。如果本次访视未结束的不良事件，应在下次访视时再次询问及记录；如有合并用药，应收集并记录；如在当地医院进行诊治者，应尽量收集当地医院处理记录和用药信息。具体要求应符合所在医疗机构的相关 SOP 规定。

3.4 不良事件的结束时间

应以不良事件痊愈、状态稳定、得到合理解释、受试者失访作为不良事件的结束时间。时间应尽量精确到年月日，如信息收集不全，也应具体到年月。

如受试者死亡时，未收集到结束时间且并非导致死亡直接原因的不良事件仍然持续，则该不良事件的结束时间应空缺，状态为"持续"。如判断为导致"死亡"直接或主要原因的不良事件，结束时间为受试者死亡时间。

3.5　不良事件的转归

事件的结果可有如下状态：已恢复/痊愈；持续；未恢复/未痊愈；恢复/痊愈有后遗症；死亡；未知。

3.6　不良事件的合并用药

用于治疗不良事件的合并用药应在原始病历中体现，药品的名称和使用情况需记录清楚（如起止时间、剂量、给药途径、用药频次），建议注明该合并用药是用于治疗某个特定的不良事件/严重不良事件；如其他情况的合并用药，如临床常规诊疗辅助需要的，则用途记为"临床常规用"，以明确和区别。

3.7　不良事件的严重程度

不良事件的分级标准应依据试验方案所附的标准，常用的有WHO，NCICTCAE或专业特定标准等。一般分为：轻、中、重或NCICTC1-5级。

不良事件的严重程度发生变化时，应及时对原始记录信息进行更新。实际的操作中，有的申办者要求把一个严重程度有变化的不良事件，从最开始到完全结束以最严重级别来记录，比如头痛，Ⅱ级，3月5日—3月10日；而有的申办者却要求按级别分段记录，比如头痛，Ⅰ级，3月5日—3月6日，头痛，Ⅱ级，3月7日—3月8日，头痛Ⅰ级，3月9日—3月10日。同一试验或类似试验中应使用相同的标准。

3.8　不良事件/严重不良事件的记录与描述

记录和描述不良事件信息至少应包括的六要素：名称、起始时间、终止时间或结局、严重程度、相关性、合并用药。

记录和描述严重不良事件应遵循的原则：（1）完整性：在原始病历描述中，应包括但不限于试验和患者的基本信息、试验药物使用情况、不良事件发生情况，针对不良事件采取的治疗措施，对试验药物采取的措施，不良事件的结局，因果关系判断及依据、合并用药等；（2）一致性：在《严重不良事件报告表》中，除按表格要求填写外，鉴于隐私保护，不可出现受试者身份识别信息，其余内容应与原始病历记录相一致；（3）易读性：对于医学术语等应尽量避免使用缩写，减少歧义。

4　不良事件/严重不良事件的因果关系（Causality）判断

临床试验中，药物不良事件的出现与用药在时间上相关联，很多时候具有相关性，但因果关系并不总能马上确立。为最大程度收集安全数据，降低人群的用药风险，本着"可疑即报"的原则，对重要不良事件进行监测，其中能够明确事件与试验药物存在因果关系者将定性为药品不良反应。

因果关系判断应由授权的临床医生完成，除做出是否与研究药物有因果关系的判断外，还需尽量说明判断的依据。当事件程度加重或构成严重不良事件时，主要研究者或协助研究者应承担因果关系判断的主要职责，并在医疗记录中体现工作，必要时组织相关专业医护人员会诊、判断。

4.1 因果关系判断的思路

判断不良事件是否与药物有因果关系，可从以下几点考虑：（1）与用药是否有先后关系？（2）所出现的症状、体征是否可由此药物本身作用机理或代谢成分作用引起？（3）减量或停药后，症状/体征是否减轻、好转？（4）再次用药后，症状/体征是否复现或加重？（5）类似情况是否已有国内外文献报道？（6）能否用患者的伴随疾病或其他原因解释？

4.2 因果关系判断的标准

因果关系判断有多种可用的方法，比如：Karch 法、Lasagna 法及 Naranjo 法，但并没有一个金标准。可以参考以下标准，见表 1。

表 1　因果关系判断的标准

评价分类	1	2	3	4	5
肯定	+	+	+	+	—
很可能	+	+	+	?	—
可能	+	—	±?	?	±?
可能无关	—	—	±?	?	±?
无关	—	—	—	—	—
待评价	缺乏必须信息，需要补充材料才能评价				
无法评价	缺乏必须信息并无法获得补充资料				

注：+表示肯定；—表示否定；±表示难以肯定或否定；? 表示不明。

4.2.1　5 条不良反应分析内容

（1）用药与不良反应的出现有无合理的时间顺序；（2）反应是否符合该药物已知的不良反应类型；（3）停药或减量后反应减轻或消失；（4）再次使用可疑药物后是否再次出现同样反应；（5）反应是否可用合并药物的作用、患者病情的进展或其他治疗措施等解释。

4.2.2　如果对照表中的 5 条标准，不能完全对应某条可能性时，建议采用保守原则或称之为不利于新药原则，即如果判断结果介于"很可能相关"与"可能相关"之间，应该判"很可能相关"或在信息不足的情况下评估为"可能相关"。

4.2.3　当相关性选项中有"无法评价/判断"时，仅在因客观原因无法获得进一步信息，不足以判断因果关系时，才可选择这一选项。

4.3　因果关系判断的结果

不同的因果关系判断规则得出的结果可能不同，目前已报道的因果关系判断规则超过 30 种。多数的算法使用 5～6 种评判结果分类。国内常用的评判结果包括：（1）七分法：肯定、很可能、可能、可疑、不相关、待评价、无法评价/判断；（2）六分法：肯定、很可能、可能、可疑、待评价、无法评价/判断；（3）五分法：肯定相关、很可能相关、可能相关、可能无关、不相关；（4）二分法：相关、不相关。

为保证判断结果的客观性，给予研究者充分的判断空间，建议在创新药物临床试验中尽量采用七分法或五分法。

5　严重不良事件处理原则与报告时限

5.1　严重不良事件处理原则

当一个严重不良事件发生时，通常的处理原则如下：（1）首先应保证受试者得到及时、适当的临床诊治；（2）其次积极收集相关资料，例如医疗记录和检查结果，以便精确和及时填写《严重不良事件报告》，并向相关部门上报；（3）确保报告与原始记录、CRF 以及其他试验记录一致。确保严重不良事件的起止日期和主要的事件描述与 CRF 和其他试验文件一致。合并用药的记录，如药品名称和使用（起止日期、剂量、途径、频次）的描述，也应是一致的；（4）即使信息可能不完整或者不确定也不要延迟提交报告，当获得更多信息时，可以随访报告的方式进行补充或修订，应持续收集和记录相关信息直到报告期结束。

5.2　严重不良事件的报告时限

应严格根据我国 GCP 法规，在研究者获知的规定时间内进行严重不良事件的报告。（1）这一时间自获知事件发生开始计时，为清楚表明是否存在延迟报告，应在严重不良事件表格上填写获知严重不良事件的时间；（2）研究者应按照方案或 SOP 中规定的报告方式，及时将报告递交所在医疗机构的伦理委员会、申办者以及 GCP 法规所要求的相关监管部门；申办者还应及时或定期通知项目的组长单位和各参加单位主要研究者；（3）国际多中心研究中，中英文报告应该在同一时限内完成，并且中英文报告内容应一致，对于无法完全匹配的内容，应在事件描述中进行说明；（4）不良事件和严重不良事件的报告表、报告程序等可能在不同方案、研究机构中有不同要求，这些要求应在研究开始前明确写入试验方案或 SOP 并充分培训，使研究者可遵照执行。

6　不良事件/严重不良事件的随访时限

不良事件/严重不良事件收集和随访应首先遵循研究方案要求，

申办者需要依照法规要求制定其随访的具体时间及内容要求。研究者是不良事件/严重不良事件收集随访的第一责任人，应随访至事件结束、状态稳定、得到合理解释、失访或死亡；应依据申办方的要求及时提供随访信息，而申办方在收集、报告不良事件/严重不良事件和管理安全信息数据库等方面也是主要责任方。

6.1　不良事件/严重不良事件收集起点

从不良事件/严重不良事件的定义而言，使用试验药物之后发生的不良医学事件才称之为"不良事件/严重不良事件"。但基于临床试验"安全信息"收集的目的而言，一旦签署知情同意书后发生的不良医学事件均应被收集记录。这一建议的依据是一项由 21 家跨国企业参加调研给出的结果。在这些企业中，有 14 家选择将签署知情同意作为不良事件收集的时间起点，另有几家企业将此时间定义为开始用药或概括性地表述为遵循方案约定。

"安全信息"涉及的范畴显然多于不良事件，包括筛选期间的安全事件、治疗期出现的异常症状、体征、实验室检查指标，直至随访期特别关注的不良事件以及特殊状况（如妊娠）等。签署知情同意书后至开始用药前的安全信息对于评判研究药物的安全性是有益的（比如获知患者在使用试验药物前是否出现某不良症状，作为基线状态与用药后进行比较）；另外，也有助于评估所获得的安全信息是否与试验流程及操作（洗脱、组织活检）有关。

在签署知情同意书后至首次用药之前，发生的临床不良事件作为病史/伴随疾病记录在 CRF 中，不作为 AE 记录，除非符合后述情况之一：任何临床实验室检查操作造成的伤害/损害；与研究方案相关的停药引起的不良事件；作为治疗方案的一部分而服用的试验用药品以外的药物引起的不良事件。

6.2　不良事件/严重不良事件随访终点

研究期间每个不良事件/严重不良事件均要进行跟踪随访。（1）以监测安全性为目的的治疗后随访期的持续时间，应基于研究药物的已知药代动力学和药效学特征；（2）在缺乏明确的迟发性毒性或安全性推测的情况下，对于起效迅速和消除半衰期相对较短的药物，通常推荐随访期至最后一次给药后至少五个半衰期；（3）对于半衰期特别长或伴有已知或可疑的迟发性毒性的药物，应确保有更长的治疗后观察期。

基于上述原则，通常情况下受试者完成末次用药后出现的不良事件/严重不良事件收集与随访期限可参考表 2，如方案有特别规定且高于表 2 的，以方案为准制定 AE/SAE 报告要求。

表 2   受试者完成末次用药后出现的不良事件/严重
不良事件收集与随访期限

分类	收集及记录	随访
无相关性的不良事件	结束治疗后 28 天	结束治疗 28 天
有相关性的不良事件	结束治疗后 6 个月	直到事件解决，或恢复到基线时状况或稳定
无相关性的严重不良事件	结束治疗后 28 天	结束治疗 28 天
有相关性的严重不良事件	无限期	直到事件解决，恢复到基线时状况或稳定

7   常见问题与其他需要收集的安全信息

7.1   有无"临床意义"与是否作为 AE 的问题

7.1.1   "临床意义"的判断

在临床过程中，"异常值"指检测值超出了实验室的正常值范围。"有临床意义（clinicalsignificance）"指检查数值和正常标准值有差异，对临床疾病的诊断具有一定的参考价值，而"无临床意义（non-clinical-significance）"就是指检查数值的异常，可能由于生理或正常情况下出现的变化，对诊断疾病没有判断依据和价值；往往会建议患者定期复查，动态观察，本次无意义，如果有进一步演变就有意义。对检测值的结果只是临床有效性与安全性检查的一个方面，研究者在临床判定过程中应结合其他化验，检测结果综合考虑。主要包括：（1）可能是仪器等外界因素引起；（2）考虑所用药物是否有文献方面的报道、疾病关联等；（3）一过性的轻微升高，找不出相关的证据来支持，认为异常无意义；（4）指标异常明显，首先应该复查确认，如果仍然如是，一般认为是有意义；（5）对于健康受试者参与的 I 期临床试验，因没有其他合并用药，用药后几乎所有的异常值均应认为有临床意义，需复查确认；（6）入组前在参考值范围内或异常无意义的检测值，在试验过程中出现异常升高，且不能给予合理解释，或复查仍升高的均应判定有临床意义。

7.1.2   AE 的判断

临床有无意义和是否 AE 是不同的概念，临床有意义并一定是 AE；某个实验室的检查是否有临床意义，应该和患者本身所患的疾病及所表现的症状相关。主要包括：（1）如果某项实验室检查指标异常同时伴随其他提示程度加重的异常症状、体征；（2）需特殊处理，比如需调整试验药物，给予对症处理，更加密切的随访等，作为 AE 记录或报告；（3）如果某项化验值是试验方案设计的有效性观察指标，如升白细胞试验中的白细胞，治疗泌尿系统感染中尿白细胞，即使异常有意义，也不需要报 AE。

对于实验室检查或医学检测报告的异常值，研究者做出是否有临床意义的判断，此判断可在审阅验单或报告时直接标注体现，例如 CS（clinicalsignificance）表示"有临床意义"，NCS（non-clinicalsignificance）表示"无临床意义"；研究者也可在医疗记录中进行逐一说明。具体方式可根据研究者的习惯或申办者的要求而定。

7.2　反复发生的不良事件

对于一段时间内反复发生的不良事件，应考虑是否需要作为新的事件进行记录。

如果前后是有关联的（属于之前不良事件的进展或者复发），建议作为同一不良事件进行记录，并结合之前的记录对严重程度进行说明（如药物导致的手足皮肤反应，可持续存在，但时轻时重）。

如果前后并无关联的（如研究不同阶段出现的两次肺部感染），则分别作为单独的不良事件进行记录，并且尽可能在原始记录中提示患者近期内曾出现过相似不良事件，以便申办方在处理报告时判断是否需要对报告进行合并。

7.3　某些严重不良事件同时作为疗效终点的记录与上报

某些严重不良事件，如"死亡""危及生命"或"残疾"等也同时作为疗效终点的记录与上报。明确的肿瘤进展症状或体征不应记录为不良事件，除非比预期更严重或者研究者认为肿瘤进展与试验给药或研究程序相关。如果新发原发性恶性肿瘤，则该类事件被视为严重不良事件。对于某些作为疗效终点的"严重事件"或者死亡（例如抗肿瘤药物试验中，受试者出现肿瘤进展，特别是盲法设计的），将被作为疗效事件终点记录而不需要进行加速报告；但如果该事件发生时，仍然处于安全随访期内，则应考虑同时作为 SAE 进行记录与报告（例如抗肿瘤药物试验中，受试者因"明确的肿瘤进展"退出试验，在方案要求的 30 日安全随访期内出现器官功能衰竭而死亡，此时仍建议以"临床诊断"为名称进行 SAE 上报）。

上述情况需事先在方案中明确并确保方案获得批准方可实施。

7.4　不良事件/严重不良事件的漏报

漏报的主要原因包括未能及时、准确识别不良事件/严重不良事件。因此需要了解防范收集遗漏（包括提问的方式）和减少漏报的方式。

7.4.1　收集不良事件/严重不良事件的推荐做法

（1）有计划、并制定一些措施进行不良事件信息的收集；（2）入组前，书写详细的病史，并获得体征和症状的基线数据，以利于随后对不良事件的评价；（3）使用受试者日志收集不良事件和其他研究信息，如果没有正式的日志，应教会受试者对异常的健康状况进行记录，以便能在下一次访视或者联系中提供信息；（4）告知受试者在整个研究期间与其健康相关的数据将会被收集，并向其解释安全信息报告程序和重要性。

7.4.2　参照以下问题获得不良事件相关信息

（1）你之前的不适或异常情况（如果有）是否有改变、严重了还是已经解决了？（2）从上一次研究访视至今，你是否服用了新的治疗药物？（3）在上次研究访视后，你是否停用或者改变任何你正在使用的药物治疗的剂量或者频次？（任何一个这样的改变可能会对应一个新的不良事件或者一个正在发生的不良事件）（4）最后一次研究访视至今，你的健康状况是否有好转或者变坏？

7.4.3　避免诱导受试者虚构不良事件或忽略不良事件信息的提问

当询问不良事件时，问题应该是中立的，不要提示因为药物是试验性的，它们将有预期的副反应；另外，也不要通过列出不良事件列表给受试者，供其从中选择，以免干扰受试者的主观感受。

7.4.4　针对收集到的信息与前期随访时和研究开始时的基线体征、病史进行比较。

7.4.5　记录任何新的健康状况、之前已经好转的状况重复出现或者不良事件状况恶化。

7.4.6　收集关于事件的详细信息以使研究者可以对受试者进行评估和管理。

7.4.7　告知受试者，出现不良事件/严重不良事件后应如何处理，提供联系人信息。如为紧急情况，应就近救治，并随后告知主管的研究者，如为一般状况，可记录并在下一次访视时反馈信息。

7.4.8　建议遵循以下 4 个步骤减少安全信息报告的漏报

（1）第一步：熟悉适用的法律法规、指南以及指导原则；（2）第二步：熟悉研究方案中关于不良事件部分的内容；（3）第三步：熟悉关于研究主管部门对于报告的要求。按照 IRB 要求对报告复印件进行保存，并且置于所有成员均易于获得之处；（4）第四步：获得全面的基线时的病史资料以及对每位受试者进行一次综合的体检。

7.5　妊娠报告的收集与处理

7.5.1　按 ICH 及相关法规要求，除不良事件外，申办方尚需收集妊娠报告。因此一般会在研究方案中要求报告受试者或其配偶是否有妊娠情况发生，报告的时限要求同严重不良事件报告，并且需要随访至妊娠结局（如：妊娠终止、分娩）。

7.5.2 如在妊娠期间发生后续情况者，按照 SAE/AE 进行管理：胎儿/新生儿先天异常或畸形（SAE）；自发性流产（SAE）；因医学原因终止妊娠（AE/SAE）。

7.5.3 报告时限根据最新法规要求，研究者在获知妊娠事件的规定时间内进行报告。

7.5.4 报告方式根据申办者要求，可使用"严重不良事件报告表"或专门的"妊娠报告表"。我国法规目前对此暂无明确要求。若研究过程中有此情况发生，必须报告的部门或单位包括：申办方和伦理委员会；对于国际多中心研究，需要向申办方提供英文的报告。

7.6 意外过量用药

意外过量用药本身并非 AE。然而，因此引起的任何不良医学事件均属于 AE，应在原始病历和 AE 表格中记录和报告。

7.7 不作为 SAE 记录和上报的"住院"

因对现存疾病进行诊断或择期手术治疗而住院或延长住院；因研究需要做疗效评价而住院或延长住院；因研究的目标疾病的规定疗程而住院或延长住院。

8 安全信息的收集、评价、记录及审核权限

安全信息的收集、评价、记录及审核权限见表 3。

表 3 安全信息的收集、评价、记录、审核权限

范畴	项目	操作权限建议
信息收集	安全信息、不良事件	研究团队成员
信息评价	预期的不良反应	中级职称及以上临床医生
	轻-中度不良事件	中级职称及以上临床医生
	重度及以上不良事件	副高职称及以上临床医生
	可疑的、非预期的不良反应	副高职称及以上临床医生
	严重不良事件	副高职称及以上临床医生
信息记录	原始病例	中级职称及以上临床医生
	CRF	研究团队成员
	其他	研究团队成员
信息审核	预期的不良反应	中级职称及以上临床医生
	轻-中度不良事件	中级职称及以上临床医生
	重度及以上不良事件	副高职称及以上临床医生
	可疑的、非预期的不良反应	主要研究者或副高职称及以上临床医生
	严重不良事件	主要研究者或副高职称及以上临床医生

注：以上权限仅适用于被授权的研究团队成员。

第二节　不良事件的识别和干预

早期临床试验中需要观察识别和干预的不良事件包括：有临床意义的症状体征、疾病诊断、操作相关的症状体征、急救相关的症状体征、安全性检查中实验室检查、生命体征和心电图等。

一、常见症状体征的观察和干预

1. 发热（fever）

（1）根据试验方案和测量仪器，会给出正常体温的参考值范围。对于出现体温升高的受试者，要注意观察受试者的一般状况（脉搏、呼吸和血压），观察和询问是否存在影响体温的因素或诱因。排除干扰因素后，要注意监测和观察体温的数值，伴随的症状（寒战、皮疹、出血、淋巴结肿大、结膜充血、意识障碍、咳嗽咳痰、腹泻、尿频、尿急、尿痛等），记录受试者主诉症状的开始时间，缓解时间和康复时间。如遵医嘱给予非药物（物理降温等）或药物处置措施，及时记录合并用药和伴随非药物治疗。

（2）注意保持病房安静和清洁，保持室内空气新鲜，加强通风，注意保暖。加强皮肤和口腔的护理，大量出汗应及时更换衣裤，防止受凉，保持皮肤清洁干燥；保持口腔清洁，早晚进行口腔护理，饭前、饭后漱口。对于受试者可能会躁动不安、谵妄等，存在舌咬伤、坠床危险，应加强防范，必要时应用床档和约束带以保障受试者安全。

（3）注意受试者的心理护理，受试者可能会出现心情恐惧、紧张、不安、烦躁，应安抚受试者，满足受试者需要；解除受试者痛苦；经常关心受试者；向受试者做好解释工作；增加受试者舒适感。

2. 咳嗽（cough）

对于咳嗽的受试者，要注意观察咳嗽性质（干性或湿性）、时间规律（早晨或夜间）和音色（嘶哑、金属音调、鸡鸣样、声音低微或无声），以及咳嗽伴随的症状［发热、胸痛、呼吸困难、咯血、哮鸣音和杵状指（趾）］。如遵医嘱给予非药物或药物处置措施，及时记录合并用药和伴随非药物治疗，同时注意进行心理护理。

3. 咳痰 (expectoration)

对于咳痰的受试者，要注意观察咳痰的性质（黏液性、浆液性、脓性、血性、胶冻样痰）、量和颜色（黄色、粉红色、红色、铁锈色、灰棕色、绿色、红褐色或巧克力色、大量的白色泡沫痰），以及咳痰伴随的症状［发热、胸痛、呼吸困难、咯血、哮鸣音和杵状指（趾）］。如遵医嘱给予非药物（拍背）或药物处置措施，及时记录合并用药和伴随非药物治疗。同时注意进行心理护理。

4. 呼吸困难 (dyspnea)

对于出现呼吸困难的受试者，要注意观察身体的体征（呼吸频率、节律以及深度的改变；心率、血压有无异常；皮肤、指端、甲床发绀的情况等），判断呼吸困难的类型，评估记录呼吸困难发作的速度、开始时间、持续时间和程度。记录这期间遵医嘱给予的非药物或药物处置措施，同时注意进行心理护理。

(1) 减轻呼吸困难

① 保持呼吸道通畅：严重呼吸困难的受试者要做好机械通气的准备，必要时进行机械通气，并做好人工气道及机械通气的护理。保持病室环境适宜的温度和湿度，空气应洁净、清新。

② 采取合适体位：如受试者不能平卧时可取坐位或半坐位，两腿下垂。可以用靠背架、枕头、被褥等维持相应体位，以维持舒适，减轻体力消耗。衣服要宽松，被褥要松软、暖和。

③ 安静休息：帮助受试者尽量减少活动和不必要的谈话。

④ 合理进行氧疗：吸氧是治疗呼吸困难最重要的方法。

(2) 心理护理　呼吸困难是一种主观感受，又有症状体征，与心理反应相互作用、相互影响，可导致受试者痛苦、紧张、疲乏感和失眠，重负呼吸困难的受试者常有明显的焦虑、恐惧、濒死感。这种心理反应不仅会降低呼吸困难的感觉阈，还会增加氧耗量，导致二氧化碳增加而加重呼吸困难。因此医护人员应：①认真倾听受试者主诉，并注意受试者非语言的表达，以观察其需要，及时提供支持与帮助；②理解并安慰和鼓励受试者，使其情绪稳定，精神放松，指导受试者正确呼吸，转移注意力，减轻呼吸困难程度。

5. 低血压 (hypotension)

对于出现低血压的受试者，成年人上肢动脉血压低于 12/8kPa（90/

60mmHg)即为低血压。临床上常因脑、心、肾等重要脏器缺血出现头晕、眼黑、肢软、冷汗、心悸、少尿等症状,严重者表现为晕厥或休克。

(1)病情监测 低血压受试者的病情观察及检测至关重要,应密切监测意识状态、生命体征、末梢循环状态、尿量、肝功能、肾功能,既要确保心、脑等核心器官的充分供血,也要注意周围器官如肝、肾等功能状态,避免损伤。医护人员一定要询问是否出现其他的伴随症状,做好安全宣教,记录这期间遵医嘱给予的非药物或药物处置措施,同时注意进行心理护理。

(2)预防方法

① 晚上睡觉将头部垫高,可减轻低血压症状。

② 早上起床时,应缓慢地改变体位,防止血压突然下降,起立时不能突然,要转身缓慢而起,肢体屈伸动作不要过猛、过快,提起、举起重物或排便后起立动作都要慢。

③ 洗澡水温度不宜过热、过冷,因为热可使血管扩张而降低血压,冷会刺激血管而增加高血压。常淋浴以加速血液循环,或以冷水、温水交替洗足。

④ 不要在闷热或缺氧的环境中站立过久,以减少发病。

6. 休克(Shock)

受试者出现休克的症状,应进行对症抢救,记录这期间遵医嘱给予的非药物或药物处置措施,同时注意进行心理护理。

① 有无胸痛、发热、呕吐、呼吸困难、发绀、少尿、心悸、皮肤苍白湿冷、烦躁不安等。有无外伤、心脏病、溃疡病、糖尿病等病史。

② 生命体征的变化:血压、脉搏、呼吸的速率及节律,意识与体温的动态变化。

③ 体位:抬高头部10°~20°,下肢抬高20°~30°,减少搬动和翻身。

④ 建立静脉通路:建立两条或两条以上静脉通路,保证液体顺利输入,必要时可行外周或深静脉插管,在中心静脉压力监测下快速补液。

⑤ 遵医嘱使用血管活性药物时,应严密监测血压与尿量。

⑥ 保持呼吸道通畅:协助受试者咳嗽、排痰,及时清除口咽、气管内分泌物。备好气管插管、气管切开包以及辅助呼吸器。

⑦ 注意观察意识表情、皮肤色泽和肢端温度、持续监测生命体

征，注意保暖和保持安静及给予心理护理。

7. 吞咽困难（dysphagia）

当受试者出现吞咽困难的症状时，观察吞咽、咳嗽及呕吐反射情况。

（1）判断吞咽困难的程度

① 吞咽困难发生在口腔期，注意受试者的开口、闭唇，摄食，食物有无从口中洒落，舌、下颌、咀嚼运动能否正常，进食方式有无改变。

② 咽期的吞咽困难，注意观察吞送食物的量、方式，所需时间是否有改变，口腔内残留物多少。

③ 食管梗阻、食管憩室潴留及食管癌的受试者可出现食物反流。

④ 伴随症状的观察：吞咽疼痛、声音嘶哑、呛咳、食管反流。

⑤ 吞咽困难的原因：了解受试者是否患有神经系统疾病如脑血管疾病，是否有胃病史，有无食管、胃手术史等。吞咽困难与情绪有关者，应注意受试者的精神状态，有无癔症、精神性贲门失弛缓症等。

（2）护理措施　饮食方面遵循试验方案的基础上，据吞咽困难程度选择适宜的食物和途径，如软饭或半流食，避免粗糙、干硬、辛辣的食物。进食速度宜慢，每次需小量，充分咀嚼，且液体和固体食物交替。

（3）预防并发症

① 环境：进餐时尽量减少环境中的干扰因素，如电视、收音机、周围过多的人员，防止这些因素分散受试者注意力而引起呛咳。

② 口腔护理：进餐前、后为受试者进行口腔护理，避免食物残留在口腔内。

③ 清除口腔滞留食物：指导受试者转头向健侧，清除患侧残留的食物。点头吞咽动作，以清除残留在梨状隐窝的食物。

④ 避免误吸：进食时取端坐位，给充足的时间细嚼慢咽。

⑤ 呛咳处理：出现呛咳时，让受试者曲颈弯腰，身体前倾，下颌尽可能靠近前胸。如果食物残渣卡在喉部，危及呼吸，应让受试者弯腰低头，治疗师在肩胛骨之间快速连续拍击，使残渣咳出；或站在受试者背后，将手臂绕过胸廓下，手指交叉，对横膈施加一个向上猛挤压的力量，使阻塞物咳出。

⑥ 健康教育：不能边吃东西边讲话。

8. 恶心（nausea）

轻度的恶心表现为上腹部不适感、胀满感以及对食物的厌恶感；观察和干预参见"呕吐"。

9. 呕吐（vomiting）

呕吐对机体的影响较大，剧烈、频繁呕吐可给受试者造成极度不适，发生出汗、头痛、眩晕、胸痛、腹痛、腹泻、脱水、电解质紊乱、酸碱失衡等并发症；严重者出现皮肤苍白、出汗、血压下降、意识障碍、休克等严重并发症；神志障碍受试者容易发生误吸。而长期呕吐不能正常进食者可导致体重下降、消瘦、营养不良。

（1）观察内容

① 呕吐的特点：呕吐的时间、特征、呕吐物性质、呕吐方式（是否为喷射性）、呕吐与进食的关系，是单发还是集体发病。

② 呕吐的程度：呕吐对机体的影响取决于原发病和持续时间、程度，是否引起水、电解质紊乱和酸碱平衡失调，以及产生的并发症及其程度。

③ 相关的疾病病史或诱发因素：询问有无消化系统、心血管及肾病，以及糖尿病、脑血管病变、晕动病及不洁饮食史、停经史，恶心、呕吐与体位、进食、咽部刺激、环境、药物等诱发是否相关。

④ 观察病情和疗效：观察伴随症状是否有高热、胸痛、腹痛、头痛、眩晕等症状，呕吐物的量、颜色、气味及内容物，呕吐起病的急缓或持续时间，呕吐的次数，呕吐前是否有恶心等。

⑤ 生命体征及体格检查：恶心、呕吐时体温、脉搏、呼吸、血压的变化。

⑥ 了解受试者对疾病的发生过程、性质、防治和预后的认知程度，以及受试者能否适应从常态角色到受试者角色的转变和掌握应对方式。

（2）护理措施

① 环境与体位：提供安静、舒适的环境，保持空气清新流通。根据病情提供合适体位，避免误吸呕吐物导致吸入性肺炎或窒息。当受试者产生恶心、呕吐前驱症状时，可协助受试者采取坐位、侧卧位或仰卧位头偏向一边，呕吐在准备好的清洁容器内，可避免呕吐物呛入呼吸道而发生窒息或吸入性肺炎。受试者发生呕吐时，护理人员应密切观察受试者的面色、呛咳及呼吸道通畅情况，特别是对于儿童及老年受试者，鼓励受试者做深呼吸，避免空气进入胃内，刺激胃再诱发呕吐。如有少量呕吐物吸入，轻拍受试者背部，协助其咳出呕吐物，必要时迅速运用吸引器吸引。

② 饮食与营养：反复呕吐可引起食欲减退、乏力、消瘦，以及

脱水、电解质紊乱等，应提供足够的热量和水分。如原发病允许，在遵循试验方案基础上，给予清淡、易消化的食物（如米汤、藕粉等），避免油腻、辛辣等刺激性食物，以及易产气的食物，忌酒、烟，少食多餐，进食前、后漱口，促进食欲。对可能发生低钾血症者，应多食生海带、干木耳、蘑菇、香蕉、苹果、西红柿等含钾高的食物。严重频繁的呕吐受试者，可暂时禁食，予静脉营养支持和补液，避免水、电解质紊乱和酸碱失衡，症状缓解后进食流质或无渣半流食，逐渐恢复正常饮食。必要时记出入量，定期观察尿比重、体重的变化。

③ 受试者呕吐时，注意观察呕吐的特点，记录呕吐的量、次数、性质、颜色及气味，必要时将呕吐物留样送检。指导受试者深呼吸，可有效地减轻或控制呕吐。试验方案允许时，必要时遵医嘱给予止吐药。对于意识清醒的呕吐受试者，扶住受试者的前额或给予身体支撑，防止因头晕、乏力、虚弱等发生跌倒。

④ 呕吐后的处理

a. 呕吐后立即将口腔、鼻腔内的呕吐物清理干净，协助受试者用生理盐水或温水漱口，必要时可用漱口液清洁口腔，减少口腔异味，使受试者感觉清洁舒适，增进食欲。护理时应避免刺激舌、咽喉、上颚等，以免诱发恶心、呕吐。

b. 及时更换脏衣服、被褥，迅速将呕吐物容器拿出室外，减少因污物及异味刺激引起受试者产生反射性呕吐。

c. 开窗通风、保持室内空气新鲜。清新的空气、干净的环境可使受试者心情舒畅、呕吐减轻。

d. 避免接触可引起恶心的食物、气味、声音。

⑤ 药物治疗的护理：评估受试者恶心发生的原因，对症处理，用以预防或者减轻症状。以遵守试验方案、遵医嘱为原则，注意指导受试者服药方法、时间，观察治疗效果和不良反应。胃动力药物应在餐前 30 分钟或睡前服用。

⑥ 心理护理：保持良好的精神状态，是减少和预防恶心、呕吐发生的可控因素。医护人员要关爱受试者，多了解受试者的想法和情绪，及时进行疏导、解释和支持；保持冷静、细心体贴，尽快帮助受试者去除呕吐物，鼓励受试者轻轻咳出积在气管内的痰液或血液，减轻其精神紧张、抑郁、恐惧等心理反应，避免精神心理因素引起的条件反射。做好受试者的心理护理，应用放松术，引导受试者转移注意力，减少恶心，减轻受试者的焦虑状态。

⑦ 体位：受试者站立时发生呕吐必须立即搀扶坐下或躺下，病情轻者取坐位，重症、体力差或昏迷受试者应侧卧，头偏向一侧，迅速取容器接取呕吐物。婴幼儿发生呕吐时，取卧位将头侧向一边，也可将其抱起坐于膝上，右手轻轻拍小儿背部，身体稍向前倾。恰当的体位是防止呕吐物呛入气管，引起窒息或吸入性肺炎的重要环节，胸腹部有伤口者，呕吐时应按压伤口，以减轻疼痛及避免伤口撕裂。

⑧ 保持呼吸道通畅：窒息死亡是呕吐最严重的并发症，因此保持呼吸道通畅至关重要。特别是对小儿、老年、神志不清、昏迷受试者及呕吐大量鲜血者，必须备好急救物品。受试者呕吐时护士应陪伴在旁，密切观察受试者面色、呛咳及呼吸道通畅情况。少量呕吐无呛入气管，轻拍受试者背部可促使其咳出。量多时，应迅速用吸引器吸出，发生窒息者，必要时进行口对口人工呼吸或行气管切开术。

⑨ 清洁口腔：受试者发生呕吐时，协助给予口鼻清洁。清醒受试者给予温开水或 0.9% 的氯化钠溶液漱口；必要时更换衣单，整理床铺，帮助受试者取舒适卧位，将呕吐物的容器及污物拿出病室，使受试者有一个安静、清新、舒适的环境。

⑩ 做好护理记录：详细高质量的护理记录是疾病诊断的重要资料。记录的内容包括呕吐前受试者的各种情况，呕吐时伴随的症状。呕吐物的性质、量、色、味及次数，采取的护理措施及效果，同时正确记录 24 小时出入液量，以利于在受试者水和电解质丧失的情况下做出精确的估计，为治疗提出依据。

⑪ 呕吐物处理：受试者发生呕吐时，应了解呕吐前的饮食、用药情况、不适症状以及呕吐的时间、方式，呕吐物的性质、量、色、味以便判断其发病原因。根据需要保留呕吐物送检。呕吐物标本化验、测定后应消毒处置后方可倒入下水道。常用消毒剂为 0.1% 苯扎溴铵、2% 过氧乙酸、碘伏，加入呕吐物内，放置 2 小时后再倒入下水道。盛呕吐物的容器清洗后，应高压蒸汽消毒或煮沸 30 分钟后，才能再用。

⑫ 应用止吐药物的原则：首先明确引起呕吐的原因，尽可能去除病因或针对病因治疗；纠正可能存在的代谢和水、电解质的紊乱；在没有其他治疗办法的前提下，如果不违背试验方案，权衡止吐药的利弊和不良反应，遵医嘱考虑是否使用。妊娠呕吐不宜用止吐药，可采取更换食谱、静脉补液和用维生素 B_6 等，必要时可酌量给予抗组胺药。对晕动病、抗癌放疗和化疗引起的呕吐，以预防性用药效果较

好。一般手术前不用止吐药预防呕吐，眼科和颅脑手术或特殊情况例外。

⑬ 用药后的观察

a. 观察用药后的呕吐情况，严格记录出入量，保持水、电解质平衡。尽量睡前给药，口服药物分次餐后或睡前服用。更换污染衣物被服，开窗通风去除异味，保持口腔清洁，去除口腔异味增加舒适感。

b. 注射用止吐药：如昂丹司琼、氯丙嗪等。使用止吐药效果不佳时可联合其他止吐药物，如有胃肠梗阻的受试者禁用昂丹司琼，患有心血管疾病（如心力衰竭、心肌梗死、传导异常）慎用氯丙嗪。

10. 食欲缺乏（anorexia）

食欲缺乏可出现精神不振、营养不良、体重下降、消瘦，同时出现多种维生素和微量元素缺乏的表现，严重者可出现血压下降、心动过缓、体温过低等。

（1）观察内容

① 判断其食欲缺乏的程度：根据受试者的精神状态、营养状况、体重变化、进食量判断其食欲缺乏的程度。

② 营养状况：皮肤干燥、弹性下降、肌肉松弛、皮下脂肪变薄、头发枯燥，指甲粗糙无光泽等为营养不良。

③ 伴随症状：有无发热、腹泻、恶心、呕吐、乏力、黄疸、呕血、黑便等。

④ 心理情绪：有无疼痛、过度劳累、失眠、精神忧虑、过度悲伤等诱因，与饮食不规律、偏食是否有关，与全身疾病的关系如何。

⑤ 药物使用情况：抗癌药物对胃肠道有刺激性作用，药物服用时间、方法，与饮食的关系，停药后食欲缺乏是否可缓解。

（2）护理措施

① 饮食指导：遵循试验方案的基础上，给予高蛋白、高热量、高维生素、易消化饮食。指导受试者合理安排饮食，改善营养状况。一日三餐营养搭配合理、定时定量；更换食谱，改变烹调方法；烹饪时讲究色、香、味，经常更换饮食品种，以促进食欲。如果试验方案允许，可以少食多餐，促进消化吸收。多吃维生素含量高的新鲜水果和蔬菜，增加机体的抵抗力，进餐前不宜饮水，忌烟酒。

② 用药指导：应在遵循试验方案，遵医嘱原则上用药。助消化药应饭前服用；服用胃肠动力药可出现腹泻。

③ 心理指导：向受试者讲解食欲缺乏的原因和影响，劝其保持生活规律、心情愉悦、精神舒畅；关心受试者的休息、饮食量，多给予鼓励，并进行适量的运动。

11. 腹泻 (diarrhea)

(1) 临床症状

① 腹泻：是一种常见症状，是指排便次数明显超过平日习惯的频率，粪质稀薄，水分增加，每日排便量超过 200g，或含未消化食物或脓血、黏液。腹泻常伴有排便急迫感、肛门不适、失禁等症状。

② 腹部体征：腹部包块、包块的质地、压痛、肠鸣音亢进。

(2) 观察内容

① 腹泻观察：腹泻次数，腹泻持续时间，粪便的颜色、形状、性质、量、气味等；是否伴有黏液、脓血等；是否为水样便、未消化便；了解腹泻与进食的关系，必要时送检粪便标本。

② 伴随症状观察：有无发热、腹痛、腹胀、里急后重、恶心呕吐等消化道症状；有无明显消瘦、皮疹或皮下出血、关节痛或肿胀、腹部包块、重度脱水等消化道以外症状。伴随症状的观察可及时了解病情的演变和转归，为明确诊断和有效治疗提供线索。

③ 脱水、电解质、酸碱失衡的观察：腹泻排出大量的水分和电解质，造成休内水分不足，引起脱水及电解质紊乱，严重时导致休克和心力衰竭。故对腹泻的受试者要随时估计和监测脱水的程度，密切观察体温、脉搏、呼吸、血压、神志的变化，注意有无口渴、口唇黏膜干燥、皮肤弹性下降、尿量减少、神志淡漠或烦躁等脱水症状，如出现肌肉软弱无力、腹胀、肠麻痹、心律失常、心电图出现 U 波等症状提示电解质、酸碱失衡，需及时配合医生处理。

④ 生命体征观察：体温、脉搏、呼吸、血压等可提示病情变化和发展。

(3) 护理措施

① 做好观察记录：a.腹泻发生的时间、起病原因或诱因、病程长短；b.排便次数、性质、量、气味和颜色；c.有无腹痛及疼痛的部位，有无里急后重、恶心呕吐、发热等伴随症状；d.腹部体征，有无腹胀、腹部包块、压痛，肠鸣音有无异常；e.有无皮肤黏膜干燥、口渴、疲乏无力等失水表现；f.是否头痛、头晕、无力；g.有无精神紧张、焦虑不安等心理因素；h.急性严重腹泻时，应观察受试者的生命体征、神志、尿量、皮肤弹性等，注意受试者有无电解质紊乱、酸碱

失衡、血容量减少；i.慢性腹泻时应注意受试者的营养状况，有无消瘦、贫血的体征。

② 饮水：根据试验方案要求酌情给受试者适当多饮水，准确记录出入量，保证每日入量，以防止频繁腹泻引起脱水。

③ 皮肤护理：嘱注意保护肛周皮肤，粪便的刺激可导致肛周皮肤损伤，引起糜烂及感染。排便后应用温水清洗肛周，保持清洁干燥，涂抹无菌凡士林或抗生素软膏以保护肛周皮肤或促进损伤处愈合。

④ 饮食与营养：在不违背试验方案要求的基础上，调整饮食，应进食清淡、少渣、易消化以及富有营养的高蛋白、高热量、高维生素和矿物质饮食。可摄入米汤、菜汤、鱼汤、水果汁、蒸蛋、鱼肉、新鲜菜泥、土豆泥、豆腐、面条、粥以及去脂后的肉汤、骨头汤等，可根据试验方案选取适合饮食；避免进食生、冷、多糖、多脂肪、过热、过酸、辛辣等刺激性食物；忌食牛奶和乳制品，以防肠胀气；可适量减少摄入粗纤维食物。急性腹泻应根据病情和医嘱，给予禁食、流食、半流食或软食。

⑤ 注意保暖：可以用热水袋热敷，减少肠蠕动，以缓解腹泻时伴随的腹痛症状。

⑥ 环境：保持受试者衣物及床单位清洁，给予舒适、安静的环境，消除受试者紧张的情绪。

⑦ 标本采集：正确采集新鲜粪便标本送检。

⑧ 维持水、电解质及酸碱平衡：应及时补充液体、电解质、营养物质，以满足受试者的每日需要量，及时补充额外丧失，维持正常血容量，以防止脱水和循环衰竭的发生。在不违背试验方案要求的基础上，一般遵医嘱经口服补液，严重腹泻、禁食、全身症状明显者，按医嘱静脉输液。在输液过程中，防止输液过快、过多，并正确记录出入量，定时监测血电解质、血气分析，及时掌握受试者的水及电解质平衡状态。

⑨ 用药护理：在不违背试验方案要求的基础上，遵医嘱给予止泻药物，并做好止泻药物的管理。受试者在服用药物期间，应密切观察和记录排便次数、粪便性质、颜色和量，及时了解受试者对药物的反应，一旦腹泻得到控制即应停药。有些药物在用药的过程中可出现粪便颜色变黑，应提前向受试者做好解释，避免紧张。有些药物久用可成瘾，用药时宜严格掌握用量和用药次数。

⑩ 注意合理休息：保证受试者安静、舒适地休息。对于急性发

作、全身症状明显的受试者应卧床安静休息，注意腹部保暖（可选用热敷）。避免腹部压迫、按摩和腹压增高等机械性刺激，以减弱肠道运动，减少排便次数，同时利于减轻腹痛。对于慢性、轻度发作的受试者可适当活动。

⑪ 保持情绪稳定：尽量避免各种刺激及不良情绪，稳定受试者的情绪，如为药物常见不良反应，告知可能缓解的时间。

12. 便秘（constipation）

(1) 临床症状 大便次数减少，间隔时间延长或正常，粪质干结坚硬，排便困难或排不尽感；或粪质不干，排出不畅。可伴腹胀、下腹部疼痛、食欲减退、嗳气、反酸、大便带血等症。常可在左下腹扪及粪块或痉挛之肠形。长期便秘者则易精神紧张、抑郁、沮丧、焦虑及产生对泻药和灌肠的依赖。

(2) 观察内容

① 便秘的程度：仔细询问受试者便秘发生时间、缓急，排便动作是否费力及排便所需时间。

② 大便的性状、坚硬程度以及大便表面是否带血或黏液。

③ 有无腹痛、腹胀、肛周疼痛、腹部肿块、痔出血等伴随症状。

④ 便秘的相关因素：受试者的饮食习惯；排便的规律、次数、间隔时间、大便性状、排便方式等。

⑤ 有无消化道狭窄或梗阻以及直肠、肛门部疾病、腹部手术史，是否因病长期卧床。

⑥ 腹部体征：有无腹部包块、胃肠胀气、胃肠型及蠕动波，以及肠鸣音亢进或消失等情况。

⑦ 辅助检查：结肠狭窄、扭转、肠套叠、疝在腹部 X 线片上可表现出相应的体征。

⑧ 治疗情况：是否经常服用泻药及灌肠，使用药物的名称、剂量、方法及疗效。

⑨ 精神与活动情况：是否经常进行体育锻炼，是否精神过于紧张、忙碌。

⑩ 心理情绪：便秘可导致受试者焦躁不安、注意力不集中、工作效率下降。便秘受试者易出现精神紧张、焦虑、抑郁、沮丧及产生对药物的依赖，从而影响休息、饮食、睡眠以及工作。

(3) 护理措施

① 卫生间环境：舒适、安静、清洁，除避免如厕时受外界的干

扰外，应备有报纸、杂志、书籍等，亦可给轻音乐，使其放松。

② 饮食指导：在不违背试验方案的基础上，合理搭配膳食品种，鼓励受试者多食用含维生素较高的饮食，纤维素有亲水性，能吸收水分，使食物残渣膨胀。一方面增加粪便容量，刺激肠蠕动；另一方面水分增多形成润滑凝胶。使得食物残渣在肠内易推进，加快残渣对直肠壁的刺激，激发便意和排便反射。如加工的豆类和黄豆、红豆、绿豆；全谷类及其制品，如燕麦、玉米、糙米、全麦面包；多食粗纤维的瓜果、绿叶根茎蔬菜，如奇异果、香蕉、梨、葡萄、菠菜、海带、黄瓜、芹菜、胡萝卜、马蹄、白菜、红薯等。

③ 多饮水：水分可增加肠内容物容积，刺激胃肠蠕动，亦能使大便软化。每天至少保证饮水量为 1500～2500mL；晨起空腹饮水可反复性地引起排便。如早晨起床后，先喝一杯凉开水。

④ 病情观察：注意粪便的性质、颜色及量，受试者排便的状况，观察有无伴随症状。

⑤ 用药护理：直肠用药时应嘱受试者尽量使药液在肠道内保留，以达到更好的疗效。口服缓泻药时可同时采用腹部按摩，以利受试者排便，并交代药物起效的时间，避免影响工作和休息。注意观察用药后的排便情况，避免腹泻。

⑥ 排便习惯的培养：指导受试者定时进餐、定时排便的规律。晨起后易引起胃-结肠反射，鼓励受试者每日晨起坐盆或蹲 10～20 分钟，训练定时排便的习惯。

⑦ 活动与锻炼：顺肠蠕动方向按摩腹部、做仰卧起坐，锻炼膈肌、腹肌和肛提肌力，促进排便。慢走、上下楼梯等适量运动，增加直肠血供及肠蠕动，以利排便。

⑧ 心脏病、高血压、门静脉高压受试者，忌用力大便，避免意外的发生。

⑨ 心理护理：加强交流沟通，并给予安慰，支持和鼓励，减轻受试者精神压力、不安与恐惧，避免抑制便意。增强战胜疾病的信心。

13. 腹痛（abdominal pain）

(1) 临床症状 腹痛可表现为隐痛、钝痛、灼痛、胀痛、刀割样痛、绞痛等，胃部疾病多为中上腹部隐痛、灼痛或不适，常伴有恶心、呕吐、嗳气、反酸、畏食等。常见的伴随症状有：寒战、发热、黄疸、休克、呕吐与腹泻、里急后重、血尿与便血。

（2）观察内容

① 判断腹痛的性质与程度：询问受试者腹痛的性质，是刺痛、绞痛、刀割样疼痛、烧灼痛、收缩痛，还是隐痛、钝痛、胀痛、激惹痛；是阵发性疼痛还是持续性疼痛等。

② 了解腹痛的部位和诱发因素、缓解方式：腹痛的部位是上腹、中腹、下腹，左侧还是右侧，广泛还是局限，固定或有无转移、传导、牵涉痛等。疼痛与饮食、体位、排便等是否有关，是否使用镇痛药，有无缓解。

③ 伴随症状：对判断病情及分析病因极为重要。对于急性腹痛要询问是否伴有腹泻、腹胀、发热、休克或贫血、血尿、血便、黄疸等症状；慢性腹痛者要询问是否伴有反酸、嗳气、恶心、呕吐、腹泻、腹胀、血便等症状。

④ 腹部的体征：腹部外形是否膨胀，有无肠型和蠕动波，是否有压痛、反跳痛、移动性浊音阳性，是否有包块。

⑤ 观察神态、意识、皮肤色泽、肢体温度以及生命体征的变化，特别是发热者，注意观察热型。

（3）护理措施

① 心理护理：加强精神安慰，给受试者及家属安全感，既能缓解焦虑、紧张的心理压力，又可避免腹痛加剧。保持安静、舒适的环境，亲切的语言，良好的形象，熟练而有序的工作，避免疼痛刺激，使受试者产生信任和安全感，从而增加治愈的信心。

② 休息：急性腹痛者卧床休息，并保证充足的睡眠。予以舒适和能缓解疼痛的体位，一般仰卧或侧卧，双下肢屈曲，可避免腹壁紧张，减轻疼痛。

③ 减轻腹胀：忌食豆类、奶类等产气多的食物；必要时行灌肠、肛门排气、胃肠减压术，协助排除肠内气体。

④ 用药护理：用药要遵循遵守试验方案、遵医嘱的原则。未明确诊断时，不得随意使用吗啡类镇痛药，以免掩盖症状而延误诊断。吗啡、哌替啶等避免发生成瘾等不良反应。内脏性疼痛可用解痉药物，如阿托品类。对胆绞痛、肾绞痛等，将解痉药与镇痛药合用，可取得更佳效果。

14. 多尿（polyuria）

（1）临床症状 多尿可伴随烦渴、多饮、脱水等症状，引起疲乏、食欲缺乏、黏膜及皮肤干燥、低血压。夜尿增多可引起失眠、神疲乏力、面色不华。多尿还可引起高钠血症或低钾血症，易伴发泌尿系感染。

（2）观察内容

① 引起多尿的原因及相关因素：a. 病史，头部外伤、脑脓肿、脑炎等疾病，可引起脑垂体抗利尿激素释放减少，血中抗利尿激素低下等；各种肾间质疾病，包括肾盂肾炎，慢性肾小球肾炎、阻塞性肾病病变、急性肾衰竭、肾移植术后多尿期。b. 家族史，有无糖尿病的家族史。c. 用药史，是否使用利尿药。

② 排尿的形态：尿量、尿比重、尿液特征、排尿次数。

③ 伴随症状：是否伴随口渴、皮肤干燥、多饮、食欲差、疲乏、失眠等。

④ 辅助检查：尿常规、尿量、比重、颜色及气味等，血常规及血液生化结果等。

⑤ 对受试者心理的影响：是否出现焦虑、急躁的情绪，对治疗缺乏信心、悲观失望等反应。

（3）护理措施

① 维持水及电解质平衡：a. 准确记录出入量，对于肾病引起的多尿，详细记录夜间尿量。b. 监测生命体征，观察有无脱水征象，包括体温、脉搏、呼吸、血压、意识状态，是否出现口渴、唇舌干燥、皮肤弹性降低、眼窝凹陷、乏力、烦躁不安等。c. 观察有无低钾血症的表现，有无肌力减退、四肢肌肉麻痹、肌腱反射降低、肠麻痹、腹胀等，心电图是否表现为 ST 段压低、Q 波出现节律障碍、心率减慢。d. 低钠、高维生素、高热量饮食，不限制饮水。e. 卧床休息，恢复期则可适当活动，但应合理安排生活，以免病情反复。

② 药物治疗的护理：a. 使用抗利尿药（如氢氯噻嗪），按时准确给药，观察服药后尿量有无减少，有无出现低钾血症症状。b. 使用抗利尿激素（如鞣酸加压素），油剂使用前充分混匀，深部肌内注射，以保证治疗效果。用药后观察尿量有无减少，限制水分摄入，观察是否出现头痛、恶心、呕吐等药物不良反应及有无水中毒的表现。c. 心理护理，任何一种发病原因引起的多尿，病程长、病情反复，多不能彻底根治，预后差。受试者会产生悲观失望情绪，对治疗失去信心。护理人员应鼓励受试者说出自己的感受，耐心倾听受试者的诉说，给予受试者心理支持。向受试者介绍医学的最新进展和同种疾病治疗成功的案例，增强受试者的信心。必要时教授

缓解、减轻压力和焦虑的方法，如散步、适当的宣泄、进行深呼吸、转移注意力等。

15. 蛋白尿（albuminuria）

（1）临床症状 临床上表现为排尿泡沫增多，可伴随水肿、血尿、管型尿等其他症状。

（2）观察内容

引起蛋白尿的原因和相关因素

a.受试者年龄：如多发性骨髓瘤发病年龄在 50 岁以上。

b.病史：有无发生蛋白尿的相关疾病，如各种肾病、多发性骨髓瘤、肌肉挤压伤等。尿液的评估包括尿量和尿的性质、气味、比重等。

c.辅助检查：尿常规、尿蛋白测定、24 小时蛋白尿定量、血常规、血生化、肾功能、电解质、血免疫球蛋白、血清白蛋白、血清白蛋白与球蛋白比值。

d.评估与蛋白尿相关的临床症状：体温、脉搏、呼吸、血压、意识状态、有无出血倾向、水肿、贫血等。

e.蛋白尿对受试者产生的心理影响：引起蛋白尿的疾病，多为慢性疾病，病程长，不易根治，预后较差。护理人员应注意评估受试者的焦虑状态，对治疗的信心及有无悲观失望情绪。

（3）护理措施

① 预防继发感染的护理

a.保持病室空气新鲜：每天通风换气 2～3 次，每次 30 分钟，保持病室安静，温、湿度适宜，减少探视、陪伴人员。

b.口腔护理：每次进食后用淡盐水或硼酸液漱口，清除口腔内的食物残渣，保持口腔清洁，预防继发口腔黏膜感染。

② 皮肤护理：每日温水擦浴 1 次，保持皮肤清洁。有水肿的受试者宜穿着宽大柔软的衣服，防止皮肤破溃。保持受试者床单位干燥、无皱褶，受试者定时翻身，更换体位，预防压疮发生。卧床受试者勿使用掉瓷的便器，防止皮肤擦伤。

③ 蛋白尿的护理：a.详细记录出入量，以维持及调整体液的平衡；b.每天清洗会阴部，预防因尿液刺激引起的感染。

④ 饮食护理：根据受试者的肾功能及血清白蛋白的结果，给予低钠、低蛋白膳食，注意适量补充维生素和优质蛋白（如动物性蛋白和豆类），维持营养的平衡。

⑤ 心理护理：向受试者讲解疾病治疗的最新进展和治疗成功案例，恢复受试者对治疗疾病的信心。鼓励受试者说出自己的感受，认真倾听受试者的诉说，给予心理支持，缓解其焦虑状态。必要时教授一些缓解焦虑的方法，如肌肉放松法。

16. 贫血 （anemia）

(1) 临床症状

① 疲乏无力、困倦：最常见和出现最早的症状，与骨骼肌氧的供应不足有关。

② 皮肤黏膜苍白：皮肤黏膜苍白是贫血最突出的体征，以眼睑结膜、口腔黏膜、嘴唇、耳郭、甲床发白为主，部分受试者尚有皮肤干燥、弹性下降和肌张力降低、毛发稀疏等。

③ 头晕、头痛、耳鸣、眼花，呼吸加快、呼吸困难、咳嗽、咳痰，心悸、气促，消化不良、腹部胀满、食欲缺乏、大便改变，血红蛋白尿、含铁血黄素尿。

(2) 观察内容

① 基本资料：年龄、性别、饮食习惯、职业（工作中是否接触苯、铅、砷等有害物质）。

② 观察皮肤黏膜（皮肤、甲床、口唇、眼结膜），皮肤弹性、色泽、舌面、口腔黏膜。

③ 观察受试者的生命体征（体温、脉搏、呼吸、血压）、尿色及神经系统的症状。

(3) 护理措施

① 适当休息可减少氧的消耗，根据受试者的贫血程度及发生速度制订合理的休息与活动计划。

② 安全护理：贫血的受试者有时出现严重乏力，应防止跌倒、坠床，必要时加床档。

③ 密切观察生命体征的变化，做好护理相关的记录。

④ 饮食护理：遵循试验方案的基础上，应给予高蛋白、高热量、高维生素、易消化食物。

⑤ 提供心理支持：为受试者做好心理护理，消除受试者的紧张情绪和恐惧心理，使受试者处于良好的心理状态，更好地配合治疗。

⑥ 重度贫血伴缺氧症状者应注意：a. 卧床休息，减少心脏负荷，同时抬高床头，利于肺扩张、有助于肺泡内气体的交换；b. 吸氧，以

改善组织缺氧症状；c.保持房间温暖，需要时增加盖被，防止寒冷引起的血管收缩，加重缺氧；d.协助做好生活护理，协助完成日常活动，防止发生跌倒。

17. 发绀（cyanosis）

（1）临床症状 皮肤薄、色素较少和黏膜等毛细血管较丰富的部位，便会出现青紫色，以口唇、舌、鼻尖、指（趾）端等部位最为明显。

（2）观察内容

① 寻找引起发绀的原因：相关病史，饮食与药物接触史，呼吸道有无阻塞、痰液或异物。

② 发绀的类型、部位、范围：中心性发绀或周围性发绀。

③ 生命体征的变化与伴随症状：注意呼吸频率、节律、深度、呼吸肌的运动以及胸廓的形态等；有无血液中红细胞增多、杵状指、心力衰竭等伴随症状的发生。

④ 治疗过程与疗效：接受过何种治疗，如药物、氧气治疗等，效果如何。

⑤ 受试者的心理社会反应：受试者及家属对引起发绀的原因、预防、治疗的认识程度及心理反应，有无悲观失望情绪。

（3）护理措施

① 观察发绀的程度，有无加重。

② 保持呼吸道通畅，及时清理呼吸道分泌物，防止窒息。

③ 吸氧：严密观察血氧饱和度和氧分压，随时调整吸入氧浓度。

④ 休息：发绀发作时受试者应卧床休息，减少活动，以减少耗氧量。伴呼吸道感染者，取半卧位或坐位，使膈肌下降、肺活量增加。

⑤ 预防发绀的发生

a.调整病室温、湿度：温度一般在 18～22℃，湿度为 50%～60%，每日通风 2～3 次，避免有刺激性气味。

b.饮食：进易消化、不易发酵的食品，如少食乳制品及豆制品，以减少肠道内积气使膈肌上升，而影响呼吸运动。同时应保持大便通畅，以减少因便秘、排便费力使耗氧量增大，引起发绀。吸烟可刺激呼吸道黏膜，使分泌物增多，导致换气功能障碍，应戒烟。

c.休息：减少运动量，避免剧烈活动，维持机体氧消耗量于最低限度。

⑥ 心理护理：保持情绪稳定。当受试者情绪紧张，应给予安抚。

恐惧与不安能加重呼吸困难，鼓励受试者说出想法，引导、缓解紧张情绪，使其增强战胜疾病的信心。

⑦ 健康教育：指导受试者及家属在发生发绀时，采取半卧位，使膈肌下降，以利于呼吸通畅，并及时联系医院就诊。教会受试者和家属了解诱发发绀的原因。注意保暖、避免受凉，注意休息、避免劳累，减少剧烈活动等。

18. 水肿（edema）

（1）临床症状 皮下水肿是全身或局部水肿的重要特征，表现为皮肤肿胀、皱纹变浅、弹性降低、指压后留有凹陷，这种外观能观察到的现象称显性水肿；而外观不易观察到的、指压皮肤无明显凹陷的水肿称隐性水肿。

（2）观察内容

① 观察皮肤弹性、体重变化，脉搏血压的变化。

② 体征：指压后是否有凹陷。

③ 定期测量体重，准确记录受试者 24 小时的液体出入量；观察受试者有无出现胸腔积液、腹水等全身水肿征象；观察并记录受试者的生命体征，特别是血压的变化，观察皮肤有无红肿、破溃、化脓等情况发生。

（3）护理措施

① 心理护理：对水肿的受试者进行适当的解释，说明水肿的轻重与疾病的严重程度不成正比，以减轻受试者的心理负担，保持情绪稳定。

② 生活护理

a.活动、休息和体位：轻度水肿受试者需要限制活动，应多卧床休息。全身重度水肿和心、肝、肾功能不全伴水肿的受试者应卧床休息至水肿消退，卧床休息能增加肝、肾血流量，减轻肾的负担、加强利尿作用，有助于水肿消退。休息时宜抬高下肢，面部水肿者，应高枕。

b.饮食护理：遵循试验方案的基础上，应给予低盐饮食，每日以 $2 \sim 3g$ 为好。严重水肿者，可以在短期内给予无盐饮食。给予足够的热量 $126 \sim 147 kJ/(kg \cdot d)$，同时要注意补充各种维生素、水、钠及蛋白质摄入量。每日入水量宜采用量出为入的原则，即依据前一日的出液量决定当天的入液量。

c.皮肤护理：保持皮肤清洁，床铺、衣裤、被褥应干燥平整；受试者应穿着宽松、柔软的棉或丝质衣服；避免水肿位置皮肤受摩擦与破损。长时间卧床受试者，年轻能活动者嘱咐其经常变换体位，对年老体弱活动不便者可协助其翻身，用软垫支撑受压部位，并适当予以按摩，防止压疮和水肿加重。对阴囊水肿者用托带将阴囊托起，同时加强局部皮肤护理，防止破溃；皮肤清洗时勿过分用力，避免皮肤受损。气温低，需使用热水袋时，嘱咐受试者应特别小心，避免烫伤皮肤。

③ 用药护理：用药原则应遵循试验方案，遵医嘱。a. 合理安排用药时间，利尿剂不宜在晚上服用，以免影响受试者休息。b. 观察药物治疗效果，监测 24 小时尿量，观察水肿的消退情况，监测体重、血压变化，有腹水受试者注意观察腹围变化。c. 观察药物副作用，遵医嘱按期复检血电解质，观察有无低钾血症、低钠血症、代谢性碱中毒等药物副作用。

④ 水肿受试者穿刺护理：因组织肿胀，肌内注射前推开皮下水分并且将组织推向一边再进针，使穿刺点不在各层组织同一线上，穿刺后用无菌干棉签按压至不渗液。严重水肿者应避免肌内注射，可采用静脉途径保证药物准确及时地输入。静脉穿刺前推开皮下水分，露出静脉，易于进针，以提高静脉穿刺的成功率。输液时液体外渗不容易觉察，输液过程中要严密观察局部皮肤。与此同时，受试者皮肤菲薄，输液结束揭除胶布时动作轻柔，必要的时候可以用无菌盐水将胶布浸湿后揭去。静脉穿刺拔针后，用无菌干棉球按压穿刺部位，至液体不外渗为止。

19. 高血糖（hyperglycemia）

高血糖也称血糖过高，是诊断糖尿病的一个重要指标。静脉血糖测定，正常血糖空腹为 3.9～6.1mmol/L，餐后不超过 7.8mmol/L。

(1) 临床症状

① 多尿：受试者一日尿量可达 2000～3000mL 或以上。

② 多饮：因尿量增加，体内水分丢失，受试者感觉口渴思饮，饮水量明显增加，以补充体液。

③ 多食。

④ 体重下降。

⑤ 急性并发症

a. 糖尿病酮症酸中毒：糖尿病代谢紊乱加重时，脂肪动员和分解加速，大量脂肪酸在肝经氧化产生大量乙酰乙酸、β-羟丁酸和丙酮，三者统称为酮体。早期表现为疲乏软弱、四肢无力、极度口渴、多饮多尿。当酸中毒出现时则表现为食欲减退、恶心、呕吐，常伴头痛、嗜睡、烦躁、呼吸深快有烂苹果味（丙酮味）。

b. 高渗性非酮症糖尿病昏迷：简称高渗性昏迷，多见于 50～70 岁的老年人，2/3 的受试者于发病前无糖尿病史或仅为轻症。起病时先有多尿、多饮，但多食不明显或反而食欲减退，失水随病程进展逐渐加重，出现神经精神症状，表现为嗜睡、幻觉、定向障碍、偏盲、偏瘫等，最后陷入昏迷。实验室检查尿糖强阳性，血糖一般为 33.3～66.6mmol/L。

c. 感染：糖尿病受试者还常反复发生疖、痈等皮肤化脓性感染，有时可引起败血症或脓毒血症。足癣、指甲癣、体癣等皮肤真菌感染也较常见，女受试者常合并真菌性阴道炎。此外合并肺结核的发生率较高。

d. 慢性并发症：高血糖所致的慢性并发症可遍及全身器官，随着病程的延长可出现广泛的微血管及大血管病变，导致心脑血管病变、肾病变、神经病变、眼部病变、肢端坏疽等，严重者危及生命。

（2）观察内容

① 年龄和病史：询问受试者患病的有关病因，如有无糖尿病家族遗传史、病毒感染及诱发因素等，受试者患病的起始时间，主要症状及其特点，有无出现并发症表现。受试者患病后检查治疗经过，目前用药情况和病情控制情况。

② 一般状态：观察受试者的生命体征、精神和意识状态。

③ 营养状况：有无消瘦或肥胖，如胰岛素依赖型糖尿病受试者表现为消瘦，儿童出现发育障碍或延迟；非胰岛素依赖型糖尿病受试者则多为肥胖。

④ 皮肤和黏膜：有无皮下出血和瘀斑、局部皮肤发绀或缺血性溃疡、坏疽，有无疖、痈或其他感染灶的表现，有无伤口不易愈合等。

⑤ 眼部：观察受试者瞳孔的大小及对光反应，有无眼底视网膜出血，有无白内障、青光眼、视力减退、失明等。

⑥ 心血管系统：有无高血压或直立性低血压，心率及节律有无异常，有无心力衰竭或心源性休克等体征的出现。

⑦ 泌尿系统：观察受试者有无水肿，了解有无肾功能减退、膀胱刺激征、尿失禁、尿潴留等。

⑧ 神经和肌肉系统：有无指端感觉异常，肌张力及肌力有无减弱，腱反射有无异常等。

⑨ 消化道症状：有无腹痛、恶心、呕吐、脱水、便秘、腹泻、电解质不平衡等。

⑩ 实验室及其他检查：a.血糖、尿糖检查是否正常；b.葡萄糖耐量试验是否正常；c.糖化血红蛋白检查有无异常；d.三酰甘油、胆固醇有无升高，高密度脂蛋白是否降低；e.是否出现血肌酐、尿素氮升高和蛋白尿；f.血钾、钠、氯、钙和血气分析是否正常。

⑪ 心理状态：应询问受试者患病对日常生活的影响，受试者饮食、日常休息、活动量及活动耐力有无改变等，长期治疗有无影响家庭生活及造成经济负担沉重等。询问受试者对疾病知识的了解程度等。

⑫ 社会支持系统：了解包括受试者家庭成员的文化、教育背景、经济收入，关系是否和睦，对受试者疾病的认识、关心、支持程度，包括心理和经济支持。

（3）护理措施

① 饮食护理：饮食疗法是治疗高血糖最基本的方法。

② 休息与运动的护理。

③ 口服降糖药的护理：a.指导受试者正确服用和理解各类降糖药的作用、剂量、用法、不良反应和注意事项；b.观察受试者血糖、尿糖、尿量和体重变化，评价药物疗效和预防低血糖；c.指导受试者按时进餐、切勿提前或推后；

④ 预防并发症，提高生活质量，注意皮肤、泌尿道和足部的护理，预防并发症。

20. 低血糖（hypoglycemia）

（1）临床症状　低血糖是指血糖低于正常低限引起相应的症状与体征，这一生理或病理状况，病因多种，发病机制复杂。一般认为非糖尿病成年人血糖低于 2.8mmol/L，糖尿病受试者低于 3.9 mmol/L 为低血糖的诊断标准。

（2）观察内容

① 心慌、出汗、饥饿、无力、手颤、视物模糊、面色苍白等。

② 头痛、头晕、定向力下降、吐词不清、精神失常、意识障碍甚至昏迷。

（3）护理措施

① 一般护理

a.休息与生活护理：病房保持安静、环境适宜，保持室内通风；

发生低血糖受试者应绝对卧床休息。

b. 监测血糖：也可采集血样本送检，要注明采集时间。监测生命体征并做好记录。

c. 血糖≤3.9mmol/L，轻者进食碳水化合物，重者立即口服葡萄糖水或静脉注射葡萄糖液。

d. 安全护理：意识丧失者会出现躁动不安、谵妄，应防止跌倒、坠床，必要时加床档，专人看护，或用约束带固定受试者。

e. 皮肤护理：对于出汗较多的受试者应注意保暖，及时擦干汗液，更换床单和衣服，保持皮肤的清洁干燥。昏迷和意识丧失的受试者，应经常改变体位，防止压疮的发生。

f. 心理护理：受试者发生低血糖反应时易产生恐惧、紧张、焦虑心理，在治疗中保持镇静，动作迅速，操作熟练，并用通俗易懂的语言、和蔼的态度向受试者讲明低血糖反应是药物的作用，不必惊慌、恐惧，只要及时治疗，症状很快消失，使受试者情绪稳定。

g. 饮食护理：根据受试者的具体情况制订合理饮食方案，观察受试者的进食情况，适量饮食。尽量不违背试验方案。

② 用药护理：在挽救受试者生命基础上，遵医嘱给药。尽量不违背试验方案。a. 一般情况，当受试者出现低血糖反应时，应立即给予葡萄糖。轻者口服含糖或淀粉的饮料或食物；b. 如果病情较重，出现意识障碍或昏迷时，应遵医嘱立即给予静脉注射 50% 葡萄糖液；如果上升缓慢或症状不改善，可同时持续静脉滴注 5%～10% 的葡萄糖液。

③ 用药后的观察要点：监测血糖。

21. 疲乏 （fatigue）

(1) 观察内容 通过问诊和工具进行病情评估，如下：a. 等级量表（用无、轻度、中度、重度代表严重程度）或数字化量表（0～10级，0 代表无，10 代表最严重）。b. 肿瘤治疗的功能评估-疲乏（FACT-F）、肿瘤治疗的功能评估-贫血 （FACT-An），这两份亚量表集中评估功能状态，测量生命质量。c. Piper 疲乏自评量表 （PFS），该量表简便易行，评价疲乏的主观感受，允许评估干预策略。

(2) 护理措施

① 帮助制订作息时间，创造舒适的环境。保证充足的睡眠和休息，休息时间应避免不必要的操作，减少干扰因素。如噪音、探视等。

② 鼓励受试者多进食、增加营养，以补充疾病的高消耗。宜进高蛋白、高热量饮食，以增加能量；鼓励多饮水，促进代谢废物的排出。

③ 尽量减轻各种不适如疼痛、恶心呕吐等，以减少能量消耗。

④ 指导受试者使用放松术，如深呼吸、听音乐等，放松全身肌肉，减轻疲劳。运用注意力转移技术，解除受试者心理因素引起的疲乏。与病友一起讨论减轻疲劳的方法，如尽量避免诱发因素、保持病情稳定、止痛、保证受试者舒适的体位等。

⑤ 做好生活护理，必要时协助受试者日常的生活，以减轻疲劳，降低耗氧量，减轻心肺负担；鼓励适当的有氧活动；注意安全，防止外伤。

22. 眩晕（dizziness）

（1）临床症状

① 系统性眩晕：表现为受试者感觉自身旋转感、身体向一侧倾斜，常伴有恶心、呕吐、出汗、面色苍白、耳鸣、眼震等症状。

② 非系统性眩晕：表现为头晕眼花、站立不稳，通常无环境或自身旋转感或摇摆感。

（2）观察内容

① 发作特点：眩晕的性质、程度、诱因、有无规律性、发作持续性、间歇时间、间歇期是否缓解等。

② 发作时有无伴随症状：如有无听力下降、耳鸣、恶心、呕吐，与体位的关系，有无其他神经系统症状，有无全身症状、视力障碍等。

③ 用药史：是否用过链霉素、庆大霉素等可引起第Ⅷ脑神经中毒性损害的药物。

④ 病史：有无中耳炎、梅尼埃病、椎-基底动脉供血不足、脑干肿瘤、贫血等既往史。

⑤ 受试者的心理状况：有无心因性疾病。

⑥ 体格检查：a.有无自发性眼球震颤、倾倒、指物偏向、共济失调；b.视力、视野、眼底情况；c.有无高血压、低血压、心律失常、贫血；d.有无全身中毒性、代谢性、感染性疾病；e.耳科方面的检查等。

（3）护理措施

① 眩晕发作时的护理：a.卧床闭目休息，防止跌倒摔伤；b.避

免突然改变体位，转颈、翻身时动作应慢；c.有恶心呕吐时，嘱受试者侧卧，及时清除呕吐物，保持呼吸道通畅，防止窒息，并及时更换被污染的被服；d.做好受试者的心理护理，解除受试者的紧张情绪；e.根据医嘱予药物治疗；f.加强巡视受试者，了解眩晕的发作情况及伴随状况，是否缓解等，为治疗提供依据。

② 避免诱因：指导受试者起床、转颈、改变体位时动作宜慢。

③ 防意外受伤发生：a.保持周围环境安静，无障碍物，地面防滑；保证充足的睡眠，避免过度用脑和精神紧张；b.交代受试者不穿拖鞋，鞋底应防滑；c.受试者眩晕发作频繁或严重时，尽量卧床休息，需下床时，需有护士陪同，以防摔伤。

④ 饮食护理：在遵循试验方案的基础上，调整饮食，每餐不宜吃得过饱，太饱会使回流心脏的血液相对减少，可食淡盐水，或食稍咸的饮食以增加饮水量来增加血容量。

23. 抽搐（spasm）

（1）临床症状

① 局限性抽搐：以身体某一局部连续性肌肉收缩为主要表现。多见于口角、手足、眼睑、肩部等。

② 全身性抽搐：以全身骨骼肌痉挛为主要表现，典型者为癫痫大发作（惊厥），表现为受试者突然意识模糊或丧失，全身强直，颈部及躯干自前屈转为角弓反张，呼吸暂停，继而四肢阵挛性抽搐，呼吸不规则，尿失禁，约30s后自行缓解，发作停止后，意识恢复。有的受试者也可反复发作或呈持续状态。

③ 脑电图：癫痫发作的抽搐受试者，脑电图检查可见尖波、棘波、尖-慢波或棘-慢波等，最好做24小时动态脑电图检查或视频监测。

（2）观察内容

① 抽搐发生的部位（全身性或局限性）、性质（持续强直性或间歇阵挛性）、持续时间、缓解时间。

② 抽搐发生时的伴随情况：有无意识改变、瞳孔改变、大小便失禁、舌咬伤、肌痛等。

③ 抽搐发生前有无诱发因素：妊娠、高热、惊吓、过劳、持续一个姿势工作等。

④ 有无与抽搐相关的病史：面瘫、癫痫、颅脑外伤、脑血管病等。

(3) 护理措施

① 局限性的肌肉抽动及功能性抽动的护理：可采取分散注意力、休息、放松肌肉等护理。

② 药物治疗：按试验方案可合并用药情况，遵医嘱如给予氯硝西泮 1～2mg，口服，每天 2～3 次。

③ 全身性抽搐发作时护理

a. 立即将受试者平卧或侧卧，头偏向一侧，清除口鼻分泌物以免误吸。松开受试者衣领、裤带、托起下颌、防止舌后坠，有假牙应取出，保持呼吸道通畅。

b. 上下齿之间放以缠有纱布的压舌板、筷子或毛巾置于受试者一侧上下牙臼齿间，防止舌唇及颊黏膜被咬伤。

c. 给予低流量氧气吸入。

d. 按医嘱给予抗抽搐药物：以挽救受试者为第一目的，必要时退出试验挽救受试者生命。遵医嘱给予抗抽搐药物如地西泮 10～20mg，缓慢静脉注射（每分钟＜2mg），再将 60～100mg 地西泮加入 5％葡萄糖盐水 500mL 中缓慢静脉滴注（12 小时内滴完）。使用地西泮后有抑制呼吸作用，因此，需严密观察呼吸的节律和深浅度，必要时行气管插管，呼吸机辅助呼吸。若抽搐不能有效控制呈持续发作状态，可选用丙泊酚 1～2mg/kg 静脉注射，继之以 2～10mg/（kg·h）持续静脉滴注维持。

e. 保护受试者避免外伤或坠床，不能强压肢体，以免引起骨折。

f. 观察抽搐的持续时间及抽搐时的伴随症状，如意识、瞳孔改变、大小便失禁等。

g. 如有大小便失禁，应及时更换衣服及床褥，保持会阴部、床单位清洁、干燥。

h. 注意观察体温、脉搏、血压、呼吸、神志改变。高热者可物理降温，不违背方案基础上，遵医嘱适当使用脱水药、吸氧、补液，防止水电解质紊乱、注意营养热量供给。测量体温时，勿用口腔体温计，以免发作时咬破体温计误吞水银。

i. 减少各种不良刺激，如噪声、强光，护理操作尽量集中。

④ 抽搐后护理

a. 观察意识、瞳孔、血压的变化，有无脑水肿征象，脑水肿时用 20％甘露醇 125～150mL 快速静脉滴注。

b. 向受试者了解抽搐的先兆症状，以便及时处理。

c. 嘱受试者嘱安静休息，放松心情，以恢复体力。室内光线偏暗、安静。必要时陪护受试者，有躁动时，加床栏，必要时用约束带约束，约束带松紧适宜。

d. 加强心理护理，给受试者讲解产生抽搐的原因、治疗方法等，让受试者参与治疗，消除紧张情绪，保持心情平静。

24. 头痛（headache）

（1）临床症状　头痛症状的形式多种多样，常见胀痛、闷痛、撕裂样痛、电击样疼痛、针刺样痛，部分伴有血管波动感及头部紧箍感，以及恶心、呕吐、头晕等症状。继发性头痛病情严重可使受试者丧失生活和工作能力，不同类型头痛临床表现不同。

① 偏头痛：特征是多发作性，多为偏侧、中重度、波动样头痛，一般持续 4~72 小时，可伴有恶心、呕吐，光、声刺激或日常活动均可加重头痛。包括无先兆偏头痛和有先兆偏头痛。

② 丛集性头痛：发作无先兆，头痛突然开始，为一连串密集的头痛发作，多从一侧眼窝及其周围开始，向同侧颞顶部及耳鼻扩散，也可扩散在至枕、顶部；疼痛为钻痛或搏动性痛，特别剧烈，在头痛达高峰时受试者极其烦躁，坐卧不安。头痛时部分受试者有同侧眼睑结膜充血、流泪、鼻塞和流涕、面部潮红、眼睑水肿，以及恶心、厌食、畏光等。常在午睡时或凌晨发作，受试者可从睡眠中苏醒。每次头痛持续时间 0.5~2 小时，然后很快消失。头痛发作期间每日发作次数，时间及部位固定，可持续数周至数月。

③ 紧张型头痛：头痛部位不定，可为双侧、单侧、全头部、颈项部、双侧枕部、双侧颞部等部位。通常呈持续性钝痛，许多受试者可伴有头晕、失眠、抑郁或焦虑等症状。

④ 低颅内压头痛：以双侧枕部或额部多见，也可为颞部或全头痛，但很少为单侧头痛，呈轻至中度钝痛或搏动样疼痛。头痛和体位有明显关系，立位时出现或加重，卧位时减轻或消失。

（2）观察内容

① 头痛的性质：为搏动性、压迫性或灼热性，是偏头痛、丛集性头痛或是紧张型头痛。

② 头痛的发作方式和持续时间：为偶发性、反复性、急性剧烈性、慢性持续性或短暂性头痛。

③ 头痛的程度：为轻度、中度或重度。

④ 头痛发生的部位：为单侧、双侧或蔓延至整个头部。

⑤ 头痛发生的时间：白天或晚上、工作日或休息日、经期或

经前。

⑥有无前驱和伴随症状：如打嗝、呕吐、食欲缺乏、眼睛闪光、黑点、短暂性半盲、构音障碍、恶心、眩晕、发热、出汗和意识障碍等伴随症状。

⑦生命体征：观察生命体征与头痛的关系。

⑧头痛对日常生活和心理的影响：如情绪改变、生活规律改变、工作受影响等。

（3）护理措施

①环境：病房内设施安静、整洁、空气新鲜、避免对流风，保持环境舒适的温度、湿度，避免强光、异味等不良因素刺激而诱发头痛。

②生命体征：监测生命体征与头痛的关系。

③饮食：在遵循实验方案的基础上，饮食以清淡、易消化为原则，可进高营养、高蛋白、易消化的食物。适量补充B族维生素和补充钙可以止痛。食勿过饱、忌食肥腻，禁食酸性食品。忌烟酒，饮酒会引起血管扩张，引起或加重头痛症状。

④休息：充足的休息和良好的睡眠质量，可以减少或缓解头痛，头痛剧烈者，必须卧床休息，减少头部运动。

⑤足浴：每晚热水泡脚 20～30 分钟，按摩双脚可缓解头痛症状。

⑥指导受试者减轻头痛的方法

a.体位适当：头部低位可促进脑血液循环，使因缺血导致的脑血管收缩得以缓解；但颅内压高者应抬高头部，以减低颅内压，避免颅内压上升而引起头痛；腰椎穿刺后头痛常因直立位而加重；丛集性头痛则因直立位而减轻；脑肿瘤、脑膜炎的头痛常因转头、俯首、咳嗽而加剧；颈肌急性炎症所致的头痛因颈部运动而加重；反之，与职业有关的颈肌过度紧张所致的头痛则于颈部活动后减轻；头颈部肌肉适当地按摩及放松运动，避免头颈部肌肉长时间保持一个姿势可减少紧张型头痛发作。

b.按压穴位镇痛：偏头痛可按压外关，前额痛可按压印堂、合谷、阳白，两侧痛可按压百会。双手指压太阳、合谷也可使头痛暂时缓解。

c.冷热的应用：冷敷可阻滞神经传导，具有镇静、麻醉及解痉等作用，可用于缓解偏头痛。温热敷可促进血液循环，使紧张的肌肉得以放松，适用于紧张性头痛。

d.保持大便通畅：用力排泄会使血压及颅内压快速升高，引起头痛。

⑦ 高颅压性疼痛：应绝对卧床休息，保持病室安静，可将床头抬高30°，以利于脑静脉回流而减轻脑水肿。减少颅内压升高的诱发因素如排便不可过猛和用力，避免咳嗽、喷嚏，以免使颅内压增高程度加重而发生脑疝。

⑧ 心理护理：情绪紧张、焦虑、不安、兴奋都会使全身肌肉紧张收缩，促使头痛恶化。应对受试者以安慰和精神支持，耐心听取受试者主诉、理解和配合，帮助受试者解除心理压力，可以指导受试者听舒缓的轻音乐，避免和减轻受试者的负面情绪。

25. **腰腿痛** (lumbar-leg pain)

(1) 临床症状   腰腿痛是指下腰、腰骶、骶髂、臀部等处疼痛，有时伴有一侧或两侧的下肢痛、马尾神经症状。

(2) 观察内容

① 病程：a.急性痛，有明确的开始时间，持续时间较短，常用镇痛方法可以控制。b.慢性痛，疼痛持续3个月以上，临床常较难控制。

② 疼痛性质：a.钝痛，如酸痛、胀痛闷痛等。b.锐痛，如刺痛、切割痛、绞痛、撕裂样痛等。c.其他，如压榨痛、跳痛、牵拉痛等。

③ 疼痛程度：a.0级，无痛；b.Ⅰ级（轻度），有疼痛但可以忍受，能正常生活，睡眠不受干扰；c.Ⅱ级（中度），疼痛明显，不能忍受，要求用止痛药，睡眠受干扰；d.Ⅲ级（重度），疼痛剧烈，不能忍受，睡眠严重受干扰，可伴有自主神经紊乱或被动体位。

④ 观察生命体征，疼痛诱发因素，缓解疼痛措施效果，患侧肢体感觉、运动、反射情况。

(3) 护理措施

① 疼痛的护理：药物治疗在不违背试验方案基础上，遵医嘱给药。

a.根据药效强弱依阶梯方式顺序使用：第一阶梯，非阿片类药（阿司匹林）；第二阶梯，弱阿片类药（可待因）；第三阶梯，强阿片类药（吗啡）。

b.首选口服给药。

c.按时服药，以维持有效血药浓度。

d.用药剂量个体化。应纠正镇痛药应用错误观念（如镇痛药易成瘾，认为疼痛难忍时才可以应用）。

e.非药物治疗：包括物理治疗和中医镇痛。物理治疗为应用自然界中及人工的各种物理因子作用于人体，以治疗和预防各种疼痛的方法，如按摩、冷热疗法、电疗法、光疗法和磁疗等。物理治疗主要通过促进疼痛区血液循环，松弛局部肌肉而减轻疼痛。中医镇痛包括针灸和推拿，针灸镇痛主要体现为疏通经络、调和气血、补虚泄实、扶助正气，推拿也借此机制通过疼痛区域周围的推、拿、点、按等多种手法缓解疼痛。

② 一般护理

a.休息与生活护理：腰痛受试者应卧床休息，受试者睡硬板床，保持卧位及正确姿势，急性发作期取平卧位，保证充足睡眠。病房保持安静、环境适宜，室温 $18 \sim 20℃$，湿度 $50\% \sim 60\%$。

b.牵引：通常有骨盆牵引和自身体重悬挂拉伸等方法，保证有效骨盆牵引，牵引中及牵引后应注意牵引反应。

c.手法：手法治疗的机制主要是恢复脊柱力学平衡，特别适用于腰椎间盘突出症，针对不同的腰痛要采取适宜的手法治疗。

d.理疗：急性期可局部冰敷，可消肿止痛；亚急性期可用温热治疗。

e.活动指导：指导受试者采用正确方法起床站立及从地上捡取物品，避免做弯腰、长期站立或上举重物动作；指导受试者行未固定关节的全范围活动。

f.肌力锻炼：指导腰背肌功能锻炼，增强腰背肌及腹肌的支撑力，以恢复脊柱的稳定性。

g.安全护理：腰痛受试者有时出现行动不便，应防止跌倒、坠床，必要时加床档或应用约束带固定受试者。

h.心理护理：腰痛急性期，受试者易出现易怒、烦躁不安等情绪变化，护士应经常关心受试者，耐心解答问题。促进受试者与家属及病友交流；介绍减轻疼痛的措施；鼓励受试者及支持系统成员参与治疗活动。

26.耳鸣 （tinnitus）

(1) 临床症状

① 耳鸣是耳鼻喉科临床的常见症状。其意义是指并非由同时施

加的声刺激或外周电刺激引起的声音感觉。即无外界声源刺激，而耳内主观上有声音感觉。

② 耳鸣可能时有时无，也可能持续存在；可能在单耳发生，也可能双耳同时存在；它可以被感知为一种嗡嗡声、呼呼声、隆隆声、轰鸣声，或者一种高调的尖叫声，极少数情况下也可以是一种没有音调的噪音。耳鸣的存在，可使受试者注意力分散甚至烦躁不安。

③ 耳鸣可与耳聋伴发，也可单独存在。轻度耳鸣对人体可无影响，重度耳鸣可使人压抑、忧郁、烦躁、情绪波动、食欲减退，甚至出现抑郁。

④ 根据耳鸣的不同程度，可将耳鸣分为 7 级：a. 0 级，表示无耳鸣或耳鸣已消失；b. 1 级，表示耳鸣响度轻微，似有若无；c. 2 级，表示耳鸣响度轻微，但是肯定能听到；d. 3 级，表示中等响度；e. 4 级，表示耳鸣较响；f. 5 级，表示耳鸣很响，有吵闹感；g. 6 级，表示受试者的耳鸣极响，相当于他体验过的最响的环境噪音。

（2）观察内容

① 耳鸣的音调，耳鸣出现的时间、持续时间、变化发展的过程；耳鸣的部位及耳别，为持续性还是间断性，有无搏动性；耳鸣的响度。

② 有无合并听力下降、眩晕、恶心、呕吐等。

③ 耳鸣的可能原因，有无耳科的既往病史、耳毒性药物史等。

④ 触发或加重耳鸣的影响因素，如失眠、疲劳、头位体位的变化等。

⑤ 自身控制耳鸣的方法。

⑥ 听力学测试，前庭功能检查。

⑦ 耳鸣对情绪、生活、工作的影响，有无注意力不集中、头晕、失眠等症状。

⑧ 辅助检查

a. 耳鸣掩蔽曲线及后效抑制测试：可了解掩蔽对耳鸣的影响程度。如最小掩蔽级为 2～3dB 感觉级，可以预期掩蔽治疗的效果较好，如 10～15dB 感觉级，掩蔽治疗的效果不会太好。

b. 纯音听阈测试：若耳鸣伴听力下降需进行纯音听阈测试，了解听力损失的程度，传导性质耳聋受试者的耳鸣为低音调（如机器轰鸣），感音神经性聋的耳鸣为高音调（如蝉鸣）。耳鸣伴眩晕者则需行前庭功能检查，常提示前庭功能异常。

(3) 护理措施

① 调节神经紧张：因紧张状态是耳鸣的易发因素，而紧张状态的强度、持续时间及性质，也直接影响着受试者对耳鸣的耐受程度。受试者可有意识训练轮流放松全身肌肉的各个肌群，以达到神经系统的松弛、减低或解除紧张状态，使耳鸣得到缓解。一旦有耳鸣，应及时接受医师的治疗，在诊治过程中，听从医师的指导，积极配合治疗，并且积极主动发挥其他优势（业余爱好）分散对耳鸣关注。调整自己的生活节奏，多培养一些兴趣。

② 避免在强噪音环境下长时间逗留或过多地接触噪音，避免或谨慎使用耳毒性药物，少吸烟、少饮酒、生活作息有规律，睡眠不宜过长（中青年每天 7～8 小时，老年人每天 6 小时睡眠即可）。

③ 由于耳鸣起因较慢，病程都非短时期内发生，故治疗一般也需要较长时间，如耳鸣掩蔽法、松弛法等至少要完成为期 1 个月的疗程，才能评估治疗疗效，因此，受试者在配合治疗过程中要有恒心，不要轻易放弃。

④ 介绍有关耳鸣的治疗方法，并说明治疗与情绪的关系，使受试者保持良好的情绪，并对耳鸣的治疗有较清楚的了解，以取得受试者的配合。

⑤ 了解受试者的发病规律，与其共同安排作息时间，在疾病发作时尽量避免睡眠，症状缓解时适当休息。

⑥ 为受试者提供舒适安静环境，营造易于睡眠的氛围，合理安排各种治疗和护理操作，在受试者睡眠时尽量避免打扰，保持受试者睡眠环境的温度、湿度适当，提供促进睡眠的方法。

⑦ 避免危险：与受试者共同探讨发病时可能出现的安全问题，找出危险的因素，讲解避免危险的方法，避免一人外出，在人多拥挤的环境提高安全意识，有不适感觉尽快离开危险环境。

⑧ 合理调配饮食：在不违背试验方案的基础上，限制脂肪摄入。大量摄入脂类物质，会使血脂增高，血液黏稠度增加，引起动脉硬化。内耳对供血障碍最敏感，出现血液循环障碍时，会导致听神经营养缺乏，从而产生耳聋、耳鸣。受试者宜多补充富含蛋白质、维生素及含锌食物。研究发现，噪音能使人体中的一些氨基酸和维生素类（如维生素 B_1、维生素 B_2、维生素 B_6 等）消耗增加。人体缺乏维生素类食物，特别是缺乏维生素 D 时，其代谢衍生物钙化醇减少，使听功能的内耳听觉细胞会发生退行性病变；同时维生素缺乏可导致红细胞硬度增加，难以通过末梢微血管，导致听觉细胞缺氧、缺锌。

27. 嗅觉障碍（dysosmia）

（1）临床症状

① 嗅觉丧失：表现为对嗅素的刺激没有反应，不能嗅到嗅素的气味。如果对所有嗅素都嗅不出来，称之为完全嗅觉丧失；只有部分气味嗅不出，称之为部分性嗅觉丧失；只有对特别的一种或几种嗅素嗅不到，为特殊性嗅觉丧失。

② 嗅觉减退：也称嗅觉不灵，表现为对嗅素的气味敏感性降低、嗅阈提高。

③ 嗅觉过敏：表现为对嗅素的气味敏感性提高、嗅阈降低。一般人嗅不到的气味，受试者都能嗅到，或轻微气味感觉极为强烈，难以忍受。

④ 嗅觉倒错：有嗅素刺激存在，亦能感觉到气味，但不能正确认识，表现为把甲嗅素误认为乙嗅素；或主观上有意加以歪曲，如把香气说成臭气，把臭气说为香气。

⑤ 幻嗅：没有嗅素刺激，但自觉嗅到某种气味。

（2）观察内容

① 受试者分辨嗅素气味刺激的能力。

② 有无鼻腔阻塞性病变，是否曾行全喉切除术或气管切开术。

③ 对食欲的影响程度如何。

④ 引起嗅觉障碍的原因。

（3）护理措施

① 多与受试者沟通，帮助其了解本身疾病原因，共同探讨解决方法。

② 指导受试者进行多次缓慢呼吸运动，尽可能延长吸气和呼气的时间。

③ 每次进食前，指导受试者对食物进行深呼吸，逐渐感受食物的气味，试验方案允许时，进食所喜欢的食物，增加食欲；进行有计划的活动锻炼，增加能量消耗，增进食欲。

④ 指导受试者避免加重嗅觉障碍因素（如戒烟），慎用一些影响嗅觉的药物（如碳酸、硝酸等）。

⑤ 需手术者，按照程序转往外科进行手术治疗。

28. 鼻咽炎（nasopharyngitis）

（1）临床症状 鼻咽干燥不适，有黏稠样分泌物不易咳出，故受试者咳嗽频繁常伴有恶心。严重者有声嘶、咽痛、头痛、头晕、乏力、消化不良、低热等全身或局部症状。鼻咽部检查见黏膜慢性充血，增生肥厚，覆以分泌物或干痂。受试者常感到鼻塞、打喷嚏、流清（脓）鼻涕、鼻咽部发痒、干咳痛有异物感、呼吸困难、头昏头痛、乏力、嗅觉减退、记忆力下降等临床症状。急性咽炎起病较急，初起时咽部干燥、灼热、有粗糙感，继而疼痛，吞咽时加重，疼痛可放射至耳部。全身症状一般较轻，严重者可有发热、头痛、四肢酸痛、食欲缺乏等。侵及喉部，可伴声嘶和咳嗽。

（2）护理措施

① 协助受试者取舒适体位，给受试者提供舒适的环境，保证充足的睡眠。

② 嘱受试者多饮水，避免咽部干燥不适。

③ 遵循试验方案基础上，遵医嘱给予抗生素、抗病毒药等，坚持局部用药，听取用药后受试者的主诉，并注意观察药物的疗效及不良反应。告诫急性者抗生素疗程要足够，不宜过早停药，以免发生并发症。

④ 应适当运动，注意休息。避免过度劳累、睡眠不足、受凉、吸烟、饮酒等。

⑤ 注意通风，保证室内空气新鲜。保持室内空气的湿度，避免空气太干燥。

⑥ 饮食应在遵循试验方案基础上，进食清淡富含营养的饮食，多食蔬菜、水果，戒烟酒，避免进食辛辣、油煎食物，多吃水果、蔬菜，保持大便通畅。

⑦ 对急性咽炎受试者，要注意观察受试者的呼吸状况、体温变化以及局部疼痛、红肿情况，注意有无关节疼痛、水肿、蛋白尿等症状出现。必要时吸氧、物理降温等。

⑧ 心理护理：向受试者介绍疾病发生、发展及转归过程，使其坚持治疗，减轻烦躁、焦虑、不重视的心理，促进疾病康复。

29. 黑矇（amaurosis）

（1）临床症状 视力减退到无光感称为黑矇，表现为不能感受光感，可一过性，也可永久性。

（2）观察内容

① 黑矇发作的原因：受试者本身有无器质性病变、先天性疾病、直立性低血压。

② 黑矇发作的频率、程度及持续时间。

③ 瞬间视力障碍：发生后不能自行恢复，需立即治疗，常见于视网膜中央动脉阻塞、缺血性视网膜病变。

④ 一过性或阵发性视力障碍：多为功能性，也可以为颅内压增高致视盘水肿、青光眼前驱小发作的早期症状等。

（3）相关因素评估

① 一般资料：年龄和眼睛。

② 对心理及精神影响程度：突发黑矇对受试者造成恐慌感；黑矇经常、反复发作，受试者会出现焦虑不安、情绪低落等不良情绪，还会影响工作、生活与学习。

（4）护理措施

① 认真倾听受试者想法，给予适当安慰，减少其惊慌、恐惧心理。呼叫器、电话放于手旁、枕下或相对固定易拿取的地方，方便受试者随时取用。

② 及时向医生汇报，可由研究医生介绍有关黑矇的相关知识及诱因。

③ 指导受试者和家属避免不良精神刺激、吸烟、饮酒等诱因。

④ 指导受试者黑矇发作时避免意外发生，如减少活动、站好或坐好，尽量在熟悉的环境中活动，外出检查有专人陪护，床旁、桌上尽量不放小刀、热水等易造成意外伤害的物品。

30. 皮疹 （rash）

（1）临床症状

① 原发性皮损：斑疹、丘疹、斑块、风团、结节、水泡和大疱、脓疱和囊肿等。

② 继发性皮损：糜烂、溃疡、浸渍、裂隙和瘢痕。

（2）观察内容　观察皮疹的颜色、温度，是否伴有痒感、按压是否褪色及皮肤表面是否有凸起。

（3）护理措施

① 休息：皮疹较重、伴有发热等症状者应卧床休息。

② 病室应保持整洁，定时通风，定时空气消毒。

③ 不要抓破。特别是有水疱和丘疹的部位，只要有一点损伤就有感染的危险。为了预防夜间常无意识地去抓它，所以要把指甲剪短，或戴上手套睡觉。

④ 衣着方面，特别是衬衣和贴身衣服，不要有刺激性的。一般穿质地柔软的棉布做的衣服最好，不要穿化纤和毛织品。

⑤ 不要吃带刺激性和油腻的食品。

⑥ 大便要通畅。有便秘时，可服轻泻药或灌肠。

⑦ 保持皮肤和黏膜的清洁。

⑧ 皮肤护理：a. 注意保持皮肤清洁，每日用温水轻擦皮肤，禁用肥皂水、酒精擦拭皮肤；b. 有皮肤痛痒者应避免搔抓，防止抓伤皮肤造成感染，皮肤剧痒者可涂 5％碳酸氢钠或炉甘石洗剂等；c. 皮肤结痂后让其自行脱落，不要强行撕脱，翘起的痂皮可用消毒剪刀剪去；疹退后若皮肤干燥可涂以液体石蜡油润滑皮肤。

31. 脱发（alopecia）

（1）临床症状

① 脱发是指头发脱落现象，一个成年人一天掉 50～60 根头发属正常，如果超过 100 根就是脱发信号，超过 100 根持续 2～3 个月以上属于病理现象。

② 肿瘤受试者使用抗癌药物治疗引起脱发，属于化学性脱发，通常在用药后 10～20 天开始，脱发时间 1～2 个月，往往脱发速度快，短时间内脱落头发数量多，头发明显变少，用药期间头发也有再生，但是速度较慢，很快出现头皮裸露。

③ 抗癌药物治疗引起脱发，反应剧烈者，伴有头皮痒、疼痛等不适症状。

（2）观察内容

① 观察受试者在睡眠、梳头、洗头的时候，头发脱落情况。

② 观察受试者头皮裸露情况。

③ 观察受试者脱发时有无头皮发痒、发痛症状。

④ 观察受试者脱发开始时间、持续时间、停止时间以及新头发长出的时间。

（3）护理措施

① 化疗前，告诉受试者脱发后，皮肤很敏感，不应使用有刺激性的香皂或洗发水。头发不要染发和烫发，选择合适梳子，轻柔梳理头发，不要用温度太高的吹风机吹头发。

② 化疗前 10 分钟可给受试者戴上冰帽，使头皮冷却，局部血管收缩，减少药物达到毛囊，对减轻脱发有一定的预防作用。但头皮转移癌、白血病、多发性骨髓瘤等禁用冰帽。

③ 脱发后，每日早晨、晚间护理应注意将床上脱发扫干净，保护受试者皮肤，减少对受试者的刺激。

④ 做好心理护理工作，告诉受试者脱发只是一种暂时现象，治疗结束后头发会重新长出。指导受试者消除精神压抑，保持良好心态，有助于减轻脱发症状，有助头发新生。可介绍受试者使用假发套、戴帽子，维护其形象完整性。

⑤ 饮食护理：在病情和试验方案允许基础上，多食用富含铁质、富含碘的食物，宜食用富含维生素 A、维生素 E、维生素 C 以及适当补充植物蛋白，如大豆、黑芝麻等。忌烟酒、辛辣刺激、油腻食物。

⑥ 如果受试者脱发时有头皮发痒、发痛症状，给予对症处理。必要时，在遵从试验方案基础上，遵医嘱给予对症药物外用，以减轻症状，减轻受试者痛苦。

32. 疼痛（pain）

(1) 临床症状

① 根据疼痛的病程可表现为急性痛和慢性痛：a. 急性痛，有明确的开始时间，持续时间较短，常用镇痛方法可以控制。b. 慢性痛，疼痛持续 3 个月以上，临床常较难控制。

② 按疼痛的程度一般将疼痛分为 4 级：a. 0 级，无痛。b. Ⅰ级（轻度），有疼痛但可忍受，能正常生活，睡眠不受干扰。c. Ⅱ级（中度），疼痛明显，不能忍受，要求用镇痛药，睡眠受干扰。d. Ⅲ级（重度），疼痛剧烈，不能忍受，睡眠受严重干扰，可伴有自主神经功能障碍或被动体位。

③ 根据疼痛性质不同分类：a. 钝痛，如酸痛、胀痛、闷痛等。b. 锐痛，如刺痛、切割痛、绞痛、撕裂样痛等。c. 其他，如压榨痛、跳痛、牵拉痛等。

④ 根据疼痛憩室部位及传导途径不同分类：a. 皮肤痛，特点为双重痛觉，即产生两种不同性质的疼痛。刺激后立即出现的是尖锐刺痛，定位准确，去除刺激后很快消失；随后出现的是烧灼痛，定位不够准确。b. 躯体痛，是指肌肉、肌腱、筋膜和关节等深部组织引起的疼痛。c. 内脏痛，是因内脏器官受到机械性牵拉、扩张或痉挛、炎症或化学性刺激引起。d. 牵涉痛，内脏痛的同时引起体表某部位也出现痛感。e. 假性痛，指受试者疼痛部位虽已去除，仍感到相应部位疼痛。f. 神经痛，由于神经受损所致，表现为剧烈灼痛或酸痛。

⑤ 根据疼痛部位分类：最常见的有头痛、胸痛、腹痛和骨痛、关节痛、肌肉痛。

(2) 观察内容 疼痛的程度、持续时间、性质、部位等。

（3）护理措施

① 建立相互信任的护患关系，认同和接受受试者陈述的疼痛感觉及反应，如倾听、陪伴、触摸等给予精神支持。

② 观察疼痛的特征：包括疼痛的部位、发作的方式、程度、性质、开始时间、持续时间及缓解方式等。

③ 减少疼痛刺激：保持安静的环境和柔和的光线，舒适的体位，正确的移送，减少刺激。

④ 指导受试者及家属有关减轻疼痛的方法：转移或分散受试者的注意力如看书、听音乐等。

⑤ 采用预见性护理：可预期的疼痛，发生前先进行缓解疼痛方法。如手术后受试者深呼吸、咳嗽或下床活动时，可按压伤口，以防牵拉引起伤口的疼痛。

33. 癌症疼痛（cancer pain）

（1）临床症状　疼痛在癌症的早期往往无特异性，不同部位，其性质和程度均可不同，可为钝痛、胀痛等；而中、晚期的疼痛剧烈，不能忍受，需要药物镇痛。

（2）观察内容

① 疼痛的原因、诱因：焦虑和情绪变化等对疼痛的影响。

② 疼痛性质：为抽痛、压痛还是模糊不清、烧灼痛、刺痛、钝痛、锐痛等。有无疼痛加重的体位、饮食等。

③ 疼痛的部位：皮肤痛、躯体痛、内脏痛、牵涉痛、假性痛、神经痛。疼痛的部位与时间，可直接反映出病变部位，而疼痛持续时间与病情程度有关。

④ 疼痛的程度：无痛、轻度疼痛、中度疼痛、重度疼痛。疼痛强度的评估如应用数字评分法，以 $0 \sim 10$ 记分方式，0 分代表不痛，10 分为严重疼痛。

⑤ 疼痛前驱症状：胃肠道症状，可出现打嗝、呕吐、食欲缺乏；眼睛症状，如闪光、黑点；神经症状，如短暂性半盲、发音障碍。

⑥ 疼痛伴随症状：肢体功能障碍、胃肠道功能紊乱、头痛时有脑膜刺激征、疼痛时受试者生命体征的变化。

（3）护理措施

① 尊重并接受受试者对疼痛的反应，与受试者建立良好的关系，护士不能以自己的体验来评判受试者的感受。加强巡视，观察受试者疼痛的性质、程度及持续时间，耐心听取主诉，并给予适宜处理。

② 解释疼痛的原因、机制，介绍减轻疼痛的措施，有助于减轻受试者紧张、恐惧等负性情绪，从而缓解疼痛压力。

③ 指导受试者通过参加有兴趣的活动、看报、听音乐、与家人交谈、深呼吸、放松按摩等方法分散受试者对疼痛的注意力，以减轻疼痛。做好家属的工作，争取家属的支持和配合。

④ 加强基础护理：由于疼痛及癌症的折磨，受试者大多自感身心疲惫，长期卧床和治疗后，严重影响了受试者的免疫功能及自理能力，极易发生压疮、口腔感染、肺部感染及尿路感染。因此护理人员应加强基础护理，密切观察生命体征的变化，保持室内空气流通，采取有效的消毒隔离措施，防止发生交叉感染，预防各种并发症的发生，创造安静、舒适的环境。

⑤ 疼痛的治疗：原则是去除病因，消除和缓解疼痛，控制因疼痛引起的各种不良反应。

⑥ 注意具体细节，加强监护，对疼痛进行全面的评估，密切观察用药后的不良反应，以达到镇痛效果最好，用药安全可靠。

⑦ 休息：减少人员探视，保持病室安静，为受试者营造一个安静舒适的修养环境，避免强光、不适温度、噪声、不良气味的刺激，保证受试者充足的睡眠。

⑧ 饮食：在遵循试验方案的基础上，饮食宜选择高热量、高蛋白、高维生素、低脂肪、易消化的食物、忌吃辛辣刺激的食物，戒烟戒酒，少量多餐，宜在疼痛缓解间隙进餐，不宜过饱。

二、操作相关的不良事件及干预

（一）肌内注射并发症

1. 局部硬块（local gelosis）

（1）症状 注射局部皮肤发红，凸起。触碰时，受试者有疼痛感。

（2）预防及处理措施

① 注射难于溶解的药物前，充分震荡摇匀，使药物完全溶解后，再行注射。

② 注射难于吸收的药物、刺激性较强的药物时，应作深部肌内注射。

③ 一旦发生皮下硬结，可根据方案，在不影响药物代谢的情况下采用热敷、湿疗等方法。

④如药物注射时间较长，应有计划地轮换注射部位。

2. 感染（infection）

（1）症状　注射部位出现红肿热痛、化脓、全身血象升高、体温升高。

（2）预防及处理措施

① 加强无菌操作。

② 遵医嘱给予观察和消炎治疗。

（二）皮下注射并发症

1. 出血（bleeding）

（1）临床症状　针后少量血液自注射点流出。对于迟发性出血者可形成皮下血肿，注射部位肿胀、疼痛、局部皮肤淤血。

（2）预防及处理措施

① 正确选择注射部位，避免刺伤血管。

② 注射完毕后，局部按压。按压部位要准确，对凝血机制障碍者，适当延长按压时间。

③ 如针头刺破血管，立即拔针，按压注射部位，更换注射部位重新注射。

④ 拔针后针眼少量出血者，予以重新按压注射部位。

⑤ 形成皮下血肿者，可根据血肿的大小采取相应的处理措施。对皮下小血肿早期采用冷敷，48 小时后应用热敷促进淤血的吸收和消散。对皮下较大血肿早期可穿刺抽出血液，再加压包扎；血液凝固后，可行手术切开取出血凝块。

2. 皮下硬结（subcutaneous gelosis）

（1）临床症状　局部肿胀、痛痒，可触及硬结。严重者可导致皮下纤维组织变性、增生形成肿块或出现脂肪萎缩、甚至坏死。

（2）预防及处理措施

① 正确选择注射部位，熟练操作技术。

② 注射深度和角度适宜。针头刺入角度不宜超过 45°，以免刺入肌层。操作前应检查针头是否锐利、无倒钩。

③ 注射点选择要尽量分散，轮流使用，避免在同一处多次反复注射，避免在瘢痕、炎症、皮肤破损处注射。

④ 注射药量一般以少于 2mL 为宜。推药时，速度要缓慢，用力

要均匀，以减少对局部的刺激。

⑤ 护理人员应严格执行无菌技术操作，做好皮肤消毒，防止注射部位感染。如皮肤较脏者，先用清水清洗干净，再消毒。

⑥ 已形成硬结者，可用 50％硫酸镁湿敷或取新鲜马铃薯切片外敷硬结处。

⑦ 注射后及时给予局部热敷或按摩，以促进局部血液循环，加速药物吸收，防止硬结形成（但胰岛素注射后勿热敷、按摩等以免加速药物吸收，使胰岛素药效提早产生）。

（三）静脉输液并发症

1. 静脉炎（phlebitis）

（1）临床症状　按临床表现进行临床分型，分为以下 4 型。

① 红肿型：沿静脉走行皮肤红肿、疼痛、触痛。

② 硬结型：沿给药静脉局部疼痛、触痛、静脉变硬，触之有条索状感。

③ 坏死型：沿血管周围有较大范围肿胀形成瘀斑至皮肌层。

④ 闭锁型：静脉不通，逐步形成机化，严重者可出现发热等全身症状。

（2）预防及处理措施

① 熟练掌握静脉穿刺技术，加强对受试者输液过程的评估。

② 根据受试者的血管情况选择合适型号的输液工具。

③ 血管要选择弹性好、回流通畅的，穿刺时避开关节、瘢痕、受伤的部位，要固定好导管和输液管，减少移动，对年老的受试者也可以选择手托板等固定。

④ 静脉注射对血管刺激性较强的药物前后应用生理盐水冲管，以减少静脉炎的发生。

⑤ 严格无菌操作，对于输液时间较长者，应有计划地更换输液部位，或留置静脉留置针。

⑥ 每次输液前后，均应观察穿刺部位和静脉走行有无红、肿，询问受试者有无疼痛与不适。

⑦ 若已发生静脉炎，应立即停止在此处静脉注射、输液，将患肢抬高、制动。

⑧ 局部用 50％硫酸镁湿热敷，每日 2 次，每次 30 分钟或用超短波理疗，每日 1 次，每次 15～20 分钟等措施。

2. 液体的渗出/外渗 (seepage leakage and liquid)

(1) 概念　输液渗出是指在输液过程中由于多种原因致使输入非腐蚀性药液或液体渗出到正常血管通路以外的周围组织。轻者出现局部肿胀、疼痛等刺激症状，重者可引起组织坏死。输液外渗是指在输液过程中由于管理疏忽、刺激性药液和发疱性药物输入了周围组织。症状和体征包括局部红肿、疼痛、肿胀、发热或发凉，输注深度减慢，漏出后 2~4 周发生局部组织坏死。

(2) 临床症状　输注过程中溶液的流速变慢。静脉推注时感觉有阻力。输液部位局部肿胀、疼痛。浸润部位周围皮肤的温度较低或发热。发疱性药物外渗后，可出现疱疹及大水疱，随后出现溃疡，溃疡下方可见组织坏死。主要表现为注射部位出现局部肿胀疼痛，皮肤温度低。

(3) 预防及处理措施

① 输注易致渗漏损伤的药物时，应选弹性好且较粗的血管，避免选用下肢静脉。

② 输液过程中，若出现局部疼痛，不能根据回血排除渗漏。

③ 固定好针头，避免移动，减少肢体的活动。

④ 发生渗漏时停止在原部位静脉滴注，更换针头重新穿刺。

⑤ 抬高患肢以减轻水肿。根据药物的性质可行局部热敷等措施以促进静脉回流和渗出液的吸收，减轻疼痛和水肿。

3. 皮下血肿 (ecchymoma)

(1) 临床症状　局部肿胀、疼痛，局部皮肤呈青紫色。

(2) 预防及处理措施

① 熟练掌握穿刺技术，穿刺时动作应轻巧、稳、准。

② 根据不同的血管情况，把握好进针角度，提高一次性穿刺成功率。

③ 局部隆起疑有血肿立即停止穿刺并拔针进行局部加压止血。

④ 拔针后正确按压（按压针进血管处而不是针进皮肤处）。

⑤ 拔针后勿立即在穿刺肢体的上方绑上止血带。

⑥ 已形成血肿者：小血肿无需特殊处理；大血肿早期冷敷，48 小时后再用热敷促进淤血吸收。

三、急救相关的医学不良事件及干预

在 Ⅰ 期临床试验中要注重受试者的安全和保护，在临床试验给药后可能会出现急救相关的医学不良事件，在试验过程中要注意有抢救意识和能力，能够熟练使用抢救设备和抢救药物。下面举例讲述心脏骤停、过敏性休克和晕针。

1. 心脏骤停

① 判断意识、呼吸，触摸大动脉搏动，确认受试者意识丧失立即呼叫，记录时间。

② 将受试者仰卧位，身下垫按压板去枕，头、颈、躯干在同一轴线上，双手放于两侧，身体无扭曲。

③ 抢救者立于受试者右侧解开衣领、腰带，暴露受试者胸腹部，按压部位：两乳头连线中点或胸骨中下 1/3 交界处，按压方法：两手掌根部重叠，手指翘起不接触胸壁，上半身前倾，两臂伸直，垂直向下用力，胸骨下陷 5～6cm，按压频率：≥100 次/分（不超过 120 次/分）。

④ 判断颈部有无损伤，根据不同情况采取合适方法开放气道，将面罩罩住受试者口鼻（EC 手法固定面罩，一手用拇指和食指呈 C 型紧紧按住面罩，其他手指呈 E 型拉紧下颌骨，另外一只手挤压球囊，将气体送入肺内）。按压球囊时，压力不可过大，无氧源时挤压球囊的 2/3，有氧源时挤压球囊的 1/2，按压与通气之比为 30：2，连续 5 个循环，操作 5 个循环后，判断并报告复苏效果：①意识恢复；②颈动脉恢复搏动，自主呼吸恢复；③瞳孔缩小，对光反射存在；④血压大于 90/60mmHg；⑤面色、口唇、甲床和皮肤色泽转红；⑥记录抢救结束时间；⑦正确完成 5 个循环复苏，人工呼吸、心脏按压指标显示有效。注意：保护受试者安全和职业防护。

2. 过敏性休克

（1）症状表现　受试者给药后，5～30 分钟内出现症状。早期皮肤潮红、瘙痒，继之荨麻疹等。呼吸道阻塞症状，表现胸闷、喉头堵塞感，继而呼吸困难、发绀、濒死感。可有剧烈的肠绞痛、恶心、呕吐或腹泻。先有恐惧感，烦躁不安、头晕继而意识障碍，四肢麻木，抽搐、失语、大小便失禁，先有心悸、出汗、面色苍白，随之脉搏细弱，心率加快，血压下降。

（2）抢救纲要

① 立即停止试验药物，终止接触过敏原。

② 密切监测生命体征，保持呼吸道通畅，开放静脉通路，保持受试者平卧或足高头低位，吸氧。

③ 立即给予 0.1% 肾上腺素 0.5～1mL，皮下注射。病情严重者

静脉给药，病情不缓解者可重复使用肾上腺素。

④ 静脉快速注入肾上腺激素，5％葡萄糖 500mL 静脉滴注，地塞米松 10～20mg，小壶滴入。

⑤ 扩容，平衡液 500～1000mL，静脉滴注。

⑥ 其他药物治疗：a.钙剂，10％葡萄糖酸钙 20mL，稀释后缓慢静脉注射。b.血管活性药，间羟胺 40～100mg。或去甲肾上腺素 1～4mg 溶于 500mL 溶液中，静脉滴注。c.抗组织胺药，异丙嗪 25～50mg 或苯海拉明 25～50mg，肌内注射。d.对受试者进行抢救的同时，应迅速通知主任、主要研究者及医院重症监护室（ICU），待受试者情况稳定后迅速转运至医院 ICU，进行进一步的治疗及观察。

3. 晕针

（1）症状表现　在受试者接受经静脉穿刺或预埋静脉留置针采血过程之中或其前后发生。

① 先兆期症状：多有自述头晕眼花、心悸、心慌、恶心、四肢无力等表现。

② 发作期症状：可发生瞬间昏倒，不省人事，面色苍白，四肢冰凉，血压下降，心率减慢，脉搏细弱等表现。

③ 恢复期症状：神志清楚，自诉全身无力，四肢酸软，面色由白转红，四肢转温，心率恢复正常，脉搏有力。

（2）抢救纲要

①立即停止静脉穿刺、采血等操作。②让受试者平卧于空气流通处，头偏向一侧并取头低足高位，以增加脑部供血并保持气道通畅。③呼唤其姓名，判断受试者神志状态。监测血压、脉搏等重要生命体征。注意采取适当保暖措施。④可试行掐按人中、内关、外关、合谷等穴位或针刺涌泉等中医治疗。⑤若有必要可予以吸氧支持（氧流量 2～5L/min）。虚脱无力者可予口服温糖水一杯（250mL 温水加入白砂糖 5～10g）或予以 50％葡萄糖注射液 20ml 静脉注射。⑥若受试者出现严重低血压或早期休克表现，应立即开放静脉通路扩容治疗。可选用 0.9％生理盐水 500mL、羟乙基淀粉（200/0.5）氯化钠溶液 500mL 或平衡盐溶液 500mL 快速静滴。必要时予以升压血管活性药物治疗。常用药物：多巴胺 60～120mg 加入 0.9％生理盐水 100mL 内以小于 10μg/(min·kg) 缓慢静脉滴注；去甲肾上腺素 0.5～2mg 加入 5％葡萄糖溶液 100mL 内缓慢静脉滴注。

（刘晓娜　刘　晨　冯　丽　王泽娟）

第三节　实验室、生命体征和心电图检查正常值参考范围和异常临床意义

对于实验室化验指标、生命体征和心电图出现异常且具有临床意义，也是需要判断不良事件的，判断这种不良事件的标准是这些指标的正常值范围和异常判断的标准。

一、实验室检查指标

在临床试验中，需要根据受试者的实验室检查指标判断是否有异常，且异常是否有临床意义，常见的静脉血化验指标及正常值参考范围如下（具体的参考值范围一般要由实际检测部门提供）。

1. 血常规

（1）红细胞（计数）　成人：男性 $(4.0 \sim 5.5) \times 10^{12}/L$，女性 $(3.5 \sim 5.0) \times 10^{12}/L$。红细胞受年龄、时间、精神因素、气压、献血和妊娠情况影响，数值减少反映的是是否有贫血及临床意义。

（2）血红蛋白　成人：男性 $120 \sim 160 g/L$，女性 $110 \sim 150 g/L$。血红蛋白是红细胞的主要组成部分。血红蛋白增减与红细胞的意义基本相同，但血红蛋白能更好地反映贫血的程度。

（3）白细胞　成人：$(3.5 \sim 10.0) \times 10^{9}/L$。正常外周血中白细胞有中性粒细胞、嗜酸性粒细胞、嗜碱性粒细胞、淋巴细胞和单核细胞。白细胞受年龄、精神、饮食、运动、疼痛、情绪、妊娠与分娩的影响。白细胞的生理波动很大，需要根据复查进行综合判断。

中性粒细胞增加的情况包括急性感染和化脓性炎症、中毒、急性大出血、白血病、骨髓增殖性疾病及恶性肿瘤、严重的组织损伤及大量红细胞破坏。中性粒细胞减少的情况包括特殊感染、物理化学损害、血液系统、过敏性休克和脾功能亢进。

白细胞分类计数是不同类型的白细胞分别计数并计算百分比。

① 中性粒细胞：正常值为 $50\% \sim 70\%$。中性粒细胞为血液中的主要吞噬细胞，在急性感染中起重要作用。

② 嗜酸性粒细胞：正常值为成人 $1\% \sim 5\%$。嗜酸性粒细胞增多

见于过敏性疾病、皮肤病与寄生虫病、血液病、药物、传染病；数量减少见于疾病或创伤、药物。

③ 嗜碱性粒细胞：正常值为 $0\%\sim1\%$。嗜碱性粒细胞增多见于血液系统疾病、创伤及中毒、恶性肿瘤、过敏性疾病；减少见于过敏和药物引起。

④ 淋巴细胞：正常值为 $20\%\sim40\%$。淋巴细胞在免疫过程中具有重要作用，淋巴细胞增多见于传染病、血液系统疾病、移植排斥反应；淋巴细胞减少多见于传染病的急性期、放射病、细胞免疫缺陷病、长期应用肾上腺皮质激素后或解除放射线等。

⑤ 单核细胞：正常值为 $3\%\sim8\%$。单核细胞在特异性免疫中起重要的作用，单核细胞的增加可见于传染病或寄生虫病、血液系统和其他疾病。

(4) 血小板计数 $(100\sim300)\times10^9/L$。血小板计数是研究止血和凝血障碍的重要指标之一。血小板在血栓形成、动脉粥样硬化、癌转移、炎症、免疫反应等病理生理过程中也有重要的作用。

(5) 红细胞沉降率 男性 $0\sim15mm/h$ 女性 $0\sim20mm/h$。红细胞沉降率也称血沉，一般除生理性因素外，凡体内有感染或坏死组织的情况，血沉就可加快，提示有病变的存在。可见于女性月经期、炎症、组织损伤及坏死、恶性肿瘤、高球蛋白血症、贫血、高胆固醇血症。

2. 尿常规

(1) 尿液酸碱度 晨尿 pH $5.5\sim6.5$，随机尿 pH $4.5\sim8.0$。尿液呈中性或弱酸性，尿液 pH 值受到疾病、用药和饮食的影响而变化。

(2) 尿比重 成人 $1.015\sim1.025$。尿比重的高低是可以判断肾脏的功能，比重高低与进水量有关，进水多则尿比重低。如果尿比重出现异常的话，说明肾脏浓缩功能出现异常，此时需要进一步检查一下肾功能。健康人禁水一夜后第一次晨尿比重应大于或等于 1.018。少尿时尿比重低于 1.014 说明肾浓缩功能丧失，可能是肾功能衰竭。

(3) 尿蛋白 定性试验阴性。蛋白尿大体上可分为生理性蛋白尿和病理性蛋白尿。生理性蛋白尿多见于体位性蛋白尿（直立时出现）、剧烈运动、高热、严寒、精神过度紧张的情况，常见于青少年。病理性蛋白尿可能是肾小球、肾小管病变所致，也可能为急性溶血、肌肉损伤和药物引起等。

（4）尿隐血　正常为阴性。尿隐血又称尿潜血，反映尿液中存在血红蛋白和肌红蛋白，正常人尿液中不能测出。出现阳性结果多见于创伤、溶血性贫血、肾炎、肾结石、肿瘤、感染、代谢性疾病、酒精和药物中毒等情况。

（5）尿沉渣白细胞　正常为阴性。尿沉渣白细胞增多见于泌尿系感染、慢性肾盂肾炎、膀胱炎、前列腺炎；女性白带混入尿液时也可发现较多的白细胞，另外也可见于由药物所导致的过敏反应。

（6）尿沉渣管型　0或偶见。管型异常见于肾相关的疾病和药物所致。

（7）尿沉渣结晶　少量。结晶异常见于肝、肾疾病和药物引起。

（8）尿葡萄糖　正常阴性。血糖增高性糖尿见于内分泌疾病、心肌梗死、肥胖、肝脏疾病、肿瘤、胰腺炎等，血糖正常性糖尿见于肾性肾小球肾炎、肾病综合征、间质性肾炎等。暂时性糖尿见于剧烈运动后、头部外伤、脑出血、癫痫发作、各种中毒、肾上腺皮质激素用量过大等；而持续性糖尿多见于原发性糖尿病、甲状腺功能亢进症、嗜铬细胞瘤等。烧伤、感染、骨折、心肌梗死、脑血管意外、应用药物（肾上腺皮质激素、口服避孕药、蛋白同化激素）也可引起糖尿阳性。假性糖尿指尿液中含有还原性物质引起尿糖定性出现阳性反应。如含维生素C、尿酸、阿司匹林、异烟肼等。

（9）尿酮体　正常阴性。尿酮体增多见于非糖尿病酮尿和糖尿病酮尿。非糖尿病酮尿可见于寒冷、剧烈运动后紧张状态、妊娠期、低糖性食物、禁食、呕吐、甲状腺功能亢进症、恶病质等。

（10）尿胆红素　定性：阴性。尿胆红素是肝细胞损伤和鉴别黄疸的重要指标，需要与血胆红素、尿胆原和粪胆原等一起综合分析。

（11）尿肌酐　成人：男性 $7.1\sim17.7mmol/24h$，女性 $5.3\sim15.9mmol/24h$。尿肌酐主要来自血液经过肾小球过滤后随尿液排出的肌酐。尿肌酐偏高见于原有肾功能不全，合并感染；体内失水过多；原有肾脏疾病，出现病情复发；过于劳累、休息不好。肌酐偏低的原因有很多，可能与贫血、肌营养不良、肌萎缩、尿崩症等有关。

（12）尿酸　$1.5\sim4.4mmol/24h$。生理性增高，见于食用高嘌呤食物、木糖醇摄入过多、剧烈运动、禁食。病理性增高如尿酸代谢异常或核蛋白分解过度，如痛风；或组织大量破坏、核蛋白分解过度，如肺炎、子痫等。核蛋白代谢增强，如粒细胞性白血病、骨髓细胞增生不良、溶血性贫血、恶性贫血、红细胞增多症，甲状腺功能亢进症、一氧化碳中毒、银屑病等。肾小管重吸收障碍，如疾病或者用药导致，如肝豆状核变性；或使用促皮质素与肾上腺皮质激素，此类疾病血尿酸减少，尿尿酸增多。

(13) 尿淀粉酶　0～1200U/L。尿淀粉酶增加多反映的是胰腺炎。

3. 粪常规

粪常规检查通常包括粪外观、粪隐血、粪胆原、粪便细胞显微镜检查。粪隐血正常为阴性，如出现阳性可能存在消化道溃疡、肿瘤或其他肠道疾病。

4. 肝功能检查

(1) 丙氨酸氨基转移酶（ALT）（也称谷丙转氨酶，GPT）　成人<40U/L。ALT的测定可反映肝细胞损伤程度，数值升高常见于肝胆疾病、其他疾病、用药及接触化学品。

(2) 天冬氨酸氨基转移酶（AST）（也称谷草转氨酶，GOT）成人<40U/L。AST的测定可反映肝细胞损伤程度，数值升高常见于心肌梗死，肝脏疾病、其他疾病和药物引起。

(3) 谷氨酰转移酶　成人：男性10～60U/L，女性7～45 U/L。数值升高常见于肝胆疾病、胰腺疾病、其他疾病和药物（抗惊厥药苯妥英钠、镇静药苯巴比妥或乙醇）引起，其他的因素比如休息不好和过度的饮酒也会引起转氨酶升高。

(4) 碱性磷酸酶　成人：男性45～125U/L，女性0～19岁为5～350 U/L、20～49岁为35～100U/L、≥50岁为50～135 U/L。增高可见于肝胆疾病、骨骼疾病或由药物（他汀类）引起。

(5) 总蛋白60～80g/L，白蛋白35～51g/L，白蛋白/球蛋白比值（A/G）的正常值为（1.5～2.5）：1。这三个指标通常综合分析，A/G比值<1，提示有慢性肝炎、肝硬化、肝实质性损害、肾病综合征。

(6) 胆红素　成人3.4～17.1μmol/L；直接胆红素0～6.8μmol/L，间接胆红素1.7～10.2μmol/L。胆红素增高可能是肝脏问题引起的，也可能胆道系统引起的，也是肝功能的重要指标。胆红素是医学检查肝功能的一个重要指标。总胆红素偏高，如果是略微升高，考虑是饮食上引起的原因，如经常吃红萝卜、橘子、南瓜等。间接胆红素增高多见于衰老红细胞破坏太多、溶血性黄疸、胆汁淤积、新生儿黄疸、吉尔伯特综合征等。

5. 肾功能检查

(1) 血清尿素氮 成人 3.2～7.1mmol/L。数值升高可见于肾脏疾病、泌尿系统疾病和其他，数值降低可见于急性肝萎缩、中毒性肝炎、类脂性肾病等。

(2) 血肌酐 成人：男性 59～104μmol/L，女性 45～84μmol/L。数值升高见于肾脏疾病及其他。

6. 其他常用生化检查

(1) 淀粉酶 血清 80～220U/L。淀粉酶升高多见于胰腺疾病、肾功能不全、肺癌、卵巢癌、腮腺损伤、胆囊炎、消化性溃疡穿孔、肠梗阻、腹膜炎、急性阑尾炎、异位妊娠破裂、创伤性休克、大手术后、酮症酸中毒、肾移植术后、肺炎、急性酒精中毒等。淀粉酶降低可见于肝癌、肝硬化、糖尿病等。

(2) 肌酸激酶 18.0～198.0U/L。肌酸激酶（CK）是诊断骨骼肌和心肌疾病的敏感指标；CK-MB升高为急性心肌梗死的重要指标；CK-BB升高是脑部疾病的重要指标；CK-MM升高是由骨骼肌损伤所致。肌酸激酶降低见于肝硬化等。

(3) 血尿酸 男性 180～440μmol/L，女性 120～320μmol/L。数值升高多见于病理性疾病（痛风、急慢性肾炎、肾结核、肾积水、紫癜、多发性骨髓炎、重症肝炎等；粒细胞白血病、骨髓细胞增生不良、溶血性贫血、恶性贫血、红细胞增多症、甲状腺功能亢进症、一氧化碳中毒、银屑病等），生理性（食用高嘌呤食物、木糖醇摄入过多、剧烈运动、禁食）和药源性；数值减少见于疾病（恶性贫血、范科尼综合征）和饮食（高糖、高脂肪饮食）。

(4) 血糖 成人空腹血糖 3.9～6.1mmol/L。血糖的升高和降低可能是生理性的，也可能是内分泌功能的问题和药物的影响。

(5) 总胆固醇 正常<5.2mmol/L。胆固醇的水平易受饮食、年龄、性别等多种因素的影响。胆固醇升高常见于心血管系统疾病、肾病和药物的影响。血清中总胆固醇的浓度可以作为脂类代谢的指标，但脂类代谢又常与糖类及激素等其他物质的代谢密切相关，所以，其他物质代谢异常时也可以影响血清总胆固醇的浓度。

(6) 甘油三酯 0.56～1.70mmol/L。生理性的甘油三酯升高见于长期饥饿或食用高脂肪食品或大量饮酒、动脉硬化及高脂血症、肝胆疾病及其他，以及药物等影响。

（7）凝血酶原时间 12～16 秒。

（8）国际标准化比值 0.8～1.5。凝血酶原时间和国际标准化比值都反应凝血功能。

二、生命体征

在临床试验中，需要根据受试者的生命体征数值判断是否有异常，且异常是否有临床意义。生命体征包括体温、脉搏、呼吸和血压。

（1）体温 正常范围是 $35.8～37.5℃$（供参考），不同测量方法和工具范围不同。

（2）脉搏 正常范围是 60～100 次/分。

（3）呼吸 正常范围是 12～20 次/分。

（4）血压 正常范围收缩压是 90～140mmHg，舒张压是 60～90mmHg。

三、心电图

在临床试验中，需要根据受试者的心电图数据和波形判断是否有异常，且异常是否有临床意义。心电图显示的数据正常范围一般如下。

（1）心率 正常范围是 60～100 次/分。

（2）PR 间期 120～200 毫秒。心率加快，可略为缩短；心率缓慢，可略为延长。

（3）QRS 60～110 毫秒。超过 120 毫秒见于束支传导阻滞、高钾血症及药物毒性反应等。

（4）QT 成人心率为 60～100 次/分，对应的间期是 360～440 毫秒。

（5）QTc 男性≤440 毫秒，女性≤460 毫秒，受昼夜和饮食等影响。

（王泽娟　刘晓娜）

第十三章

早期临床试验的质量和风险管理

第一节　质量管理

一、政策

为了保证早期临床试验的质量，ICH-GCP 中专有章节提到了质量管理内容，包含在质量管理、质量控制和质量保证、合同研究组织中。在 I 期临床试验指导原则中也指出了申办者的职责和质量保证内容。

在这些政策文件中，均明确指出申办者最终对临床试验的质量和真实性负责任，以及在质量管理中的职责：应建立药物临床试验的质量管理体系，涵盖临床试验的整个过程，包括临床试验的设计、实施、记录、评估、结果报告和文件归档。申办者应保证质量体系中各个环节的可操作性，试验流程和数据采集不应过于复杂。试验方案、CRF 及其他相关文件应清晰、简洁和前后一致。申办者可以将其临床试验的部分或全部工作和任务委托给 CRO，但申办者仍然是临床试验数据质量和可靠性的最终责任人，应监督 CRO 承担的各项工作。CRO 应建立临床试验质量保证体系并实施质量保证和质量控制。

临床试验需要多方参与，为了保证临床试验质量，申办者、合同研究组织、检测单位、数据管理单位和研究者均要承担相应的责任，建立各自的质量保证体系。

二、质量保证体系

申办者、合同研究组织、检测单位和研究者均应建立各自的质量保证体系，履行各自的职责，应严格遵循临床试验方案，采用相应的标准操作规程（SOP），以保证临床试验质量。

1. 申办方

申办者必须与研究者及其供职的医疗机构和所有参加临床试验的相关单位签订合同，明确各方职责。申办者应在与各相关方签订的合同中注明，国内外药品监督管理部门的检查员、申办者的监查员和稽查员可直接去到试验现场，查阅源数据、源文件和报告。申办者可以委托合同研究组织（CRO）执行早期试验中的某些工作和任务。委托前对合同研究组织的研究条件、能力、经验以及相应的质量管理体系进行评价。申办者对临床试验的真实性及质量负最终责任。申办者应承担对临床试验所有相关问题的管理职责，根据试验需要可建立临床试验项目的研究和管理团队，以指导、监督临床试验实施。研究和管理团队内部的工作应及时沟通。在药品监督管理部门检查时研究和管理团队各层面人员均应参加。

申办者负责制定、实施和及时更新有关临床试验质量保证和质量控制体系的SOP，确保临床试验的进行、数据的产生、记录和报告均遵守相关法律法规、试验方案和SOP的要求。申办者应建立评价药物临床试验机构的程序和标准，选择、委托经过审查符合药物临床试验机构资格认定标准和Ⅰ期临床试验研究室资格认定标准的Ⅰ期临床试验研究室进行Ⅰ期临床试验。

申办方对研究中心有选择意向时，为了了解研究中心人员和设备是否能够满足试验质量要求，通常会派质量管理人员（监查员）对研究中心进行访视，并填写"选点访视问卷"，查看研究中心人员简历（资质、经验和数量）、设备（型号、数量和功能，设备数据溯源和备份情况）使用维护管理记录、试验空间环境布置、试验流程和重点环节操作SOP等。确定试验中心后，为了保证试验质量，会专门派监查员或委托第三方的监查员、稽查员对临床试验的实施进行质量检查。

申办者应建立质量保证体系，对Ⅰ期临床试验的全过程进行监查和稽查，确保临床试验的质量，保障受试者的权益与安全。应根据试验项目制订内部质量控制计划，对试验进行的每个阶段和程序进行核查，在数据处理的每一个阶段和程序进行质量控制，确保试验过程符合试验方案和SOP的要求；申办者应按监查计划定期对试验项目进行监查，保证数据完整、准确、真实、可靠。监查的频率和性质应根据试验的实际情况而定。如实记录监查过程中发现的问题，督促试验人员解决问题；对发现的问题提出改进措施，确保试验人员正确执行。

2. 合同研究组织

当合同研究组织接受了委托，则Ⅰ期临床试验指导原则中规定的由申办者履行的责任，合同研究组织应同样履行。CRO 如存在任务转包，应获得申办者的书面批准。合同研究组织通常受申办方委托派监查员进行质量检查。CRO 应建立临床试验质量保证体系并实施质量保证和质量控制。

监查员在中心筛选访视、方案讨论定稿访视、伦理递交访视、协议签署访视和伦理申报等环节开始参与，入组期主要是查看研究者文件夹、查看原始文件（知情同意书，研究病历及受试者相关资料，实验室检查，SAE 报告，发药记录，药代动力学标本管理文件，受试者信息，仪器使用、维护、校准记录，物资药品的入库、领用和回收记录等）、进行原始数据的核对、AE/SAE 的报告和处理、方案偏离的处理、查看研究药物的管理情况、合并用药情况和样本实验室检测方情况。

3. 数据管理方

根据采用的数据收集工具（纸质或电子的病例报告表）进行病例报告表设计、审阅、定稿和打印，或者建立数据库并测试。数据处理的每一阶段均应有质量控制，以保证所有数据是可靠的、数据处理过程是正确的。

在数据管理部分，质量管理中要注意以下几个方面。

(1) 建立数据库 根据试验方案进行相对的 EDC 系统项目设计，并设定录入时的逻辑审查限定条件，进而建立本试验专用的数据库，并对 EDC 系统进行验证测试，验证通过后方可正式录入试验数据。

(2) 数据录入 由通过 EDC 系统使用培训的数据录入员（CRC 类型）登录系统，进行数据同步录入，再由数据监查员（CRA 类型）登录系统对每项数据进行原始数据核对，确保 CRF 数据与原始记录的一致性，对与原始病历不一致的结果值发出质疑，数据录入员用户和研究者针对质疑列表逐项核对原始数据，予以更正。

(3) 数据管理部门人员采用逻辑核查方式，核查数据录入质量，对疑问的结果以质疑形式发送给研究者，由研究者核实后并进行修改。质控人员对数据管理文件、数据库数据进行核查，所有报告过程和程序进行留底备份。

4. 生物样本分析方

实验室检测的全过程均需严格按照质量管理 SOP 进行。承担分析的检测实验室应建立质量保证系统，严格遵照国内和国际相关技术指南标准、实验室标准操作规程和质量控制程序进行质量核查，制订核查计划，按照计划的内容进行核查。核查内容包括并不限于：人员的培训与授权、样品的管理、标准品的管理、仪器设备的验证、校准和维护、方法学确证、样品的测试、数据的核对等。实验室质量保证人员根据测试工作进展及质量控制人员的核查结果，对分析测试过程、测试结果等进行不同范畴的稽查。

5. 临床试验研究中心

I期临床试验研究室应建立或被纳入相对独立的、完整的质量保证体系，所有观察结果和发现都应及时核实并记录。临床试验最终质量的好坏和研究水平的高低，依赖于临床试验过程的规范化实施和管理，研究者是临床试验的主要实施者，专业科室的团队建设是临床试验项目质量保证的关键。临床试验启动前，研究者应接受试验方案的培训，使研究人员对于临床试验方案及其各指标具体内涵有充分理解和认识，明确职责分工，保障试验的顺利进行。主要研究者应建立项目实施中的质控措施，指定项目组的质控人员。质控人员应对临床试验基本条件进行核查，确保临床试验条件能满足方案要求。质控人员应制定项目质控计划，对试验全过程进行质量控制，定期对试验资料的收集和记录进行检查并做好质控记录。试验过程中研究者应依据中心 SOP 和试验方案要求认真执行临床操作等工作，并真实、及时、完整、规范地进行记录。质控人员对试验流程及相应的原始记录等进行质量核查。质控人员要督促项目组成员严格按照试验方案的要求施行所承担的试验项目，注重对试验中可能发生的误差和偏移进行控制，应定期向 PI 报告试验进展、方案依从性和研究人员执行各项 SOP 的情况。试验结束后，研究单位整理相应的项目文件，经质控人员核对后，归档保存。临床研究单位的质量保证部门对所开展的试验进行稽查。当发现不符合项时，及时通知研究者和单位负责人进行改正，并追踪改正情况。

监查和稽查的准备：研究者应当认识到监查和稽查是提高临床试验的规范程度、保证临床试验质量必不可少的环节，监查和稽查是发现问题、解决问题的机会，同时也是学习、培训、提高的机会。通知相关人员提前做好准备，在接受稽监查和稽查后研究者应及时做出总结，针对查出的问题及时纠正，并讨论出整改方案，以保证后期临床试验的顺利完成。

核查的准备：申办方将项目结题上报国家食品药品监督管理总局药品审评中心（CDE）后，国家食品药品监督管理总局食品药品审核查验中心（CFDI）派核查专家到研究中心进行核查（之前称之为视察），在派出核查专家之前会在 CDE 网上公告核查的项目以及相关的申办方、研究中心和检测单位，公示 10 天。在正式核查前研究中心会接到通知，机构办公室主任应及时召集主要研究者和相关人员部署相应的场地和准备资料。资料包括研究者文档、患者签署的知情同意书、原始病历、药品管理文件、样本采集管理文件、CRF 等。主要研究者或协作研究者应在核查的初始阶段与核查员交流，介绍研究背景、目的、入排标准、试验流程、本中心试验实时情况等。在整个核查过程中至少应有一名研究者随时陪同回答问题，记录每一个意见及问题并回答问题，核查结束后对检查的问题进行汇总，并提出解决措施，制订下一步工作计划。

6. 第三方稽查和国家食品药品监督管理总局核查

试验进行到中期阶段或完成阶段申办方会派稽查员对整个项目进行稽查。

试验项目完成后，申办方提交 CDE 总结报告后，CDE 根据审评进度和评价需要，向 CFDI 提供需要核查的品种情况。CFDI 按审评顺序、自查报告筛选以及举报信息等情况拟定现场核查计划，并通知药品注册申请人、临床试验机构及其所在地省级药品监管部门，需要提前做好准备。核查员以查清、查实问题为原则，通常 2～4 天。

三、研究中心质量管理的关键点

1. 临床试验开始前需要检查的内容

① 国家食品药品监督管理总局的临床批件或者临床备案。

② 申办方资质。

③ CRO 资质。

④ 项目管理及监查计划。

⑤ 检测单位资质。

⑥ 数据管理计划及统计单位资质。

⑦ 数据管理及统计分析计划。

⑧ 样本运输单位资质。

⑨ 研究者资质。

⑩ 实验室质控证明。

⑪ 仪器设备的校验。

⑫ 最终各方确认的方案、CRF、招募方式。

⑬ 伦理委员会批准，必要时人类遗传资源管理办公室备案。

⑭ 与研究中心签订的合同。

⑮ 项目随机的方法。

⑯ 试验药物的运送、保管及相关记录。

⑰ 试验启动。

⑱ 试验中人员职责和分工。

2. 临床试验进行中需要检查的内容

包含但不限于以下内容。

① 研究者文件夹。

② 研究资料更新情况。

③ 签署的知情同意书。

④ 病例筛选、入选标准。

⑤ 试验数据的记录情况。

⑥ 样本的管理情况。

⑦ CRF/eCRF 的填写。

⑧ 不良事件和严重不良事件管理。

⑨ 合并用药情况。

⑩ 方案偏离与违背情况。

⑪ 监查情况。

⑫ 稽查情况。

⑬ 溯源情况。

⑭ 药物发放与回收情况。

3. 临床试验结束后需要检查的内容

包含但不限于以下内容。

① 研究者文件夹的完整性。

② 剩余试验药物的处理情况。

③ 研究资料的最终审核签字。

④ 数据管理报告。

⑤ 数据审核会议记录。

⑥ 统计分析报告。

⑦ 试验费用结算情况。

⑧ 总结报告。

⑨ 关闭中心及资料归档情况。

四、质量管理实践应用

（一）质量管理工具

经典的 PDCA 管理工具适用于临床试验实施，计划（plan）、执行（do）、检查（check）、处理（act）质量循环，有利于质量持续改进。基于风险的质量管理理念最近在临床试验领域开始兴起。

ICH-GCP 指出药物临床试验质量保证和质量控制的方法应与临床试验内在的风险和信息采集的重要性相符。临床试验的质量控制标准是其法律法规、伦理原则、GCP/ICH-GCP、SOP 和试验方案。通常每个临床试验项目要制定质量控制标准和质量控制检查计划表，质控人员根据标准进行检查和记录。数据和现场质控检查节点包括：启动会、筛选期、基线期、试验期、随访复查期。质量管理员定期组织和汇报项目质量检查及整改情况，对于项目中存在的严重问题及重要问题将进行通告。

（二）质量问题定级

质控中发现的问题要进行分级，临床研究中的问题通常会分为严重问题、重要问题和一般问题。

1. 严重问题

包括受试者的安全、健康或权益已经或者有可能受到重大危害，临床研究数据造假或存在严重真实性问题，存在较多的重要问题和对以前发现的多个重要问题未采取适当、足够的措施。

举例：未取得伦理委员会批准即入选受试者；多次出现未获得受试者知情同意书的情况；受试者无特殊情况下知情同意书非本人签署；违反研究方案，多次入选违反主要入排标准的受试者，可能造成受试者严重损害；违反研究方案，造成受试者严重损害或导致医疗差错或事故等；多次给非受试者使用"试验用药物"；使用过期的"试验用药物"；未保存重要的研究记录，或多次篡改、隐瞒研究记录；

伪造受试者检测结果或采用他人标本或检测结果；多项重要的不良事件未记录或严重不良事件未按要求处理或报告；出现导致破盲、试验与对照组别交叉等严重事件。无临床试验药物管理记录，研究过程中出现影响受试者安全的重大发现时未通知药品监督管理部门等。

2. 重要问题

重要问题指非严重问题，但存在违背法规、SOP以及研究方案情况且可能导致"严重问题"。

举例：未签署临床试验协议即入选受试者；未取得受试者的知情同意或者知情同意书丢失；由未授权的人员进行知情同意；知情同意过程不规范可能导致"严重问题"或医疗纠纷；入选违反主要入排标准的受试者；进行了未经伦理委员会批准的试验操作；进行了方案禁止的伴随治疗，可能影响受试者的安全或预后；未进行方案要求的实验室检查或安全性评估，以致影响受试者的安全或临床处理；随访超过时间窗，可能影响受试者的治疗或安全；违反方案可能导致受试者损害或影响试验结果的其他情况；未按要求处理和报告严重不良事件；给非受试者使用"试验用药物"；"试验用药物"丢失或数量与记录严重不符；药物剂量使用错误（例如剂量少于80%或者大于120%）；研究者执行临床试验资质不合格；研究中心未执行研究方案修正案；原始病历记录不完整等。一般问题和重要问题提出后，要求的纠正措施未及时到位以致重复重要问题或一般问题。

3. 一般问题

指存在违背法规、SOP以及研究方案且可能导致"重要问题"。如研究人员职责分配不适当，原始数据更改时研究者未签名、签日期等。

（三）质量检查实践

1. 研究中心质控人员

研究中心的质量管理是临床试验实施过程中发现问题、解决问题的重要质量措施，因此要注重实时的流程操作质控和原始资料数据质控。质控人员根据方案、按照试验的不同阶段和节点设计检查内容。

研究中心按照试验流程制定的质量控制检查记录表见附1，供参考。

2. 监查员

监查方式分为传统监查和基于风险的监查。传统监查一般定期到研究中心监查，而基于风险的监查可以采用远程监查的方式。监查的内容与研究中心的类似，但检查的频率、比例和重点会不同。检查问题的分级可参考以上的标准，也可以参考本单位自己的 SOP 确定。监查计划举例如下。

(1) 监查访视频率（会根据研究中心调整） 见表 13-1。

表 13-1　不同监查点的监查访视频率

监查点	监查访视频率
试验开始前	中心筛选访视 1 次,伦理递交 1 次,协议签署访视 1 次,中心启动会访视 1 次
试验进展阶段	试验过程,包括招募期,第一批受试者入组后＊次,入组中间＊次,本中心最后一例受试者完成随访后＊次,据实际情况计划外＊次
稽查	＊次,有的项目没有稽查环节
答疑	4 次
数据审核	1 次
关闭中心	1 次,通知关闭中心 2 周内完成,需完成总结报告盖章、资料转交等工作

注：＊表示监查访视频率会根据研究中心调整。

(2) 监查访视内容

知情同意书：100％。

原始病历：＊％。

原始数据核对：＊％。

实验室检查报告：100％。

不良事件/严重不良事件：100％。

研究药品和合并用药：100％。

文件核查：研究者文件夹等。

方案偏离的汇总：及时 100％汇总和分析。

注：＊表示监查访视内容会根据研究中心调整。

3. 稽查员和核查员

稽查员和核查员的检查通常只有 1 次或 2 次，除了抽查试验的相关内容外，还会关心整个中心硬件和软件系统，包括人员构成和简历、设备数量和使用维护记录、试验制度和流程相关的 SOP 等。药物临床试验数据现场核查要点见表 13-2（针对生物等效性试验的质量核查指导原则见"生物等效性试验"章节）。

表 13-2　药物临床试验数据现场核查要点

序号	现场核查要点
一、Ⅱ、Ⅲ期临床试验、人体生物等效性(BE)/人体药代动力学(PK)试验、疫苗临床试验数据现场核查要点——通用内容	
1.临床试验条件与合规性(含各方在临床试验项目中职责落实)	
1.1*	临床试验单位承担药物临床试验的条件与合规性: 1.1.1 临床试验须在具有药物临床试验机构资格的医院内进行(含具有一次性临床试验机构资格认定的批件),落实临床试验条件是否支持试验项目实际的实施过程 1.1.2 具有合法的《药物临床试验批件》 1.1.3 核对项目开始实施时间与国家食品药品监督管理总局《药物临床试验批件》时间相符性
1.2	伦理审查批件及记录的原始性及完整性: 1.2.1 有出席伦理审查会议的签到表和委员讨论的原始记录 1.2.2 委员表决票及审查结论保存完整且与伦理审批件一致
1.3	临床试验合同经费必须覆盖临床试验所有开支(含检测、受试者营养/交通费补贴、研究者观察费等)
1.4	申办者/合同研究组织(CRO)按照药物临床试验管理规范(GCP)原则、方案及合同承担相应职责的文件和记录(如合同或方案中规定的项目质量管理责任及监查、稽查相关记录等)
2.临床试验部分(以研究数据的真实完整性为关注点)	
2.1	受试者的筛选/入组相关数据链的完整性: 2.1.1* 申报资料的总结报告中筛选、入选和完成临床试验的例数与分中心小结表及实际临床试验例数一致,若不一致须追查例数修改的环节。 2.1.2* 方案执行的入选、排除标准符合技术规范(如实记录体检、血尿常规、血生化、心电图等详细内容),其筛选成功率为多少(含有证据的初筛受试者例数) 2.1.3* 受试者代码鉴认表或筛选、体检等原始记录涵盖受试者身份鉴别信息(如姓名、住院号/门诊就诊号、身份证号、联系地址和联系方式等),由此核查参加临床试验受试者的真实性 2.1.4 对受试者的相关医学判断和处理必须由本机构具有执业资格的医护人员执行并记录,核查医护人员执业许可证及其参与临床试验的实际情况 2.1.5 受试者在方案规定的时间内不得重复参加临床试验

序号	现场核查要点
2.2	知情同意书的签署与试验过程的真实完整性： 2.2.1 已签署的知情同意书数量与总结报告中的筛选和入选病例数一致 2.2.2 所有知情同意书签署的内容完整、规范(含研究者电话号码,签署日期等) 2.2.3 知情同意签署时间不得早于伦理批准时间,记录违规例数 2.2.4＊知情同意书按规定由受试者本人或其法定代理人签署(必要时,多方核实受试者参加该项试验的实际情况)
2.3	临床试验过程记录及临床检查、化验等数据的溯源： 2.3.1 临床试验的原始记录,如执行方案、病例报告表(CRF)、采血记录、接种记录、观察记录、受试者日记卡等保存完整;核查任何一项不完整、不真实的数据 2.3.2 核查 CRF 记录的临床试验过程(如访视点、接种时间、采血点、观察时间等)与执行方案的一致性;核查任何一项不一致、不真实的数据 2.3.3＊核查 CRF 中的检查数据与检验科、影像科、心电图室、内镜室(LIS,PACS 等信息系统)/等检查数据一致;核实任何一项不一致/不能溯源的数据 2.3.4 核查 CRF 中的数据和信息与住院病历(HIS)中入组、知情同意、用药医嘱、访视、病情记录等关联性记录;核实完全不能关联的受试者临床试验的实际过程 2.3.5 核查门诊受试者的 CRF 中入组、访视、病情记录等信息与门诊病历(研究病历)的关联性(必要时,可通过医院 HIS 系统核查门诊就诊信息) 2.3.6 受试者用药应有原始记录,如受试者日记卡或医嘱或原始病历(住院/门诊/研究病历)等;核查记录的完整性(用药时间、用药量等)及其原始性 2.3.7＊CRF/研究病历中的临床检查数据与总结报告一致(2.3.3 款继续核查);落实任何一项不一致数据发生的缘由 2.3.8 核查 CRF 的不良事件(AE)的记录及判断与原始病历/总结报告一致,核实并记录漏填的 AE 例数

序号	现场核查要点
2.4	CRF 中违背方案和严重不良事件(SAE)例数等关键数据:
	2.4.1 核查 CRF 中合并用药记录与门诊/住院病历记载是否一致,核实并记录漏填的合并用药例数;若一致则核实其与总结报告是否一致
	2.4.2 核查 CRF 中违背方案的合并禁用药的记录与门诊/住院病历记载是否一致,核实并记录漏填合并方案禁用药的例数;若一致则核实其与总结报告是否一致
	2.4.3 CRF 中偏离和/或违背方案相关记录和处理与实际发生例数(门诊/住院病历)及总结报告一致;核实并记录漏填的例数
	2.4.4＊CRF 中发生的 SAE 处理和报告记录,与原始病历(住院病历、门诊/研究病历)、总结报告一致;核实并记录瞒填的例数
2.5	试验用药品/疫苗的管理过程与记录:
	2.5.1＊试验用药品/疫苗的来源和药检具有合法性(参比制剂的合法来源证明为药检报告、药品说明书等)
	2.5.2＊试验用药品/疫苗的接收、保存、发放、使用和回收有原始记录;核实原始记录各环节的完整性和原始性
	2.5.3＊试验用药品/疫苗接收、保存、发放、使用、回收原始记录的数量一致,核实并记录各环节数量的误差
	2.5.4 试验用药品/疫苗运输和储存过程中的温度均符合要求
	2.5.5 试验用药品/疫苗批号与药检报告、总结报告等资料一致
2.6	临床试验的生物样本采集、保存、运送与交接记录:
	2.6.1＊生物样本采集、预处理、保存、转运过程的各环节均有原始记录;追溯各环节记录的完整性和原始性
	2.6.2 血样采集时间与计划时间的变化与总结报告一致
	2.6.3 根据化学药品性质需进行特殊处理的生物样本采集、预处理应在方案中有规定,且原始记录与方案要求一致
3.委托研究	
3.1	其他部门或单位进行的研究、检测等工作,是否有委托证明材料。委托证明材料反映的委托单位、时间、项目及方案等是否与申报资料记载一致。被委托机构出具的报告书或图谱是否为加盖其公章的原件。对被委托机构进行现场核查,以确证其研究条件和研究情况

序号	现场核查要点
4.其他	
4.1*	出现下列情况,视为拒绝或逃避检查:
	4.1.1 拖延、限制、拒绝检查人员进入被检查场所或者区域的,或者限制检查时间的
	4.1.2 无正当理由不提供或者规定时间内未提供与检查相关的文件、记录、票据、凭证、电子数据等材料的
	4.1.3 以声称相关人员不在,故意停止经营等方式欺骗、误导、逃避检查的
	4.1.4 拒绝或者限制拍摄、复印、抽样等取证工作的
	4.1.5 其他不配合检查的情形
二、人体生物等效性(BE)/人体药代动力学(PK)试验数据现场核查要点——专有内容	
5.BE、PK 生物样本检测部分(检测数据的真实完整性为重点)	
5.1	具备与试验项目相适应实验室检测设备与条件:
	5.1.1 分析测试的关键实验设备、仪器应有相关维护记录
	5.1.2* 遵循《药物Ⅰ期临床试验管理指导原则》(试行),2011 年 12 月 2 日以后的试验项目须开启源计算机(采集原始数据的计算机)和工作站的稽查系统
5.2	生物样本检测实验过程记录的真实完整性:
	5.2.1 生物样本检测实验须有完整的原始记录(包括实验单位、人员、日期、条件及实验结果等);核实记录的完整和原始性
	5.2.2* 生物样本分析方法学确证的原始数据与总结报告一致
	5.2.3* 核查血药浓度数据与对应标准曲线计算的一致性;现场重新计算用以核实试验数据的真实性
5.3	生物样本的管理轨迹可溯源:
	5.3.1* 生物样本有接收、入库、存放的原始记录,且记录完整(含样本标识、数量、来源、转运方式和条件、到达日期和到达时样本状态等信息)
	5.3.2 贮存的生物样本有领取、存入的原始记录
	5.3.3 在规定期限内,该项目保存的生物样本留样及其原始记录;核查留存生物样本的实际数量及记录的原始性

序号	现场核查要点
5.4	分析测试图谱的可溯源性:
	5.4.1 * 图谱上的文件编码/测试样本编码与受试者生物样本编号的对应关系能够追溯;核实和记录不可追溯的环节
	5.4.2 所有纸质图谱包含完整的信息(进样时间、峰高/峰面积、血药浓度等);核实和记录不完整的信息
	5.4.3 * 核查未知样本、方法学验证样本及随行标准曲线、QC 样本的图谱,并在源计算机溯源,核对其与工作站电子图谱的一致性;记录检查数量以及不一致和不可溯源的数量
	5.4.4 * 核查未知样本、随行标曲、QC 样本图谱其进样/采集时间与文件编码顺序、试验时间顺序的对应一致性;追踪和记录所有不一致的数据
	5.4.5 * 纸质图谱数据与总结报告一致性,记录不一致数量
5.5 *	核查并记录影响 C_{max}、AUC 等 BE 评价数据手动积分
5.6	复测生物样本应有复测数量、复测原因、采用数据的说明
5.7 *	血药浓度/药代动力学/生物等效性的分析计算数据及结果在相应的软件上可重现,且与总结报告一致
三、Ⅱ、Ⅲ期临床试验数据和疫苗临床试验数据现场核查要点——专有内容	
6. Ⅱ、Ⅲ期临床试验/疫苗临床试验部分(以数据库的真实性为重点)	
6.1	核查原始数据、统计分析和总结报告与锁定的数据库一致性:
	6.1.1 * 数据库锁定后是否有修改及修改说明;核实和记录无说明擅自修改的数据
	6.1.2 * 锁定数据库的入组、完成例数与实际发生的入组、完成例数对应一致;核实和记录不一致的例数
	6.1.3 * 核查锁定数据库与 CRF 和原始病历记录的主要疗效指标及安全性指标一致性(如有修改需进一步核查疑问表的修改记录);记录检查例数和擅自修改的数据
	6.1.4 核对统计报告例数与锁定数据库的一致性
	6.1.5 核对总结报告例数与锁定数据库的一致性

(王泽娟　刘晓娜　刘晓红)

附1 质量控制检查记录表

质量控制检查记录表（一）

检查项目：　　　　　　　　　　　　　　　　　　　　　　　　　　　　　　　　　　质控员：

质控时间点	质控项目	质控标准	如存在问题请描述：检查日期和具体问题(标序号)	分级（严重、重要、一般问题）：序号	整改情况及确认日期：序号
项目启动会当日	项目启动会	人员资质合格，均参加过相关培训，并有记录 第三方提供试验用品准备齐全、完好，有完整交接记录 病房准备到位，干净整洁，符合受试者入住条件 相关文件资料准备齐全，签到表、授权书及启动会相关表格填写规范，会议记录完整 试验所需设备准备到位，校准合格，使用无故障 药品外观完好，在有效期范围内，符合方案要求的温湿度保存条件，专人保管，接收记录完整	示例： 1. 2. 3. 4.	□严重： □重要： □一般： 原因：	□已整改： □未整改： ——— ———

检查项目：　　　　　　　　　　　　　　　　　　　　　　　　　　　　　质控员：

质量控制检查记录表（二）

质控时间点	质控项目	质控标准	如存在问题请描述：检查日期和具体问题(标序号)	分级（严重，重要，一般问题）：序号	整改情况及确认日期
筛选前	签署知情同意书	为伦理批准的最新版本		□严重：	□已整改：
		研究者被授权签署ICF，有研究者签字，日期及有效联系方式			
		有受试者/法定代理人签字，日期及有效联系方式		□重要：	□未整改：
		如需法定代理人代签ICF，应符合法规要求，并注明与受试者关系			
		ICF受试者签署日期不由研究者代签，无缺项，修改规范		□一般：	原因：
		ICF一式两份，患者一份，研究者保留原件。留取受试者身份证复印件			＿＿＿＿＿

质量控制检查记录表（三）

质控员：

质控时间点	质控项目	质控标准	如存在问题请描述：检查日期和具体问题（标序号）	分级（严重、重要、一般问题）：序号	整改情况及确认日期
筛选	病史采集	完整、准确地填写研究病历和CRF		□严重： □重要： □一般：	□已整改： □未整改： 原因： _____
		无缺项、修改规范			
	体格检查	完整、准确地填写研究病历和CRF		□严重： □重要： □一般：	□已整改： □未整改： 原因： _____
		无缺项、修改规范			
	生命体征	完整、准确地填写研究病历和CRF		□严重： □重要： □一般：	□已整改： □未整改： 原因： _____
		无缺项、修改规范			

质控时间点	质控项目	质控标准	如存在问题请描述：检查日期和具体问题（标序号）	分级（严重、重要、一般问题）：序号	整改情况及确认日期
筛选	12导联心电图与胸片	有医生判读结果报告和签名		□严重： □重要： □一般：	□已整改： □未整改： 原因：_____
		用热敏纸打印的心电图需复印保存/胸片原片保留，确认均有电子化保存			
	合并用药/治疗	完整、准确地填写研究病历和CRF		□严重： □重要： □一般：	□已整改： □未整改： 原因：_____
		无缺项、修改规范			
	记录AE	完整、准确，内容应包括：发生时间、程度、与试验药物的关系、处理、转归等信息		□严重： □重要： □一般：	□已整改： □未整改： 原因：_____
		检查/检验结果异常且有临床意义的，应及时复查至恢复或稳定并做相关记录			

质控时间点	质控项目	质控标准	如存在问题请描述：检查日期和具体问题（标序号）	分级（严重、重要、一般问题）：序号	整改情况及确认日期
筛选	实验室评估[包括血常规、传染病筛查、乙肝表面抗原+HBV-DNA、血生化、尿常规、血妊娠（育龄女性）]	应按方案进行各种检查/检验，各项检查/检验无缺损		□严重：	□已整改：
		未按方案执行的检查/检验，应说明原因并上报方案偏离			
		检查/检验日期不早于ICF签署日期（方案规定的特殊情况除外）		□重要：	□未整改：
		检查/检验结果应有受试者姓名及日期，由研究者签字确认并注明日期			
		研究者应对检查/检验异常结果的临床意义进行判断		□一般：	原因：
		检查/检验结果异常项目有临床意义的应填写AE/SAE记录表			
		完整、准确地填写研究病历和CRF			
		无缺项，修改规范			
		保证检查结果在检验有效期内			

续表

质控时间点	质控项目	质控标准	如存在问题请描述：检查日期和具体问题（标序号）	分级（严重、重要、一般）：序号	整改情况及确认日期
筛选	药物尿液筛查	应按方案要求进行检查		□严重： □重要： □一般：	□已整改 □未整改 原因：___
		有医生判读结果和签名			
	酒精呼气试验	应按方案要求进行检查		□严重： □重要： □一般：	□已整改 □未整改 原因：___
		有医生判读结果和签名			

检查项目：　　　　　　　　　　　　　　　　　　　　　　　　　　　质控员：

质量控制检查记录表（四）

质控时间点	质控项目	质控标准	如存在问题请描述：检查日期和具体问题（标序号）	分级（严重、重要、一般问题）：序号	整改情况及确认日期
基线	血妊娠（育龄女性）	检查/检验结果应有受试者姓名及日期，由研究者签字确认并注明日期 研究者应对检查/检验异常结果的临床意义进行判断 检查/检验结果异常且有临床意义的应填写 AE/SAE 记录表 完整、准确地填写研究病历和 CRF 无缺项、修改规范		□严重： □重要： □一般：	□已整改： □未整改： 原因：_____
	合并用药/治疗	完整、准确地填写研究病历和 CRF 无缺项、修改规范		□严重： □重要： □一般：	□已整改： □未整改： 原因：_____

续表

质控时间点	质控项目	质控标准	如存在问题请描述：检查日期和具体问题（标序号）	分级（严重、重要、一般问题）：序号	整改情况及确认日期
基线	记录 AE	完整、准确，内容应包括：发生时间、程度，与试验药物的关系、处理、转归等信息		□严重： □重要： □一般：	□已整改： □未整改： 原因：_____
		检查/检验结果异常且有临床意义的，应反复复查至恢复或情况稳定并做相关记录			
	确定入选和排除标准	符合所有入选标准		□严重： □重要： □一般：	□已整改： □未整改： 原因：_____
		不符合任何一项排除标准			
	随机入组	完整、准确地填写研究病历和CRF		□严重： □重要： □一般：	□已整改： □未整改： 原因：_____
		无缺项，修改规范			

质量控制检查记录表（五）

检查项目：

质控时间点	质控项目	质控标准	如存在问题请描述：检查日期和具体问题(标序号)	分级（严重、重要、一般问题）：序号	整改情况及确认日期
D1-出院日（可按日计划质控内容）	使用研究药物	药物正确		□严重： □重要： □一般：	□已整改： □未整改： 原因：
		给药时间、给药间隔正确			
		给药途径正确			
		记录完整、准确			
	PK血样的采集/记录	应按方案要求进行采集/记录，时间点准确、离心、转运符合方案要求		□严重： □重要： □一般：	□已整改： □未整改： 原因：
		未按方案执行的采集/记录应说明原因并上报方案偏离			
		完整、准确地填写原始记录单、研究病历和CRF			
		无缺项、修改规范			

质控时间点	质控项目	质控标准	如存在问题请描述：检查日期和具体问题(标序号)	分级（严重、重要、一般问题）：序号	整改情况及确认日期
D1-出院日（可按日计划质控内容）	AE	完整、准确，内容应包括：发生时间、程度，与试验药物的关系、处理、转归等信息		□严重： □重要： □一般：	□已整改： □未整改： 原因：___
		检查/检验结果异常且有临床意义的，应及时复查至恢复或情况稳定并做相关记录			
	伴随用药	完整、准确地填写研究病历和CRF		□严重： □重要： □一般：	□已整改： □未整改： 原因：___
		无缺项，修改规范			
	生命体征	完整、准确地填写研究病历和CRF		□严重： □重要： □一般：	□已整改： □未整改： 原因：___
		无缺项，修改规范			

质控时间点	质控项目	质控标准	如存在问题请描述：检查日期和具体问题（标序号）	分级（严重、重要、一般问题）：序号	整改情况及确认日期
D1-出院日计划（可按日计划质控项目）	实验室评估[包括血常规、血生化、尿常规、血妊娠（育龄女性）]	应按方案进行各种检查/检验，各项检查/检验无缺损		□严重： □重要： □一般：	□已整改： □未整改： 原因：_____
		未按方案执行的检查/检验，应说明原因并报告方案偏离			
		检查/检验结果应有受试者姓名及日期，由研究者签字确认并注明日期			
		研究者应对检查/检验异常结果的临床判断			
		检查/检验结果异常且有临床意义的应填写 AE/SAE 记录表			
		完整、准确地填写研究病历和 CRF			
		无缺项、修改规范			
	体格检查	完整、准确地填写研究病历和 CRF		□严重： □重要： □一般：	□已整改： □未整改： 原因：_____
		无缺项、修改规范			

质量控制检查记录表（六）

检查项目：

质控员：

质控时间点	质控项目	质控标准	如存在问题请描述：检查日期和问题具体问题(标序号)	分级（严重、重要、一般问题）：序号	整改情况及确认日期
复查和随访	实验室评估[包括血常规、血生化、尿常规、血妊娠（育龄女性）]	应按方案进行各种检查/检验、各项检查/检验无缺损		□严重： □重要： □一般：	□已整改： □未整改： 原因：____
		未按方案执行的检查/检验，应说明原因并报方案偏离			
		检查/检验结果应有受试者姓名及日期，由研究者签字确认并注明日期			
		研究者应对检查/检验异常结果的临床意义进行判断			
		检查/检验结果异常且有临床意义的应填写AE/SAE记录表			
		完整、准确地填写CRF和CRF			
		无缺项、修改规范			
	生命体征	完整、准确地填写研究病历和CRF		□严重： □重要： □一般：	□已整改： □未整改： 原因：____
		无缺项、修改规范			

质控时间点	质控项目	质控标准	如存在问题请描述：检查日期和具体问题(标序号)	分级(严重、重要、一般问题)：序号	整改情况及确认日期
复查和随访	体格检查	完整、准确地填写研究病历和CRF		□严重： □重要： □一般：	□已整改： □未整改： 原因：
		无缺项、修改规范			
	药物尿液筛查	应按方案要求进行检查		□严重： □重要： □一般：	□已整改： □未整改： 原因：
		有医生判读结果和签名			
	酒精呼气试验	应按方案要求进行检查		□严重： □重要： □一般：	□已整改： □未整改： 原因：
		有医生判读结果和签名			
	伴随用药	完整、准确地填写研究病历和CRF		□严重： □重要： □一般：	□已整改： □未整改： 原因：
		无缺项、修改规范			
	记录AE	完整、准确，内容应包括：发生时间、程度，与试验药物的关系、处理，转归等信息		□严重： □重要： □一般：	□已整改： □未整改： 原因：
		检查/检验结果异常且有临床意义的，应及时复查至恢复或情况稳定并做相关记录			

质量控制检查记录表（七）

检查项目：　　　　　　　　　　　　　　　　　　　　　　　　　　　　　　　　　　　　质控员：

质控时间点	质控项目	质控标准	如存在问题请描述：检查日期和具体问题(标序号)	分级（严重、重要、一般问题）：序号	整改情况及确认日期
锁库前数据审核和试验总结报告	锁库前数据审核	汇总描述与原始数据相符		□严重： □重要： □一般：	□已整改： □未整改： 原因：
		数据剔除等处理符合方案和规定要求			
		数据分析集明确			
		不良事件无漏记，药物相关性判断合理			
		合并用药无漏记			
	试验总结报告	汇总描述与原始数据相符		□严重： □重要： □一般：	□已整改： □未整改： 原因：
		多方签字齐全			
		多方盖章齐全			
		归档			

第二节　风险管理

由于进行临床试验的政策、环境、试验方案执行过程中存在许多不确定性和临床试验本身的高风险性，使受试者常暴露于高风险中。因此在新药临床试验中要进行受试者风险最小化管理方法。在项目实施前，项目组应对可能出现的风险进行评估和控制。对每个识别的风险都要确定级别，称之为风险优先级，优先级可以通过风险强度指标与风险发生可能性之高低确定，并制定相应的管理计划。

为了保证受试者的安全和试验数据的科学性，我们需要对临床试验进行风险管理。目前与药物临床试验相关的风险管理原则如下：1983年美国的"101条风险管理原则"，2002年英国主要风险管理机构出台的风险管理标准，《风险管理计划指南》（EMEA 2005），《药物警戒计划》（ICH 2005），《上市前风险评估指南》（FDA 2005），《药物警戒管理规范和流行病学评价指南》（FDA 2005），《甄别和降低研究用药物首次人体临床试验风险的策略指导原则》（EMEA 2006），风险评估和缓解策略（REMS）计划（六类药品）（FDA 2007），相对普遍适用的风险管理原则和指南（ISO 2009），《制定和应用风险最小化行动计划》（FDA 2010）。这些都有利于加强我们的风险意识。

一、政策

《药物Ⅰ期临床试验管理指导原则（试行）》指出风险管理是Ⅰ期试验的重要内容，申办者、主要研究者和实验室负责人、伦理委员会等各相关方应保持及时沟通与交流。试验开始前必须对风险要素进行评估，并制订风险控制计划；试验过程中应采取有效的风险控制措施，及时收集和分析试验用药品的新发现或信息，适时修改试验方案、暂停或终止临床试验，以及通过监查和稽查保障风险控制措施有效执行等。

申办者在临床试验前应对试验过程中可能存在的风险进行评估，提供预期的风险信息，并与研究者达成共识；申办者应熟悉试验药物的临床前相关研究数据和资料，充分评估临床试验风险，制订临床试验方案；申办者应建立与试验病房和实验室研究者间的沟通机制，及时妥善处理不良事件，并制订数据和安全监查计划，监控并管理可能发生的不良事件；申办者应向研究者和伦理委员会及时提供与试验相关的重要新信息（尤其是关于药物安全使用和药物不良反应的新信息）。申办者应识别可减少或者可被接受的风险，减少风险的控制措施应体现在方案的设计和实施、监查计划、各方职责明确的合同、SOP 的依从，以及各类培训中。预先设定质量风险的容忍度时，应考虑变量的医学和统计学特点及统计设计，以鉴别影响受试者安全和数据可信性的系统问题。出现超出质量容忍度的情况时，应评估是否需要采取进一步的措施。申办者应结合试验过程中的新知识和经验，定期评估风险控制措施，以确保现行的质量管理活动的有效性和适用性。申办者应在临床试验报告中表述所采用的质量管理方法，并概述质量风险的容忍度的重要偏离。

伦理委员会应审查风险控制措施，并监督其实施；审查临床试验的暂停和终止，保障受试者权益；可以要求申办者或研究者提供药物临床试验的不良事件相关信息、处置方式及结果，并有权力暂停或终止临床试验。

研究者应在临床试验开始前与申办者商讨制订风险控制措施，并在临床试验过程中认真执行。主要研究者应在试验开始前，建立与临床试验相关的试验病房和实验室之间的有效沟通渠道，尤其要明确实验室超出规定范围的实验数值的报告方式；如果是多中心试验，需要对各中心之间的交流程序作出规定。在分析实验过程中发现任何不正常或超出规定范围的数值时，应及时报告给主要研究者。试验过程中，风险控制质量管理活动应有记录，并及时与相关各方沟通，以利于风险评估和质量持续改进。

在试验实施过程中，研究者应严格按照方案进行每一个步骤，关注受试者的安全性和有效性数据，发现方案难于实施的情况时应及时联系申办方，与各研究中心进行讨论解决。

二、风险评估和控制

风险管理措施的制定及实施监管成为令受试者风险最小化的重要举措，其中最为重要的是临床试验方案的制定及试验流程的风险控制过程管理，因此除了之前描述的质量管理体系的外，要评估各个风险的环节。

试验过程各个环节均存在风险，如：准备工作、受试者管理、环境管理、流程管理、资料管理、质量控制，与各部门沟通。Ⅰ期临床试验指导原则明确指出临床试验应识别试验关键环节和数据的风险。该风险应从两个层面考虑，系统层面（如设施设备、SOP、计算机化系统、人员、供应商）和临床试验层面（如试验药物、试验设计、数据收集和记录）。

风险评估应考虑：在现有风险控制下发生差错的可能性；该差错对保护受试者权益并保障其安全，以及数据可靠性的影响；该差错被监测到的程度。

风险评估和风险控制计划应具有科学性和可行性。

1. 系统风险

临床试验包括设计、实施、数据的收集以及数据的统计等过程，因此，临床试验的完成需要具备一定的硬件条件〔如具备完善的医疗信息系统（HIS）〕，这些硬件应满足试验要求，使产生的所有临床数据可以溯源，其中可能出现的问题被称作系统风险。申办方发起的药物临床试验必须具备充分的前期研究数据作为依据。临床试验机构必须通过国家药物临床试验机构的备案，承担药物临床试验的专业在备案的专业范围内。另外，试验用药品的生产企业需要有从事药品生产的资质证明文件。合同研究组织（CRO）、临床试验管理组织（SMO）有临床试验相关的营业范围和经验。项目的完成离不开完善的数据管理系统、随机系统、物资分配系统等。这一系列软硬件条件是保证临床试验质量的基础。

研究中心临床试验的系统层面包括设施设备、SOP、计算机化系统、人员和物品供应等方面。其中设施设备要定期进行维护保养，测量的设备还需要定期进行校准和计量，否则影响测量结果的真实客观性。研究中心的SOP是质量保证的根本系统，需要根据政策和指导原则及时进行调整和更新，否则可能影响受试者安全和数据的可靠性。EDC采集的数据具有质量风险，而临床试验数据质量是评价临床试验结果的基础，直接影响到新药有效性和安全性的客观科学评价。作为EDC的类似物，医疗APP直接采集临床试验受试者的临床表现或其他活动等源数据（source data）时，都应符合EDC相关技术要求：其系统是否有相应的SOP，是否经过计算机系统的验证（validation of computerized systems），是否具有电子数据稽查轨迹（audit trail），以及系统的突发事件和停止运行的应急处理预案，数据转移后的一致性、完整性、盲法试验如何保证数据的盲态、系统的安全性等均为需要处理的风险点。而作为计算机数据采集系统而言，是否具有可靠性涉及数据是否完整、安全和可信，因此其采集的数据具有高风险。

2. 临床试验层面

《药物 I 期临床试验管理指导原则（试行）》指出风险因素包括：试验设计中的风险要素；试验用药品本身存在的风险要素；受试者自身存在的风险要素；试验操作中的风险要素。这些都是临床试验层面的。

（1）试验设计中的风险要素 临床试验方案是临床试验的重要文件，试验中进行的程序、测试步骤、资料数据的收集等均要按照方案要求操作。开始撰写和讨论试验方案前，要获得药物相关资料，如临床前药理毒理、药学资料、既往临床研究、同品种研究情况等基本信息。结合试验目的、安全性等确定合适的剂量（包括剂量递增计划）、疗程、洗脱期及生物标本采集时点及量。在达到研究目的的同时，尽量减少给药剂量、次数及给药时间，可在一定程度上降低不良事件的发生。同时在方案设计之初，邀请临床试验专家、申办方、试验医院研究者等各方介入，对试验方案进行反复研讨和确认，增加试验方案的科学依据。试验设计的安全性观察指标包括同类药临床研究中报道的常见不良事件及心脏、肝脏、肾脏、血液等重要系统安全性观察，以保证受试者的安全，出院后根据药物代谢特点安排随访检查。方案中要重点关注预期的和非预期的不良反应，体现监测计划、应急预案及救治措施，客观制定符合实际的临床试验中止标准。

（2）试验用药品本身存在的风险要素 药品本身不良反应难以避免，但科学合理的试验设计可在一定程度减少发生不良反应的受试者例数，如耐受性试验中合理的起始剂量估算、剂量递增梯度的把握、对药品临床前毒理的考虑等；药动学试验在符合法规要求和满足检测需要的基础上，对给药组剂量的选择等。药品本身风险和使用过程亦相关，合理的试验设计和规范操作可在一定程度上减少不良事件的发生。为了避免药品风险，一般要求药品的生产厂家是经过 GMP 认证的，同时提供合格的药检报告。剂型不同，注射途径不同，风险也会不同。静脉药物发生严重的不良反应能够及时终止给药，但是大多数其他剂型药物进入人体后是无法降低药量的。而且静脉给药因药物特性问题或者注射的特点，可能导致注射部位发生不良反应。

（3）**受试者自身存在的风险要素** Ⅰ期临床试验的试验药物通常是创新药，是首次在人体使用，因而受试者风险相对较大。而受试者本身亦存在潜在的风险隐患因素。研究者在与受试者沟通时要详细告知可能发生的不良反应及注意事项，尽量规避一些潜在风险，做到风险最小化，同时注意排除具有潜在风险的受试者。研究者可采取以下措施：①筛选受试者时，全面了解受试者的一般情况，主要是个人和环境因素，尽量选择依从性好的受试者。②采取多种方式进行依从性教育，使受试者及其家属了解试验的意义，嘱其一旦出现任何不适，及时与研究者联系。③让受试者充分知情并对其进行培训：尽可能详尽地告知试验药物本身的药理毒理作用、前期试验结果、本次试验内容、用药方案、参与试验的受益与风险，从而减少试验潜在风险。

对于健康受试者，出于急于想参加试验的目的，在病史采集阶段可能会隐瞒变态反应史、用药史、试验史、出血史，或未经健康体检冒名顶替参加试验，或者在筛选体检阶段隐瞒体温和留取假尿标本，这样均不能得到有效的体检结果，如果一旦入组对受试者本身存在安全风险。入组的受试者如果出现不依从或者脱落，同样也会存在安全风险。

为了降低健康受试者的风险，NIH提出保护受试者的权利和健康的建议：研究者应该搜集更多健康受试者参与试验的短期和长期风险，应该设置严格的入排标准，以排除不健康或弱势的人群；受试者不能同时参与两个以上的试验，不同的试验间隔要至少30天，研究者应该建立数据库，追踪参与Ⅰ期试验的受试者；欧盟指出不同试验的间隔要超过3个月。Adil E. Shamoo提出Ⅰ期临床试验降低受试者风险策略，其中包括FIH新药试验和BE试验的入排标准会有不同。脉率FIH要求是50～90次/分，而BE试验可以放宽到45～90次/分。QTcF要求是正常范围，一度房室传导阻滞可接受。实验室检查的时间窗FIH要求是≤3天，而BE试验可以放大-21天到-1天。FIH对肝实验室参数的要求是不超过上限，对于没有肝毒性的成品药可放大10%上限。所有健康受试者的试验都需要肾功能正常。FIH停止试验的原则是：受试者个体出现1例严重程度3级的不良事件或严重不良事件。

（4）**试验操作中的风险要素** 操作过程的管理与控制是保证试验质量和减少不良事件发生的关键所在。因此，所有试验过程都要进行严格的过程监管。

试验前详细的授权分工和分工确认培训会是减少实施过程中风险的必要前提。试验分工步骤要详尽并且责任到人，培训会要让所有参加试验的工作人员了解药物研究背景知识及注意事项，提高防范意识。制定方案特定的 SOP，并于启动临床试验前组织参加试验的人员进行对 GCP 和试验方案、应急预案和操作技能的培训。因此，操作人员应定期培训考核，保证操作严格到位，减少操作风险。临床试验前要注重对受试者的宣教，鼓励主动汇报任何不适。

　　良好的环境和适宜的饮食是受试者试验完成的重要保证。因此试验期间的管理工作应该到位，包括受试者管理、病房环境管理、餐食饮水管理，都应按照方案要求、制定相应的计划，做到事无巨细，防范风险于未然。试验期间应时时考虑到环境、饮食因素引起受试者不良事件的可能性，如冬季病房环境温度较低时，可以利用电暖气、暖手袋等为受试者取暖，保证血样采集顺利，减少受试者不适和痛苦。试验方案制定时应对受试者食谱做出规定，除部分高脂高热的特殊饮食要求外，应统一清淡饮食，并对受试者的餐食来源的可靠性予以要求。不同类型试验的进餐时间、服药时间间隔、进食数量与种类不同，但都应保证受试者能量来源且避免受试者超量进餐、选择进餐或暴饮暴食，以规避由于饮食因素引发的不良事件。

　　试验过程中给药后受试者需由医护人员持续观察，研究者（包括研究护士）在试验中要定期巡视和询问受试者的状况，注意询问的技巧，不诱导，及时发现问题，及时记录或处理。

　　住院观察期各时间点的安全性观察指标需及时取得结果，如有需要及时复查。试验开始前需通知临床检验部门在发现实验室危急检查结果时，应电话及时报告结果。根据药物特点以及可能发生的不良反应，制定相关应急预案，配备必要的医疗抢救设备、急救药品，如发生紧急医疗事件时应有 SOP 处理规范。试验期间还可能出现非药物相关的风险：晕针、晕血、疼痛、留置针注射部位症状、跌倒/滑倒、心理因素和院外发生的意外伤害。这都需要我们研究者经过统一的培训，注意对受试者的宣教和观察，熟悉出现应急情况的预案措施。试验期间可能会出现方案偏离和违背，如果研究者在入排标准判断中出现问题和有使用禁忌用药的情况，需要评估对受试者的风险。

　　总之，风险管理要贯穿整个临床试验，从前期的试验方案设计到试验过程及后期的试验结题，药物临床试验中引入风险管理理论可有效减少风险的发生，最大化地降低损失。机构和伦理委员会也应加强对试验风险和受试者保护方面的审查。另外，为受试者上保险也是研究者重要的规避风险的措施。

（王泽娟　刘晓红　陈　刚）

第三节　方案偏离或违背

临床试验方案的设计过程中，人们总是尽可能地考虑到各种可能影响试验的因素，并制定标准操作规程，建立质量控制和质量保证体系，尽量避免及减少在试验中违背及偏离方案的情况发生；但在试验的执行过程中，偏离试验方案的情况往往不可避免。

ICH-GCP 对于偏离方案的规定是：研究者/研究机构应当依从由申办者同意、管理当局（如有要求）批准，并已获得伦理委员会批准的试验方案。研究者/研究机构和申办者应在试验方案或类似的合同（如在美国，研究者要求签署 FDA-1572 表）上签字以确认对方案的依从。如没有与申办者达成一致并事先得到伦理委员会的审查和书面同意，研究者不能有任何偏离方案的行为，除非必须立即消除对受试者的伤害，或只是涉及事务上的或管理方面的变化（如监查员变更、电话号码的变更）。研究者/研究机构或申办者方面有不依从方案、SOP 和现行法规的行为时，申办者应立即采取措施以保证对方案的依从。

整个 GCP 中除在文件管理中出现方案违背，整篇应用的都是方案偏离，因此本节后面的描述都统一用方案偏离，这与第一章某些指导原则提供的概念可能会有一些出入。

药物临床试验必须遵循 GCP 原则、依从伦理委员会批准的试验方案。研究方案中规定的所有要求，必须严格执行。任何有意或无意偏离或违反试验方案和 GCP 原则的行为，均可归类为偏离方案。监查员在监查过程中，如果发现偏离方案时应由研究者或监查员填写偏离方案记录，详细记录发现的时间、事件发生的时间及过程、原因及相应的处理措施，由研究者签字，并通报伦理委员会及申办者。在数据统计和总结报告中，研究者对发生的方案偏离或违背对最终数据和结论的影响进行分析和报告。当发生严重方案违背时，应进行评估。

必要时，申办方可以提前终止本研究。

严重的方案偏离，可包括：偏离导致或要求采取实质性行动，或导致受试者状况或状态发生变化；偏离损害或对受试者造成重大损害风险；偏离损害了为研究收集的数据的科学完整性；有证据表明，部分研究人员有故意或有不当的行为；偏离包括与国家或地方的法规条例有严重或持续的不依从；没有采取行动来纠正较小的偏离；没有遵守伦理审查委员会（IRB）要求的紧急行动。

轻微方案偏离，可包括：偏离对研究参与者或其他参与者的风险没有实质性影响；偏离对所收集的数据的完整性没有实质性的影响（例如偏离并不影响对结果的科学分析）；偏离并不是由部分研究者者故意或行为不当造成的；偏离并没有导致或要求采取任何实质性的行动，或导致对受试者状况或状态的任何改变；偏离没有违背受试者的权益。

申办方可以在评估后申请对所发生的方案偏离进行重新归类（轻微归为重大，或反之）。重新归类时，申办方需将重新归类的结果以书面形式告知合同研究组织。轻微方案偏离需在 10 个工作日内，且在下一个周期开始之前或生物样品分析/统计分析前告知申办方。但下列轻微的方案偏离可以只在研究报告中报告：逻辑偏离（实际采血时间与理论采血时间偏离；由于受试者时间行程导致的计划外访视）；行政偏离（如组织名称改变）。

每个试验项目可能标准不同，试验起步阶段应制定方案偏离与严重方案偏离标准，试验进行阶段讨论特殊方案偏离标准，修订或细化严重方案偏离标准，评估研究中心的方案偏离情况，评估方案偏离对整个试验的影响；试验收尾阶段审核并定稿方案偏离和严重方案偏离标准。

（王泽娟　刘晓红　陈　　刚）

附 录

附录一 中英文词汇对照

英文	缩写	中文
abbreviated new drug application	ANDA	简化新药申请
abdomen		腹部
abdominal distention		腹胀
abdominal pain		腹痛
abnormal laboratory values		异常实验室值
absolute Bioavailability		绝对生物利用度
absorption		吸收
absorption phase		吸收相
access control		权限控制
Accident Compensation Corporation	ACC	意外赔偿制度
Account Management System	AMS	账户管理系统
accountability		清点
accurate		准确性/的
action letter		审查异议信件
active control	AC	阳性对照
active pharmaceutical ingredients	API	原料药
actual date		实际日期
administration		用药,给药
Administration of Radioactive Substances Advisory Board	ARSAC	放射性物质管理咨询委员会
advanced practice nurse	APN	高级实践护士

英文	缩写	中文
adverse drug reaction	ADR	药物不良反应
adverse event	AE	不良事件
adverse event of special interest	AESI	特别关注的不良事件
Adverse Events Expedited Reporting System	ADEERS	不良事件加快报告系统
Agency for Healthcare Research and Quality	AHRQ	卫生保健研究和质量保证机构
agreement		协议,合同
Aids Clinical Trials Information Service	ACTIS	临床试验信息服务
alanine aminotransferase	ALT	丙氨酸氨基转移酶
albumin	ALB	白蛋白
albumin/globulin	A/G	白球比
albuminuria		蛋白尿
alcohol		饮酒
alkaline phosphatase	ALP	碱性磷酸酶
allergy		过敏
alternative treatments		替代治疗
Alzheimer's disease(dementia)		老年痴呆症
amaurotic(amaurosis)		黑矇
American Cancer Society	ACS	美国癌症学会
American College of Surgeons	ACoS	美国外科医生协会
American Society of Clinical Oncology	ASCO	美国临床肿瘤组织
American Society of Health-System Pharmacists	ASHP	美国卫生系统药剂师组织
Americans with Disabilities Act	ADA	美国残疾人法案
amylase	AMY	淀粉酶
analysis of variance	ANOVA	方差分析
analytical run/batch		分析批
ancillary information		辅助信息

英文	缩写	中文
anemia		贫血
annotated CRF		注释病例报告表
anorexia		食欲缺乏
anti-drug antibodies	ADA	抗药抗体
anuresis		无尿
aphasia		失语症
approval		审查,审批
approximate lethal dose	ALD	近似致死剂量
archiving		归档
area under the curve	AUC	药时曲线下面积
area under the effect curve	AUEC	有效曲线下面积
arthralgia		关节疼痛
ascending dose		递增剂量
ascites		腹水
asian		亚裔的
aspartate aminotransferase	AST	天冬氨酸氨基转移酶
assistant investigator	AI	助理研究者
assay sensitivity		分析灵敏度
attributable		可归因的,可追溯的
audit		稽查
audit trail		稽查轨迹
audit and monitoring group	AMG	审计和监控组
Australia and New Zealand		澳大利亚和新西兰
Australian Clinical Trials Registry	ACTR	澳大利亚临床试验注册中心
Australian Gastro-Intestinal Trials Group	AGITG	澳大利亚胃肠实验组
Australian Health Ethics Committee	AHEC	澳大利亚健康委员会
Austrian Medicinal Products Legislation	AMPL	奥地利医疗产品法律
available when needed		可获得性
average bioequivalence	ABE	平均生物等效性

英文	缩写	中文
axillary		腋下
back and leg pain(lumbar-leg pain)		腰腿痛
baseline condition		基线情况
baseline period		基线期
basophilic granulocyte	BA	嗜碱性粒细胞
basophilic granulocyte percentage	BA%	嗜碱性粒细胞百分比
below the limit of quantification	BLQ	定量下限
benefit-risk ratio		风险受益比
benzodiazepines	BZO	苯二氮䓬类
bias		偏差,偏倚
bioavailability	BA	生物利用度
bioequivalence	BE	生物等效性
biomarker		生物标志物
Biopharmaceutics Classification System	BCS	生物药剂学分类系统
biosimilar		生物类似药
birth defect		出生缺陷
bis in die(twice daily administration)	b. i. d	每日两次
blank		空白
blank control		空白对照
bleeding hemorrhage		出血
blind codes		编制盲底
blinding/masking		设盲,盲法
blind method		盲法
blind review		盲态审核
block		层,区组,分段
block randomization		区组随机化
block size		区组的长度
blood donation		输血
blood pressure	BP	血压
body mass index(weight divided by height squared)	BMI	体重指数(体重/身高^2)
body surface areas	BSA	体表面积

英文	缩写	中文
body surface area conversion factor	BSA-CF	体表面积转换系数
body temperature		体温
Boehringer Ingelheim	BI	勃林格殷格翰
breaking the blind		破盲
breakpoint		药敏折点
breast		胸部
calcium	Ca	钙
Canadian Association of Nurses in Oncology	CANO	加拿大肿瘤护士协会
Canadian Association of Nurses in Research	CANR	加拿大研究护士协会
Canadian Cancer Society	CCS	加拿大肿瘤中心
Canadian Oncology Nursing Journal	CONJ	加拿大肿瘤护理杂志
candidate		候选药
cancer and leukemia group B	CALGB	肿瘤和白血病组 B
Cancer Nurses Association of Australia	CNSA	澳大利亚肿瘤护士协会
cancer pain		癌症疼痛
Cancer Research Group(Australia)	CRG	肿瘤研究组(澳大利亚)
Cancer Research United Kingdom	CR-UK	英国癌症研究中心
Cancer Trials New Zealand	CTNZ	新西兰肿瘤实验
Cancer Trials Support Unit	CTSU	临床试验支持单位
canker sore (mouth ulcer)		口腔溃疡
cannabis		大麻
cardiac dysrhythmia		心律失常
carryover effect		延滞效应
case history record		病历记录
case report form	CRF	病例报告表
causality		因果关系
causal relationship		因果关系
Center for Biologics Evaluation and Research	CBER	生物制品评价与研究中心

英文	缩写	中文
Center for Disease Control and Prevention	CDC	疾病控制和预防中心
Center for Drug Evaluation and Research	CDER	药物评价和研究中心
Centers for Medicare and Medicaid Services	CMS	医疗保险和医疗服务中心
Central Institutional Review Board	CIRB	中央机构审查委员会
central nervous system	CNS	中枢神经系统
Central Office for Research Ethics Committees	COREC	伦理委员会研究中心办公室
certificate of analysis	COA	(出厂)检验报告
Centralized Randomization System		中央随机化系统
certified copy		核证副本
challenge agents		诱导剂
change control		变更控制
chest pain(pectoralgia)		胸痛
chief scientists office	CSO	首席科学家办公室
childbearing potential		育龄
chlorine	CL	氯
Clinical Data Interchange Standards Consortium	CDISC	临床数据交换标准体系
clinical equivalence		临床等效性
clinical finding		临床结局
clinical nurse specialist	CNS	临床护士专家
Clinical Oncology Society of Australia	COSA	澳大利亚临床肿瘤学会
clinical research associate	CRA	临床研究助理
clinical research coordinator	CRC	临床研究协调员
clinical research organization	CRO	临床研究组织
clinical research professionals group	CRPG	临床研究专家组
clinical research support centre	CRSC	临床研究支持中心
clinical significance	CS	有临床试验意义
clinical study agreement	CSA	临床研究协议
clinical study application	CSA	临床研究申请

英文	缩写	中文
clinical studies group	CSG	临床研究组
clinical trial application	CTA	临床研究申请
Clinical Trial Exemption Scheme (Australia)	CTES	临床试验豁免方案(澳大利亚)
clinical trial master file	CTMF	临床试验主文件
clinical trial protocol	CTP	临床试验方案
clinical trial report	CTR	临床试验报告
clinical trial research nurse(Canada)	CTRN	临床试验研究护士(加拿大)
clinical trial/study report		临床试验/研究报告
Clinical Trials Advisory and Awards Committee	CTAC	临床试验咨询和奖励委员会
Clinical Trials Agreement (United States)	CTA	临床试验协议(美国)
clinical trials authorization	CTA	临床试验授权
clinical trials committee	CTC	临床试验委员会
clinical trials group	CTG	临床试验组
clinical trials office	CTO	临床试验办公室
clinical trials unit	CTU	临床试验单位
Coalition of Cancer Cooperative Groups	CCCG	癌症合作组织联盟
cocaine	COC	可卡因
code breaker		盲码破译信封
Code of Federal Regulations	CFR	联邦法典
coefficient variation	CV	变异系数
colporrhagia		阴道出血
combination therapy		联合治疗
Commission on Cancer	CoC	肿瘤委员会
Committee for Medicinal Products for Human Use	CHMP	人用药委员会
common technical document	CTD	通用技术文件
Common Terminology Criteria for Adverse Events	CTCAE	常见不良事件术语标准
common toxicity criteria	CTC	常见毒性反应标准
Community-Based Cancer Program	CBCP	社区-基础癌症计划

英文	缩写	中文
Community Cooperative Oncology Program	CCOP	社区合作肿瘤
comparison		对照
comparator		试验对照药物
compassionate use		慈善用药
compensation		补偿,赔偿金
complete		完整的
complete remission	CR	完全缓解
complete response	CR	完全缓解
compliance		依从性
compliance in relation to trials		药物临床试验的依从性
Comprehensive Support Program for Oncology Research(Japan)	CSPOR	日本肿瘤研究综合支持计划
computer-aid design	CAD	计算机辅助设计
computer-assisted trial design	CATD	计算机辅助试验设计
computerized system		计算机化系统
concomitant		伴随的
concomitant medication		合并用药
concentration-dependent		浓度依赖性
concomitant therapy		联合治疗
condom		避孕套
conduct		实施,行为
confidence interval	CI	置信区间
confidence level		置信水平
confidentiality		保密性
confirmatory study		验证性研究
conflict of interest		利益冲突
congenital anomaly		先天异常
co-investigator	CI	合作(共同)研究者
consistent		一致的
consistency test		一致性检验
constipation		便秘
contemporaneous		同时的,及时的

英文	缩写	中文
Contingency & Disaster Recovery Plan		应急计划和灾难恢复计划
contraceptive measures		避孕措施
contract		合同
contract research organization	CRO	合同研究组织
contraindication		禁忌证
control group		对照组
Control of Substances Hazardous to Health	COSHH	控制有害物质的健康组织
corrective action and preventive action	CAPA	纠正和预防措施
cough		咳嗽
covariate		协变量
C-reactive protein	CRP	C-反应蛋白
creatine kinase	CK	肌酐激酶
creatinine	CRE	肌酐
crossover design		交叉设计
cross-over study		交叉研究
CTSU Independent Clinical Research Site	CICRS	CTSU 独立临床研究站
cumulative fraction of response	CFR	累积响应百分率
cure		痊愈
cutoff		界面
cyanosis		发绀
data correction form	DCF	数据更正表
data management plan	DMP	数据管理计划
data manager	DM	数据管理员
data monitoring committee	DMC	数据监查委员会
data query form	DQF	数据质疑表
data and safety monitoring committee	DSMC	数据安全监查委员会
data validation plan	DVP	数据确证计划
data verification plan	DVP	数据核查计划
database lock		数据库锁定
database unlock		数据库解锁

英文	缩写	中文
date of discontinuation		中止日期
deaf(Epicophosis)		耳聋
decubitus		压疮
delacrimation		泪液分泌过多
delayed hypersensitivity reaction		迟发过敏反应
demographics		人口学的
deoxyribonucleic acid	DNA	脱氧核糖核酸
Department of Research Organization(Austria)	DRO	研究组织部门(奥地利)
depression(tristimania)		抑郁症
derived variable		衍生变量
descriptive statistical analysis		描述性统计分析
deviation		偏差
diagnosis		诊断
diaphragm		隔膜
diarrhea		腹泻
diastolic blood pressure	DBP	舒张压
dichotomies		二分类
direct access		直接查阅
diplopia(ambiopa)		复视
direct bilirubin	DBIL	直接胆红素
discontinuation from trial(study) treatment		停止试验治疗
disease control rate	DCR	疾病控制率
disease-free survival	DFS	无病生存期
disorders of consciousness		意识障碍
dispense		分发
dissolution		溶出度
distribution		分布
dizziness		眩晕
documentation		记录/文件
dosage Forms		剂型
dose		剂量

英文	缩写	中文
dose dumping		剂量倾卸（药物迅速释放入血而达到危险程度）
dose finding		剂量探索
dose limiting event	DLE	剂量限制性事件
dose limiting toxicity	DLT	剂量限制性
dose-dependent		剂量依赖的
dose-escalation study		剂量爬坡/递增试验
dose-reaction relation		剂量反应关系
dosing interval		剂量间隔
double-blinding		双盲
double-dummy		双模拟
double entry		双人录入、双输法
draw out		脱落
dropout		脱落
drug abuse		药物滥用
drug allergies		药物过敏
drug-drug interaction	DDI	药物药物相互作用
duration of Disease Control	DDC	疾病控制时间
duration of response	DOR	缓解持续时间
dysphagia		吞咽困难
dyspnea		呼吸困难
dysuria(urinary disfunction)		排尿困难
early patient termination		早期病人终止
early termination visit		提前终止访视
Eastern Cooperative Oncology Group	ECOG	东方肿瘤协作组身体状况评分标准
edema		水肿
edit check		逻辑核查
effectiveness		疗效
electrocardiograph	ECG	心电图
electronic case report form	eCRF	电子病例报告表
electronic data capture	EDC	电子数据采集
electronic data processing	EDP	电子数据处理

英文	缩写	中文
electronic signature		电子签名
eligibility		合格性
eligible		合格的
elimination phase		消除相
emaciation		消瘦
emergency envelope		应急信件
enantiomers		对映体
end of study	EOS	研究结束
end of trial	EOT	试验结束
end point		终点
endpoint criteria/measurement		终点指标
endocrine function		内分泌系统
endogenous thrombin potential	ETP	凝血酶生成潜力
enduring		持久的
enroll		入选
enterohepatic recycling		肝肠循环
eosinophil granulocyte	EO	嗜酸性粒细胞
eosinophil granulocyte Percentage	EO%	嗜酸性粒细胞百分比
epidemiologic cut-off value	ECV	流行病学界值
equivalence trial		等效性试验
essential documentation		必备文件
essential documents		临床试验必备文件
essentially similar product		基本相似药物
ethics committee	EC	伦理委员会
European Agency for the Evaluation of Medicinal Products	EMEA	欧洲药品管理局
European Cancer Conference(Federation of European Cancer Societies)	ECCO(b)	欧洲肿瘤会议
European Clinical Trials Database	EudaCT	欧盟临床试验数据库
European Convention of Clinical Oncology	ECCO(a)	欧洲肿瘤大会
European Oncology Nursing Society	EONS	欧洲肿瘤护理学会
European Organization for the Research and Treatment of Cancer	EORTC	欧洲肿瘤研究与治疗组织

英文	缩写	中文
European School of Oncology	ESO	欧洲肿瘤学院
European Union	EU	欧盟
European Working Party	EWP	欧洲工作组
evaluable patient		可评价患者
evaluate		评估
exanthem(rash)		皮疹
exclusion criteria		排除标准
excretion		排泄
expedite		促进
expectoration		咳痰
Expert Working Group	EWG	专家合作联盟
exploratory investigational new drug	eIND	探索性研究用新药
exploratory objective		扩展目的
exploratory trial		探索性试验
exposure-response relationship	E-R	暴露-效应关系
extrapolated		外推的
Fair Access to Clinical Trials Act	FACT Act	公平获得临床实验法
factorial design		析因设计
false clinical act	FCA	错误的临床表现
failure		无效,失败
familial		遗传的,家族性的
fasting state		空腹状态
fatal		致命的
fatigue		疲乏
Federal Aviation Administration	FAA	联邦航空管理局
Federal Highway Administration	FHWA	联邦高速管理局
female		女性
fever(pyrexia)		发热
facility inspection		机构检查
final point		终点
final report		总结报告
first in human	FIH	首次人体临床试验

英文	缩写	中文
first pass metabolism		首过代谢
first subject first dose	FSFD	第一例受试者首次给药
first subject first visit	FSFV	第一例受试者首次访视
first visit	FV	第一次访视
fixed-dose procedure		固定计量法
follow up	FU	随访
food allergies		食物过敏
Food and Drug Administration	FDA	食品药品监督管理局
frequently asked questions	FAQ	常问问题
full analysis set	FAS	全分析集
gamma-glutamyl transpeptidase	GGT	谷酰转肽酶
gastrointestinal system		胃肠道系统
gene mutation		基因突变
generic drugs		通用名药,仿制药
genotoxicity tests		生殖毒性试验
geometric coefficient of variation	gCV	几何变异系数
geometric mean ratio	GMR	几何均值比
German Breast Group	GBG	德国布雷斯特集团
global assessment variable		全局评价指标
globin	GLB	球蛋白
glucagon-like peptide-1	GLP-1	胰高血糖素样肽
glucose	GLU	血清葡萄糖
gO or nO gO decision		是否进行下一步决策
Good Clinical Practice	GCP	药物临床试验管理规范
Good Laboratory Practice	GLP	实验室质量管理规范
Good Manufacturing Practice	GMP	药品生产质量管理规范
gram/liter	g/L	克/升
gram(S)(for description of mass)	g	克(描述重量)重力(描述离心力)
granulocyte colony stimulating factor	G-CSF	粒细胞集落刺激因子

英文	缩写	中文
grapefruit		葡萄柚
gravity(description of centrifugation)		离心力
group sequential design		成组序贯设计
Gynaecological Oncology Group		妇科肿瘤组
head and neck		头颈
headache		头痛
health and safety comission	HSC	健康和安全委员会
health and safety executive	HSE	健康和安全管理
Health Insurance Portability and Ac-countability Act	HIPAA	健康保险携带和责任法案
health on the net code	HON	网上健康代码
health protection branch	HPB	健康保护部门
health-related quality of life	HRQoL	健康相关的生活质量
healthy volunteer	HV	健康受试者
heart		心脏
heart failure		心力衰竭
heart rate		心率
height		身高
hemafecia(melena)		便血(黑便)
hematemesis		呕血
hematocrit	HT	血细胞比容
hematopoietic function		造血功能
hematuria		血尿
hemoglobin	HGB	血红蛋白
hemoptysis		咯血
hemorrhage		出血
hepatic system		肝脏系统
hepatitis B virus nucleic acid detec-tion	HBV-DNA	乙型肝炎病毒核酸检测
hepatitis C virus antibody	HCV-IgG	丙型肝炎抗体
hepatitis surface antigen	HBsAg	乙肝表面抗原
Her Majesty's Inspectorate of Pollu-tion(United Kingdom)	HMIP	污染的最高视察团(英国)

英文	缩写	中文
herbal medicine		草药
hypothesis test		假设检验
high density lipoprotein cholesterol	HDL-C	高密度脂蛋白
high level group term		高位组语
high level term		高位术语
high permeability		高渗透
high solubility		高溶解
highly variable drug	HVD	高变异药物
hit		药物作用靶点
hoarseness		声音嘶哑
Hospital Management Board(Austria)	HMB	医院管理委员会(奥地利)
hour	h	小时
human chorionic gonadotropin	HCG	人类绒毛膜促性腺激素
human equivalent dose	HED	人体等效剂量
human immunodeficiency virus antibody	HED	人类免疫缺陷病毒抗体
Human Research Ethics Committee (Australia)	HREC	人体研究伦理委员会(澳大利亚)
hyperglycemia		高血糖
hypertension		高血压
hypoglycemia		低血糖
hypophasis (incomplete eyelid closure)		眼睑闭合不全
hypotension		低血压
identification		鉴别,身份证
immune modulation		免疫调节
immunological recovery		免疫恢复
immunomodulatory drugs		免疫调节药物
impartial witness		公正的见证人
improvement		好转
inclusion criteria		入选标准

英文	缩写	中文
indemnification		赔偿
Independent Data Monitoring and Safety Committee(Germany)	IDMSC	独立数据监控和安全委员会(德国)
independent ethics committee	IEC	独立伦理委员会
independent review board	IRB	独立审查委员会
indication		适应证
indirect bilirubin	IBIL	间接胆红素
individual bioequivalence	IBE	个体生物等效性
informed consent		知情同意
informed consent Form		知情同意书
information gathering	ICF	信息收集
initial meeting		启动会议
innovator product		原创药
insomnia		失眠
inspection		视察,检查
institute of clinical research	ICR(b)	临床研究所
institute of medicine	IOM	医学研究所
institution/medical		医疗机构
institutional review board	IRB	机构审查委员会
instruction		指令,说明
insurance and indemnity		保险和补偿
intelligent character recognition	ICR(a)	智能字符识别
integrity		完整,正直
intensity		强度
intention to treat	ITT	意向性分析
intention-to-treat principle		意向性治疗原则
Interaction		交互作用
Interactive Voice Response System	IVRS	交互式语音应答系统
Interactive Web Response System	IWRS	交互式网络应答系统
intercurrent		中间发生的,间发的
inter-individual variability		个体间变异
interferon	IFN	干扰素
interim analysis		期中分析

英文	缩写	中文
interim clinical trial/study report		临床试验/研究中期报告
interleukin	IL	白介素
International Biosafety Committee	IBC	国际生物安全委员会
International Air Transport Association	IATA	国际航空运输协会
International Civil Aviation Organization	ICAO	国际民用航空组织
International Committee of Medical Journal Editors	ICMJE	国际医学期刊编辑委员会
International Committee on Harmonisation	ICH	国际协调委员会
International Federation of Pharmaceutical Manufacturers and Associations	IFPMA	国际制药厂商和协会
international normalised ratio	INR	国际化比值
international unit	IU	国际单位
intervention		干预
intrauterine device		子宫内避孕器
intravenous	iv	静脉注射
investigational agent		试验药物
investigational medicinal product	IMP	试验用药品
investigational new drug	IND	新药
investigational new drug application	IND	新药申请
investigational products		试验药物
investigator site file	ISF	研究中心文件
investigator's brochure	IB	研究者手册
in vitro		体外
in vitro diagnostic	IVD	体外诊断
in vivo		体内
Ireland Cooperative Oncology Research Group	ICORG	爱尔兰合作肿瘤学研究小组
iridization (irisopsia; iridescent vision)		虹视
irritation symptoms		膀胱刺激征

英文	缩写	中文
Japan Adult Leukemia Study Group	JALSG	日本成人白血病研究小组
Japan Clinical Oncology Group	JCOG	日本临床肿瘤组
Japan Pharmaceutical Information Center Clinical Trials Information	Japic CTI	日本制药信息中心临床试验信息
Japan Society of Clinical Oncology	JSCO	日本临床肿瘤组织
Japanese Gynecologic Oncology Group	JGOG	日本妇科肿瘤组
Japanese Nursing Association	JNA	日本护理机构
Japanese Pharmaceutical Manufacturers Association	JPMA	日本药品制造商协会
Japanese Society of Cancer Nursing	JSCN	日本护理肿瘤中心
Japanese Society of Clinical Pharmacology and Therapeutics	JSCPT	日本临床药理和治疗中心
jaundice		黄疸
K_a		吸收速率常数
kalium	K	钾
Karnofsky	KPS	卡氏评分
ketamine	KET	氯胺酮
kilodalton	kDa	千道尔顿
kilogram	kg	千克
labeling		贴标签
laboratory certification		实验室资质
laboratory tests		实验室检测
lactate dehydrogenase	LDH	乳酸脱氢酶
last observation carry forward	LOCF	最接近一次观察的结转
last subject last visit	LSLV	最后一例受试者末次访视
last visit	LV	最后一次访视
liquid chromatography/mass spectrometry	LC/MS	液相色谱-质谱联用
lead compound		先导化合物
legally authorized representative	LAR	合法授权代表
legible		易读的,清晰可辨的
lethality		致命性
life threatening		危及生命
liter	L	升

英文	缩写	中文
local clinical monitor	LCM	区域临床试验监查员
local research ethics committee	LREC	当地研究伦理委员会
logarithmic transformation		对数转换
logic check		逻辑核查
lost to follow-up		失访
low density lipoprotein cholesterol	LDL-C	低密度脂蛋白
low level term	LLT	低水平术语
low molecular weight heparins	LMWHs	低分子肝素
low permeability		低渗透
low solubility		低溶解
lower limit of quantification	LLOQ	定量下限
lowest limit of quantification	LLOQ	最低定量下限
lowest observed adverse effect level	LOAEL	观察到毒性反应的最低剂量,最小毒性反应剂量
lymph nodes		淋巴结
lymphocyte	LY	淋巴细胞
lymphocyte percentage	LY%	淋巴细胞百分比
matched pair		匹配配对
magnetic resonance imaging	MRI	核磁共振
marketing approval/authorization	MA	上市许可证
male		男性
maximum concentration	C_{max}	药峰浓度
maximum recommended starting dose	MRSD	最大推荐起始剂量
maximum tolerated dose	MTD	最大耐受剂量
mean corpuscular hemoglobin	MCH	平均血红蛋白含量
mean corpuscular volume	MCV	红细胞平均体积
mean corpuscular hemoglobin concentration	MCHC	平均血红蛋白浓度
mean platelet volume	MOV	平均血小板体积
mean residence time	MRT	平均驻留时间,体内平均滞留时间
medial lethal dose	LD_{50}	半数致死剂量

英文	缩写	中文
medical devices agency	MDA	医疗器械代理
Medical Dictionary for Drug Regulatory Affairs	MedDRA	药物管理控制活动医学字典
medical history	MH	病史
medical research council	MRC	医疗研究委员会
Medical University Research Boards (Austria)	MURB	医科大学研究委员会(奥地利)
medically important serious event		重要医学严重事件
Medicines and Healthcare Products Regulatory Agency	MHRA	医疗保健产品监督管理机构
medicines control agency	MCA	药物控制机构
Member States of European Union	MS	欧盟成员国
meta-analysis		荟萃分析
metabolism		代谢
metamorphopsia(dysmorphopsia)		视物变形
meter	m	米
methamphetamine	mAMP	甲基苯丙胺
micro-dose studies		微剂量研究
milligram	mg	微克
milliliter	mL	微升
millimeter of mercury	mmHg	毫米汞柱
millisecond	ms	毫秒
minimal anticipated biological effect level	MABEL	最低预期生物效应剂量
minimal risk		最小风险
minimum bactericidal concentration	MBC	最低杀菌浓度
minimum effective dose	MED	最小/最低有效剂量
minimum inhibitory concentration	MIC	最低抑菌浓度
Ministry of Education Culture Sports Science of Technology(Japan)	MEXT	日本文部科学省
Ministry of Health Labour and Welfare(Japan)	MHLW	日本卫生劳动福利部
minute	min	分钟
missing data		缺失数据

英文	缩写	中文
mixed effect model		混合效应模型
mmole/liter	mmol/L	毫摩尔/升
modified release products		改良释放剂型
modification		调整
monitor		监查员
monitoring plan		监查计划
monitoring report		监查报告
monocyte percentage	MO%	单核细胞百分比
monocyte	MO	单核细胞
Monte Carlo Simulation	MCS	蒙特卡洛模拟
morphine		吗啡
multicentre trial		多中心试验
multidisciplinary teams	MDT	多学科团队
Multinational Association of Supportive Care in Cancer	MASCC	跨国协会对癌症护理的支持
multiple dose	MD	多剂量
multiple project assurance	MPA	多个项目的保证
Multiregional Ethics Committee (New Zealand)	MEC	多区域伦理委员会(新西兰)
muscle atrophy		肌肉萎缩
muscle weakness		肌肉无力
musculoskeletal		肌肉骨骼
mutation prevention concentration	MPC	防突变浓度
myocardial infarction	MI	心肌梗死
nanogram	ng	纳克
nanomolar	nM	纳摩尔
narrow therapeutic index drug	NTID	窄治疗指数制剂
narrow treatment window drugs		窄治疗窗药物
National Cancer Institute	NCI	国际肿瘤组织
National Cancer Institute of Canada	NCIC	加拿大国际肿瘤组织
National Cancer Research Institute	NCRI	国际肿瘤研究组织
National Coverage Determination	NCD	国际共同决议
National Health and Medical Research Council(Australia)	NHMRC	国际健康和医疗研究委员会(澳大利亚)

続表

英文	缩写	中文
National Health Service	NHS	国际健康服务
National Health System (United Kingdom)	NHS	英国国际健康体系
National Human Genome Research Institute	NHGRI	国际人类基因研究协会
National Institutes of Health	NIH	美国国立卫生研究院
National Library of Medicine	NLM	美国国家医学图书馆
National Medical Products Administration	NMPA	国家药品监督管理局
National Monitoring Centre for Clinictrials		国家监测临床试验中心
National Research Registry (United Kingdom)	NRR	英国国家研究注册表
National Translational Cancer Research Network	NTRAC	国家癌症研究转化网络
natural logarithm	ln	自然对数
nausea and vomiting		恶心与呕吐
nci experimental therapeutics	NExT	实验治疗学
negative		阴性的,否定的
neonatal Fc receptor	FcRn	新生的 Fc 受体
nervous system		神经系统
neutrophil	NE	中性粒细胞
neutrophil percentage	NE%	中性粒细胞百分比
new drug application	NDA	新药申请
New South Wales	NSW	新南威尔士州
New Zealand	NZ	新西兰
New Zealand Association of Clinical Researchers	NZACRES	新西兰临床研究组织
no carbon required	NCR	无碳
no observed adverse effect level	NOAEL	未观测到不良事件的剂量,未见明显毒性反应剂量
no observed effect level	NOEL	未观察到反应的剂量,最大无反应剂量
no peak detectable		无可检测的峰值

英文	缩写	中文
no sample available	NOS	无可用的样本
no valid result	NOR	无效结果
non clinical significance	NCS	无临床试验意义
non clinical study		非临床研究
nonbiological complex drugs	NBCDs	非生物复合药物
nonclinical study		非临床研究
non-compliance/violation		不依从/违背方案
non-inferiority trial	NIT	非劣效性试验
non-investigational medicinal product	NIMP	非试验用药品
non-linear pharmacokinetics		非线性药代动力学
non-parametric statistics		非参数统计方法
Non-Profit Organization(Japan)	NPO	日本非营利组织
normal		正常
North Central Cancer Treatment Group	NCCTG	北中肿瘤治疗组
Northern Ireland	NI	北爱尔兰
nosebleed(hemorrhinia)		鼻出血
not analyzed	NOA	不分析
not applicable	NA	不适用
not detectable	ND	无法定量
not evaluated	NE	不能评估
nuclear magnetic resonance	NMR	核磁共振
obedience		依从性
obesity		肥胖
objective response rate	ORR	客观缓解率
obstruction		肠梗阻
Occupational Safety and Health Administration	OSHA	职业安全和健康管理
Office for Human Research Protections	OHRP	人体研究保护办公室
Office for Protection From Research Risk	OPRR	研究风险保护办公室
Office of Management Assessment	OMA	管理评估办公室

英文	缩写	中文
Office of National Statistics	ONS(a)	国家统计局
Office of Research Integrity	ORI	研究诚信办公室
official action indicated	OAI	官方行动表示
olfaction disorder(dysosmia)		嗅觉障碍
oliguresis		少尿
once a day	QD	每日一次
Oncology Nursing Society	ONS(b)	肿瘤护理协会
open-binding		非盲
open-label		开放
ophthalmodynia		眼痛
optical character recognition	OCR	光学字符识别
optical marking recognition	OMR	光学标记识别
oral glucose tolerance test	OGTT	口服葡萄糖耐量试验
original		原始的
original Drugs		原研药
outcome of event		事件结局
outcome measurement		结果指标
outliers		离群值
overall response rate	ORR	整体反应率
overall survival	OS	总生存期
over-the-counter	OTC	非处方的
package insert		药品说明书
packaging		包装
pain		疼痛
palpitation		心悸
paralysis		瘫痪
parallel study design		平行研究设计
paralysis		瘫痪
parametric statistics		参数统计方法
partial remission	PR	部分缓解
patient file		病人档案
patient history		病历

英文	缩写	中文
patient reported outcomes	PRO	患者自评结果
Paul-Ehrlich-Institute（Competent Authority for Medicine Products in Germany）	PEI	保罗埃尔利希研究所
Pediatric Oncology Group	POG	儿科肿瘤组
per os(oral)	Po	口服
per protocol population		符合方案数据分析
per protocol set	PPS	符合方案集
performance status	PS	体力状况评分
periodic acid-Schiff	PAS	过碘酸-希夫（染色反应）
peripheral iv	PIV	外周静脉注射
persistent or significant disability/capability		永久或严重的残疾或功能不全
pharmaceutical equivalence		药学等效
pharmaceutical management branch	PMB	药物分管部门
pharmaceutical product		药品
Pharmaceutical Researchers and Manufacturers of America	PhRMA	美国药物研究与制药厂商协会
Pharmaceuticals and Medical Devices Agency	PMDA	药物、医疗器械经销处
pharmacodynamic	PD	药效学
pharmacodynamic characteristics		药效学特征
pharmacokinetic sampling	PKS	PK 样本采集
pharmacokinetic	PK	药物代谢动力学
pharmacokinetic characteristics		药物代谢动力学特征
pharmacokinetics bioequivalent set	PKBES	PK-BE 分析集
pharmacokinetics set	PKS	药代动力学分析集
pharmacologically active dose	PAD	药理学活性剂量
pharmacologically relevant dose		药理学相关剂量研究
pharyngitis		咽炎
phosphorus	IP	磷
photophobia		畏光
physical examination		体格检查

英文	缩写	中文
physician decision		医生决策
pinkeye（ophthalmia bloodshot eye）		红眼
PK concentration analysis set	PKCS	PK 浓度分析集
PK parameter analysis set	PKPS	PK 参数分析集
PK/PD index		PK/PD 指数
PK/PD target	PDT	PK/PD 靶值
placebo	PBO	安慰剂
placebo-controlled		安慰剂对照
platelet	PLT	血小板
platelet distribution width	PDW	血小板分布宽度
platelet count	PLT	血小板计数
plateletcrit	PCT	血小板压积
pleural effusion		胸腔积液
polytomies		多分类
polyuria		多尿
pondus hydrogenii（negative logarithm of the hydrogen ion concentration）	pH	pH 值（氢离子浓度的负对数）
population bioequivalence	PBE	群体生物等效性
population pharmacokinetics	PPK	群体药代动力学
population statistical model		群体统计学模型
postantibiotic effect	PAE	抗生素后效应
post-antibiotic sub/mic effect	PA/SME	亚抑菌浓度下的抗生素后效应
post-dosing posture		给药后坐姿
postmarketing surveillance		上市后监测
post-menopausal		绝经后
potentially clinically significant	PCS	潜在的临床意义
power		检验效能
PR interval		PR 间期
pre-approval inspection	PAI	审批前视察
precaution		预防措施
preclinical studies		临床前研究

英文	缩写	中文
precursor		母体,前体
preferred term	PT	首选术语
pregnancy		怀孕
pre-market approval(application)	PMA	上市前许可申请
premature		过早的,早发的
primary endpoint		主要终点
primary objective		主要目的
primary variable		主要变量
principal investigator	PI	主要研究者
probability of target attainment	PTA	达标概率
processing		加工处理
prodrug		给药前体
product license	PL	产品许可证
product license Application	PLA	产品许可申请
progress-free survival	PFS	无进展生存期
progression		进展
progression of disease	PD	疾病进展
progressive disease	PD	疾病进展
prohibited medication		禁止用药
project operation plan	POP	项目实施计划
proof-of-concept	POC	概念验证试验
proposed rule	PR	提议的规则
protected health information	PHI	受保护的健康信息
protein	PRO	蛋白
protocol		方案
protocol amendment		修正案
protocol deviation		方案偏离
protocol violation		方案违背
pruritus(skin itch)		皮肤瘙痒
pruritus vulvae(pruritus of the genital)		外阴瘙痒
pulse rate	PR	脉率
QRS duration		QRS 间期

英文	缩写	中文
QT interval		QT 间期
QTc interval		QTc 间期
quality assurance(unit)	QA(U)	质量保证(部门)
quality control	QC	质量控制
quality control sample		质量样品
quality improvement	QI	质量改进
quality of life	QOL	生活质量
quality working party	QWP	质量工作组
quorum		法定到会人数
race		种族
racemates		外消旋体
Radiation Therapy Oncology Group	RTOG	肿瘤放射治疗组
random		随机
randomization		随机化
randomization code		随机码
randomization code release		随机分配表的释放
randomized		随机的
randomized subjects set	RSS	随机化受试者集
range check		检查范围
Rapid Access to Intervention and Development	RAID	快速访问干预与发展
rapidly dissolving		快速溶出
rating scale		量表
rationale		依据
reasonable possibility		合理的可能性
recovered		痊愈,恢复
recovered with sequelae		痊愈有后遗症
recruit		招募
red blood cell	RBC	红细胞
red blood cell distribution width	RDW	红细胞分布宽度
Reference medicine		参比药,参照药
reference-scaled average bioequivalence	RSABE	参比制剂标度的平均生物等效性

英文	缩写	中文
regional ethics committee	REC	区域伦理委员会
Regulatory Affairs Professionals Society	RAPS	法规事务专业人员协会
regulatory authority	RA	法规机构,监督管理部门
regulatory limit		法规限制
Regulatory Support System	RSS	管理支持系统
relative bioavailability		相对生物利用度
relative standard deviation	RSD	相对标准差
remote data capture	RDC	远程数据获取
remote data entry	RDE	远程数据输入
renal clearance		肾清除率
renal failure		肾衰竭
renal system		肾脏系统
replication		可重复
request for proposals	RFP	提案申请
requires or pro-longed hospitalization		需要延长住院时间
research and development	R&D	研究与开发
research associate	RA	助理研究员(研究助理)
research ethics board	REB	研究伦理委员会
research ethics committee	REC	研究伦理委员会
research participant		受试者
resolved		缓解
resolving		缓解中
respiratory rate	RR	呼吸频率
respiratory system		呼吸系统
response evaluation		反应评价
Response Evaluation Criteria in Solid Tumors	RECIST	实体瘤治疗疗效评价标准
result in death		导致死亡
retrieval		取回,修补
revise		修正
revision		修订

英文	缩写	中文
revolutions per-minute	rpm	转/分
risk assessment		风险评估
risk-benefit ratio		风险收益比
rodents		啮齿类动物
route		途径
royal college of nursing	RCN	皇家护理学院
run in		准备期
safety evaluation		安全性评价
safety & tolerability		安全性和耐受性
safety analysis set	SAS	安全性分析集
safety factor	SF	安全系数
safety set	SS	安全集
sample collection		样本采集
sample size		样本量
sampling schedules		采血计划
scabs		结痂
scale of ordered categorical ratings		有序分类指标
Scottish Cancer Research Network	SCRN	苏格兰癌症研究网
Scottish Gynaecological Cancer Trials Group	SGCTG	苏格兰妇科肿瘤试验群
screening failure		筛选失败
second	s	秒
secondary objective		次要目的
secondary variable		次要变量
sequence		试验次序
sensation disorders		感觉障碍
sensitivity analysis		敏感性分析
serious adverse event	SAE	严重不良事件
seriousness		严重性
severity		严重程度
serum separator tube	SST	血清分离管
service level agreement	SLA	服务协议
shock		休克

英文	缩写	中文
significant adverse event		重要不良事件
significant allergies		严重过敏
simple randomization		简单随机化
single blinding		单盲
single dose	SD	单剂量
single project assurance	SPA	单项目保证
single-arm design		单臂设计
site		研究中心
site assessment	SA	现场评估
site management organization	SMO	中心管理组织
site-specific assessment	SSA	研究中心专评
scientific misconduct		科研不端行为
Sjogren syndrome		口眼干燥症
skin and mucosa		皮肤黏膜
sleep disorders		睡眠障碍
smoker		吸烟者
snore		打鼾
Society for Clinical Trials	SCT	临床试验学会
Society of Clinical Research Associates	SoCRA	临床研究助理协会
Society of Gynecologic Nurse Oncologists	SGNO	妇科肿瘤学护士组织
sodium/natrium	Na	钠
solid organ tumors	SOT	实体瘤
source data		源数据
source data verification	SDV	原始数据核查
source document		源文件
source document verification	SDV	源数据核查确认
Southwest Oncology Group	SWOG	西南肿瘤学组
spasm convulsions		抽搐与惊厥
special interest group	SIG	特别兴趣小组
sponsor		申办方
sponsor-investigator	SI	申办-研究者

英文	缩写	中文
stable disease	SD	疾病稳定
standard curve		标准曲线
Standard Operating Procedure	SOP	标准操作流程
standard sample		标准品
standard regimen/treatment		标准治疗
Standing Committee on Therapeutic Trials(Nz)	SCOTT	新西兰治疗试验常务委员会
State Cancer Legislated Database	SCLD	美国国家癌症立法数据库
statement of investigator	SOI	研究者声明
statistical analysis plan	SAP	统计分析计划
Statistical Analysis System(Canada)	SAS	加拿大统计分析系统
statistical model		统计模型
statistical tables		统计分析表
steady of disease	SD	疾病稳定
steady state	ss	稳态
steady-state plasma-concentration	Css	稳态血浆浓度
stomachache		胃痛
storage medium		储存介质
strata/stratification		分层
study arm		研究组/臂
study coordinator	SC	研究协调员
study personnel list	SPL	研究人员名单
subgroup analysis		亚组分析
subinvestigator		次要研究者
subject		受试者
subject diary		受试者日记
subject enrollment log	SEL	受试者入选表
subject identification code		受试者识别编码,受试者鉴认代码表
subject nested in sequence		序列内嵌套受试者
subject screening log	SSL	受试者筛选表
sudden death		猝死

英文	缩写	中文
Summary of Standard Operating Procedure	SSOP	标准操作规程摘要
supra-bioavailability		超生物利用度
superiority trial		优效性试验
surrogate end point		替代终点
surrogate measurement		替代指标
surrogate variable		替代变量
survival analysis		生存分析
suspected unexpected serious adverse reaction	SUSAR	可疑且非预期严重不良反应
syphilis antibody		梅毒抗体
system audit		系统稽查
system go live		系统上线
system organ class	SOC	系统器官分类
system validation		系统验证
systolic blood pressure		收缩压
target variable		目标变量
tear-off labels		可揭标签
test and reference product	T&R	受试和参比制剂
The Cancer Council Australia	TCCA	澳大利亚肿瘤顾问
therapeutic equivalence		治疗等效性
Therapeutic Goods Administration (Australia)	TGA	澳大利亚药物管理局
Therapeutic Products Directorate	TPD	治疗产品理事会
Therapy		治疗
time between the start of the Q-wave and the end of the T-wave in an ECG	QT	QT 间期(在心电图中自 Q 波开始至 T 波结束的时长)
time to progression	TTP	疾病进展时间
time to progression of cancer symptoms		癌症症状进展时间
time to treatment failure	TTF	治疗失败时间
time-dependent		时间依赖性

英文	缩写	中文
time-kill curve		杀菌曲线
tinnitus		耳鸣
T_{max}		达峰时间
tolerability		耐受性
toothache(odontalgia dentalgia)		牙痛
torsades de points	TdP	尖端扭转型室速
total protein	TP	总蛋白
total bilirubin	TBIL	总胆红素
total cholesterol	CHOL	总胆固醇
toxicology		毒性
trade name		商品名
Trans Tasman Radiation Oncology Group(New Zealand)	TROG	新西兰跨塔斯曼放射肿瘤学组
Translational Research in Clinical Trials Committee	TRICC	临床试验转化研究委员会
treatment effect		处理效应
treatment emergent adverse events	TEAEs	治疗中出现的不良事件
treatment period		治疗期
treatment referral center	TRC	治疗转诊中心
trial		试验
trial clinical monitor	TCM	临床试验监查员
trial clinical pharmacokinetics	TCPK	临床试验药物代谢动力学
trial completion		试验完成
trial error		试验误差
trial master file	TMF	主文件夹
trial site		试验现场
Trial Statistical Analysis Plan	TSAP	试验统计分析计划
trial statistician	TSTAT	试验统计学专业人员
trial steering committee	TSC	药物指导委员会
trial(study)registration		试验注册
trichloroacetic acid	TCA	三氯醋酸
triglycerides	TRIG	甘油三酯
triple blind		三盲

英文	缩写	中文
tumor necrosis factor	TNF	肿瘤坏死因子
twice a day	BID	每日两次
two-way crossover		双交叉
U. S. Food and Drug Administration	FDA	美国食品药品监督管理局
UK Oncology Nursing Society	ONS(c)	英国肿瘤护理协会
umole/liter	μmol/L	微摩尔/升
unblinding		揭盲
unexpected adverse event	UAE	非预期不良事件
unexpected adverse drug reaction	UADR	非预期药物不良反应
UNIT/Liter	U/L	单位/升
United Kingdom	UK	联合王国
universal precautions	UP	综合治疗
University Hospital Medical Information Network Clinical Trials Registry(Japan)	UMIN-CTR	日本大学医院的医疗网络信息临床试验注册中心
unknown		未知
upper limit of normal	ULN	正常值上限
uracratia(urinary incontinence)		尿失禁
urea nitrogen	BUN	尿素氮
uric acid	UA	尿酸
urinalysis		尿液分析
urinary retention		尿潴留
urine		尿液
user acceptance testing	UAT	用户接受测试
vaginal discharge		阴道排液
validation of computerized systems		计算机系统的验证
verify		查证,核实
version control		版本控制
Veterans Affairs	VA	退伍军人事务
virtual private network	VPN	虚拟专用网络
visit date		访视日期

英文	缩写	中文
visit type		随访型
visual field defect (defect of field vision)		视野缺损
vital signs		生命体征
voluntary action indicated	VAI	显示的自愿行为
volunteer		志愿者
vulnerable persons/population		弱势群体
vulnerable subjects		弱势受试者
Wales Cancer Trials Network	WCTN	威尔士癌症临床试验网络
washout period		洗脱期,清洗期
weight		体重
well-being of the trial subjects		受试者的权益
West Japan Thoracic Oncology Group	WJTOG	西日本胸部肿瘤组
white blood cell	WBC	白细胞
World Health Organization International Conference of Drug Regulatory Authorities	WHO-ICDRA	WHO 国际药品管理当局会议
wild-type		野生型
wild-type breakpoints		野生型折点,流行病学折点
withdraw		撤回取消
withdrawal		退出
withdrawal by subject		受试者退出
within-subject coefficient of variation	CVW%	个体内变异系数
World Health Organization	WHO	世界卫生组织
World Medical Association	WMA	世界医疗协会
wound		伤口

附录二　药物临床试验伦理审查工作指导原则

第一章　总　则

第一条　为加强药物临床试验伦理审查工作的指导和监督管理，规范伦理委员会对药物临床试验的伦理审查工作，保证药物临床试验符合科学和伦理要求，根据《药物临床试验质量管理规范》（GCP）、世界医学会《赫尔辛基宣言》、国际医学科学组织理事会《涉及人的生物医学研究国际伦理准则》，制定本指导原则。

第二条　伦理委员会对药物临床试验项目的科学性、伦理合理性进行审查，旨在保证受试者尊严、安全和权益，促进药物临床试验科学、健康地发展，增强公众对药物临床试验的信任和支持。

第三条　伦理委员会须在遵守国家宪法、法律、法规和有关规定的前提下，独立开展药物临床试验的伦理审查工作，并接受药品监督管理部门的指导和监督。

第四条　药品监督管理部门需建立对伦理委员会药物临床试验伦理审查工作的检查和评价制度，实施对伦理委员会伦理审查工作的指导和监督管理。

第二章　伦理委员会的组织与管理

第五条　组建伦理委员会应符合国家相关的管理规定。伦理委员会应由多学科背景的人员组成，包括从事医药相关专业人员、非医药专业人员、法律专家，以及独立于研究/试验单位之外的人员，至少5人，且性别均衡。确保伦理委员有资格和经验共同对试验的科学性及伦理合理性进行审阅和评估。伦理委员会的组成和工作不应受任何参与试验者的影响。

第六条　伦理委员会应有书面文件说明伦理委员会的组织构架、主管部门、伦理委员会的职责、成员的资质要求、任职条件和任期、办公室工作职责，建立选择与任命伦理委员会委员与秘书的程序等。

第七条　组建伦理委员会的机构/部门应当向伦理委员会提供必要的支持。设立独立的办公室，具备必要的办公条件，以确保与申请人的沟通及相关文件的保密性。

第八条　伦理委员会委员可以采用招聘、推荐等方式产生。伦理委员会设主任委员一名，副主任委员若干名，由伦理委员会委员选举产生。

第九条　伦理委员会委员应同意公开其姓名、职业和隶属关系，签署有关审查项目、受试者信息和相关事宜的保密协议，签署利益冲突声明。

第十条　伦理委员会可以聘请独立顾问或委任常任独立顾问。独立顾问应伦理委员会的邀请，就试验方案中的一些问题向伦理委员会提供咨询意见，但独立顾问不具有伦理审查表决权。独立顾问可以是伦理或法律方面的、特定疾病或方法学的专家，或者是特殊疾病人群、特定地区人群/族群或其他特定利益团体的代表。

第十一条　伦理委员会应针对新委员和委员的继续教育建立培训机制，组织 GCP 等相关法律法规、药物临床试验伦理审查技术以及伦理委员会标准操作规程的培训。

第十二条　伦理委员会应制定标准操作规程和制度，以确保伦理审查工作的规范性与一致性。内容至少包括以下几个方面：

（一）标准操作规程与伦理审查申请指南的制定；

（二）伦理委员会的组织与管理：伦理委员会的组建，伦理审查的保密措施，利益冲突的管理，委员与工作人员的培训，独立顾问的选聘；

（三）伦理审查的方式：会议审查与紧急会议审查，快速审查；

（四）伦理审查的流程：审查申请的受理与处理，初始审查，跟踪审查，审查决定的传达；

（五）会议管理：会议准备，会议程序，会议记录；

（六）文件与档案管理：建档，保存，查阅与复印。

第三章　伦理委员会的职责要求

第十三条　伦理委员会应根据伦理审查工作的需要不断完善组织管理和制度建设，履行保护受试者的安全和权益的职责。

第十四条　伦理委员会应当对申请人提交的药物临床试验项目的伦理问题进行独立、公正、公平和及时的审查。伦理委员会除对本机构所承担实施的所有药物临床试验项目进行审查监督外，也可对其他机构委托的临床试验项目进行审查。

第十五条　伦理委员会对药物临床试验进行审查监督可以行使如下权力：

（一）批准/不批准一项药物临床试验；

（二）对批准的临床试验进行跟踪审查；

（三）终止或暂停已经批准的临床试验。

第十六条　伦理委员会成立后应及时向国家食品药品监督管理局和所在地省级食品药品监督管理部门备案。备案时应提交如下资料：伦理委员会主任委员和委员名单（附简历）、伦理委员会章程、伦理委员会相关工作程序和制度。

第十七条　伦理委员会应向国家食品药品监督管理局和所在地省级食品药品监督管理部门报告年度伦理审查工作情况。

第四章　伦理审查的申请与受理

第十八条　伦理委员会应为伦理审查申请人提供涉及伦理审查事项的咨询服务，提供审查申请所需要的申请表格、知情同意书及其他文件的范本；伦理委员会应就受理伦理审查申请的相关事宜作出明确规定。

（一）应明确提交伦理审查必需的文件目录和审查所需的文件份数；

（二）应明确受理审查申请的基本要求、形式、标准、时限和程序；

（三）应明确提交和受理更改申请、补充申请的基本要求、时限、程序、文件资料的条件与要求等。

第十九条　伦理委员会在收到伦理审查申请人的申请后，对于提交的审查文件资料不齐全或不符合规定要求的，应当一次性告知伦理审查申请人需要补正的内容。

伦理委员会受理伦理审查申请后应告知申请人召开伦理审查会议的预期时间。

第二十条　伦理审查申请人须按伦理委员会的规定和要求向伦理委员会提交伦理审查申请。提交伦理审查申请的文件，包括（但不限于下述文件内容）：

（一）伦理审查申请表（签名并注明日期）；

（二）临床试验方案（注明版本号和日期）；

（三）知情同意书（注明版本号和日期）；

（四）招募受试者的相关材料；

（五）病例报告表；

（六）研究者手册；

（七）主要研究者履历；

（八）国家食品药品监督管理局《药物临床试验批件》；

（九）其他伦理委员会对申请研究项目的重要决定的说明，应提供以前否定结论的理由；

（十）试验药物的合格检验报告。

第二十一条　伦理委员会决定受理项目的审查方式，选择主审委员，必要时聘请独立顾问。

第五章　伦理委员会的伦理审查

第二十二条　伦理委员会应规定召开审查会议所需的法定到会人数。最少到会委员人数应超过半数成员，并不少于五人。到会委员应包括医药专业、非医药专业，独立于研究/试验单位之外的人员、不同性别的人员。

第二十三条　主任委员（或被授权者）主持伦理委员会会议。必要时可邀请独立顾问参会提供咨询意见；主要研究者/申办者可参加会议阐述方案或就特定问题作详细说明。伦理委员会秘书应归纳会议讨论内容和审查决定，形成会议记录。会议记录应有批准程序。

第二十四条　伦理委员会可建立"主审制"：伦理委员会根据专业相关以及伦理问题相关的原则，可以为每个项目指定一至两名主审委员。

第二十五条　伦理委员会审查以会议审查为主要审查方式。有下列情形之一的，可实施快速审查：

（一）对伦理委员会已批准的临床试验方案的较小修正，不影响试验的风险受益比；

（二）尚未纳入受试者，或已完成干预措施的试验项目的年度/定期跟踪审查；

（三）预期的严重不良事件审查。

第二十六条　快速审查由一至两名委员负责审查。快速审查同意的试验项目应在下一次伦理委员会会议上通报。有下列情形之一的，快速审查项目应转入会议审查：

（一）审查为否定性意见；

（二）两名委员的意见不一致；

（三）委员提出需要会议审查。

第二十七条　研究过程中出现重大或严重问题，危及受试者安全时，伦理委员会应召开紧急会议进行审查，必要时应采取相应措施，保护受试者的安全与权益。

第二十八条　伦理审查的主要内容（附1）：

（一）研究方案的设计与实施；

（二）试验的风险与受益；

（三）受试者的招募；

（四）知情同意书告知的信息；

（五）知情同意的过程；

（六）受试者的医疗和保护；

（七）隐私和保密；

（八）涉及弱势群体的研究。

第二十九条　为保证伦理审查和审查会议的质量，伦理委员会应对伦理审查质量进行管理和控制，伦理审查会议应按规定的程序和议程进行，应对审查文件进行充分讨论，确保委员对讨论的问题能充分发表各自的不同意见。

第三十条　伦理审查会议应特别关注试验的科学性、安全性、公平性、受试者保护、知情同意文书及知情同意过程、利益冲突等问题。

第三十一条　多中心临床试验的伦理审查应以审查的一致性和及时性为基本原则。多中心临床试验可建立协作审查的工作程序：

（一）组长单位伦理委员会负责审查试验方案的科学性和伦理合理性。

（二）各参加单位伦理委员会在接受组长单位伦理委员会的审查意见的前提下，负责审查该项试验在本机构的可行性，包括机构研究者的资格、经验与是否有充分的时间参加临床试验，人员配备与设备条件。参加单位伦理委员会有权批准或不批准在其机构进行的研究。

（三）参加单位伦理委员会审查认为必须做出的修改方案的建议，应形成书面文件并通报给申办者或负责整个试验计划的试验机构，供其考虑和形成一致意见，以确保各中心遵循同一试验方案。

（四）各中心的伦理委员会应对本机构的临床试验实施情况进行跟踪审查。发生严重不良事件，所在机构的伦理委员会应负责及时审查，并将审查意见通报申办者。基于对受试者的安全考虑，各中心的伦理委员会均有权中止试验在其机构继续进行。

（五）组长单位对临床试验的跟踪审查意见应及时让各参加单位备案。

第六章　伦理审查的决定与送达

第三十二条　伦理审查会议以投票表决的方式作出决定，以超过到会委员半数意见作为伦理委员会审查决定。

第三十三条　伦理委员会在作审查决定时，应符合以下条件：

（一）申请文件齐全；

（二）到会委员符合法定人数的规定；

（三）遵循审查程序，对审查要点进行全面审查和充分讨论；

（四）讨论和投票时，申请人和存在利益冲突的委员离场；

（五）未参加审查会议的委员不得由其他委员代替投票。

第三十四条　批准临床试验项目必须至少符合以下标准：

（一）对预期的试验风险采取了相应的风险控制管理措施；

（二）受试者的风险相对于预期受益来说是合理的；

（三）受试者的选择是公平和公正的；

（四）知情同意书告知信息充分，获取知情同意过程符合规定；

（五）如有需要，试验方案应有充分的数据与安全监察计划，以保证受试者的安全；

（六）保护受试者的隐私和保证数据的保密性；

（七）涉及弱势群体的研究，具有相应的特殊保护措施。

第三十五条　伦理委员会的审查意见有以下几种情形：

（一）同意；

（二）作必要的修正后同意；

（三）作必要的修正后重审；

（四）不同意；

（五）终止或暂停已经批准的临床试验。

第三十六条　伦理委员会秘书应在会后及时整理会议记录，并根据会议记录和审查结论形成书面的伦理审查意见/批件。伦理审查意见/批件应有主任委员（或被授权者）签名，伦理委员会盖章。伦理审查意见/批件的信息包括：

（一）基本信息

1.试验项目信息：项目名称、申办者、审查意见/批件号；

2.临床试验机构和研究者；

3.会议信息：会议时间、地点、审查类别、审查的文件，其中临床试验方案与知情同意书均应注明版本号/日期；

4.伦理审查批件/意见的签发日期；

5.伦理委员会联系人和联系方式。

（二）审查意见和决定

1.审查决定为"同意"时，同时告知伦理委员会实施跟踪审查的要求；

2.审查决定为"作必要修正后同意"和"作必要修正后重审"时，详细说明修正意见，并告知再次提交方案的要求和流程；

3.审查决定为"不同意"和"终止或暂停已经批准的临床试验"时，必须充分说明理由，并告知申请人可就有关事项做出解释或提出申诉。

第三十七条　伦理审查意见/批件经伦理委员会主任委员（或授权者）审核签字后，应及时传达给申请人。

第七章　伦理审查后的跟踪审查

第三十八条　伦理委员会应对所有批准的临床试验进行跟踪审查，直至试验结束。

第三十九条　修正案审查是指对试验过程中试验方案的任何修改的审查。试验过程中对试验方案的任何修改均应提交伦理委员会审查批准后方可实施。伦理委员会应要求申办者和/或研究者就修正案审查提交相关信息，包括（但不限于）：

（一）修改的内容及修改原因；

（二）修改方案对预期风险和受益的影响；

（三）修改方案对受试者权益与安全的影响。

伦理委员会主要针对方案修改后的试验风险和受益进行评估，做出审查意见。为了避免对受试者造成紧急伤害而修改方案，研究者可以在提交伦理委员会审查批准前实施，事后及时向伦理委员会作书面报告。

第四十条 年度/定期跟踪审查。伦理委员会初始审查时应根据试验的风险程度，决定年度/定期跟踪审查的频率，至少每年一次。伦理委员会应要求研究者按时提交报告，年度/定期跟踪审查报告信息包括（但不限于）：

（一）试验的进展；

（二）受试者纳入例数，完成例数，退出例数等；

（三）确认严重不良事件及时上报，妥善处理；

（四）可能影响研究风险受益的任何事件或新信息。

伦理委员会在审查研究进展情况后，再次评估试验的风险与受益。

第四十一条 严重不良事件的审查是指对申办者和/或研究者报告的严重不良事件的审查，包括严重不良事件的程度与范围，对试验风险受益的影响，以及受试者的医疗保护措施。

第四十二条 不依从/违背方案的审查是指对临床试验进行中发生的不依从/违背方案事件的审查。伦理委员会应要求申办者和/或研究者就事件的原因、影响及处理措施予以说明，审查该事件是否影响受试者的安全和权益、是否影响试验的风险受益。

第四十三条 提前终止试验的审查是指对申办者和/或研究者提前终止试验的审查。伦理委员会应要求申办者和/或研究者报告提前终止试验的原因，以及对受试者的后续处理，审查受试者的安全和权益是否得到保证。

第四十四条 结题审查是指对临床试验结题报告的审查。伦理委员会应要求申办者和/或研究者报告试验的完成情况，审查受试者安全和权益的保护。

第四十五条 跟踪审查的决定及其理由应及时传达给申请人。

第八章　伦理委员会审查文件的管理

第四十六条 伦理委员会应有独立的档案文件管理系统。伦理委员会建档存档的文件包括管理文件和项目审查文件。

第四十七条 伦理委员会管理文件包括（但不限于）：

（一）伦理委员会的工作制度、岗位职责、标准操作规程和伦理审查申请指南；

（二）伦理委员会的委员任命文件，委员的履历与培训记录，以及委员签署的保密协议和利益冲突声明；

（三）伦理委员会年度工作计划和总结。

第四十八条 伦理委员会试验项目审查文件包括：

（一）研究者/申办者提交的所有送审材料；

（二）伦理审查工作表、会议签到表、投票单、会议记录、伦理委员会批件/意见和相关沟通信件。

伦理审查文件应妥善保管至临床试验结束后五年，或根据相关要求延长保存期限。存档的文件目录见附 2。

第四十九条　伦理委员会应对文件的查阅和复印作出相关规定，以保证文件档案的安全和保密性。

第九章　附　则

第五十条　伦理委员会之间可建立信息交流与工作合作机制，以促进伦理审查能力的提高。

第五十一条　本指导原则施行前已经成立的伦理委员会，应当自本指导原则实施之日起一年内参照本指导原则的有关要求完善组织管理与制度建设并向国家食品药品监督管理局和所在地省级食品药品监督管理部门备案。

第五十二条　本指导原则自发布之日起施行。

附1 伦理审查的主要内容

1. 试验方案的设计与实施

1.1 试验符合公认的科学原理，基于文献以及充分的实验室研究和动物实验。

1.2 与试验目的有关的试验设计和对照组设置的合理性。

1.3 受试者提前退出试验的标准，暂停或终止试验的标准。

1.4 试验实施过程中的监查和稽查计划，包括必要时成立独立的数据与安全监察委员会。

1.5 研究者的资格与经验、并有充分的时间开展临床试验，人员浔诊吧璞柑凳等符合试验要求。

1.6 临床试验结果报告和发表的方式。

2. 试验的风险与受益

2.1 试验风险的性质、程度与发生概率的评估。

2.2 风险在可能的范围内最小化。

2.3 预期受益的评估：受试者的受益和社会的受益。

2.4 试验风险与受益的合理性：①对受试者有直接受益前景的试验，预期受益与风险应至少与目前可获得的替代治疗的受益与风险相当。试验风险相对于受试者预期的受益而言必须是合理的；②对受试者没有直接受益前景的试验，风险相对于社会预期受益而言，必须是合理的。

3. 受试者的招募

3.1 受试者的人群特征（包括性别、年龄、种族等）。

3.2 试验的受益和风险在目标疾病人群中公平和公正分配。

3.3 拟采取的招募方式和方法。

3.4 向受试者或其代表告知有关试验信息的方式。

3.5 受试者的纳入与排除标准。

4. 知情同意书告知的信息

4.1 试验目的、应遵循的试验步骤（包括所有侵入性操作）、试验期限。

4.2 预期的受试者的风险和不便。

4.3 预期的受益。当受试者没有直接受益时，应告知受试者。

4.4 受试者可获得的备选治疗，以及备选治疗重要的潜在风险和受益。

4.5 受试者参加试验是否获得报酬。

4.6 受试者参加试验是否需要承担费用。

4.7 能识别受试者身份的有关记录的保密程度，并说明必要时，试验项目申办者、伦理委员会、政府管理部门按规定可以查阅参加试验的受试者资料。

4.8 如发生与试验相关的损害时，受试者可以获得的治疗和相应的补偿。

4.9 说明参加试验是自愿的，可以拒绝参加或有权在试验的任何阶段随时退出试验而不会遭到歧视或报复，其医疗待遇与权益不会受到影响。

4.10 当存在有关试验和受试者权利的问题，以及发生试验相关伤害时，有联系人及联系方式。

5. 知情同意的过程

5.1 知情同意应符合完全告知、充分理解、自主选择的原则。

5.2 知情同意的表述应通俗易懂，适合该受试者群体理解的水平。

5.3 对如何获得知情同意有详细的描述，包括明确由谁负责获取知情同意，以及签署知情同意书的规定。

5.4 计划纳入不能表达知情同意者作为受试者时，理由充分正当，对如何获得知情同意或授权同意有详细说明。

5.5 在研究过程中听取并答复受试者或其代表的疑问和意见的规定。

6. 受试者的医疗和保护

6.1 研究人员资格和经验与试验的要求相适应。

6.2 因试验目的而不给予标准治疗的理由。

6.3 在试验过程中和试验结束后，为受试者提供的医疗保障。

6.4 为受试者提供适当的医疗监测、心理与社会支持。

6.5 受试者自愿退出试验时拟采取的措施。

6.6 延长使用、紧急使用或出于同情而提供试验用药的标准。

6.7 试验结束后，是否继续向受试者提供试验用药的说明。

6.8 受试者需要支付的费用说明。

6.9 提供受试者的补偿（包括现金、服务、和/或礼物）。

6.10 由于参加试验造成受试者的损害/残疾/死亡时提供的补偿或治疗。

6.11 保险和损害赔偿。

7. 隐私和保密

7.1 可以查阅受试者个人信息（包括病历记录、生物学标本）人员的规定。

7.2 确保受试者个人信息保密和安全的措施。

8. 涉及弱势群体的试验

8.1 唯有以该弱势人群作为受试者，试验才能很好地进行。

8.2 试验针对该弱势群体特有的疾病或健康问题。

8.3 当试验对弱势群体受试者不提供直接受益可能，试验风险一般不得大于最小风险，除非伦理委员会同意风险程度可略有增加。

8.4 当受试者不能给予充分知情同意时，要获得其法定代理人的知情同意，如有可能还应同时获得受试者本人的同意。

9. 涉及特殊疾病人群、特定地区人群/族群的试验

9.1 该试验对特殊疾病人群、特定地区人群/族群造成的影响。

9.2 外界因素对个人知情同意的影响。

9.3 试验过程中，计划向该人群进行咨询。

9.4 该试验有利于当地的发展，如加强当地的医疗保健服务，提升研究能力，以及应对公共卫生需求的能力。

附2 伦理委员会存档的文件目录

1. 管理文件类

1.1 伦理委员会工作制度与人员职责。

1.2 伦理委员会委员专业履历、任命文件。

1.3 伦理委员会委员的培训文件。

1.4 伦理审查申请指南。

1.5 伦理委员会标准操作规程。

1.6 临床试验主要伦理问题审查的技术指南。

1.7 经费管理文件与记录。

1.8 年度工作计划与工作总结。

2. 项目审查文件类

2.1 申请人提交的审查材料。

2.2 受理通知书。

2.3 伦理委员会审查工作表格。

2.4 伦理委员会会议议程。

2.5 伦理委员会会议签到表。

2.6 伦理委员会的投票单。

2.7 伦理委员会的会议记录。

2.8 伦理审查意见/伦理审查批件。

2.9 伦理审查申请人责任声明。

2.10 伦理委员会与申请人或其他有关人员就申请、审查和跟踪审查问题的往来信件。

2.11 跟踪审查的相关文件。

附录三 GUIDELINE FOR GOOD CLINICAL PRACTICE（E6-R2）

INTERNATIONAL COUNCIL FOR HARMONISATION OF TECHNICAL
REQUIREMENTS FOR PHARMACEUTICALS FOR HUMAN USE（ICH）

ICH HARMONISED GUIDELINE

INTEGRATED ADDENDUM TO ICH E6（R1）：
GUIDELINE FOR GOOD CLINICAL PRACTICE
E6（R2）

Current *Step* 4 version
dated 9 November 2016

E6 (R1)

Document History

First Codification	History	Date	New Codification **November 2005**
E6	Approval by the Steering Committee under *Step 2* and release for public consultation.	27 April 1995	E6
E6	Approval by the Steering Committee under *Step 4* and recommended for adoption to the three ICH regulatory bodies.	1 May 1996	E6

E6 (R1) *Step 4* version

E6	Approval by the Steering Committee of *Post-Step* 4 editorial corrections.	10 June 1996	E6(R1)

Current E6 (R2) Addendum *Step 4* version

Code	History	Date
E6(R2)	Adoption by the Regulatory Members of the ICH Assembly under *Step 4*. Integrated Addendum to ICH E6 (R1) document. Changes are integrated directly into the following sections of the parental Guideline: Introduction, 1.63, 1.64, 1.65, 2.10, 2.13, 4.2.5, 4.2.6, 4.9.0, 5.0, 5.0.1, 5.0.2, 5.0.3, 5.0.4, 5.0.5, 5.0.6, 5.0.7, 5.2.2, 5.5.3 (a), 5.5.3 (b), 5.5.3 (h), 5.18.3, 5.18.6 (e), 5.18.7, 5.20.1, 8.1	9 November 2016

ICH HARMONISED GUIDELINE INTEGRATED ADDENDUM TO ICH E6 (R1): GUIDELINE FOR GOOD CLINICAL PRACTICE ICH E6 (R2)

ICH Consensus Guideline

TABLE OF CONTENTS

INTRODUCTION

Good Clinical Practice (GCP) is an international ethical and scientific quality standard for designing, conducting, recording and reporting trials that involve the participation of human subjects. Compliance with this standard provides public assurance that the rights, safety and well-being of trial subjects are protected, consistent with the principles that have their origin in the Declaration of Helsinki, and that the clinical trial data are credible.

The objective of this ICH GCP Guideline is to provide a unified standard for the European Union (EU), Japan and the United States to facilitate the mutual acceptance of clinical data by the regulatory authorities in these jurisdictions.

The guideline was developed with consideration of the current good clinical practices of the European Union, Japan, and the United States, as well as those of Australia, Canada, the Nordic countries and the World Health Organization (WHO).

This guideline should be followed when generating clinical trial data that are intended to be submitted to regulatory authorities.

The principles established in this guideline may also be applied to other clinical investigations that may have an impact on the safety and well-being of human subjects.

ADDENDUM

Since the development of the ICH GCP Guideline, the scale, complexity, and cost of clinical trials have increased. Evolutions in technology and risk management processes offer new opportunities to increase efficiency and focus on relevant activities. When the original ICH E6 (R1) text was prepared, clinical trials were performed in a largely paper-based process. Advances in use of electronic data recording and reporting facilitate implementation of other approaches. For example, centralized monitoring can now offer a greater advantage, to a broader range of trials than is suggested in the original text. Therefore, this guideline has been amended to encourage implementation of improved and more efficient approaches to clinical trial design, conduct, oversight, recording and reporting while continuing to ensure human subject protection and reliability of trial results. Standards regarding electronic records and essential documents intended to increase clinical trial quality and efficiency have also been updated.

This guideline should be read in conjunction with other ICH guidelines relevant to the conduct of clinical trials (e. g. , E2A (clinical safety data management), E3 (clinical study reporting), E7 (geriatric populations), E8 (general considerations for clinical trials), E9 (statistical principles), and E11 (pediatric populations)).

This ICH GCP Guideline Integrated Addendum provides a unified standard for the European Union, Japan, the United States, Canada, and Switzerland to facilitate the mutual acceptance of data from clinical trials by the regulatory authorities in these jurisdictions. In the event of any conflict between the E6 (R1) text and the E6 (R2) addendum text, the E6 (R2) addendum text should take priority.

1. GLOSSARY

1. 1　Adverse Drug Reaction (ADR)

In the pre-approval clinical experience with a new medicinal product or its new usages, particularly as the therapeutic dose(s) may not be established: all noxious and unintended responses to a medicinal product related to any dose should be considered adverse drug reactions. The phrase responses to a medicinal product means that a causal relationship between a medicinal product and an adverse event is at least a reasonable possibility, i. e. , the relationship cannot be ruled out.

Regarding marketed medicinal products: a response to a drug which is noxious and unintended and which occurs at doses normally used in man for prophylaxis, diagnosis, or therapy of diseases or for modification of physiological function (see the ICH Guideline for Clinical Safety Data Management: Definitions and Standards for Expedited Reporting).

1. 2　Adverse Event (AE)

Any untoward medical occurrence in a patient or clinical investigation subject administered a pharmaceutical product and which does not necessarily have a causal relationship with this treatment. An adverse event (AE) can therefore be any unfavourable and unintended sign (including an abnormal laboratory finding), symptom, or disease temporally associated with the use of a medicinal (investigational) product, whether or not related to the medicinal (investigational) product (see the ICH Guideline for Clinical Safety Data Management: Definitions and Standards for Expedited Reporting).

1. 3　Amendment (to the protocol)

See Protocol Amendment.

1. 4　Applicable Regulatory Requirement(s)

Any law(s) and regulation(s) addressing the conduct of clinical trials of investigational products.

1.5 Approval (in relation to Institutional Review Boards)

The affirmative decision of the IRB that the clinical trial has been reviewed and may be conducted at the institution site within the constraints set forth by the IRB, the institution, Good Clinical Practice (GCP), and the applicable regulatory requirements.

1.6 Audit

A systematic and independent examination of trial related activities and documents to determine whether the evaluated trial related activities were conducted, and the data were recorded, analyzed and accurately reported according to the protocol, sponsor's standard operating procedures (SOPs), Good Clinical Practice (GCP), and the applicable regulatory requirement(s).

1.7 Audit Certificate

A declaration of confirmation by the auditor that an audit has taken place.

1.8 Audit Report

A written evaluation by the sponsor's auditor of the results of the audit.

1.9 Audit Trail

Documentation that allows reconstruction of the course of events.

1.10 Blinding/Masking

A procedure in which one or more parties to the trial are kept unaware of the treatment assignment(s). Single blinding usually refers to the subject(s) being unaware, and double-blinding usually refers to the subject(s), investigator(s), monitor, and, in some cases, data analyst(s) being unaware of the treatment assignment(s).

1.11 Case Report Form (CRF)

A printed, optical, or electronic document designed to record all of the protocol required information to be reported to the sponsor on each trial subject.

1.12 Clinical Trial/Study

Any investigation in human subjects intended to discover or verify the clinical, pharmacological and/or other pharmacodynamic effects of an investigational product(s), and/or to identify any adverse reactions to an investigational product(s), and/or to study absorption, distribution, metabolism, and excretion of an investigational product(s) with the object of ascertaining its safety and/or efficacy. The terms clinical trial and clinical study are synonymous.

1. 13　Clinical Trial/Study Report

A written description of a trial/study of any therapeutic, prophylactic, or diagnostic agent conducted in human subjects, in which the clinical and statistical description, presentations, and analyses are fully integrated into a single report (see the ICH Guideline for Structure and Content of Clinical Study Reports).

1. 14　Comparator (Product)

An investigational or marketed product (i. e. , active control), or placebo, used as a reference in a clinical trial.

1. 15　Compliance (in relation to trials)

Adherence to all the trial-related requirements, Good Clinical Practice (GCP) requirements, and the applicable regulatory requirements.

1. 16　Confidentiality

Prevention of disclosure, to other than authorized individuals, of a sponsor's proprietary information or of a subject's identity.

1. 17　Contract

A written, dated, and signed agreement between two or more involved parties that sets out any arrangements on delegation and distribution of tasks and obligations and, if appropriate, on financial matters. The protocol may serve as the basis of a contract.

1. 18　Coordinating Committee

A committee that a sponsor may organize to coordinate the conduct of a multicentre trial.

1. 19　Coordinating Investigator

An investigator assigned the responsibility for the coordination of investigators at different centres participating in a multicentre trial.

1. 20　Contract Research Organization (CRO)

A person or an organization (commercial, academic, or other) contracted by the sponsor to perform one or more of a sponsor's trial-related duties and functions.

1. 21　Direct Access

Permission to examine, analyze, verify, and reproduce any records and reports that are important to evaluation of a clinical trial. Any party (e. g. , domestic and foreign regulatory authorities, sponsor's monitors and auditors) with direct access should take all reasonable precautions within the constraints of the applicable regulatory requirement(s) to maintain the confidentiality of subjects' identities and sponsor's proprietary information.

1.22 Documentation

All records, in any form (including, but not limited to, written, electronic, magnetic, and optical records, and scans, x-rays, and electrocardiograms) that describe or record the methods, conduct, and/or results of a trial, the factors affecting a trial, and the actions taken.

1.23 Essential Documents

Documents which individually and collectively permit evaluation of the conduct of a study and the quality of the data produced (see 8. Essential Documents for the Conduct of a Clinical Trial).

1.24 Good Clinical Practice (GCP)

A standard for the design, conduct, performance, monitoring, auditing, recording, analyses, and reporting of clinical trials that provides assurance that the data and reported results are credible and accurate, and that the rights, integrity, and confidentiality of trial subjects are protected.

1.25 Independent Data-Monitoring Committee (IDMC) (Data and Safety Monitoring Board, Monitoring Committee, Data Monitoring Committee)

An independent data-monitoring committee that may be established by the sponsor to assess at intervals the progress of a clinical trial, the safety data, and the critical efficacy endpoints, and to recommend to the sponsor whether to continue, modify, or stop a trial.

1.26 Impartial Witness

A person, who is independent of the trial, who cannot be unfairly influenced by people involved with the trial, who attends the informed consent process if the subject or the subject's legally acceptable representative cannot read, and who reads the informed consent form and any other written information supplied to the subject.

1.27 Independent Ethics Committee (IEC)

An independent body (a review board or a committee, institutional, regional, national, or supranational), constituted of medical professionals and non-medical members, whose responsibility it is to ensure the protection of the rights, safety and well-being of human subjects involved in a trial and to provide public assurance of that protection, by, among other things, reviewing and approving/providing favourable opinion on, the trial protocol, the suitability of the investigator(s), facilities, and the methods and material to be used in obtaining and documenting informed consent of the trial subjects.

The legal status, composition, function, operations and regulatory requirements pertaining to Independent Ethics Committees may differ among countries, but should allow the Independent Ethics Committee to act in agreement with GCP as described in this guideline.

1.28 Informed Consent

A process by which a subject voluntarily confirms his or her willingness to participate in a particular trial, after having been informed of all aspects of the trial that are relevant to the subject's decision to participate. Informed consent is documented by means of a written, signed and dated informed consent form.

1.29 Inspection

The act by a regulatory authority(ies) of conducting an official review of documents, facilities, records, and any other resources that are deemed by the authority(ies) to be related to the clinical trial and that may be located at the site of the trial, at the sponsor's and/or contract research organization's (CRO's) facilities, or at other establishments deemed appropriate by the regulatory authority(ies).

1.30 Institution (medical)

Any public or private entity or agency or medical or dental facility where clinical trials are conducted.

1.31 Institutional Review Board (IRB)

An independent body constituted of medical, scientific, and non-scientific members, whose responsibility is to ensure the protection of the rights, safety and well-being of human subjects involved in a trial by, among other things, reviewing, approving, and providing continuing review of trial protocol and amendments and of the methods and material to be used in obtaining and documenting informed consent of the trial subjects.

1.32 Interim Clinical Trial/Study Report

A report of intermediate results and their evaluation based on analyses performed during the course of a trial.

1.33 Investigational Product

A pharmaceutical form of an active ingredient or placebo being tested or used as a reference in a clinical trial, including a product with a marketing authorization when used or assembled (formulated or packaged) in a way different from the approved form, or when used for an unapproved indication, or when used to gain further information about an approved use.

1.34 Investigator

A person responsible for the conduct of the clinical trial at a trial site. If a trial is conducted by a team of individuals at a trial site, the investigator is the responsible leader of the team and may be called the principal investigator. See also Subinvestigator.

1.35   Investigator/Institution

An expression meaning "the investigator and/or institution, where required by the applicable regulatory requirements".

1.36   Investigator's Brochure

A compilation of the clinical and nonclinical data on the investigational product(s) which is relevant to the study of the investigational product(s) in human subjects (see 7. Investigator's Brochure).

1.37   Legally Acceptable Representative

An individual or juridical or other body authorized under applicable law to consent, on behalf of a prospective subject, to the subject's participation in the clinical trial.

1.38   Monitoring

The act of overseeing the progress of a clinical trial, and of ensuring that it is conducted, recorded, and reported in accordance with the protocol, Standard Operating Procedures (SOPs), Good Clinical Practice (GCP), and the applicable regulatory requirement(s).

1.39   Monitoring Report

A written report from the monitor to the sponsor after each site visit and/ or other trial-related communication according to the sponsor's SOPs.

1.40   Multicentre Trial

A clinical trial conducted according to a single protocol but at more than one site, and therefore, carried out by more than one investigator.

1.41   Nonclinical Study

Biomedical studies not performed on human subjects.

1.42   Opinion (in relation to Independent Ethics Committee)

The judgement and/or the advice provided by an Independent Ethics Committee (IEC).

1.43   Original Medical Record

See Source Documents.

1.44   Protocol

A document that describes the objective(s), design, methodology, statistical considerations, and organization of a trial. The protocol usually also gives the background and rationale for the trial, but these could be provided in other protocol referenced documents. Throughout the ICH GCP Guideline the term protocol refers to protocol and protocol amendments.

1. 45   Protocol Amendment

A written description of a change(s) to or formal clarification of a protocol.

1. 46   Quality Assurance (QA)

All those planned and systematic actions that are established to ensure that the trial is performed and the data are generated, documented (recorded), and reported in compliance with Good Clinical Practice (GCP) and the applicable regulatory requirement(s).

1. 47   Quality Control (QC)

The operational techniques and activities undertaken within the quality assurance system to verify that the requirements for quality of the trial-related activities have been fulfilled.

1. 48   Randomization

The process of assigning trial subjects to treatment or control groups using an element of chance to determine the assignments in order to reduce bias.

1. 49   Regulatory Authorities

Bodies having the power to regulate. In the ICH GCP Guideline the expression Regulatory Authorities includes the authorities that review submitted clinical data and those that conduct inspections (see 1. 29). These bodies are sometimes referred to as competent authorities.

1. 50   Serious Adverse Event (SAE) or Serious Adverse Drug Reaction (Serious ADR)

Any untoward medical occurrence that at any dose:

-results in death,

-is life-threatening,

-requires inpatient hospitalization or prolongation of existing hospitalization,

-results in persistent or significant disability/incapacity,

or

-is a congenital anomaly/birth defect

(see the ICH Guideline for Clinical Safety Data Management: Definitions and Standards for Expedited Reporting).

1. 51   Source Data

All information in original records and certified copies of original records of clinical findings, observations, or other activities in a clinical trial necessary for the reconstruction and evaluation of the trial. Source data are contained in source documents (original records or certified copies).

1. 52 Source Documents

Original documents, data, and records (e. g. , hospital records, clinical and office charts, laboratory notes, memoranda, subjects' diaries or evaluation checklists, pharmacy dispensing records, recorded data from automated instruments, copies or transcriptions certified after verification as being accurate copies, microfiches, photographic negatives, microfilm or magnetic media, x-rays, subject files, and records kept at the pharmacy, at the laboratories and at medico-technical departments involved in the clinical trial).

1. 53 Sponsor

An individual, company, institution, or organization which takes responsibility for the initiation, management, and/or financing of a clinical trial.

1. 54 Sponsor-Investigator

An individual who both initiates and conducts, alone or with others, a clinical trial, and under whose immediate direction the investigational product is administered to, dispensed to, or used by a subject. The term does not include any person other than an individual (e. g. , it does not include a corporation or an agency). The obligations of a sponsor-investigator include both those of a sponsor and those of an investigator.

1. 55 Standard Operating Procedures (SOPs)

Detailed, written instructions to achieve uniformity of the performance of a specific function.

1. 56 Subinvestigator

Any individual member of the clinical trial team designated and supervised by the investigator at a trial site to perform critical trial-related procedures and/ or to make important trial-related decisions (e. g. , associates, residents, research fellows). See also Investigator.

1. 57 Subject/Trial Subject

An individual who participates in a clinical trial, either as a recipient of the investigational product(s) or as a control.

1. 58 Subject Identification Code

A unique identifier assigned by the investigator to each trial subject to protect the subject's identity and used in lieu of the subject's name when the investigator reports adverse events and/or other trial related data.

1. 59 Trial Site

The location(s) where trial-related activities are actually conducted.

1. 60 Unexpected Adverse Drug Reaction

An adverse reaction, the nature or severity of which is not consistent with the applicable product information (e. g. , Investigator's Brochure for an unapproved investigational product or package insert/summary of product characteristics for an approved product) (see the ICH Guideline for Clinical Safety Data Management: Definitions and Standards for Expedited Reporting).

1. 61 Vulnerable Subjects

Individuals whose willingness to volunteer in a clinical trial may be unduly influenced by the expectation, whether justified or not, of benefits associated with participation, or of a retaliatory response from senior members of a hierarchy in case of refusal to participate. Examples are members of a group with a hierarchical structure, such as medical, pharmacy, dental, and nursing students, subordinate hospital and laboratory personnel, employees of the pharmaceutical industry, members of the armed forces, and persons kept in detention. Other vulnerable subjects include patients with incurable diseases, persons in nursing homes, unemployed or impoverished persons, patients in emergency situations, ethnic minority groups, homeless persons, nomads, refugees, minors, and those incapable of giving consent.

1. 62 Well-being (of the trial subjects)

The physical and mental integrity of the subjects participating in a clinical trial.

ADDENDUM

1. 63 Certified Copy

A copy (irrespective of the type of media used) of the original record that has been verified (i. e. , by a dated signature or by generation through a validated process) to have the same information, including data that describe the context, content, and structure, as the original.

1. 64 Monitoring Plan

A document that describes the strategy, methods, responsibilities, and requirements for monitoring the trial.

1. 65 Validation of Computerized Systems

A process of establishing and documenting that the specified requirements of a computerized system can be consistently fulfilled from design until decommissioning of the system or transition to a new system. The approach to validation should be based on a risk assessment that takes into consideration the intended use of the system and the potential of the system to affect human subject protection and reliability of trial results.

2. THE PRINCIPLES OF ICH GCP

2.1 Clinical trials should be conducted in accordance with the ethical principles that have their origin in the Declaration of Helsinki, and that are consistent with GCP and the applicable regulatory requirement(s).

2.2 Before a trial is initiated, foreseeable risks and inconveniences should be weighed against the anticipated benefit for the individual trial subject and society. A trial should be initiated and continued only if the anticipated benefits justify the risks.

2.3 The rights, safety, and well-being of the trial subjects are the most important considerations and should prevail over interests of science and society.

2.4 The available nonclinical and clinical information on an investigational product should be adequate to support the proposed clinical trial.

2.5 Clinical trials should be scientifically sound, and described in a clear, detailed protocol.

2.6 A trial should be conducted in compliance with the protocol that has received prior institutional review board (IRB) /independent ethics committee (IEC) approval/favourable opinion.

2.7 The medical care given to, and medical decisions made on behalf of, subjects should always be the responsibility of a qualified physician or, when appropriate, of a qualified dentist.

2.8 Each individual involved in conducting a trial should be qualified by education, training, and experience to perform his or her respective task(s).

2.9 Freely given informed consent should be obtained from every subject prior to clinical trial participation.

2.10 All clinical trial information should be recorded, handled, and stored in a way that allows its accurate reporting, interpretation and verification.

ADDENDUM

This principle applies to all records referenced in this guideline, irrespective of the type of media used.

2.11 The confidentiality of records that could identify subjects should be protected, respecting the privacy and confidentiality rules in accordance with the applicable regulatory requirement(s).

2.12 Investigational products should be manufactured, handled, and stored in accordance with applicable good manufacturing practice (GMP). They should be used in accordance with the approved protocol.

2. 13 Systems with procedures that assure the quality of every aspect of the trial should be implemented.

ADDENDUM

Aspects of the trial that are essential to ensure human subject protection and reliability of trial results should be the focus of such systems.

3. INSTITUTIONAL REVIEW BOARD/INDEPENDENT ETHICS COMMITTEE (IRB/IEC)

3. 1 Responsibilities

3. 1. 1   An IRB/IEC should safeguard the rights, safety, and well-being of all trial subjects. Special attention should be paid to trials that may include vulnerable subjects.

3. 1. 2   The IRB/IEC should obtain the following documents:

trial protocol(s) /amendment(s), written informed consent form(s) and consent form updates that the investigator proposes for use in the trial, subject recruitment procedures (e. g. , advertisements), written information to be provided to subjects, Investigator's Brochure (IB), available safety information, information about payments and compensation available to subjects, the investigator's current curriculum vitae and/or other documentation evidencing qualifications, and any other documents that the IRB/IEC may need to fulfil its responsibilities.

The IRB/IEC should review a proposed clinical trial within a reasonable time and document its views in writing, clearly identifying the trial, the documents reviewed and the dates for the following:

-approval/favourable opinion;

-modifications required prior to its approval/favourable opinion;

-disapproval / negative opinion; and

-termination/suspension of any prior approval/favourable opinion.

3. 1. 3   The IRB/IEC should consider the qualifications of the investigator for the proposed trial, as documented by a current curriculum vitae and/or by any other relevant documentation the IRB/IEC requests.

3. 1. 4   The IRB/IEC should conduct continuing review of each ongoing trial at intervals appropriate to the degree of risk to human subjects, but at least once per year.

3. 1. 5　The IRB/IEC may request more information than is outlined in paragraph 4. 8. 10 be given to subjects when, in the judgement of the IRB/IEC, the additional information would add meaningfully to the protection of the rights, safety and/or well-being of the subjects.

3. 1. 6　When a non-therapeutic trial is to be carried out with the consent of the subject's legally acceptable representative (see 4. 8. 12, 4. 8. 14), the IRB/IEC should determine that the proposed protocol and/or other document(s) adequately addresses relevant ethical concerns and meets applicable regulatory requirements for such trials.

3. 1. 7　Where the protocol indicates that prior consent of the trial subject or the subject's legally acceptable representative is not possible (see 4. 8. 15), the IRB/IEC should determine that the proposed protocol and/or other document(s) adequately addresses relevant ethical concerns and meets applicable regulatory requirements for such trials (i. e., in emergency situations).

3. 1. 8　The IRB/IEC should review both the amount and method of payment to subjects to assure that neither presents problems of coercion or undue influence on the trial subjects. Payments to a subject should be prorated and not wholly contingent on completion of the trial by the subject.

3. 1. 9　The IRB/IEC should ensure that information regarding payment to subjects, including the methods, amounts, and schedule of payment to trial subjects, is set forth in the written informed consent form and any other written information to be provided to subjects. The way payment will be prorated should be specified.

3. 2　Composition, Functions and Operations

3. 2. 1　The IRB/IEC should consist of a reasonable number of members, who collectively have the qualifications and experience to review and evaluate the science, medical aspects, and ethics of the proposed trial. It is recommended that the IRB/IEC should include:

(a) At least five members.

(b) At least one member whose primary area of interest is in a nonscientific area.

(c) At least one member who is independent of the institution/trial site.

Only those IRB/IEC members who are independent of the investigator and the sponsor of the trial should vote/provide opinion on a trial-related matter.

A list of IRB/IEC members and their qualifications should be maintained.

3.2.2　The IRB/IEC should perform its functions according to written operating procedures, should maintain written records of its activities and minutes of its meetings, and should comply with GCP and with the applicable regulatory requirement(s).

3.2.3　An IRB/IEC should make its decisions at announced meetings at which at least a quorum, as stipulated in its written operating procedures, is present.

3.2.4　Only members who participate in the IRB/IEC review and discussion should vote/provide their opinion and/or advise.

3.2.5　The investigator may provide information on any aspect of the trial, but should not participate in the deliberations of the IRB/IEC or in the vote/opinion of the IRB/IEC.

3.2.6　An IRB/IEC may invite nonmembers with expertise in special areas for assistance.

3.3　Procedures

The IRB/IEC should establish, document in writing, and follow its procedures, which should include:

3.3.1　Determining its composition (names and qualifications of the members) and the authority under which it is established.

3.3.2　Scheduling, notifying its members of, and conducting its meetings.

3.3.3　Conducting initial and continuing review of trials.

3.3.4　Determining the frequency of continuing review, as appropriate.

3.3.5　Providing, according to the applicable regulatory requirements, expedited review and approval/favourable opinion of minor change(s) in ongoing trials that have the approval/favourable opinion of the IRB/IEC.

3.3.6　Specifying that no subject should be admitted to a trial before the IRB/IEC issues its written approval/favourable opinion of the trial.

3.3.7　Specifying that no deviations from, or changes of, the protocol should be initiated without prior written IRB/IEC approval/favourable opinion of an appropriate amendment, except when necessary to eliminate immediate hazards to the subjects or when the change(s) involves only logistical or administrative aspects of the trial (e. g. , change of monitor(s), telephone number(s)) (see 4. 5. 2).

3. 3. 8   Specifying that the investigator should promptly report to the IRB/IEC:

(a) Deviations from, or changes of, the protocol to eliminate immediate hazards to the trial subjects (see 3. 3. 7, 4. 5. 2, 4. 5. 4).

(b) Changes increasing the risk to subjects and/or affecting significantly the conduct of the trial (see 4. 10. 2).

(c) All adverse drug reactions (ADRs) that are both serious and unexpected.

(d) New information that may affect adversely the safety of the subjects or the conduct of the trial.

3. 3. 9   Ensuring that the IRB/IEC promptly notify in writing the investigator/institution concerning:

(a) Its trial-related decisions/opinions.

(b) The reasons for its decisions/opinions.

(c) Procedures for appeal of its decisions/opinions.

3. 4   Records

The IRB/IEC should retain all relevant records (e. g. , written procedures, membership lists, lists of occupations/affiliations of members, submitted documents, minutes of meetings, and correspondence) for a period of at least 3-years after completion of the trial and make them available upon request from the regulatory authority(ies).

The IRB/IEC may be asked by investigators, sponsors or regulatory authorities to provide its written procedures and membership lists.

4. INVESTIGATOR

4. 1   Investigator's Qualifications and Agreements

4. 1. 1   The investigator(s) should be qualified by education, training, and experience to assume responsibility for the proper conduct of the trial, should meet all the qualifications specified by the applicable regulatory requirement(s), and should provide evidence of such qualifications through up-to-date curriculum vitae and/or other relevant documentation requested by the sponsor, the IRB/IEC, and/or the regulatory authority(ies).

4. 1. 2   The investigator should be thoroughly familiar with the appropriate use of the investigational product(s), as described in the protocol, in the

current Investigator's Brochure, in the product information and in other information sources provided by the sponsor.

4.1.3 The investigator should be aware of, and should comply with, GCP and the applicable regulatory requirements.

4.1.4 The investigator/institution should permit monitoring and auditing by the sponsor, and inspection by the appropriate regulatory authority (ies).

4.1.5 The investigator should maintain a list of appropriately qualified persons to whom the investigator has delegated significant trial-related duties.

4.2 Adequate Resources

4.2.1 The investigator should be able to demonstrate (e. g. , based on retrospective data) a potential for recruiting the required number of suitable subjects within the agreed recruitment period.

4.2.2 The investigator should have sufficient time to properly conduct and complete the trial within the agreed trial period.

4.2.3 The investigator should have available an adequate number of qualified staff and adequate facilities for the foreseen duration of the trial to conduct the trial properly and safely.

4.2.4 The investigator should ensure that all persons assisting with the trial are adequately informed about the protocol, the investigational product(s), and their trial-related duties and functions.

ADDENDUM

4.2.5 The investigator is responsible for supervising any individual or party to whom the investigator delegates trial-related duties and functions conducted at the trial site.

4.2.6 If the investigator/institution retains the services of any individual or party to perform trial-related duties and functions, the investigator/institution should ensure this individual or party is qualified to perform those trial-related duties and functions and should implement procedures to ensure the integrity of the trial-related duties and functions performed and any data generated.

4.3 Medical Care of Trial Subjects

4.3.1 A qualified physician (or dentist, when appropriate), who is an investigator or a sub- investigator for the trial, should be responsible for all trial-related medical (or dental) decisions.

4.3.2 During and following a subject's participation in a trial, the investigator/institution should ensure that adequate medical care is provided to a subject for any adverse events, including clinically significant laboratory values, related to the trial. The investigator/institution should inform a subject when medical care is needed for intercurrent illness (es) of which the investigator becomes aware.

4.3.3 It is recommended that the investigator inform the subject's primary physician about the subject's participation in the trial if the subject has a primary physician and if the subject agrees to the primary physician being informed.

4.3.4 Although a subject is not obliged to give his/her reason(s) for withdrawing prematurely from a trial, the investigator should make a reasonable effort to ascertain the reason(s), while fully respecting the subject's rights.

4.4 Communication with IRB/IEC

4.4.1 Before initiating a trial, the investigator/institution should have written and dated approval/favourable opinion from the IRB/IEC for the trial protocol, written informed consent form, consent form updates, subject recruitment procedures (e. g., advertisements), and any other written information to be provided to subjects.

4.4.2 As part of the investigator's/institution's written application to the IRB/IEC, the investigator/institution should provide the IRB/IEC with a current copy of the Investigator's Brochure. If the Investigator's Brochure is updated during the trial, the investigator/institution should supply a copy of the updated Investigator's Brochure to the IRB/IEC.

4.4.3 During the trial the investigator/institution should provide to the IRB/IEC all documents subject to review.

4.5 Compliance with Protocol

4.5.1 The investigator/institution should conduct the trial in compliance with the protocol agreed to by the sponsor and, if required, by the regulatory authority(ies) and which was given approval/favourable opinion by the IRB/IEC. The investigator/institution and the sponsor should sign the protocol, or an alternative contract, to confirm agreement.

4.5.2 The investigator should not implement any deviation from, or changes of the protocol without agreement by the sponsor and prior review and documented approval/favourable opinion from the IRB/IEC of an amendment, except where necessary to eliminate an immediate hazard(s) to trial subjects, or when the change(s) involves only logistical or administrative aspects of the trial (e. g. , change in monitor(s), change of telephone number(s)).

4. 5. 3　The investigator, or person designated by the investigator, should document and explain any deviation from the approved protocol.

4. 5. 4　The investigator may implement a deviation from, or a change of, the protocol to eliminate an immediate hazard(s) to trial subjects without prior IRB/IEC approval/favourable opinion. As soon as possible, the implemented deviation or change, the reasons for it, and, if appropriate, the proposed protocol amendment(s) should be submitted:

(a) to the IRB/IEC for review and approval/favourable opinion,

(b) to the sponsor for agreement and, if required,

(c) to the regulatory authority(ies).

4. 6　Investigational Product(s)

4. 6. 1　Responsibility for investigational product(s) accountability at the trial site(s) rests with the investigator/institution.

4. 6. 2　Where allowed/required, the investigator/institution may/should assign some or all of the investigator's/institution's duties for investigational product(s) accountability at the trial site(s) to an appropriate pharmacist or another appropriate individual who is under the supervision of the investigator/institution.

4. 6. 3　The investigator/institution and/or a pharmacist or other appropriate individual, who is designated by the investigator/institution, should maintain records of the product's delivery to the trial site, the inventory at the site, the use by each subject, and the return to the sponsor or alternative disposition of unused product(s). These records should include dates, quantities, batch/serial numbers, expiration dates (if applicable), and the unique code numbers assigned to the investigational product(s) and trial subjects. Investigators should maintain records that document adequately that the subjects were provided the doses specified by the protocol and reconcile all investigational product(s) received from the sponsor.

4. 6. 4　The investigational product(s) should be stored as specified by the sponsor (see 5. 13. 2 and 5. 14. 3) and in accordance with applicable

regulatory requirement(s).

4. 6. 5　The investigator should ensure that the investigational product(s) are used only in accordance with the approved protocol.

4. 6. 6　The investigator, or a person designated by the investigator/institution, should explain the correct use of the investigational product(s) to each subject and should check, at intervals appropriate for the trial, that each subject is following the instructions properly.

4. 7　Randomization Procedures and Unblinding

The investigator should follow the trial's randomization procedures, if any, and should ensure that the code is broken only in accordance with the protocol. If the trial is blinded, the investigator should promptly document and explain to the sponsor any premature unblinding (e. g. , accidental unblinding, unblinding due to a serious adverse event) of the investigational product(s).

4. 8　Informed Consent of Trial Subjects

4. 8. 1　In obtaining and documenting informed consent, the investigator should comply with the applicable regulatory requirement(s), and should adhere to GCP and to the ethical principles that have their origin in the Declaration of Helsinki. Prior to the beginning of the trial, the investigator should have the IRB/IEC's written approval/favourable opinion of the written informed consent form and any other written information to be provided to subjects.

4. 8. 2　The written informed consent form and any other written information to be provided to subjects should be revised whenever important new information becomes available that may be relevant to the subject's consent. Any revised written informed consent form, and written information should receive the IRB/IEC's approval/favourable opinion in advance of use. The subject or the subject's legally acceptable representative should be informed in a timely manner if new information becomes available that may be relevant to the subject's willingness to continue participation in the trial. The communication of this information should be documented.

4. 8. 3　Neither the investigator, nor the trial staff, should coerce or unduly influence a subject to participate or to continue to participate in a trial.

4. 8. 4　None of the oral and written information concerning the trial, including the written informed consent form, should contain any language that causes the subject or the subject's legally acceptable representative to

waive or to appear to waive any legal rights, or that releases or appears to release the investigator, the institution, the sponsor, or their agents from liability for negligence.

4.8.5 The investigator, or a person designated by the investigator, should fully inform the subject or, if the subject is unable to provide informed consent, the subject's legally acceptable representative, of all pertinent aspects of the trial including the written information and the approval/ favourable opinion by the IRB/IEC.

4.8.6 The language used in the oral and written information about the trial, including the written informed consent form, should be as non-technical as practical and should be understandable to the subject or the subject's legally acceptable representative and the impartial witness, where applicable.

4.8.7 Before informed consent may be obtained, the investigator, or a person designated by the investigator, should provide the subject or the subject's legally acceptable representative ample time and opportunity to inquire about details of the trial and to decide whether or not to participate in the trial. All questions about the trial should be answered to the satisfaction of the subject or the subject's legally acceptable representative.

4.8.8 Prior to a subject's participation in the trial, the written informed consent form should be signed and personally dated by the subject or by the subject's legally acceptable representative, and by the person who conducted the informed consent discussion.

4.8.9 If a subject is unable to read or if a legally acceptable representative is unable to read, an impartial witness should be present during the entire informed consent discussion. After the written informed consent form and any other written information to be provided to subjects, is read and explained to the subject or the subject's legally acceptable representative, and after the subject or the subject's legally acceptable representative has orally consented to the subject's participation in the trial and, if capable of doing so, has signed and personally dated the informed consent form, the witness should sign and personally date the consent form. By signing the consent form, the witness attests that the information in the consent form and any other written information was accurately explained to, and apparently understood by, the subject or the subject's legally acceptable representative, and that informed consent was freely given by the subject or the subject's legally acceptable representative.

4. 8. 10 Both the informed consent discussion and the written informed consent form and any other written information to be provided to subjects should include explanations of the following:

(a) That the trial involves research.

(b) The purpose of the trial.

(c) The trial treatment(s) and the probability for random assignment to each treatment.

(d) The trial procedures to be followed, including all invasive procedures.

(e) The subject's responsibilities.

(f) Those aspects of the trial that are experimental.

(g) The reasonably foreseeable risks or inconveniences to the subject and, when applicable, to an embryo, fetus, or nursing infant.

(h) The reasonably expected benefits. When there is no intended clinical benefit to the subject, the subject should be made aware of this.

(i) The alternative procedure(s) or course(s) of treatment that may be available to the subject, and their important potential benefits and risks.

(j) The compensation and/or treatment available to the subject in the event of trial-related injury.

(k) The anticipated prorated payment, if any, to the subject for participating in the trial.

(l) The anticipated expenses, if any, to the subject for participating in the trial.

(m) That the subject's participation in the trial is voluntary and that the subject may refuse to participate or withdraw from the trial, at any time, without penalty or loss of benefits to which the subject is otherwise entitled.

(n) That the monitor(s), the auditor(s), the IRB/IEC, and the regulatory authority(ies) will be granted direct access to the subject's original medical records for verification of clinical trial procedures and/or data, without violating the confidentiality of the subject, to the extent permitted by the applicable laws and regulations and that, by signing a written informed consent form, the subject or the subject's legally acceptable representative is authorizing such access.

(o) That records identifying the subject will be kept confidential and, to the extent permitted by the applicable laws and/or regulations, will not be made publicly available. If the results of the trial are published, the subject's identity will remain confidential.

(p) That the subject or the subject's legally acceptable representative will be informed in a timely manner if information becomes available that may be relevant to the subject's willingness to continue participation in the trial.

(q) The person(s) to contact for further information regarding the trial and the rights of trial subjects, and whom to contact in the event of trial-related injury.

(r) The foreseeable circumstances and/or reasons under which the subject's participation in the trial may be terminated.

(s) The expected duration of the subject's participation in the trial.

(t) The approximate number of subjects involved in the trial.

4.8.11　Prior to participation in the trial, the subject or the subject's legally acceptable representative should receive a copy of the signed and dated written informed consent form and any other written information provided to the subjects. During a subject's participation in the trial, the subject or the subject's legally acceptable representative should receive a copy of the signed and dated consent form updates and a copy of any amendments to the written information provided to subjects.

4.8.12　When a clinical trial (therapeutic or non-therapeutic) includes subjects who can only be enrolled in the trial with the consent of the subject's legally acceptable representative (e. g. , minors, or patients with severe dementia), the subject should be informed about the trial to the extent compatible with the subject's understanding and, if capable, the subject should sign and personally date the written informed consent.

4.8.13　Except as described in 4.8.14, a non-therapeutic trial (i. e. , a trial in which there is no anticipated direct clinical benefit to the subject), should be conducted in subjects who personally give consent and who sign and date the written informed consent form.

4.8.14　Non-therapeutic trials may be conducted in subjects with consent of a legally acceptable representative provided the following conditions are fulfilled:

(a) The objectives of the trial can not be met by means of a trial in subjects who can give informed consent personally.

(b) The foreseeable risks to the subjects are low.

(c) The negative impact on the subject's well-being is minimized and low.

(d) The trial is not prohibited by law.

(e) The approval/favourable opinion of the IRB/IEC is expressly sought on the inclusion of such subjects, and the written approval/ favourable opinion covers this aspect.

Such trials, unless an exception is justified, should be conducted in patients having a disease or condition for which the investigational product is intended. Subjects in these trials should be particularly closely monitored and should be withdrawn if they appear to be unduly distressed.

4.8.15 In emergency situations, when prior consent of the subject is not possible, the consent of the subject's legally acceptable representative, if present, should be requested. When prior consent of the subject is not possible, and the subject's legally acceptable representative is not available, enrolment of the subject should require measures described in the protocol and/or elsewhere, with documented approval/favourable opinion by the IRB/IEC, to protect the rights, safety and well-being of the subject and to ensure compliance with applicable regulatory requirements. The subject or the subject's legally acceptable representative should be informed about the trial as soon as possible and consent to continue and other consent as appropriate (see 4.8.10) should be requested.

4.9　Records and Reports

ADDENDUM

4.9.0　The investigator/institution should maintain adequate and accurate source documents and trial records that include all pertinent observations on each of the site's trial subjects. Source data should be attributable, legible, contemporaneous, original, accurate, and complete. Changes to source data should be traceable, should not obscure the original entry, and should be explained if necessary (e.g., *via* an audit trail).

4. 9. 1　The investigator should ensure the accuracy, completeness, legibility, and timeliness of the data reported to the sponsor in the CRFs and in all required reports.

4. 9. 2　Data reported on the CRF, that are derived from source documents, should be consistent with the source documents or the discrepancies should be explained.

4. 9. 3　Any change or correction to a CRF should be dated, initialed, and explained (if necessary) and should not obscure the original entry (i. e., an audit trail should be maintained); this applies to both written and electronic changes or corrections (see 5. 18. 4（n）). Sponsors should provide guidance to investigators and/or the investigators' designated representatives on making such corrections. Sponsors should have written procedures to assure that changes or corrections in CRFs made by sponsor's designated representatives are documented, are necessary, and are endorsed by the investigator. The investigator should retain records of the changes and corrections.

4. 9. 4　The investigator/institution should maintain the trial documents as specified in Essential Documents for the Conduct of a Clinical Trial (see 8.) and as required by the applicable regulatory requirement(s). The investigator/institution should take measures to prevent accidental or premature destruction of these documents.

4. 9. 5　Essential documents should be retained until at least 2-years after the last approval of a marketing application in an ICH region and until there are no pending or contemplated marketing applications in an ICH region or at least 2-years have elapsed since the formal discontinuation of clinical development of the investigational product. These documents should be retained for a longer period however if required by the applicable regulatory requirements or by an agreement with the sponsor. It is the responsibility of the sponsor to inform the investigator/institution as to when these documents no longer need to be retained (see 5. 5. 12).

4. 9. 6　The financial aspects of the trial should be documented in an agreement between the sponsor and the investigator/institution.

4. 9. 7　Upon request of the monitor, auditor, IRB/IEC, or regulatory authority, the investigator/institution should make available for direct access all requested trial-related records.

4. 10　Progress Reports

4. 10. 1　The investigator should submit written summaries of the trial status to the IRB/IEC annually, or more frequently, if requested by the IRB/IEC.

4. 10. 2　The investigator should promptly provide written reports to the sponsor, the IRB/IEC (see 3. 3. 8) and, where applicable, the institution on any changes significantly affecting the conduct of the trial, and/or increasing the risk to subjects.

4. 11　Safety Reporting

4. 11. 1　All serious adverse events (SAEs) should be reported immediately to the sponsor except for those SAEs that the protocol or other document (e. g. , Investigator's Brochure) identifies as not needing immediate reporting. The immediate reports should be followed promptly by detailed, written reports. The immediate and follow-up reports should identify subjects by unique code numbers assigned to the trial subjects rather than by the subjects' names, personal identification numbers, and/or addresses. The investigator should also comply with the applicable regulatory requirement(s) related to the reporting of unexpected serious adverse drug reactions to the regulatory authority(ies) and the IRB/IEC.

4. 11. 2　Adverse events and/or laboratory abnormalities identified in the protocol as critical to safety evaluations should be reported to the sponsor according to the reporting requirements and within the time periods specified by the sponsor in the protocol.

4. 11. 3　For reported deaths, the investigator should supply the sponsor and the IRB/IEC with any additional requested information (e. g. , autopsy reports and terminal medical reports).

4. 12　Premature Termination or Suspension of a Trial

If the trial is prematurely terminated or suspended for any reason, the investigator/institution should promptly inform the trial subjects, should assure appropriate therapy and follow-up for the subjects, and, where required by the applicable regulatory requirement(s), should inform the regulatory authority(ies). In addition:

4. 12. 1　If the investigator terminates or suspends a trial without prior agreement of the sponsor, the investigator should inform the institution where applicable, and the investigator/institution should promptly in-

form the sponsor and the IRB/IEC, and should provide the sponsor and the IRB/IEC a detailed written explanation of the termination or suspension.

4. 12. 2   If the sponsor terminates or suspends a trial (see 5. 21), the investigator should promptly inform the institution where applicable and the investigator/institution should promptly inform the IRB/IEC and provide the IRB/IEC a detailed written explanation of the termination or suspension.

4. 12. 3   If the IRB/IEC terminates or suspends its approval/favourable opinion of a trial (see 3. 1. 2 and 3. 3. 9), the investigator should inform the institution where applicable and the investigator/institution should promptly notify the sponsor and provide the sponsor with a detailed written explanation of the termination or suspension.

4. 13   Final Report(s) by Investigator

Upon completion of the trial, the investigator, where applicable, should inform the institution; the investigator/institution should provide the IRB/IEC with a summary of the trial's outcome, and the regulatory authority(ies) with any reports required.

5. SPONSOR

ADDENDUM

5. 0   Quality Management

The sponsor should implement a system to manage quality throughout all stages of the trial process.

Sponsors should focus on trial activities essential to ensuring human subject protection and the reliability of trial results. Quality management includes the design of efficient clinical trial protocols and tools and procedures for data collection and processing, as well as the collection of information that is essential to decision making.

The methods used to assure and control the quality of the trial should be proportionate to the risks inherent in the trial and the importance of the information collected. The sponsor should ensure that all aspects of the trial are operationally feasible and should avoid unnecessary complexity, procedures, and data collection. Protocols, case report forms, and other operational documents should be clear, concise, and consistent.

The quality management system should use a risk-based approach as described below.

5.0.1 *Critical Process and Data Identification*

During protocol development, the sponsor should identify those processes and data that are critical to ensure human subject protection and the reliability of trial results.

5.0.2 *Risk Identification*

The sponsor should identify risks to critical trial processes and data. Risks should be considered at both the system level (e. g. , standard operating procedures, computerized systems, personnel) and clinical trial level (e. g. , trial design, data collection, informed consent process).

5.0.3 *Risk Evaluation*

The sponsor should evaluate the identified risks, against existing risk controls by considering:

(a) The likelihood of errors occurring.

(b) The extent to which such errors would be detectable.

(c) The impact of such errors on human subject protection and reliability of trial results.

5.0.4 *Risk Control*

The sponsor should decide which risks to reduce and/or which risks to accept. The approach used to reduce risk to an acceptable level should be proportionate to the significance of the risk. Risk reduction activities may be incorporated in protocol design and implementation, monitoring plans, agreements between parties defining roles and responsibilities, systematic safeguards to ensure adherence to standard operating procedures, and training in processes and procedures.

Predefined quality tolerance limits should be established, taking into consideration the medical and statistical characteristics of the variables as well as the statistical design of the trial, to identify systematic issues that can impact subject safety or reliability of trial results. Detection of deviations from the predefined quality tolerance limits should trigger an evaluation to determine if action is needed.

5.0.5 *Risk Communication*

The sponsor should document quality management activities. The sponsor should communicate quality management activities to those who are involved in or affected by such activities, to facilitate risk review and continual improvement during clinical trial execution.

5.0.6 *Risk Review*

The sponsor should periodically review risk control measures to ascertain whether the implemented quality management activities remain effective and relevant, taking into account emerging knowledge and experience.

5.0.7 *Risk Reporting*

The sponsor should describe the quality management approach implemented in the trial and summarize important deviations from the predefined quality tolerance limits and remedial actions taken in the clinical study report (ICH E3, Section 9. 6 Data Quality Assurance).

5. 1 Quality Assurance and Quality Control

5.1.1 The sponsor is responsible for implementing and maintaining quality assurance and quality control systems with written SOPs to ensure that trials are conducted and data are generated, documented (recorded), and reported in compliance with the protocol, GCP, and the applicable regulatory requirement(s).

5.1.2 The sponsor is responsible for securing agreement from all involved parties to ensure direct access (see 1.21) to all trial related sites, source data/documents , and reports for the purpose of monitoring and auditing by the sponsor, and inspection by domestic and foreign regulatory authorities.

5.1.3 Quality control should be applied to each stage of data handling to ensure that all data are reliable and have been processed correctly.

5.1.4 Agreements, made by the sponsor with the investigator/institution and any other parties involved with the clinical trial, should be in writing, as part of the protocol or in a separate agreement.

5. 2 Contract Research Organization (CRO)

5.2.1 A sponsor may transfer any or all of the sponsor's trial-related duties and functions to a CRO, but the ultimate responsibility for the quality and integrity of the trial data always resides with the sponsor. The CRO should implement quality assurance and quality control.

5.2.2 Any trial-related duty and function that is transferred to and assumed by a CRO should be specified in writing.

ADDENDUM

The sponsor should ensure oversight of any trial-related duties and functions carried out on its behalf, including trial-related duties and functions that are subcontracted to another party by the sponsor's contracted CRO(s).

5. 2. 3　Any trial-related duties and functions not specifically transferred to and assumed by a CRO are retained by the sponsor.

5. 2. 4　All references to a sponsor in this guideline also apply to a CRO to the extent that a CRO has assumed the trial related duties and functions of a sponsor.

5. 3　Medical Expertise

The sponsor should designate appropriately qualified medical personnel who will be readily available to advise on trial related medical questions or problems. If necessary, outside consultant(s) may be appointed for this purpose.

5. 4　Trial Design

5. 4. 1　The sponsor should utilize qualified individuals (e. g. , biostatisticians, clinical pharmacologists, and physicians) as appropriate, throughout all stages of the trial process, from designing the protocol and CRFs and planning the analyses to analyzing and preparing interim and final clinical trial reports.

5. 4. 2　For further guidance: Clinical Trial Protocol and Protocol Amendment(s) (see 6.), the ICH Guideline for Structure and Content of Clinical Study Reports, and other appropriate ICH guidance on trial design, protocol and conduct.

5. 5　Trial Management, Data Handling, and Record Keeping

5. 5. 1　The sponsor should utilize appropriately qualified individuals to supervise the overall conduct of the trial, to handle the data, to verify the data, to conduct the statistical analyses, and to prepare the trial reports.

5. 5. 2　The sponsor may consider establishing an independent data-monitoring committee (IDMC) to assess the progress of a clinical trial, including the safety data and the critical efficacy endpoints at intervals, and to recommend to the sponsor whether to continue, modify, or stop a trial. The IDMC should have written operating procedures and maintain written records of all its meetings.

5. 5. 3　When using electronic trial data handling and/or remote electronic trial data systems, the sponsor should:

(a) Ensure and document that the electronic data processing system(s) conforms to the sponsor's established requirements for completeness, accuracy, reliability, and consistent intended performance (i. e. , validation).

ADDENDUM

The sponsor should base their approach to validation of such systems on a risk assessment that takes into consideration the intended use of the system and the potential of the system to affect human subject protection and reliability of trial results.

(b) Maintains SOPs for using these systems.

ADDENDUM

The SOPs should cover system setup, installation, and use. The SOPs should describe system validation and functionality testing, data collection and handling, system maintenance, system security measures, change control, data backup, recovery, contingency planning, and decommissioning. The responsibilities of the sponsor, investigator, and other parties with respect to the use of these computerized systems should be clear, and the users should be provided with training in their use.

(c) Ensure that the systems are designed to permit data changes in such a way that the data changes are documented and that there is no deletion of entered data (i. e. , maintain an audit trail, data trail, edit trail).

(d) Maintain a security system that prevents unauthorized access to the data.

(e) Maintain a list of the individuals who are authorized to make data changes (see 4. 1. 5 and 4. 9. 3).

(f) Maintain adequate backup of the data.

(g) Safeguard the blinding, if any (e. g. , maintain the blinding during data entry and processing).

ADDENDUM

(h) Ensure the integrity of the data including any data that describe the context, content, and structure. This is particularly important when making changes to the computerized systems, such as software upgrades or migration of data.

5.5.4 If data are transformed during processing, it should always be possible to compare the original data and observations with the processed data.

5.5.5 The sponsor should use an unambiguous subject identification code (see 1.58) that allows identification of all the data reported for each subject.

5.5.6 The sponsor, or other owners of the data, should retain all of the sponsor-specific essential documents pertaining to the trial (see 8. Essential Documents for the Conduct of a Clinical Trial).

5.5.7 The sponsor should retain all sponsor-specific essential documents in conformance with the applicable regulatory requirement(s) of the country(ies) where the product is approved, and/or where the sponsor intends to apply for approval(s).

5.5.8 If the sponsor discontinues the clinical development of an investigational product (i. e. , for any or all indications, routes of administration, or dosage forms), the sponsor should maintain all sponsor-specific essential documents for at least 2-years after formal discontinuation or in conformance with the applicable regulatory requirement(s).

5.5.9 If the sponsor discontinues the clinical development of an investigational product, the sponsor should notify all the trial investigators/institutions and all the regulatory authorities.

5.5.10 Any transfer of ownership of the data should be reported to the appropriate authority(ies), as required by the applicable regulatory requirement(s).

5.5.11 The sponsor specific essential documents should be retained until at least 2-years after the last approval of a marketing application in an ICH region and until there are no pending or contemplated marketing applications in an ICH region or at least 2-years have elapsed since the formal discontinuation of clinical development of the investigational product. These documents should be retained for a longer period however if required by the applicable regulatory requirement(s) or if needed by the sponsor.

5.5.12 The sponsor should inform the investigator(s)/institution(s) in writing of the need for record retention and should notify the investigator(s)/institution(s) in writing when the trial related records are no longer needed.

5.6 Investigator Selection

5.6.1 The sponsor is responsible for selecting the investigator(s) /institution(s). Each investigator should be qualified by training and experience and should have adequate resources (see 4.1, 4.2) to properly conduct the trial for which the investigator is selected. If organization of a coordinating committee and/or selection of coordinating investigator(s) are to be utilized in multicentre trials, their organization and/or selection are the sponsor's responsibility.

5.6.2 Before entering an agreement with an investigator/institution to conduct a trial, the sponsor should provide the investigator(s) /institution(s) with the protocol and an up-to-date Investigator's Brochure, and should provide sufficient time for the investigator/institution to review the protocol and the information provided.

5.6.3 The sponsor should obtain the investigator's/institution's agreement:

(a) to conduct the trial in compliance with GCP, with the applicable regulatory requirement(s) (see 4.1.3), and with the protocol agreed to by the sponsor and given approval/favourable opinion by the IRB/IEC (see 4.5.1);

(b) to comply with procedures for data recording/reporting;

(c) to permit monitoring, auditing and inspection (see 4.1.4) and

(d) to retain the trial related essential documents until the sponsor informs the investigator/institution these documents are no longer needed (see 4.9.4 and 5.5.12).

The sponsor and the investigator/institution should sign the protocol, or an alternative document, to confirm this agreement.

5.7 Allocation of Responsibilities

Prior to initiating a trial, the sponsor should define, establish, and allocate all trial-related duties and functions.

5.8 Compensation to Subjects and Investigators

5.8.1 If required by the applicable regulatory requirement(s), the sponsor should provide insurance or should indemnify (legal and financial coverage) the investigator/the institution against claims arising from the trial, except for claims that arise from malpractice and/or negligence.

5.8.2 The sponsor's policies and procedures should address the costs of treatment of trial subjects in the event of trial-related injuries in accordance with the applicable regulatory requirement(s).

5.8.3　When trial subjects receive compensation, the method and manner of compensation should comply with applicable regulatory requirement(s).

5.9　Financing

The financial aspects of the trial should be documented in an agreement between the sponsor and the investigator/institution.

5.10　Notification/Submission to Regulatory Authority(ies)

Before initiating the clinical trial(s), the sponsor (or the sponsor and the investigator, if required by the applicable regulatory requirement(s)) should submit any required application(s) to the appropriate authority(ies) for review, acceptance, and/or permission (as required by the applicable regulatory requirement(s)) to begin the trial(s). Any notification/submission should be dated and contain sufficient information to identify the protocol.

5.11　Confirmation of Review by IRB/IEC

5.11.1　The sponsor should obtain from the investigator/institution:

(a) The name and address of the investigator's/institution's IRB/IEC.

(b) A statement obtained from the IRB/IEC that it is organized and operates according to GCP and the applicable laws and regulations.

(c) Documented IRB/IEC approval/favourable opinion and, if requested by the sponsor, a current copy of protocol, written informed consent form(s) and any other written information to be provided to subjects, subject recruiting procedures, and documents related to payments and compensation available to the subjects, and any other documents that the IRB/IEC may have requested.

5.11.2　If the IRB/IEC conditions its approval/favourable opinion upon change(s) in any aspect of the trial, such as modification(s) of the protocol, written informed consent form and any other written information to be provided to subjects, and/or other procedures, the sponsor should obtain from the investigator/institution a copy of the modification(s) made and the date approval/favourable opinion was given by the IRB/IEC.

5.11.3　The sponsor should obtain from the investigator/institution documentation and dates of any IRB/IEC reapprovals/re-evaluations with favourable opinion, and of any withdrawals or suspensions of approval/favourable opinion.

5.12 Information on Investigational Product(s)

5.12.1 When planning trials, the sponsor should ensure that sufficient safety and efficacy data from nonclinical studies and/or clinical trials are available to support human exposure by the route, at the dosages, for the duration, and in the trial population to be studied.

5.12.2 The sponsor should update the Investigator's Brochure as significant new information becomes available (see 7. Investigator's Brochure).

5.13 Manufacturing, Packaging, Labelling, and Coding Investigational Product(s)

5.13.1 The sponsor should ensure that the investigational product(s) (including active comparator(s) and placebo, if applicable) is characterized as appropriate to the stage of development of the product(s), is manufactured in accordance with any applicable GMP, and is coded and labelled in a manner that protects the blinding, if applicable. In addition, the labelling should comply with applicable regulatory requirement(s).

5.13.2 The sponsor should determine, for the investigational product(s), acceptable storage temperatures, storage conditions (e. g. , protection from light), storage times, reconstitution fluids and procedures, and devices for product infusion, if any. The sponsor should inform all involved parties (e. g. , monitors, investigators, pharmacists, storage managers) of these determinations.

5.13.3 The investigational product(s) should be packaged to prevent contamination and unacceptable deterioration during transport and storage.

5.13.4 In blinded trials, the coding system for the investigational product(s) should include a mechanism that permits rapid identification of the product(s) in case of a medical emergency, but does not permit undetectable breaks of the blinding.

5.13.5 If significant formulation changes are made in the investigational or comparator product(s) during the course of clinical development, the results of any additional studies of the formulated product(s) (e. g. , stability, dissolution rate, bioavailability) needed to assess whether these changes would significantly alter the pharmacokinetic profile of the product should be available prior to the use of the new formulation in clinical trials.

5. 14　Supplying and Handling Investigational Product(s)

5. 14. 1　The sponsor is responsible for supplying the investigator(s) /institution(s) with the investigational product(s).

5. 14. 2　The sponsor should not supply an investigator/institution with the investigational product(s) until the sponsor obtains all required documentation (e. g. , approval/favourable opinion from IRB/IEC and regulatory authority(ies)).

5. 14. 3　The sponsor should ensure that written procedures include instructions that the investigator/institution should follow for the handling and storage of investigational product(s) for the trial and documentation thereof. The procedures should address adequate and safe receipt, handling, storage, dispensing, retrieval of unused product from subjects, and return of unused investigational product(s) to the sponsor (or alternative disposition if authorized by the sponsor and in compliance with the applicable regulatory requirement(s)).

5. 14. 4　The sponsor should:

(a) Ensure timely delivery of investigational product(s) to the investigator(s).

(b) Maintain records that document shipment, receipt, disposition, return, and destruction of the investigational product(s) (see 8. Essential Documents for the Conduct of a Clinical Trial).

(c) Maintain a system for retrieving investigational products and documenting this retrieval (e. g. , for deficient product recall, reclaim after trial completion, expired product reclaim).

(d) Maintain a system for the disposition of unused investigational product(s) and for the documentation of this disposition.

5. 14. 5　The sponsor should:

(a) Take steps to ensure that the investigational product(s) are stable over the period of use.

(b) Maintain sufficient quantities of the investigational product(s) used in the trials to reconfirm specifications, should this become necessary, and maintain records of batch sample analyses and characteristics. To the extent stability permits, samples should be retained either until the analyses of the trial data are complete or as required by the applicable regulatory requirement(s), whichever represents the longer retention period.

5. 15　Record Access

5. 15. 1　The sponsor should ensure that it is specified in the protocol or other written agreement that the investigator(s) /institution(s) provide direct access to source data/documents for trial-related monitoring, audits, IRB/IEC review, and regulatory inspection.

5. 15. 2　The sponsor should verify that each subject has consented, in writing, to direct access to his/her original medical records for trial-related monitoring, audit, IRB/IEC review, and regulatory inspection.

5. 16　Safety Information

5. 16. 1　The sponsor is responsible for the ongoing safety evaluation of the investigational product(s).

5. 16. 2　The sponsor should promptly notify all concerned investigator(s) / institution(s) and the regulatory authority(ies) of findings that could affect adversely the safety of subjects, impact the conduct of the trial, or alter the IRB/IEC's approval/favourable opinion to continue the trial.

5. 17　Adverse Drug Reaction Reporting

5. 17. 1　The sponsor should expedite the reporting to all concerned investigator(s) /institutions(s), to the IRB(s) /IEC(s), where required, and to the regulatory authority(ies) of all adverse drug reactions (ADRs) that are both serious and unexpected.

5. 17. 2　Such expedited reports should comply with the applicable regulatory requirement(s) and with the ICH Guideline for Clinical Safety Data Management: Definitions and Standards for Expedited Reporting.

5. 17. 3　The sponsor should submit to the regulatory authority(ies) all safety updates and periodic reports, as required by applicable regulatory requirement(s).

5. 18　Monitoring

5. 18. 1　*Purpose*

　　The purposes of trial monitoring are to verify that:

　　(a) The rights and well-being of human subjects are protected.

　　(b) The reported trial data are accurate, complete, and verifiable from source documents.

　　(c) The conduct of the trial is in compliance with the currently approved protocol/amendment(s), with GCP, and with the applicable regulatory requirement(s).

5. 18. 2 *Selection and Qualifications of Monitors*
(a) Monitors should be appointed by the sponsor.
(b) Monitors should be appropriately trained, and should have the scientific and/or clinical knowledge needed to monitor the trial adequately. A monitor's qualifications should be documented.
(c) Monitors should be thoroughly familiar with the investigational product(s), the protocol, written informed consent form and any other written information to be provided to subjects, the sponsor's SOPs, GCP, and the applicable regulatory requirement(s).

5. 18. 3 *Extent and Nature of Monitoring*
The sponsor should ensure that the trials are adequately monitored. The sponsor should determine the appropriate extent and nature of monitoring. The determination of the extent and nature of monitoring should be based on considerations such as the objective, purpose, design, complexity, blinding, size, and endpoints of the trial. In general there is a need for on-site monitoring, before, during, and after the trial; however in exceptional circumstances the sponsor may determine that central monitoring in conjunction with procedures such as investigators' training and meetings, and extensive written guidance can assure appropriate conduct of the trial in accordance with GCP. Statistically controlled sampling may be an acceptable method for selecting the data to be verified.

ADDENDUM

The sponsor should develop a systematic, prioritized, risk-based approach to monitoring clinical trials. The flexibility in the extent and nature of monitoring described in this section is intended to permit varied approaches that improve the effectiveness and efficiency of monitoring. The sponsor may choose on-site monitoring, a combination of on-site and centralized monitoring, or, where justified, centralized monitoring. The sponsor should document the rationale for the chosen monitoring strategy (e. g. , in the monitoring plan).

On-site monitoring is performed at the sites at which the clinical trial is being conducted. Centralized monitoring is a remote evaluation of accumulating data, performed in a timely manner, supported by appropriately qualified and trained persons (e. g. , data managers, biostatisticians).

Centralized monitoring processes provide additional monitoring capabilities that can complement and reduce the extent and/or frequency of on-site monitoring and help distinguish between reliable data and potentially unreliable data.

Review, that may include statistical analyses, of accumulating data from centralized monitoring can be used to:

(a) identify missing data, inconsistent data, data outliers, unexpected lack of variability and protocol deviations.

(b) examine data trends such as the range, consistency, and variability of data within and across sites.

(c) evaluate for systematic or significant errors in data collection and reporting at a site or across sites; or potential data manipulation or data integrity problems.

(d) analyze site characteristics and performance metrics.

(e) select sites and/or processes for targeted on-site monitoring.

5.18.4 *Monitor's Responsibilities*

The monitor(s) in accordance with the sponsor's requirements should ensure that the trial is conducted and documented properly by carrying out the following activities when relevant and necessary to the trial and the trial site:

(a) Acting as the main line of communication between the sponsor and the investigator.

(b) Verifying that the investigator has adequate qualifications and resources (see 4.1, 4.2, 5.6) and remain adequate throughout the trial period, that facilities, including laboratories, equipment, and staff, are adequate to safely and properly conduct the trial and remain adequate throughout the trial period.

(c) Verifying, for the investigational product(s):

(i) That storage times and conditions are acceptable, and that supplies are sufficient throughout the trial.

(ii) That the investigational product(s) are supplied only to subjects who are eligible to receive it and at the protocol specified dose(s).

(iii) That subjects are provided with necessary instruction on properly using, handling, storing, and returning the investigational product(s).

(iv) That the receipt, use, and return of the investigational product(s) at the trial sites are controlled and documented adequately.

(v) That the disposition of unused investigational product(s) at the trial sites complies with applicable regulatory requirement(s) and is in accordance with the sponsor.

(d) Verifying that the investigator follows the approved protocol and all approved amendment(s), if any.

(e) Verifying that written informed consent was obtained before each subject's participation in the trial.

(f) Ensuring that the investigator receives the current Investigator's Brochure, all documents, and all trial supplies needed to conduct the trial properly and to comply with the applicable regulatory requirement(s).

(g) Ensuring that the investigator and the investigator's trial staff are adequately informed about the trial.

(h) Verifying that the investigator and the investigator's trial staff are performing the specified trial functions, in accordance with the protocol and any other written agreement between the sponsor and the investigator/institution, and have not delegated these functions to unauthorized individuals.

(i) Verifying that the investigator is enroling only eligible subjects.

(j) Reporting the subject recruitment rate.

(k) Verifying that source documents and other trial records are accurate, complete, kept up-to-date and maintained.

(l) Verifying that the investigator provides all the required reports, notifications, applications, and submissions, and that these documents are accurate, complete, timely, legible, dated, and identify the trial.

(m) Checking the accuracy and completeness of the CRF entries, source documents and other trial-related records against each other. The monitor specifically should verify that:

(i) The data required by the protocol are reported accurately on the CRFs and are consistent with the source documents.

(ii) Any dose and/or therapy modifications are well documented for each of the trial subjects.

(iii) Adverse events, concomitant medications and intercurrent illnesses are reported in accordance with the protocol on the CRFs.

(iv) Visits that the subjects fail to make, tests that are not conducted, and examinations that are not performed are clearly reported as such on the CRFs.

(v) All withdrawals and dropouts of enrolled subjects from the trial are reported and explained on the CRFs.

(n) Informing the investigator of any CRF entry error, omission, or illegibility. The monitor should ensure that appropriate corrections, additions, or deletions are made, dated, explained (if necessary), and initialled by the investigator or by a member of the investigator's trial staff who is authorized to initial CRF changes for the investigator. This authorization should be documented.

(o) Determining whether all adverse events (AEs) are appropriately reported within the time periods required by GCP, the protocol, the IRB/IEC, the sponsor, and the applicable regulatory requirement(s).

(p) Determining whether the investigator is maintaining the essential documents (see 8. Essential Documents for the Conduct of a Clinical Trial).

(q) Communicating deviations from the protocol, SOPs, GCP, and the applicable regulatory requirements to the investigator and taking appropriate action designed to prevent recurrence of the detected deviations.

5.18.5 *Monitoring Procedures*

The monitor(s) should follow the sponsor's established written SOPs as well as those procedures that are specified by the sponsor for monitoring a specific trial.

5.18.6 *Monitoring Report*

(a) The monitor should submit a written report to the sponsor after each trial-site visit or trial-related communication.

(b) Reports should include the date, site, name of the monitor, and name of the investigator or other individual(s) contacted.

(c) Reports should include a summary of what the monitor reviewed and the monitor's statements concerning the significant findings/

facts, deviations and deficiencies, conclusions, actions taken or to be taken and/or actions recommended to secure compliance.

(d) The review and follow-up of the monitoring report with the sponsor should be documented by the sponsor's designated representative.

ADDENDUM

(e) Reports of on-site and/or centralized monitoring should be provided to the sponsor (including appropriate management and staff responsible for trial and site oversight) in a timely manner for review and follow up. Results of monitoring activities should be documented in sufficient detail to allow verification of compliance with the monitoring plan. Reporting of centralized monitoring activities should be regular and may be independent from site visits.

ADDENDUM

5.18.7 *Monitoring Plan*

The sponsor should develop a monitoring plan that is tailored to the specific human subject protection and data integrity risks of the trial. The plan should describe the monitoring strategy, the monitoring responsibilities of all the parties involved, the various monitoring methods to be used, and the rationale for their use. The plan should also emphasize the monitoring of critical data and processes. Particular attention should be given to those aspects that are not routine clinical practice and that require additional training. The monitoring plan should reference the applicable policies and procedures.

5.19 Audit

If or when sponsors perform audits, as part of implementing quality assurance, they should consider:

5.19.1 *Purpose*

The purpose of a sponsor's audit, which is independent of and separate from routine monitoring or quality control functions, should be to evaluate trial conduct and compliance with the protocol, SOPs, GCP, and the applicable regulatory requirements.

5.19.2 *Selection and Qualification of Auditors*

(a) The sponsor should appoint individuals, who are independent of the clinical trials/systems, to conduct audits.

(b) The sponsor should ensure that the auditors are qualified by training and experience to conduct audits properly. An auditor's qualifications should be documented.

5.19.3 *Auditing Procedures*

(a) The sponsor should ensure that the auditing of clinical trials/systems is conducted in accordance with the sponsor's written procedures on what to audit, how to audit, the frequency of audits, and the form and content of audit reports.

(b) The sponsor's audit plan and procedures for a trial audit should be guided by the importance of the trial to submissions to regulatory authorities, the number of subjects in the trial, the type and complexity of the trial, the level of risks to the trial subjects, and any identified problem(s).

(c) The observations and findings of the auditor(s) should be documented.

(d) To preserve the independence and value of the audit function, the regulatory authority(ies) should not routinely request the audit reports. Regulatory authority(ies) may seek access to an audit report on a case by case basis when evidence of serious GCP noncompliance exists, or in the course of legal proceedings.

(e) When required by applicable law or regulation, the sponsor should provide an audit certificate.

5.20 Noncompliance

5.20.1 Noncompliance with the protocol, SOPs, GCP, and/or applicable regulatory requirement(s) by an investigator/institution, or by member(s) of the sponsor's staff should lead to prompt action by the sponsor to secure compliance.

ADDENDUM

If noncompliance that significantly affects or has the potential to significantly affect human subject protection or reliability of trial results is discovered, the sponsor should perform a root cause analysis and implement appropriate corrective and preventive actions.

5.20.2 If the monitoring and/or auditing identifies serious and/or persistent noncompliance on the part of an investigator/institution, the sponsor should terminate the investiga- tor's/institution's participation in the trial. When an investigator's/institution's parti- cipation is terminated because of noncompliance, the sponsor should notify promptly the regulatory authority(ies).

5. 21　Premature Termination or Suspension of a Trial

If a trial is prematurely terminated or suspended, the sponsor should promptly inform the investigators/institutions, and the regulatory authority(ies) of the termination or suspension and the reason(s) for the termination or suspension. The IRB/IEC should also be informed promptly and provided the reason(s) for the termination or suspension by the sponsor or by the investigator/institution, as specified by the applicable regulatory requirement(s).

5. 22　Clinical Trial/Study Reports

Whether the trial is completed or prematurely terminated, the sponsor should ensure that the clinical trial reports are prepared and provided to the regulatory agency(ies) as required by the applicable regulatory requirement(s). The sponsor should also ensure that the clinical trial reports in marketing applications meet the standards of the ICH Guideline for Structure and Content of Clinical Study Reports. (NOTE: The ICH Guideline for Structure and Content of Clinical Study Reports specifies that abbreviated study reports may be acceptable in certain cases.)

5. 23　Multicentre Trials

For multicentre trials, the sponsor should ensure that:

5. 23. 1　All investigators conduct the trial in strict compliance with the protocol agreed to by the sponsor and, if required, by the regulatory authority(ies), and given approval/favourable opinion by the IRB/IEC.

5. 23. 2　The CRFs are designed to capture the required data at all multicentre trial sites. For those investigators who are collecting additional data, supplemental CRFs should also be provided that are designed to capture the additional data.

5. 23. 3　The responsibilities of coordinating investigator(s) and the other participating investigators are documented prior to the start of the trial.

5. 23. 4　All investigators are given instructions on following the protocol, on complying with a uniform set of standards for the assessment of clinical and laboratory findings, and on completing the CRFs.

5.23.5 Communication between investigators is facilitated.

6. CLINICAL TRIAL PROTOCOL AND PROTOCOL AMENDMENT(S)

The contents of a trial protocol should generally include the following topics. However, site specific information may be provided on separate protocol page(s), or addressed in a separate agreement, and some of the information listed below may be contained in other protocol referenced documents, such as an Investigator's Brochure.

6.1 General Information

6.1.1 Protocol title, protocol identifying number, and date. Any amendment(s) should also bear the amendment number(s) and date(s).

6.1.2 Name and address of the sponsor and monitor (if other than the sponsor).

6.1.3 Name and title of the person(s) authorized to sign the protocol and the protocol amendment(s) for the sponsor.

6.1.4 Name, title, address, and telephone number(s) of the sponsor's medical expert (or dentist when appropriate) for the trial.

6.1.5 Name and title of the investigator(s) who is (are) responsible for conducting the trial, and the address and telephone number(s) of the trial site(s).

6.1.6 Name, title, address, and telephone number(s) of the qualified physician (or dentist, if applicable), who is responsible for all trial-site related medical (or dental) decisions (if other than investigator).

6.1.7 Name(s) and address(es) of the clinical laboratory(ies) and other medical and/or technical department(s) and/or institutions involved in the trial.

6.2 Background Information

6.2.1 Name and description of the investigational product(s).

6.2.2 A summary of findings from nonclinical studies that potentially have clinical significance and from clinical trials that are relevant to the trial.

6.2.3 Summary of the known and potential risks and benefits, if any, to human subjects.

6.2.4 Description of and justification for the route of administration, dosage, dosage regimen, and treatment period(s).

6.2.5 A statement that the trial will be conducted in compliance with the protocol, GCP and the applicable regulatory requirement(s).

6.2.6 Description of the population to be studied.

6.2.7 References to literature and data that are relevant to the trial, and that provide background for the trial.

6.3 Trial Objectives and Purpose

A detailed description of the objectives and the purpose of the trial.

6.4 Trial Design

The scientific integrity of the trial and the credibility of the data from the trial depend substantially on the trial design. A description of the trial design, should include:

6.4.1 A specific statement of the primary endpoints and the secondary endpoints, if any, to be measured during the trial.

6.4.2 A description of the type/design of trial to be conducted (e. g. , double-blind, placebo- controlled, parallel design) and a schematic diagram of trial design, procedures and stages.

6.4.3 A description of the measures taken to minimize/avoid bias, including:
(a) Randomization.
(b) Blinding.

6.4.4 A description of the trial treatment(s) and the dosage and dosage regimen of the investigational product(s). Also include a description of the dosage form, packaging, and labelling of the investigational product(s).

6.4.5 The expected duration of subject participation, and a description of the sequence and duration of all trial periods, including follow-up, if any.

6.4.6 A description of the "stopping rules" or "discontinuation criteria" for individual subjects, parts of trial and entire trial.

6.4.7 Accountability procedures for the investigational product(s), including the placebo(s) and comparator(s), if any.

6.4.8 Maintenance of trial treatment randomization codes and procedures for breaking codes.

6.4.9 The identification of any data to be recorded directly on the CRFs (i. e. , no prior written or electronic record of data), and to be considered to be source data.

6.5 Selection and Withdrawal of Subjects

6.5.1 Subject inclusion criteria.

6.5.2 Subject exclusion criteria.

6.5.3 Subject withdrawal criteria (i. e. , terminating investigational product treatment/trial treatment) and procedures specifying:

(a) When and how to withdraw subjects from the trial/ investigational product treatment.

(b) The type and timing of the data to be collected for withdrawn subjects.

(c) Whether and how subjects are to be replaced.

(d) The follow-up for subjects withdrawn from investigational product treatment/trial treatment.

6.6 Treatment of Subjects

6.6.1 The treatment(s) to be administered, including the name(s) of all the product(s), the dose(s), the dosing schedule(s), the route/mode(s) of administration, and the treatment period(s), including the follow-up period(s) for subjects for each investigational product treatment/trial treatment group/arm of the trial.

6.6.2 Medication(s) /treatment(s) permitted (including rescue medication) and not permitted before and/or during the trial.

6.6.3 Procedures for monitoring subject compliance.

6.7 Assessment of Efficacy

6.7.1 Specification of the efficacy parameters.

6.7.2 Methods and timing for assessing, recording, and analysing of efficacy parameters.

6.8 Assessment of Safety

6.8.1 Specification of safety parameters.

6.8.2 The methods and timing for assessing, recording, and analysing safety parameters.

6.8.3 Procedures for eliciting reports of and for recording and reporting adverse event and intercurrent illnesses.

6.8.4 The type and duration of the follow-up of subjects after adverse events.

6.9 Statistics

6.9.1 A description of the statistical methods to be employed, including timing of any planned interim analysis(ses).

6.9.2 The number of subjects planned to be enrolled. In multicentre trials, the numbers of enrolled subjects projected for each trial site should be specified. Reason for choice of sample size, including reflections on (or calculations of) the power of the trial and clinical justification.

6. 9. 3   The level of significance to be used.

6. 9. 4   Criteria for the termination of the trial.

6. 9. 5   Procedure for accounting for missing, unused, and spurious data.

6. 9. 6   Procedures for reporting any deviation(s) from the original statistical plan (any deviation(s) from the original statistical plan should be described and justified in protocol and/or in the final report, as appropriate).

6. 9. 7   The selection of subjects to be included in the analyses (e. g. , all randomized subjects, all dosed subjects, all eligible subjects, evaluable subjects).

6. 10   Direct Access to Source Data/Documents

The sponsor should ensure that it is specified in the protocol or other written agreement that the investigator(s) /institution(s) will permit trial-related monitoring, audits, IRB/IEC review, and regulatory inspection(s), providing direct access to source data/documents.

6. 11   Quality Control and Quality Assurance

6. 12   Ethics

Description of ethical considerations relating to the trial.

6. 13   Data Handling and Record Keeping

6. 14   Financing and Insurance

Financing and insurance if not addressed in a separate agreement.

6. 15   Publication Policy

Publication policy, if not addressed in a separate agreement.

6. 16   Supplements

(NOTE: Since the protocol and the clinical trial/study report are closely related, further relevant information can be found in the ICH Guideline for Structure and Content of Clinical Study Reports.)

7. INVESTIGATOR'S BROCHURE

7. 1   Introduction

The Investigator's Brochure (IB) is a compilation of the clinical and non-clinical data on the investigational product(s) that are relevant to the study of the product(s) in human subjects. Its purpose is to provide the investigators and others involved in the trial with the information to facilitate their understanding of the rationale for, and their compliance with, many key features of the protocol, such as the dose, dose frequency/interval, methods of administration: and safety monitoring procedures. The IB also provides insight to support the clinical management of the study subjects during the course of the clinical trial. The information should be presented in a concise, simple, objective, balanced, and non-promotional form that enables a clinician, or potential investigator, to understand it and make his/her own unbiased risk-benefit assessment of the appropriateness of the proposed trial. For this reason, a medically qualified person should generally participate in the editing of an IB, but the contents of the IB should be approved by the disciplines that generated the described data.

This guideline delineates the minimum information that should be included in an IB and provides suggestions for its layout. It is expected that the type and extent of information available will vary with the stage of development of the investigational product. If the investigational product is marketed and its pharmacology is widely understood by medical practitioners, an extensive IB may not be necessary. Where permitted by regulatory authorities, a basic product information brochure, package leaflet, or labelling may be an appropriate alternative, provided that it includes current, comprehensive, and detailed information on all aspects of the investigational product that might be of importance to the investigator. If a marketed product is being studied for a new use (i. e. , a new indication), an IB specific to that new use should be prepared. The IB should be reviewed at least annually and revised as necessary in compliance with a sponsor's written procedures. More frequent revision may be appropriate depending on the stage of development and the generation of relevant new information. However, in accordance with Good Clinical Practice, relevant new information may be so important that it should be communicated to the investigators, and possibly to the Institutional Review Boards (IRBs) /Independent Ethics Committees (IECs) and/or regulatory authorities before it is included in a revised IB.

Generally, the sponsor is responsible for ensuring that an up-to-date IB is made available to the investigator(s) and the investigators are responsible for providing the up-to-date IB to the responsible IRBs/IECs. In the case of an investigator sponsored trial, the sponsor-investigator should determine whether a brochure is available from the commercial manufacturer. If the investigational product is provided by the sponsor-investigator, then he or she should provide the necessary information to the trial personnel. In cases where preparation of a formal IB is impractical, the sponsor-investigator should provide, as a substitute, an expanded background information section in the trial protocol that contains the minimum current information described in this guideline.

7. 2   General Considerations

The IB should include:

7. 2. 1   *Title Page*

This should provide the sponsor's name, the identity of each investigational product (i. e. , research number, chemical or approved generic name, and trade name(s) where legally permissible and desired by the sponsor), and the release date. It is also suggested that an edition number, and a reference to the number and date of the edition it supersedes, be provided. An example is given in Appendix 1.

7. 2. 2   *Confidentiality Statement*

The sponsor may wish to include a statement instructing the investigator/recipients to treat the IB as a confidential document for the sole information and use of the investigator's team and the IRB/IEC.

7. 3   Contents of the Investigator's Brochure

The IB should contain the following sections, each with literature references where appropriate:

7. 3. 1   *Table of Contents*

An example of the Table of Contents is given in Appendix 2

7. 3. 2   *Summary*

A brief summary (preferably not exceeding two pages) should be given, highlighting the significant physical, chemical, pharmaceutical, pharmacological, toxicological, pharmacokinetic, metabolic, and clinical information available that is relevant to the stage of clinical development of the investigational product.

7. 3. 3   *Introduction*

A brief introductory statement should be provided that contains the chemical name (and generic and trade name(s) when approved) of the investigational product(s), all active ingredients, the investigational product(s) pharmacological class and its expected position within this class (e. g. , advantages), the rationale for performing research with the investigational product(s), and the anticipated prophylactic, therapeutic, or diagnostic indication(s). Finally, the introductory statement should provide the general approach to be followed in evaluating the investigational product.

7. 3. 4   *Physical, Chemical, and Pharmaceutical Properties and Formulation*

A description should be provided of the investigational product substance(s) （including the chemical and/or structural formula(e) ）, and a brief summary should be given of the relevant hysical, chemical, and pharmaceutical properties.

To permit appropriate safety measures to be taken in the course of the trial, a description of the formulation(s) to be used, including excipients, should be provided and justified if clinically relevant. Instructions for the storage and handling of the dosage form(s) should also be given.

Any structural similarities to other known compounds should be mentioned.

7. 3. 5 *Nonclinical Studies*

Introduction:

The results of all relevant nonclinical pharmacology, toxicology, pharmacokinetic, and investigational product metabolism studies should be provided in summary form. This summary should address the methodology used, the results, and a discussion of the relevance of the findings to the investigated therapeutic and the possible unfavourable and unintended effects in humans.

The information provided may include the following, as appropriate, if known/available:

- Species tested
- Number and sex of animals in each group
- Unit dose (e. g. , milligram/kilogram （mg/kg）)
- Dose interval
- Route of administration
- Duration of dosing
- Information on systemic distribution
- Duration of post-exposure follow-up
- Results, including the following aspects:
  - Nature and frequency of pharmacological or toxic effects
  - Severity or intensity of pharmacological or toxic effects
  - Time to onset of effects
  - Reversibility of effects
  - Duration of effects

-Dose response

Tabular format/listings should be used whenever possible to enhance the clarity of the presentation.

The following sections should discuss the most important findings from the studies, including the dose response of observed effects, the relevance to humans, and any aspects to be studied in humans. If applicable, the effective and nontoxic dose findings in the same animal species should be compared (i. e. , the therapeutic index should be discussed). The relevance of this information to the proposed human dosing should be addressed. Whenever possible, comparisons should be made in terms of blood/tissue levels rather than on a mg/kg basis.

(a) *Nonclinical Pharmacology*

A summary of the pharmacological aspects of the investigational product and, where appropriate, its significant metabolites studied in animals, should be included. Such a summary should incorporate studies that assess potential therapeutic activity (e. g. , efficacy models, receptor binding, and specificity) as well as those that assess safety (e. g. , special studies to assess pharmacological actions other than the intended therapeutic effect(s)).

(b) *Pharmacokinetics and Product Metabolism in Animals*

A summary of the pharmacokinetics and biological transformation and disposition of the investigational product in all species studied should be given. The discussion of the findings should address the absorption and the local and systemic bioavailability of the investigational product and its metabolites, and their relationship to the pharmacological and toxicological findings in animal species.

(c) *Toxicology*

A summary of the toxicological effects found in relevant studies conducted in different animal species should be described under the following headings where appropriate:

-Single dose

-Repeated dose

-Carcinogenicity

-Special studies (e. g. , irritancy and sensitisation)

-Reproductive toxicity

-Genotoxicity（mutagenicity）

7. 3. 6   *Effects in Humans*

Introduction：

A thorough discussion of the known effects of the investigational product(s) in humans should be provided, including information on pharmacokinetics, metabolism, pharmacodynamics, dose response, safety, efficacy, and other pharmacological activities. Where possible, a summary of each completed clinical trial should be provided. Information should also be provided regarding results of any use of the investigational product(s) other than from in clinical trials, such as from experience during marketing.

（a）*Pharmacokinetics and Product Metabolism in Humans*

-A summary of information on the pharmacokinetics of the investigational product(s) should be presented, including the following, if available:

-Pharmacokinetics (including metabolism, as appropriate, and absorption, plasma protein binding, distribution, and elimination).

-Bioavailability of the investigational product (absolute, where possible, and/or relative) using a reference dosage form.

-Population subgroups (e. g. , gender, age, and impaired organ function).

-Interactions (e. g. , product-product interactions and effects of food).

-Other pharmacokinetic data (e. g. , results of population studies performed within clinical trial(s).

（b）*Safety and Efficacy*

A summary of information should be provided about the investigational product's/products' (including metabolites, where appropriate) safety, pharmacodynamics, efficacy, and dose response that were obtained from preceding trials in humans (healthy volunteers and/or patients).

The implications of this information should be discussed. In cases where a number of clinical trials have been completed, the use of summaries of safety and efficacy across multiple trials by indications in subgroups may provide a clear presentation of the data. Tabular summaries of adverse drug reactions for all the clinical trials (including those for all the studied indications) would be useful. Important differences in adverse drug reaction patterns/incidences across indications or subgroups should be discussed.

The IB should provide a description of the possible risks and adverse drug reactions to be anticipated on the basis of prior experiences with the product under investigation and with related products. A description should also be provided of the precautions or special monitoring to be done as part of the investigational use of the product(s).

(c) *Marketing Experience*

The IB should identify countries where the investigational product has been marketed or approved. Any significant information arising from the marketed use should be summarised (e. g. , formulations, dosages, routes of administration, and adverse product reactions). The IB should also identify all the countries where the investigational product did not receive approval/registration for marketing or was withdrawn from marketing/registration.

7. 3. 7   *Summary of Data and Guidance for the Investigator*

This section should provide an overall discussion of the nonclinical and clinical data, and should summarise the information from various sources on different aspects of the investigational product(s), wherever possible. In this way, the investigator can be provided with the most informative interpretation of the available data and with an assessment of the implications of the information for future clinical trials.

Where appropriate, the published reports on related products should be discussed. This could help the investigator to anticipate adverse drug reactions or other problems in clinical trials.

The overall aim of this section is to provide the investigator with a clear understanding of the possible risks and adverse reactions, and of the specific tests, observations, and precautions that may be needed for a clinical trial. This understanding should be based on the available physical, chemical, pharmaceutical, pharmacological, toxicological, and clinical information on the investigational product(s). Guidance should also be provided to the clinical investigator on the recognition and treatment of possible overdose and adverse drug reactions that is based on previous human experience and on the pharmacology of the investigational product.

7.4 APPENDIX 1:

TITLE PAGE (*Example*)

SPONSOR'S NAME

Product:

Research Number:

Name(s): Chemical, Generic (if approved)

Trade Name(s)(if legally permissible and desired by the sponsor)

INVESTIGATOR'S BROCHURE

Edition Number:

Release Date:

Replaces Previous Edition Number:

Date:

7.5 APPENDIX 2:
TABLE OF CONTENTS OF INVESTIGATOR'S BROCHURE (*Example*)

NB: References on   1. Publications

                           2. Reports

These references should be found at the end of each chapter

Appendices (if any)

8. ESSENTIAL DOCUMENTS FOR THE CONDUCT OF A CLINICAL TRIAL

8.1   Introduction

Essential Documents are those documents which individually and collectively permit evaluation of the conduct of a trial and the quality of the data produced. These documents serve to demonstrate the compliance of the investigator, sponsor and monitor with the standards of Good Clinical Practice and with all applicable regulatory requirements.

Essential Documents also serve a number of other important purposes. Filing essential documents at the investigator/institution and sponsor sites in a timely manner can greatly assist in the successful management of a trial by the investigator, sponsor and monitor. These documents are also the ones which are usually audited by the sponsor's independent audit function and inspected by the regulatory authority (ies) as part of the process to confirm the validity of the trial conduct and the integrity of data collected.

The minimum list of essential documents which has been developed follows. The various documents are grouped in three sections according to the stage of the trial during which they will normally be generated: 1) before the clinical phase of the trial commences, 2) during the clinical conduct of the trial, and 3) after completion or termination of the trial. A description is given of the purpose of each document, and whether it should be filed in either the investigator/institution or sponsor files, or both. It is acceptable to combine some of the documents, provided the individual elements are readily identifiable.

Trial master files should be established at the beginning of the trial, both at the investigator/institution's site and at the sponsor's office. A final close-out of a trial can only be done when the monitor has reviewed both investigator/institution and sponsor files and confirmed that all necessary documents are in the appropriate files.

Any or all of the documents addressed in this guideline may be subject to, and should be available for, audit by the sponsor's auditor and inspection by the regulatory authority(ies).

ADDENDUM

The sponsor and investigator/institution should maintain a record of the location(s) of their respective essential documents including source documents. The storage system used during the trial and for archiving (irrespective of the type of media used) should provide for document identification, version history, search, and retrieval.

Essential documents for the trial should be supplemented or may be reduced where justified (in advance of trial initiation) based on the importance and relevance of the specific documents to the trial.

The sponsor should ensure that the investigator has control of and continuous access to the CRF data reported to the sponsor. The sponsor should not have exclusive control of those data.

When a copy is used to replace an original document (e. g. , source documents, CRF), the copy should fulfill the requirements for certified copies.

The investigator/institution should have control of all essential documents and records generated by the investigator/institution before, during, and after the trial.

8. 2　Before the Clinical Phase of the Trial Commences

During this planning stage the following documents should be generated and should be on file before the trial formally starts.

	Title of Document	Purpose	Located in Files of	
			Investigator/ Institution	Sponsor
8. 2. 1	Investigator's brochure	To document that relevant and current scientific information about the investigational product has been provided to the investigator	X	X
8. 2. 2	Signed Protocol and Amendments, if any, and sample Case Report Form(CRF)	To document investigator and sponsor agreement to the protocol/amendment(s) and CRF	X	X
8. 2. 3	Information given to trial Subject			
	-Informed Consent Form(including all applicable translations)	To document the informed consent	X	X
	-any OTHER WRITTEN information	To document that subjects will be given appropriate written information (content and wording) to support their ability to give fully informed consent	X	X

	Title of Document	Purpose	Located in Files of	
			Investigator/ Institution	Sponsor
8.2.3	Advertisement for Subject Recruitment (if used)	To document that recruitment measures are appropriate and not coercive	×	
8.2.4	Financial Aspects of the Trial	To document the financial agreement between the investigator/institution and the sponsor for the trial	×	×
8.2.5	Insurance Statement (where required)	To document that compensation to subject(s) for trial-related injury will be available	×	×
8.2.6	Signed Agreement between Involved Parties, e. g.:	To document agreements		
	-investigator/institution and sponsor		×	×
	-investigator/institution and CRO		×	× (where required)
	-sponsor and CRO		×	×
	-investigator/institution and authority(ies) (where required)			×
8.2.7	Dated, Documented Approval/favourable Opinion of Institutional Review Board (IRB)/Independent Ethics Committee (IEC) OF THE FOLLOWING: -protocol and any amendments -CRF (if applicable) -informed consent form(s) -any other written information to be provided to the subject(s) -advertisement for subject recruitment (if used) -subject compensation (if any) -any other documents given approval/favourable opinion	To document that the trial has been subject to IRB/IEC review and given approval/favourable opinion. To identify the version number and date of the document(s)	×	×

	Title of Document	Purpose	Located in Files of	
			Investigator/ Institution	Sponsor
8.2.8	Institutional Review Board/Independent Ethics Committee Composition	To document that the IRB/IEC is constituted in agreement with GCP	×	× (where required)
8.2.9	Regulatory Authority (IES) authorisation/approval/notification of protocol (where required)	To document appropriate authorisation/approval/notification by the regulatory authority (ies) has been obtained prior to initiation of the trial in compliance with the applicable regulatory requirement(s)	× (where required)	× (where required)
8.2.10	Curriculum Vitae and/or other relevant documents evidencing qualifications of investigator(s) and sub-investigator(s)	To document qualifications and eligibility to conduct trial and/or provide medical supervision of subjects	×	×
8.2.11	Normal Value(s)/range(s) for Medical/Laboratory/Technical procedure(s)and/or test(s) included in the protocol	To document normal values and/or ranges of the tests	×	×
8.2.12	Medical/Laboratory/Technical Procedures / tests -certification or -accreditation or -established quality control and/or external quality assessment or -other validation(where required)	To document competence of facility to perform required test(s), and support reliability of results	× (where required)	×
8.2.13	Sample of label(s) attached to investigational product container(s)	To document compliance with applicable labelling regulations and appropriateness of instructions provided to the subjects		×

Title of Document		Purpose	Located in Files of	
			Investigator/ Institution	Sponsor
8. 2. 14	Instructions for Handling of Investigational Product(s) and Trial-related Materials (if not included in protocol or Investigator's Brochure)	To document instructions needed to ensure proper storage, packaging, dispensing and disposition of investigational products and trial-related materials	×	×
8. 2. 15	Shipping records for Investigational Product (s) and Trial-Related Materials	To document shipment dates, batch numbers and method of shipment of investigational product(s) and trial-related materials. Allows tracking of product batch, review of shipping conditions, and accountability	×	×
8. 2. 16	Certificate(s) of Analysis of Investigational Product(s) Shipped	To document identity, purity, and strength of investigational product(s) to be used in the trial		×
8. 2. 17	Decoding procedures for blinded trials	To document how, in case of an emergency, identity of blinded investigational product can be revealed without breaking the blind for the remaining subjects' treatment	×	× (third party if applicable)
8. 2. 18	Master Randomisation List	To document method for randomisation of trial population		× (third party if applicable)
8. 2. 19	Pre-Trial Monitoring Report	To document that the site is suitable for the trial (may be combined with 8. 2. 20)		×
8. 2. 20	Trial Initiation Monitoring Report	To document that trial procedures were reviewed with the investigator and the investigator's trial staff (may be combined with 8. 2. 19)	×	×

8.3 During the Clinical Conduct of the Trial

In addition to having on file the above documents, the following should be added to the files during the trial as evidence that all new relevant information is documented as it becomes available

	Title of Document	Purpose	Located in Files of	
			Investigator/ Institution	Sponsor
8.3.1	Investigator's brochure updates	To document that investigator is informed in a timely manner of relevant information as it becomes available	×	×
8.3.2	Any Revision to: -protocol/amendment(s) and CRF -informed consent form -any other written information provided to subjects -advertisement for subject recruitment (if used)	To document revisions of these trial related documents that take effect during trial	×	×
8.3.3	Dated, Documented Approval/Favourable Opinion of Institutional Review Board (IRB)/ Independent Ethics Committee (IEC) OF THE FOLLOWING: -protocol amendment(s) -revision(s)of: -informed consent form -any other written information to be provided to the subject -advertisement for subject recruitment (if used) -any other documents given approval/favourable opinion -continuing review of trial (where required)	To document that the amendment(s) and/or revision(s) have been subject to IRB/IEC review and were given approval/favourable opinion. To identify the version number and date of the document(s).	×	×

Title of Document		Purpose	Located in Files of	
			Investigator/ Institution	Sponsor
8.3.4	Regulatory Authority (IES) Authorisations/ approvals/Notific ations where required for: -protocol amendment(s) and other documents	To document compliance with applicable regulatory requirements	× (where required)	×
8.3.5	Curriculum vitae for new investigator(s) and/ or sub-investigator(s)	(see 8.2.10)	×	×
8.3.6	Updates to normal value(s)/range(s) for Medical/Laboratory/Technical Procedure(s)/test(s) included in the protocol	To document normal values and ranges that are revised during the trial (see 8.2.11)	×	×
8.3.7	Updates of Medical/ Laboratory/Technical Procedures/tests -certification or -accreditation or -established quality control and/or external quality assessment or -other validation(where required)	To document that tests remain adequate throughout the trial period (see 8.2.12)	× (where required)	×
8.3.8	Documentation of Investigational Product(s) and Trial-Related Materials Shipment	(see 8.2.15.)	×	×
8.3.9	Certificate(s) of Analysis for new batches of Investigational products	(see 8.2.16)		×
8.3.10	Monitoring Visit Reports	To document site visits by, and findings of, the monitor		×
8.3.11	Relevant Communications other than Site Visits -letters -meeting notes -notes of telephone calls	To document any agreements or significant discussions regarding trial administration, protocol violations, trial conduct, adverse event (AE) reporting	×	×

Title of Document		Purpose	Located in Files of	
			Investigator/ Institution	Sponsor
8. 3. 12	Signed Informed Consent Forms	To document that consent is obtained in accordance with GCP and protocol and dated prior to participation of each subject in trial. Also to document direct access permission (see 8.2.3)	×	
8. 3. 13	Source Documents	To document the existence of the subject and substantiate integrity of trial data collected. Toinclude original documents related to the trial, to medical treatment, and history of subject	×	
8. 3. 14	Signed, Dated and Completed Case Report Forms (CRF)	To document that the investigator or authorised member of the investigator's staff confirms the observations recorded	× (copy)	× (original)
8. 3. 15	Documentation of CRF Corrections	To document all changes/additions or corrections made to CRF after initial data were recorded	× (copy)	× (original)
8. 3. 16	notification by originating investigator to sponsor of serious adverse events and related reports	Notification by originating investigator to sponsor of serious adverse events and related reports in accordance with 4.11	×	×

Title of Document		Purpose	Located in Files of	
			Investigator/ Institution	Sponsor
8.3.17	notification by sponsor and/or investigator, where applicable, to regulatory authority(ies) and irb(s)/iec(s) of unexpected serious adverse drug reactions and of other safety information	Notification by sponsor and/or investigator, where applicable, to regulatory authorities and IRB(s)/IEC(s) of unexpected serious adverse drug reactions in accordance with 5.17 and 4.11.1 and of other safety information in accordance with 5.16.2 and 4.11.2	× (where required)	×
8.3.18	notification by sponsor to investigators of safety information	Notification by sponsor to investigators of safety information in accordance with 5.16.2	×	×
8.3.19	interim or annual reports to IRB/IEC and authority(ies)	Interim or annual reports provided to IRB/IEC in accordance with 4.10 and to authority(ies) in accordance with 5.17.3	×	× (where required)
8.3.20	Subject Screening Log	To document identification of subjects who entered pre-trial screening	×	× (where required)
8.3.21	Subject Identification Code List	To document that investigator/institution keeps a confidential list of names of all subjects allocated to trial numbers on enrolling in the trial. Allows investigator/institution to reveal identity of any subject	×	

Title of Document		Purpose	Located in Files of	
			Investigator/Institution	Sponsor
8.3.22	Subject Enrolment Log	To document chronological enrolment of subjects by trial number	×	
8.3.23	Investigational Products Accountability at the site	To document that investigational product(s) have been used according to the protocol	×	×
8.3.24	Signature Sheet	To document signatures and initials of all persons authorised to make entries and/or corrections on CRFs	×	×
8.3.25	Record of Retained Body Fluids/Tissue Samples(if any)	To document location and identification of retained samples if assays need to be repeated	×	×

8.4　After Completion or Termination of the Trial

After completion or termination of the trial, all of the documents identified in Sections 8.2 and 8.3 should be in the file together with the following

Title of Document		Purpose	Located in Files of	
			Investigator/Institution	Sponsor
8.4.1	Investigational Product(s)Accountability at site	To document that the investigational product(s) have been used according to the protocol. To documents the final accounting of investigational product(s) received at the site, dispensed to subjects, returned by the subjects, and returned to sponsor	×	×
8.4.2	Documentation of Investigational Product Destruction	To document destruction of unused investigational products by sponsor or at site	× (if destroyed at site)	×

Title of Document		Purpose	Located in Files of	
			Investigator/ Institution	Sponsor
8.4.3	Completed Subject Identification code list	To permit identification of all subjects enrolled in the trial in case follow-up is required. List should be kept in a confidential manner and for agreed upon time	×	
8.4.4	Audit Certificate (if available)	To document that audit was performed		×
8.4.5	Final Trial Close-out Monitoring Report	To document that all activities required for trial close-out are completed, and copies of essential documents are held in the appropriate files		×
8.4.6	treatment allocation and decoding documentation	Returned to sponsor to document any decoding that may have occurred		×
8.4.7	final report by investigator to irb/iec where required, and where applicable, to the regulatory authority(ies)	To document completion of the trial	×	
8.4.8	Clinical Study Report	To document results and interpretation of trial	× (if applicable)	×

附录四 药物临床试验质量管理规范（2003版）

第一章 总 则

第一条 为保证药物临床试验过程规范，结果科学可靠，保护受试者的权益并保障其安全，根据《中华人民共和国药品管理法》《中华人民共和国药品管理法实施条例》，参照国际公认原则，制定本规范。

第二条 药物临床试验质量管理规范是临床试验全过程的标准规定，包括方案设计、组织实施、监查、稽查、记录、分析总结和报告。

第三条 凡进行各期临床试验、人体生物利用度或生物等效性试验，均须按本规范执行。

第四条 所有以人为对象的研究必须符合《世界医学大会赫尔辛基宣言》，即公正、尊重人格、力求使受试者最大程度受益和尽可能避免伤害。

第二章 临床试验前的准备与必要条件

第五条 进行药物临床试验必须有充分的科学依据。在进行人体试验前，必须周密考虑该试验的目的及要解决的问题，应权衡对受试者和公众健康预期的受益及风险，预期的受益应超过可能出现的损害。选择临床试验方法必须符合科学和伦理要求。

第六条 临床试验用药品由申办者准备和提供。进行临床试验前，申办者必须提供试验药物的临床前研究资料，包括处方组成、制造工艺和质量检验结果。所提供的临床前资料必须符合进行相应各期临床试验的要求，同时还应提供试验药物已完成和其它地区正在进行与临床试验有关的有效性和安全性资料。临床试验药物的制备，应当符合《药品生产质量管理规范》。

第七条 药物临床试验机构的设施与条件应满足安全有效地进行临床试验的需要。所有研究者都应具备承担该项临床试验的专业特长、资格和能力，并经过培训。临床试验开始前，研究者和申办者应就试验方案、试验的监查、稽查和标准操作规程以及试验中的职责分工等达成书面协议。

第三章 受试者的权益保障

第八条 在药物临床试验的过程中，必须对受试者的个人权益给予充分的保障，并确保试验的科学性和可靠性。受试者的权益、安全和健康必须高于对科学和社会利益的考虑。伦理委员会与知情同意书是保障受试者权益的主要措施。

第九条 为确保临床试验中受试者的权益，须成立独立的伦理委员会，并向国家食品药品监督管理局备案。伦理委员会应有从事医药相关专业人员、非医药专业人员、法律专家及来自其他单位的人员，至少五人组成，并有不同性别的委员。伦理委员会的组成和工作不应受任何参与试验者的影响。

第十条 试验方案需经伦理委员会审议同意并签署批准意见后方可实施。在试验进行期间，试验方案的任何修改均应经伦理委员会批准；试验中发生严重不良事件，应及时向伦理委员会报告。

第十一条 伦理委员会对临床试验方案的审查意见应在讨论后以投票方式作出决定，参与该临床试验的委员应当回避。因工作需要可邀请非委员的专家出席会议，但不投票。伦理委员会应建立工作程序，所有会议及其决议均应有书面记录，记录保存至临床试验结束后五年。

第十二条 伦理委员会应从保障受试者权益的角度严格按下列各项审议试验方案：

（一）研究者的资格、经验、是否有充分的时间参加临床试验，人员配备及设备条件等是否符合试验要求；

（二）试验方案是否充分考虑了伦理原则，包括研究目的、受试者及其他人员可能遭受的风险和受益及试验设计的科学性；

（三）受试者入选的方法，向受试者（或其家属、监护人、法定代理人）提供有关本试验的信息资料是否完整易懂，获取知情同意书的方法是否适当；

（四）受试者因参加临床试验而受到损害甚至发生死亡时，给予的治疗和/或保险措施；

（五）对试验方案提出的修正意见是否可接受；

（六）定期审查临床试验进行中受试者的风险程度。

第十三条 伦理委员会接到申请后应及时召开会议，审阅讨论，签发书面意见，并附出席会议的委员名单、专业情况及本人签名。伦理委员会的意见可以是：

（一）同意；

（二）作必要的修正后同意；

（三）不同意；

（四）终止或暂停已批准的试验。

第十四条 研究者或其指定的代表必须向受试者说明有关临床试验的详细情况：

（一）受试者参加试验应是自愿的，而且有权在试验的任何阶段随时退出试验而不会遭到歧视或报复，其医疗待遇与权益不会受到影响；

（二）必须使受试者了解，参加试验及在试验中的个人资料均属保密。必要时，药品监督管理部门、伦理委员会或申办者，按规定可以查阅参加试验的受试者资料；

（三）试验目的、试验的过程与期限、检查操作、受试者预期可能的受益和风险，告知受试者可能被分配到试验的不同组别；

（四）必须给受试者充分的时间以便考虑是否愿意参加试验，对无能力表达同意的受试者，应向其法定代理人提供上述介绍与说明。知情同意过程应采用受试者或法定代理人能理解的语言和文字，试验期间，受试者可随时了解与其有关的信息资料；

（五）如发生与试验相关的损害时，受试者可以获得治疗和相应的补偿。

第十五条　经充分和详细解释试验的情况后获得知情同意书：

（一）由受试者或其法定代理人在知情同意书上签字并注明日期，执行知情同意过程的研究者也需在知情同意书上签署姓名和日期；

（二）对无行为能力的受试者，如果伦理委员会原则上同意、研究者认为受试者参加试验符合其本身利益时，则这些病人也可以进入试验，同时应经其法定监护人同意并签名及注明日期；

（三）儿童作为受试者，必须征得其法定监护人的知情同意并签署知情同意书，当儿童能做出同意参加研究的决定时，还必须征得其本人同意；

（四）在紧急情况下，无法取得本人及其合法代表人的知情同意书，如缺乏已被证实有效的治疗方法，而试验药物有望挽救生命，恢复健康，或减轻病痛，可考虑作为受试者，但需要在试验方案和有关文件中清楚说明接受这些受试者的方法，并事先取得伦理委员会同意；

（五）如发现涉及试验药物的重要新资料则必须将知情同意书作书面修改送伦理委员会批准后，再次取得受试者同意。

第四章　试验方案

第十六条　临床试验开始前应制定试验方案，该方案应由研究者与申办者共同商定并签字，报伦理委员会审批后实施。

第十七条　临床试验方案应包括以下内容：

（一）试验题目；

（二）试验目的，试验背景，临床前研究中有临床意义的发现和与该试验有关的临床试验结果、已知对人体的可能危险与受益，及试验药物存在人种差异的可能；

（三）申办者的名称和地址，进行试验的场所，研究者的姓名、资格和地址；

（四）试验设计的类型，随机化分组方法及设盲的水平；

（五）受试者的入选标准，排除标准和剔除标准，选择受试者的步骤，受试者分配的方法；

（六）根据统计学原理计算要达到试验预期目的所需的病例数；

（七）试验用药品的剂型、剂量、给药途径、给药方法、给药次数、疗程和有关合并用药的规定，以及对包装和标签的说明；

（八）拟进行临床和实验室检查的项目、测定的次数和药代动力学分析等；

（九）试验用药品的登记与使用记录、递送、分发方式及储藏条件；

（十）临床观察、随访和保证受试者依从性的措施；

（十一）中止临床试验的标准，结束临床试验的规定；

（十二）疗效评定标准，包括评定参数的方法、观察时间、记录与分析；

（十三）受试者的编码、随机数字表及病例报告表的保存手续；

（十四）不良事件的记录要求和严重不良事件的报告方法、处理措施、随访的方式、时间和转归；

（十五）试验用药品编码的建立和保存，揭盲方法和紧急情况下破盲的规定；

（十六）统计分析计划，统计分析数据集的定义和选择；

（十七）数据管理和数据可溯源性的规定；

（十八）临床试验的质量控制与质量保证；

（十九）试验相关的伦理学；

（二十）临床试验预期的进度和完成日期；

（二十一）试验结束后的随访和医疗措施；

（二十二）各方承担的职责及其他有关规定；

（二十三）参考文献。

第十八条 临床试验中，若确有需要，可以按规定程序对试验方案作修正。

第五章 研究者的职责

第十九条 负责临床试验的研究者应具备下列条件：

（一）在医疗机构中具有相应专业技术职务任职和行医资格；

（二）具有试验方案中所要求的专业知识和经验；

（三）对临床试验方法具有丰富经验或者能得到本单位有经验的研究者在学术上的指导；

（四）熟悉申办者所提供的与临床试验有关的资料与文献；

（五）有权支配参与该项试验的人员和使用该项试验所需的设备。

第二十条　研究者必须详细阅读和了解试验方案的内容，并严格按照方案执行。

第二十一条　研究者应了解并熟悉试验药物的性质、作用、疗效及安全性（包括该药物临床前研究的有关资料），同时也应掌握临床试验进行期间发现的所有与该药物有关的新信息。

第二十二条　研究者必须在有良好医疗设施、实验室设备、人员配备的医疗机构进行临床试验，该机构应具备处理紧急情况的一切设施，以确保受试者的安全。实验室检查结果应准确可靠。

第二十三条　研究者应获得所在医疗机构或主管单位的同意，保证有充分的时间在方案规定的期限内负责和完成临床试验。研究者须向参加临床试验的所有工作人员说明有关试验的资料、规定和职责，确保有足够数量并符合试验方案的受试者进入临床试验。

第二十四条　研究者应向受试者说明经伦理委员会同意的有关试验的详细情况，并取得知情同意书。

第二十五条　研究者负责作出与临床试验相关的医疗决定，保证受试者在试验期间出现不良事件时得到适当的治疗。

第二十六条　研究者有义务采取必要的措施以保障受试者的安全，并记录在案。在临床试验过程中如发生严重不良事件，研究者应立即对受试者采取适当的治疗措施，同时报告药品监督管理部门、卫生行政部门、申办者和伦理委员会，并在报告上签名及注明日期。

第二十七条　研究者应保证将数据真实、准确、完整、及时、合法地载入病历和病例报告表。

第二十八条　研究者应接受申办者派遣的监查员或稽查员的监查和稽查及药品监督管理部门的稽查和视察，确保临床试验的质量。

第二十九条　研究者应与申办者商定有关临床试验的费用，并在合同中写明。研究者在临床试验过程中，不得向受试者收取试验用药所需的费用。

第三十条　临床试验完成后，研究者必须写出总结报告，签名并注明日期后送申办者。

第三十一条　研究者中止一项临床试验必须通知受试者、申办者、伦理委员会和药品监督管理部门，并阐明理由。

第六章　申办者的职责

第三十二条　申办者负责发起、申请、组织、监查和稽查一项临床试验，并提供试验经费。申办者按国家法律、法规等有关规定，向国家食品药品监督管理局递交临床试验的申请，也可委托合同研究组织执行临床试验中的某些工作和任务。

第三十三条　申办者选择临床试验的机构和研究者，认可其资格及条件以保证试验的完成。

第三十四条　申办者提供研究者手册，其内容包括试验药物的化学、药学、毒理学、药理学和临床的（包括以前的和正在进行的试验）资料和数据。

第三十五条　申办者在获得国家食品药品监督管理局批准并取得伦理委员会批准件后方可按方案组织临床试验。

第三十六条　申办者、研究者共同设计临床试验方案，述明在方案实施、数据管理、统计分析、结果报告、发表论文方式等方面职责及分工。签署双方同意的试验方案及合同。

第三十七条　申办者向研究者提供具有易于识别、正确编码并贴有特殊标签的试验药物、标准品、对照药品或安慰剂，并保证质量合格。试验用药品应按试验方案的需要进行适当包装、保存。申办者应建立试验用药品的管理制度和记录系统。

第三十八条　申办者任命合格的监查员，并为研究者所接受。

第三十九条　申办者应建立对临床试验的质量控制和质量保证系统，可组织对临床试验的稽查以保证质量。

第四十条　申办者应与研究者迅速研究所发生的严重不良事件，采取必要的措施以保证受试者的安全和权益，并及时向药品监督管理部门和卫生行政部门报告，同时向涉及同一药物的临床试验的其他研究者通报。

第四十一条　申办者中止一项临床试验前，须通知研究者、伦理委员会和国家食品药品监督管理局，并述明理由。

第四十二条　申办者负责向国家食品药品监督管理局递交试验的总结报告。

第四十三条　申办者应对参加临床试验的受试者提供保险，对于发生与试验相关的损害或死亡的受试者承担治疗的费用及相应的经济补偿。申办者应向研究者提供法律上与经济上的担保，但由医疗事故所致者除外。

第四十四条　研究者不遵从已批准的方案或有关法规进行临床试验时，申办者应指出以求纠正，如情况严重或坚持不改，则应终止研究者参加临床试验并向药品监督管理部门报告。

第七章　监查员的职责

第四十五条　监查的目的是为了保证临床试验中受试者的权益受到保障，试验记录与报告的数据准确、完整无误，保证试验遵循已批准的方案和有关法规。

第四十六条　监查员是申办者与研究者之间的主要联系人。其人数及访视的次数取决于临床试验的复杂程度和参与试验的医疗机构的数目。监查员应有适当的医学、药学或相关专业学历，并经过必要的训练，熟悉药品管理有关法规，熟悉有关试验药物的临床前和临床方面的信息以及临床试验方案及其相关的文件。

第四十七条　监查员应遵循标准操作规程，督促临床试验的进行，以保证临床试验按方案执行。具体内容包括：

（一）在试验前确认试验承担单位已具有适当的条件，包括人员配备与培训情况，实验室设备齐全、运转良好，具备各种与试验有关的检查条件，估计有足够数量的受试者，参与研究人员熟悉试验方案中的要求；

（二）在试验过程中监查研究者对试验方案的执行情况，确认在试验前取得所有受试者的知情同意书，了解受试者的入选率及试验的进展状况，确认入选的受试者合格；

（三）确认所有数据的记录与报告正确完整，所有病例报告表填写正确，并与原始资料一致。所有错误或遗漏均已改正或注明，经研究者签名并注明日期。每一受试者的剂量改变、治疗变更、合并用药、间发疾病、失访、检查遗漏等均应确认并记录。核实入选受试者的退出与失访已在病例报告表中予以说明；

（四）确认所有不良事件均记录在案，严重不良事件在规定时间内作出报告并记录在案；

（五）核实试验用药品按照有关法规进行供应、储藏、分发、收回，并做相应的记录；

（六）协助研究者进行必要的通知及申请事宜，向申办者报告试验数据和结果；

（七）应清楚如实记录研究者未能做到的随访、未进行的试验、未做的检查，以及是否对错误、遗漏作出纠正；

（八）每次访视后作一书面报告递送申办者，报告应述明监查日期、时间、监查员姓名、监查的发现等。

第八章　记录与报告

第四十八条　病历作为临床试验的原始文件，应完整保存。病例报告表中的数据来自原始文件并与原始文件一致，试验中的任何观察、检查结果均应及时、准确、完整、规范、真实地记录于病历和正确地填写至病例报告表中，不得随意更改，确因填写错误，作任何更正时应保持原记录清晰可辨，由更正者签署姓名和时间。

第四十九条　临床试验中各种实验室数据均应记录或将原始报告复印件粘贴在病例报告表上，在正常范围内的数据也应具体记录。对显著偏离或在临床可接受范围以外的数据须加以核实。检测项目必须注明所采用的计量单位。

第五十条 为保护受试者隐私，病例报告表上不应出现受试者的姓名。研究者应按受试者的代码确认其身份并记录。

第五十一条 临床试验总结报告内容应与试验方案要求一致，包括：

（一）随机进入各组的实际病例数，脱落和剔除的病例及其理由；

（二）不同组间的基线特征比较，以确定可比性；

（三）对所有疗效评价指标进行统计分析和临床意义分析。统计结果的解释应着重考虑其临床意义；

（四）安全性评价应有临床不良事件和实验室指标合理的统计分析，对严重不良事件应详细描述和评价；

（五）多中心试验评价疗效，应考虑中心间存在的差异及其影响；

（六）对试验药物的疗效和安全性以及风险和受益之间的关系作出简要概述和讨论。

第五十二条 临床试验中的资料均须按规定保存（附录2）及管理。研究者应保存临床试验资料至临床试验终止后五年。申办者应保存临床试验资料至试验药物被批准上市后五年。

第九章 数据管理与统计分析

第五十三条 数据管理的目的在于把试验数据迅速、完整、无误地纳入报告，所有涉及数据管理的各种步骤均需记录在案，以便对数据质量及试验实施进行检查。用适当的程序保证数据库的保密性，应具有计算机数据库的维护和支持程序。

第五十四条 临床试验中受试者分配必须按试验设计确定的随机分配方案进行，每名受试者的处理分组编码应作为盲底由申办者和研究者分别保存。设盲试验应在方案中规定揭盲的条件和执行揭盲的程序，并配有相应处理编码的应急信件。在紧急情况下，允许对个别受试者紧急破盲而了解其所接受的治疗，但必须在病例报告表上述明理由。

第五十五条 临床试验资料的统计分析过程及其结果的表达必须采用规范的统计学方法。临床试验各阶段均需有生物统计学专业人员参与。临床试验方案中需有统计分析计划，并在正式统计分析前加以确认和细化。若需作中期分析，应说明理由及操作规程。对治疗作用的评价应将可信区间与假设检验的结果一并考虑。所选用统计分析数据集需加以说明。对于遗漏、未用或多余的资料须加以说明，临床试验的统计报告必须与临床试验总结报告相符。

第十章　试验用药品的管理

第五十六条　临床试验用药品不得销售。

第五十七条　申办者负责对临床试验用药品作适当的包装与标签，并标明为临床试验专用。在双盲临床试验中，试验药物与对照药品或安慰剂在外形、气味、包装、标签和其他特征上均应一致。

第五十八条　试验用药品的使用记录应包括数量、装运、递送、接受、分配、应用后剩余药物的回收与销毁等方面的信息。

第五十九条　试验用药品的使用由研究者负责，研究者必须保证所有试验用药品仅用于该临床试验的受试者，其剂量与用法应遵照试验方案，剩余的试验用药品退回申办者，上述过程需由专人负责并记录在案，试验用药品须有专人管理。研究者不得把试验用药品转交任何非临床试验参加者。

第六十条　试验用药品的供给、使用、储藏及剩余药物的处理过程应接受相关人员的检查。

第十一章　质量保证

第六十一条　申办者及研究者均应履行各自职责，并严格遵循临床试验方案，采用标准操作规程，以保证临床试验的质量控制和质量保证系统的实施。

第六十二条　临床试验中有关所有观察结果和发现都应加以核实，在数据处理的每一阶段必须进行质量控制，以保证数据完整、准确、真实、可靠。

第六十三条　药品监督管理部门、申办者可委托稽查人员对临床试验相关活动和文件进行系统性检查，以评价试验是否按照试验方案、标准操作规程以及相关法规要求进行，试验数据是否及时、真实、准确、完整地记录。稽查应由不直接涉及该临床试验的人员执行。

第六十四条　药品监督管理部门应对研究者与申办者在实施试验中各自的任务与执行状况进行视察。参加临床试验的医疗机构和实验室的有关资料及文件（包括病历）均应接受药品监督管理部门的视察。

第十二章　多中心试验

第六十五条　多中心试验是由多位研究者按同一试验方案在不同地点和单位同时进行的临床试验。各中心同期开始与结束试验。多中心试验由一位主要研究者总负责，并作为临床试验各中心间的协调研究者。

第六十六条　多中心试验的计划和组织实施要考虑以下各点：

（一）试验方案由各中心的主要研究者与申办者共同讨论认定，伦理委员会批准后执行；

（二）在临床试验开始时及进行的中期应组织研究者会议；

（三）各中心同期进行临床试验；

（四）各中心临床试验样本大小及中心间的分配应符合统计分析的要求；

（五）保证在不同中心以相同程序管理试验用药品，包括分发和储藏；

（六）根据同一试验方案培训参加该试验的研究者；

（七）建立标准化的评价方法，试验中所采用的实验室和临床评价方法均应有统一的质量控制，实验室检查也可由中心实验室进行；

（八）数据资料应集中管理与分析，应建立数据传递、管理、核查与查询程序；

（九）保证各试验中心研究者遵从试验方案，包括在违背方案时终止其参加试验。

第六十七条 多中心试验应当根据参加试验的中心数目和试验的要求，以及对试验用药品的了解程度建立管理系统，协调研究者负责整个试验的实施。

第十三章　附　则

第六十八条 本规范下列用语的含义是：

临床试验（Clinical Trial），指任何在人体（病人或健康志愿者）进行药物的系统性研究，以证实或揭示试验药物的作用、不良反应及/或试验药物的吸收、分布、代谢和排泄，目的是确定试验药物的疗效与安全性。

试验方案（Protocol），叙述试验的背景、理论基础和目的，试验设计、方法和组织，包括统计学考虑、试验执行和完成的条件。方案必须由参加试验的主要研究者、研究机构和申办者签章并注明日期。

研究者手册（Investigator's Brochure），是有关试验药物在进行人体研究时已有的临床与非临床研究资料。

知情同意（Informed Consent），指向受试者告知一项试验的各方面情况后，受试者自愿确认其同意参加该项临床试验的过程，须以签名和注明日期的知情同意书作为文件证明。

知情同意书（Informed Consent Form），是每位受试者表示自愿参加某一试验的文件证明。研究者需向受试者说明试验性质、试验目的、可能的受益和风险、可供选用的其他治疗方法以及符合《赫尔辛基宣言》规定的受试者的权利和义务等，使受试者充分了解后表达其同意。

伦理委员会（Ethics Committee），由医学专业人员、法律专家及非医务人员组成的独立组织，其职责为核查临床试验方案及附件是否合乎道德，并为之提供公众保证，确保受试者的安全、健康和权益受到保护。该委员会的组成和一切活动不应受临床试验组织和实施者的干扰或影响。

研究者（Investigator），实施临床试验并对临床试验的质量及受试者安全和权益的负责者。研究者必须经过资格审查，具有临床试验的专业特长、资格和能力。

协调研究者（Coordinating Investigator），在多中心临床试验中负责协调参加各中心研究者工作的一名研究者。

申办者（Sponsor），发起一项临床试验，并对该试验的启动、管理、财务和监查负责的公司、机构或组织。

监查员（Monitor），由申办者任命并对申办者负责的具备相关知识的人员，其任务是监查和报告试验的进行情况和核实数据。

稽查（Audit），指由不直接涉及试验的人员所进行的一种系统性检查，以评价试验的实施、数据的记录和分析是否与试验方案、标准操作规程以及药物临床试验相关法规要求相符。

视察（Inspection），药品监督管理部门对一项临床试验的有关文件、设施、记录和其它方面进行官方审阅，视察可以在试验单位、申办者所在地或合同研究组织所在地进行。

病例报告表（Case Report Form，CRF），指按试验方案所规定设计的一种文件，用以记录每一名受试者在试验过程中的数据。

试验用药品（Investigational Product），用于临床试验中的试验药物、对照药品或安慰剂。

不良事件（Adverse Event），病人或临床试验受试者接受一种药品后出现的不良医学事件，但并不一定与治疗有因果关系。

严重不良事件（Serious Adverse Event），临床试验过程中发生需住院治疗、延长住院时间、伤残、影响工作能力、危及生命或死亡、导致先天畸形等事件。

标准操作规程（Standard Operating Procedure，SOP），为有效地实施和完成某一临床试验中每项工作所拟定的标准和详细的书面规程。

设盲（Blinding/Masking），临床试验中使一方或多方不知道受试者治疗分配的程序。单盲指受试者不知，双盲指受试者、研究者、监查员或数据分析者均不知治疗分配。

合同研究组织（Contract Research Organization，CRO），一种学术性或商业性的科学机构。申办者可委托其执行临床试验中的某些工作和任务，此种委托必须作出书面规定。

第六十九条　本规范由国家食品药品监督管理局负责解释。

第七十条　本规范自 2003 年 9 月 1 日起施行，原国家药品监督管理局1999 年 9 月 1 日发布的《药品临床试验管理规范》同时废止。

附录五　药物临床试验质量管理规范（2020版）

第一章　总　则

第一条　为保证药物临床试验过程规范，数据和结果的科学、真实、可靠，保护受试者的权益和安全，根据《中华人民共和国药品管理法》《中华人民共和国疫苗管理法》《中华人民共和国药品管理法实施条例》，制定本规范。本规范适用于为申请药品注册而进行的药物临床试验。药物临床试验的相关活动应当遵守本规范。

第二条　药物临床试验质量管理规范是药物临床试验全过程的质量标准，包括方案设计、组织实施、监查、稽查、记录、分析、总结和报告。

第三条　药物临床试验应当符合《世界医学大会赫尔辛基宣言》原则及相关伦理要求，受试者的权益和安全是考虑的首要因素，优先于对科学和社会的获益。伦理审查与知情同意是保障受试者权益的重要措施。

第四条　药物临床试验应当有充分的科学依据。临床试验应当权衡受试者和社会的预期风险和获益，只有当预期的获益大于风险时，方可实施或者继续临床试验。

第五条　试验方案应当清晰、详细、可操作。试验方案在获得伦理委员会同意后方可执行。

第六条　研究者在临床试验过程中应当遵守试验方案，凡涉及医学判断或临床决策应当由临床医生做出。参加临床试验实施的研究人员，应当具有能够承担临床试验工作相应的教育、培训和经验。

第七条　所有临床试验的纸质或电子资料应当被妥善地记录、处理和保存，能够准确地报告、解释和确认。应当保护受试者的隐私和其相关信息的保密性。

第八条　试验药物的制备应当符合临床试验用药品生产质量管理相关要求。试验药物的使用应当符合试验方案。

第九条　临床试验的质量管理体系应当覆盖临床试验的全过程，重点是受试者保护、试验结果可靠，以及遵守相关法律法规。

第十条　临床试验的实施应当遵守利益冲突回避原则。

第二章　术语及其定义

第十一条　本规范下列用语的含义是：

（一）临床试验，指以人体（患者或健康受试者）为对象的试验，意在发现或验证某种试验药物的临床医学、药理学以及其他药效学作用、不良反应，或者试验药物的吸收、分布、代谢和排泄，以确定药物的疗效与安全性的系统性试验。

（二）临床试验的依从性，指临床试验参与各方遵守与临床试验有关要求、本规范和相关法律法规。

（三）非临床研究，指不在人体上进行的生物医学研究。

（四）独立的数据监查委员会（数据和安全监查委员会，监查委员会，数据监查委员会），指由申办者设立的独立的数据监查委员会，定期对临床试验的进展、安全性数据和重要的有效性终点进行评估，并向申办者建议是否继续、调整或者停止试验。

（五）伦理委员会，指由医学、药学及其他背景人员组成的委员会，其职责是通过独立地审查、同意、跟踪审查试验方案及相关文件、获得和记录受试者知情同意所用的方法和材料等，确保受试者的权益、安全受到保护。

（六）研究者，指实施临床试验并对临床试验质量及受试者权益和安全负责的试验现场的负责人。

（七）申办者，指负责临床试验的发起、管理和提供临床试验经费的个人、组织或者机构。

（八）合同研究组织，指通过签订合同授权，执行申办者或者研究者在临床试验中的某些职责和任务的单位。

（九）受试者，指参加一项临床试验，并作为试验用药品的接受者，包括患者、健康受试者。

（十）弱势受试者，指维护自身意愿和权利的能力不足或者丧失的受试者，其自愿参加临床试验的意愿，有可能被试验的预期获益或者拒绝参加可能被报复而受到不正当影响。包括：研究者的学生和下级、申办者的员工、军人、犯人、无药可救疾病的患者、处于危急状况的患者，入住福利院的人、流浪者、未成年人和无能力知情同意的人等。

（十一）知情同意，指受试者被告知可影响其做出参加临床试验决定的各方面情况后，确认同意自愿参加临床试验的过程。该过程应当以书面的、签署姓名和日期的知情同意书作为文件证明。

（十二）公正见证人，指与临床试验无关，不受临床试验相关人员不公正影响的个人，在受试者或者其监护人无阅读能力时，作为公正的见证人，阅读知情同意书和其他书面资料，并见证知情同意。

（十三）监查，指监督临床试验的进展，并保证临床试验按照试验方案、标准操作规程和相关法律法规要求实施、记录和报告的行动。

（十四）监查计划，指描述监查策略、方法、职责和要求的文件。

（十五）监查报告，指监查员根据申办者的标准操作规程规定，在每次进行现场访视或者其他临床试验相关的沟通后，向申办者提交的书面报告。

（十六）稽查，指对临床试验相关活动和文件进行系统的、独立的检查，以评估确定临床试验相关活动的实施、试验数据的记录、分析和报告是否符合试验方案、标准操作规程和相关法律法规的要求。

（十七）稽查报告，指由申办者委派的稽查员撰写的，关于稽查结果的书面评估报告。

（十八）检查，指药品监督管理部门对临床试验的有关文件、设施、记录和其他方面进行审核检查的行为，检查可以在试验现场、申办者或者合同研究组织所在地，以及药品监督管理部门认为必要的其他场所进行。

（十九）直接查阅，指对评估药物临床试验重要的记录和报告直接进行检查、分析、核实或者复制。直接查阅的任何一方应当按照相关法律法规，采取合理的措施保护受试者隐私以及避免泄露申办者的权属信息和其他需要保密的信息。

（二十）试验方案，指说明临床试验目的、设计、方法学、统计学考虑和组织实施的文件。试验方案通常还应当包括临床试验的背景和理论基础，该内容也可以在其他参考文件中给出。试验方案包括方案及其修订版。

（二十一）研究者手册，指与开展临床试验相关的试验用药品的临床和非临床研究资料汇编。

（二十二）病例报告表，指按照试验方案要求设计，向申办者报告的记录受试者相关信息的纸质或者电子文件。

（二十三）标准操作规程，指为保证某项特定操作的一致性而制定的详细的书面要求。

（二十四）试验用药品，指用于临床试验的试验药物、对照药品。

（二十五）对照药品，指临床试验中用于与试验药物参比对照的其他研究药物、已上市药品或者安慰剂。

（二十六）不良事件，指受试者接受试验用药品后出现的所有不良医学事件，可以表现为症状体征、疾病或者实验室检查异常，但不一定与试验用药品有因果关系。

（二十七）严重不良事件，指受试者接受试验用药品后出现死亡、危及生命、永久或者严重的残疾或者功能丧失、受试者需要住院治疗或者延长住院时间，以及先天性异常或者出生缺陷等不良医学事件。

（二十八）药物不良反应，指临床试验中发生的任何与试验用药品可能有关的对人体有害或者非期望的反应。试验用药品与不良事件之间的因果关系至少有一个合理的可能性，即不能排除相关性。

（二十九）可疑且非预期严重不良反应，指临床表现的性质和严重程度超出了试验药物研究者手册、已上市药品的说明书或者产品特性摘要等已有资料信息的可疑并且非预期的严重不良反应。

（三十）受试者鉴认代码，指临床试验中分配给受试者以辨识其身份的唯一代码。研究者在报告受试者出现的不良事件和其他与试验有关的数据时，用该代码代替受试者姓名以保护其隐私。

（三十一）源文件，指临床试验中产生的原始记录、文件和数据，如医院病历、医学图像、实验室记录、备忘录、受试者日记或者评估表、发药记录、仪器自动记录的数据、缩微胶片、照相底片、磁介质、X光片、受试者文件，药房、实验室和医技部门保存的临床试验相关的文件和记录，包括核证副本等。源文件包括了源数据，可以以纸质或者电子等形式的载体存在。

（三十二）源数据，指临床试验中的原始记录或者核证副本上记载的所有信息，包括临床发现、观测结果以及用于重建和评价临床试验所需要的其他相关活动记录。

（三十三）必备文件，指能够单独或者汇集后用于评价临床试验的实施过程和试验数据质量的文件。

（三十四）核证副本，指经过审核验证，确认与原件的内容和结构等均相同的复制件，该复制件是经审核人签署姓名和日期，或者是由已验证过的系统直接生成，可以以纸质或者电子等形式的载体存在。

（三十五）质量保证，指在临床试验中建立的有计划的系统性措施，以保证临床试验的实施和数据的生成、记录和报告均遵守试验方案和相关法律法规。

（三十六）质量控制，指在临床试验质量保证系统中，为确证临床试验所有相关活动是否符合质量要求而实施的技术和活动。

（三十七）试验现场，指实施临床试验相关活动的场所。

（三十八）设盲，指临床试验中使一方或者多方不知道受试者治疗分配的程序。单盲一般指受试者不知道，双盲一般指受试者、研究者、监查员以及数据分析人员均不知道治疗分配。

（三十九）计算机化系统验证，指为建立和记录计算机化系统从设计到停止使用，或者转换至其他系统的全生命周期均能够符合特定要求的过程。验证方案应当基于考虑系统的预计用途、系统对受试者保护和临床试验结果可靠性的潜在影响等因素的风险评估而制定。

（四十）稽查轨迹，指能够追溯还原事件发生过程的记录。

第三章　伦理委员会

第十二条　伦理委员会的职责是保护受试者的权益和安全，应当特别关注弱势受试者。

（一）伦理委员会应当审查的文件包括：试验方案和试验方案修订版；

知情同意书及其更新件；招募受试者的方式和信息；提供给受试者的其他书面资料；研究者手册；现有的安全性资料；包含受试者补偿信息的文件；研究者资格的证明文件；伦理委员会履行其职责所需要的其他文件。

（二）伦理委员会应当对临床试验的科学性和伦理性进行审查。

（三）伦理委员会应当对研究者的资格进行审查。

（四）为了更好地判断在临床试验中能否确保受试者的权益和安全以及基本医疗，伦理委员会可以要求提供知情同意书内容以外的资料和信息。

（五）实施非治疗性临床试验（即对受试者没有预期的直接临床获益的试验）时，若受试者的知情同意是由其监护人替代实施，伦理委员会应当特别关注试验方案中是否充分考虑了相应的伦理学问题以及法律法规。

（六）若试验方案中明确说明紧急情况下受试者或者其监护人无法在试验前签署知情同意书，伦理委员会应当审查试验方案中是否充分考虑了相应的伦理学问题以及法律法规。

（七）伦理委员会应当审查是否存在受试者被强迫、利诱等不正当的影响而参加临床试验。伦理委员会应当审查知情同意书中不能采用使受试者或者其监护人放弃其合法权益的内容，也不能含有为研究者和临床试验机构、申办者及其代理机构免除其应当负责任的内容。

（八）伦理委员会应当确保知情同意书、提供给受试者的其他书面资料说明了给受试者补偿的信息，包括补偿方式、数额和计划。

（九）伦理委员会应当在合理的时限内完成临床试验相关资料的审查或者备案流程，并给出明确的书面审查意见。审查意见应当包括审查的临床试验名称、文件（含版本号）和日期。

（十）伦理委员会的审查意见有：同意；必要的修改后同意；不同意；终止或者暂停已同意的研究。审查意见应当说明要求修改的内容，或者否定的理由。

（十一）伦理委员会应当关注并明确要求研究者及时报告：临床试验实施中为消除对受试者紧急危害的试验方案的偏离或者修改；增加受试者风险或者显著影响临床试验实施的改变；所有可疑且非预期严重不良反应；可能对受试者的安全或者临床试验的实施产生不利影响的新信息。

（十二）伦理委员会有权暂停、终止未按照相关要求实施，或者受试者出现非预期严重损害的临床试验。

（十三）伦理委员会应当对正在实施的临床试验定期跟踪审查，审查的频率应当根据受试者的风险程度而定，但至少一年审查一次。

（十四）伦理委员会应当受理并妥善处理受试者的相关诉求。

第十三条　伦理委员会的组成和运行应当符合以下要求：

（一）伦理委员会的委员组成、备案管理应当符合卫生健康主管部门的要求。

（二）伦理委员会的委员均应当接受伦理审查的培训，能够审查临床试验相关的伦理学和科学等方面的问题。

（三）伦理委员会应当按照其制度和标准操作规程履行工作职责，审查应当有书面记录，并注明会议时间及讨论内容。

（四）伦理委员会会议审查意见的投票委员应当参与会议的审查和讨论，包括了各类别委员，具有不同性别组成，并满足其规定的人数。会议审查意见应当形成书面文件。

（五）投票或者提出审查意见的委员应当独立于被审查临床试验项目。

（六）伦理委员会应当有其委员的详细信息，并保证其委员具备伦理审查的资格。

（七）伦理委员会应当要求研究者提供伦理审查所需的各类资料，并回答伦理委员会提出的问题。

（八）伦理委员会可以根据需要邀请委员以外的相关专家参与审查，但不能参与投票。

第十四条　伦理委员会应当建立以下书面文件并执行：

（一）伦理委员会的组成、组建和备案的规定。

（二）伦理委员会会议日程安排、会议通知和会议审查的程序。

（三）伦理委员会初始审查和跟踪审查的程序。

（四）对伦理委员会同意的试验方案的较小修正，采用快速审查并同意的程序。

（五）向研究者及时通知审查意见的程序。

（六）对伦理审查意见有不同意见的复审程序。

第十五条　伦理委员会应当保留伦理审查的全部记录，包括伦理审查的书面记录、委员信息、递交的文件、会议记录和相关往来记录等。所有记录应当至少保存至临床试验结束后 5 年。研究者、申办者或者药品监督管理部门可以要求伦理委员会提供其标准操作规程和伦理审查委员名单。

第四章　研究者

第十六条　研究者和临床试验机构应当具备的资格和要求包括：

（一）具有在临床试验机构的执业资格；具备临床试验所需的专业知识、培训经历和能力；能够根据申办者、伦理委员会和药品监督管理部门的要求提供最新的工作履历和相关资格文件。

（二）熟悉申办者提供的试验方案、研究者手册、试验药物相关资料信息。

（三）熟悉并遵守本规范和临床试验相关的法律法规。

（四）保存一份由研究者签署的职责分工授权表。

（五）研究者和临床试验机构应当接受申办者组织的监查和稽查，以及药品监督管理部门的检查。

（六）研究者和临床试验机构授权个人或者单位承担临床试验相关的职责和功能，应当确保其具备相应资质，应当建立完整的程序以确保其执行临床试验相关职责和功能，产生可靠的数据。研究者和临床试验机构授权临床试验机构以外的单位承担试验相关的职责和功能应当获得申办者同意。

第十七条 研究者和临床试验机构应当具有完成临床试验所需的必要条件：

（一）研究者在临床试验约定的期限内有按照试验方案入组足够数量受试者的能力。

（二）研究者在临床试验约定的期限内有足够的时间实施和完成临床试验。

（三）研究者在临床试验期间有权支配参与临床试验的人员，具有使用临床试验所需医疗设施的权限，正确、安全地实施临床试验。

（四）研究者在临床试验期间确保所有参加临床试验的人员充分了解试验方案及试验用药品，明确各自在试验中的分工和职责，确保临床试验数据的真实、完整和准确。

（五）研究者监管所有研究人员执行试验方案，并采取措施实施临床试验的质量管理。

（六）临床试验机构应当设立相应的内部管理部门，承担临床试验的管理工作。

第十八条 研究者应当给予受试者适合的医疗处理：

（一）研究者为临床医生或者授权临床医生需要承担所有与临床试验有关的医学决策责任。

（二）在临床试验和随访期间，对于受试者出现与试验相关的不良事件，包括有临床意义的实验室异常时，研究者和临床试验机构应当保证受试者得到妥善的医疗处理，并将相关情况如实告知受试者。研究者意识到受试者存在合并疾病需要治疗时，应当告知受试者，并关注可能干扰临床试验结果或者受试者安全的合并用药。

（三）在受试者同意的情况下，研究者可以将受试者参加试验的情况告知相关的临床医生。

（四）受试者可以无理由退出临床试验。研究者在尊重受试者个人权利的同时，应当尽量了解其退出理由。

第十九条 研究者与伦理委员会的沟通包括：

（一）临床试验实施前，研究者应当获得伦理委员会的书面同意；未获得伦理委员会书面同意前，不能筛选受试者。

（二）临床试验实施前和临床试验过程中，研究者应当向伦理委员会提供伦理审查需要的所有文件。

第二十条　研究者应当遵守试验方案。

（一）研究者应当按照伦理委员会同意的试验方案实施临床试验。

（二）未经申办者和伦理委员会的同意，研究者不得修改或者偏离试验方案，但不包括为了及时消除对受试者的紧急危害或者更换监查员、电话号码等仅涉及临床试验管理方面的改动。

（三）研究者或者其指定的研究人员应当对偏离试验方案予以记录和解释。

（四）为了消除对受试者的紧急危害，在未获得伦理委员会同意的情况下，研究者修改或者偏离试验方案，应当及时向伦理委员会、申办者报告，并说明理由，必要时报告药品监督管理部门。

（五）研究者应当采取措施，避免使用试验方案禁用的合并用药。

第二十一条　研究者和临床试验机构对申办者提供的试验用药品有管理责任。

（一）研究者和临床试验机构应当指派有资格的药师或者其他人员管理试验用药品。

（二）试验用药品在临床试验机构的接收、贮存、分发、回收、退还及未使用的处置等管理应当遵守相应的规定并保存记录。

试验用药品管理的记录应当包括日期、数量、批号/序列号、有效期、分配编码、签名等。研究者应当保存每位受试者使用试验用药品数量和剂量的记录。试验用药品的使用数量和剩余数量应当与申办者提供的数量一致。

（三）试验用药品的贮存应当符合相应的贮存条件。

（四）研究者应当确保试验用药品按照试验方案使用，应当向受试者说明试验用药品的正确使用方法。

（五）研究者应当对生物等效性试验的临床试验用药品进行随机抽取留样。临床试验机构至少保存留样至药品上市后 2 年。临床试验机构可将留存样品委托具备条件的独立的第三方保存，但不得返还申办者或者与其利益相关的第三方。

第二十二条　研究者应当遵守临床试验的随机化程序。

盲法试验应当按照试验方案的要求实施揭盲。若意外破盲或者因严重不良事件等情况紧急揭盲时，研究者应当向申办者书面说明原因。

第二十三条　研究者实施知情同意，应当遵守赫尔辛基宣言的伦理原则，并符合以下要求：

（一）研究者应当使用经伦理委员会同意的最新版的知情同意书和其他

提供给受试者的信息。如有必要，临床试验过程中的受试者应当再次签署知情同意书。

（二）研究者获得可能影响受试者继续参加试验的新信息时，应当及时告知受试者或者其监护人，并作相应记录。

（三）研究人员不得采用强迫、利诱等不正当的方式影响受试者参加或者继续临床试验。

（四）研究者或者指定研究人员应当充分告知受试者有关临床试验的所有相关事宜，包括书面信息和伦理委员会的同意意见。

（五）知情同意书等提供给受试者的口头和书面资料均应当采用通俗易懂的语言和表达方式，使受试者或者其监护人、见证人易于理解。

（六）签署知情同意书之前，研究者或者指定研究人员应当给予受试者或者其监护人充分的时间和机会了解临床试验的详细情况，并详尽回答受试者或者其监护人提出的与临床试验相关的问题。

（七）受试者或者其监护人，以及执行知情同意的研究者应当在知情同意书上分别签名并注明日期，如非受试者本人签署，应当注明关系。

（八）若受试者或者其监护人缺乏阅读能力，应当有一位公正的见证人见证整个知情同意过程。研究者应当向受试者或者其监护人、见证人详细说明知情同意书和其他文字资料的内容。如受试者或者其监护人口头同意参加试验，在有能力情况下应当尽量签署知情同意书，见证人还应当在知情同意书上签字并注明日期，以证明受试者或者其监护人就知情同意书和其他文字资料得到了研究者准确地解释，并理解了相关内容，同意参加临床试验。

（九）受试者或者其监护人应当得到已签署姓名和日期的知情同意书原件或者副本和其他提供给受试者的书面资料，包括更新版知情同意书原件或者副本，和其他提供给受试者的书面资料的修订文本。

（十）受试者为无民事行为能力的，应当取得其监护人的书面知情同意；受试者为限制民事行为能力的人的，应当取得本人及其监护人的书面知情同意。当监护人代表受试者知情同意时，应当在受试者可理解的范围内告知受试者临床试验的相关信息，并尽量让受试者亲自签署知情同意书和注明日期。

（十一）紧急情况下，参加临床试验前不能获得受试者的知情同意时，其监护人可以代表受试者知情同意，若其监护人也不在场时，受试者的入选方式应当在试验方案以及其他文件中清楚表述，并获得伦理委员会的书面同意；同时应当尽快得到受试者或者其监护人可以继续参加临床试验的知情同意。

（十二）当受试者参加非治疗性临床试验，应当由受试者本人在知情同意书上签字同意和注明日期。

只有符合下列条件，非治疗临床试验可由监护人代表受试者知情同意：临床试验只能在无知情同意能力的受试者中实施；受试者的预期风险低；受试者健康的负面影响已减至最低，且法律法规不禁止该类临床试验的实施；该类受试者的入选已经得到伦理委员会审查同意。该类临床试验原则上只能在患有试验药物适用的疾病或者状况的患者中实施。在临床试验中应当严密观察受试者，若受试者出现过度痛苦或者不适的表现，应当让其退出试验，还应当给以必要的处置以保证受试者的安全。

（十三）病史记录中应当记录受试者知情同意的具体时间和人员。

（十四）儿童作为受试者，应当征得其监护人的知情同意并签署知情同意书。当儿童有能力做出同意参加临床试验的决定时，还应当征得其本人同意，如果儿童受试者本人不同意参加临床试验或者中途决定退出临床试验时，即使监护人已经同意参加或者愿意继续参加，也应当以儿童受试者本人的决定为准，除非在严重或者危及生命疾病的治疗性临床试验中，研究者、其监护人认为儿童受试者若不参加研究其生命会受到危害，这时其监护人的同意即可使患者继续参与研究。在临床试验过程中，儿童受试者达到了签署知情同意的条件，则需要由本人签署知情同意之后方可继续实施。

第二十四条　知情同意书和提供给受试者的其他资料应当包括：

（一）临床试验概况。

（二）试验目的。

（三）试验治疗和随机分配至各组的可能性。

（四）受试者需要遵守的试验步骤，包括创伤性医疗操作。

（五）受试者的义务。

（六）临床试验所涉及试验性的内容。

（七）试验可能致受试者的风险或者不便，尤其是存在影响胚胎、胎儿或者哺乳婴儿的风险时。

（八）试验预期的获益，以及不能获益的可能性。

（九）其他可选的药物和治疗方法，及其重要的潜在获益和风险。

（十）受试者发生与试验相关的损害时，可获得补偿以及治疗。

（十一）受试者参加临床试验可能获得的补偿。

（十二）受试者参加临床试验预期的花费。

（十三）受试者参加试验是自愿的，可以拒绝参加或者有权在试验任何阶段随时退出试验而不会遭到歧视或者报复，其医疗待遇与权益不会受到影响。

（十四）在不违反保密原则和相关法规的情况下，监查员、稽查员、伦理委员会和药品监督管理部门检查人员可以查阅受试者的原始医学记录，以核实临床试验的过程和数据。

（十五）受试者相关身份鉴别记录的保密事宜，不公开使用。如果发布临床试验结果，受试者的身份信息仍保密。

（十六）有新的可能影响受试者继续参加试验的信息时，将及时告知受试者或者其监护人。

（十七）当存在有关试验信息和受试者权益的问题，以及发生试验相关损害时，受试者可联系的研究者和伦理委员会及其联系方式。

（十八）受试者可能被终止试验的情况以及理由。

（十九）受试者参加试验的预期持续时间。

（二十）参加该试验的预计受试者人数。

第二十五条 试验的记录和报告应当符合以下要求：

（一）研究者应当监督试验现场的数据采集、各研究人员履行其工作职责的情况。

（二）研究者应当确保所有临床试验数据是从临床试验的源文件和试验记录中获得的，是准确、完整、可读和及时的。源数据应当具有可归因性、易读性、同时性、原始性、准确性、完整性、一致性和持久性。源数据的修改应当留痕，不能掩盖初始数据，并记录修改的理由。以患者为受试者的临床试验，相关的医疗记录应当载入门诊或者住院病历系统。临床试验机构的信息化系统具备建立临床试验电子病历条件时，研究者应当首选使用，相应的计算机化系统应当具有完善的权限管理和稽查轨迹，可以追溯至记录的创建者或者修改者，保障所采集的源数据可以溯源。

（三）研究者应当按照申办者提供的指导说明填写和修改病例报告表，确保各类病例报告表及其他报告中的数据准确、完整、清晰和及时。病例报告表中数据应当与源文件一致，若存在不一致应当做出合理的解释。病例报告表中数据的修改，应当使初始记录清晰可辨，保留修改轨迹，必要时解释理由，修改者签名并注明日期。

申办者应当有书面程序确保其对病例报告表的改动是必要的、被记录的，并得到研究者的同意。研究者应当保留修改和更正的相关记录。

（四）研究者和临床试验机构应当按"临床试验必备文件"和药品监督管理部门的相关要求，妥善保存试验文档。

（五）在临床试验的信息和受试者信息处理过程中应当注意避免信息的非法或者未授权的查阅、公开、散播、修改、损毁、丢失。临床试验数据的记录、处理和保存应当确保记录和受试者信息的保密性。

（六）申办者应当与研究者和临床试验机构就必备文件保存时间、费用和到期后的处理在合同中予以明确。

（七）根据监查员、稽查员、伦理委员会或者药品监督管理部门的要求，研究者和临床试验机构应当配合并提供所需的与试验有关的记录。

第二十六条　研究者的安全性报告应当符合以下要求：

除试验方案或者其他文件（如研究者手册）中规定不需立即报告的严重不良事件外，研究者应当立即向申办者书面报告所有严重不良事件，随后应当及时提供详尽、书面的随访报告。严重不良事件报告和随访报告应当注明受试者在临床试验中的鉴认代码，而不是受试者的真实姓名、居民身份证号码和住址等身份信息。试验方案中规定的、对安全性评价重要的不良事件和实验室异常值，应当按照试验方案的要求和时限向申办者报告。

涉及死亡事件的报告，研究者应当向申办者和伦理委员会提供其他所需要的资料，如尸检报告和最终医学报告。

研究者收到申办者提供的临床试验的相关安全性信息后应当及时签收阅读，并考虑受试者的治疗，是否进行相应调整，必要时尽早与受试者沟通，并应当向伦理委员会报告由申办方提供的可疑且非预期严重不良反应。

第二十七条　提前终止或者暂停临床试验时，研究者应当及时通知受试者，并给予受试者适当的治疗和随访。此外：

（一）研究者未与申办者商议而终止或者暂停临床试验，研究者应当立即向临床试验机构、申办者和伦理委员会报告，并提供详细的书面说明。

（二）申办者终止或者暂停临床试验，研究者应当立即向临床试验机构、伦理委员会报告，并提供详细书面说明。

（三）伦理委员会终止或者暂停已经同意的临床试验，研究者应当立即向临床试验机构、申办者报告，并提供详细书面说明。

第二十八条　研究者应当提供试验进展报告。

（一）研究者应当向伦理委员会提交临床试验的年度报告，或者应当按照伦理委员会的要求提供进展报告。

（二）出现可能显著影响临床试验的实施或者增加受试者风险的情况，研究者应当尽快向申办者、伦理委员会和临床试验机构书面报告。

（三）临床试验完成后，研究者应当向临床试验机构报告；研究者应当向伦理委员会提供临床试验结果的摘要，向申办者提供药品监督管理部门所需要的临床试验相关报告。

第五章　申办者

第二十九条　申办者应当把保护受试者的权益和安全以及临床试验结果的真实、可靠作为临床试验的基本考虑。

第三十条　申办者应当建立临床试验的质量管理体系。

申办者的临床试验的质量管理体系应当涵盖临床试验的全过程，包括临床试验的设计、实施、记录、评估、结果报告和文件归档。质量管理包括有效的试验方案设计、收集数据的方法及流程、对于临床试验中做出决策所必需的信息采集。

临床试验质量保证和质量控制的方法应当与临床试验内在的风险和所采集信息的重要性相符。申办者应当保证临床试验各个环节的可操作性，试验流程和数据采集避免过于复杂。试验方案、病例报告表及其他相关文件应当清晰、简洁和前后一致。

申办者应当履行管理职责。根据临床试验需要可建立临床试验的研究和管理团队，以指导、监督临床试验实施。研究和管理团队内部的工作应当及时沟通。在药品监督管理部门检查时，研究和管理团队均应当派员参加。

第三十一条 申办者基于风险进行质量管理。

（一）试验方案制定时应当明确保护受试者权益和安全以及保证临床试验结果可靠的关键环节和数据。

（二）应当识别影响到临床试验关键环节和数据的风险。该风险应当从两个层面考虑：系统层面，如设施设备、标准操作规程、计算机化系统、人员、供应商；临床试验层面，如试验药物、试验设计、数据收集和记录、知情同意过程。

（三）风险评估应当考虑在现有风险控制下发生差错的可能性；该差错对保护受试者权益和安全，以及数据可靠性的影响；该差错被监测到的程度。

（四）应当识别可减少或者可被接受的风险。减少风险的控制措施应当体现在试验方案的设计和实施、监查计划、各方职责明确的合同、标准操作规程的依从性，以及各类培训。

预先设定质量风险的容忍度时，应当考虑变量的医学和统计学特点及统计设计，以鉴别影响受试者安全和数据可靠的系统性问题。出现超出质量风险的容忍度的情况时，应当评估是否需要采取进一步的措施。

（五）临床试验期间，质量管理应当有记录，并及时与相关各方沟通，促使风险评估和质量持续改进。

（六）申办者应当结合临床试验期间的新知识和经验，定期评估风险控制措施，以确保现行的质量管理的有效性和适用性。

（七）申办者应当在临床试验报告中说明所采用的质量管理方法，并概述严重偏离质量风险的容忍度的事件和补救措施。

第三十二条 申办者的质量保证和质量控制应当符合以下要求：

（一）申办者负责制定、实施及及时更新有关临床试验质量保证和质量控制系统的标准操作规程，确保临床试验的实施、数据的产生、记录和报告均遵守试验方案、本规范和相关法律法规的要求。

（二）临床试验和实验室检测的全过程均需严格按照质量管理标准操作规程进行。数据处理的每个阶段均有质量控制，以保证所有数据是可靠的，数据处理过程是正确的。

（三）申办者应当与研究者和临床试验机构等所有参加临床试验的相关单位签订合同，明确各方职责。

（四）申办者与各相关单位签订的合同中应当注明申办者的监查和稽查、药品监督管理部门的检查可直接去到试验现场，查阅源数据、源文件和报告。

第三十三条　申办者委托合同研究组织应当符合以下要求：

（一）申办者可以将其临床试验的部分或者全部工作和任务委托给合同研究组织，但申办者仍然是临床试验数据质量和可靠性的最终责任人，应当监督合同研究组织承担的各项工作。合同研究组织应当实施质量保证和质量控制。

（二）申办者委托给合同研究组织的工作应当签订合同。合同中应当明确以下内容：委托的具体工作以及相应的标准操作规程；申办者有权确认被委托工作执行标准操作规程的情况；对被委托方的书面要求；被委托方需要提交给申办者的报告要求；与受试者的损害赔偿措施相关的事项；其他与委托工作有关的事项。合同研究组织如存在任务转包，应当获得申办者的书面批准。

（三）未明确委托给合同研究组织的工作和任务，其职责仍由申办者负责。

（四）本规范中对申办者的要求，适用于承担申办者相关工作和任务的合同研究组织。

第三十四条　申办者应当指定有能力的医学专家及时对临床试验的相关医学问题进行咨询。

第三十五条　申办者应当选用有资质的生物统计学家、临床药理学家和临床医生等参与试验，包括设计试验方案和病例报告表、制定统计分析计划、分析数据、撰写中期和最终的试验总结报告。

第三十六条　申办者在试验管理、数据处理与记录保存中应当符合以下要求：

（一）申办者应当选用有资质的人员监督临床试验的实施、数据处理、数据核对、统计分析和试验总结报告的撰写。

（二）申办者可以建立独立的数据监查委员会，以定期评价临床试验的进展情况，包括安全性数据和重要的有效性终点数据。独立的数据监查委员会可以建议申办者是否可以继续实施、修改或者停止正在实施的临床试验。独立的数据监查委员会应当有书面的工作流程，应当保存所有相关会议记录。

（三）申办者使用的电子数据管理系统，应当通过可靠的系统验证，符合预先设置的技术性能，以保证试验数据的完整、准确、可靠，并保证在整个试验过程中系统始终处于验证有效的状态。

（四）电子数据管理系统应当具有完整的使用标准操作规程，覆盖电子数据管理的设置、安装和使用；标准操作规程应当说明该系统的验证、功能测试、数据采集和处理、系统维护、系统安全性测试、变更控制、数据备份、恢复、系统的应急预案和软件报废；标准操作规程应当明确使用计算机化系统时，申办者、研究者和临床试验机构的职责。所有使用计算机化系统的人员应当经过培训。

（五）计算机化系统数据修改的方式应当预先规定，其修改过程应当完整记录，原数据（如保留电子数据稽查轨迹、数据轨迹和编辑轨迹）应当保留；电子数据的整合、内容和结构应当有明确规定，以确保电子数据的完整性；当计算机化系统出现变更时，如软件升级或者数据转移等，确保电子数据的完整性更为重要。

若数据处理过程中发生数据转换，确保转换后的数据与原数据一致，和该数据转化过程的可见性。

（六）保证电子数据管理系统的安全性，未经授权的人员不能访问；保存被授权修改数据人员的名单；电子数据应当及时备份；盲法设计的临床试验，应当始终保持盲法状态，包括数据录入和处理。

（七）申办者应当使用受试者鉴认代码，鉴别每一位受试者所有临床试验数据。盲法试验揭盲以后，申办者应当及时把受试者的试验用药品情况书面告知研究者。

（八）申办者应当保存与申办者相关的临床试验数据，有些参加临床试验的相关单位获得的其他数据，也应当作为申办者的特定数据保留在临床试验必备文件内。

（九）申办者暂停或者提前终止实施中的临床试验，应当通知所有相关的研究者和临床试验机构和药品监督管理部门。

（十）试验数据所有权的转移，需符合相关法律法规的要求。

（十一）申办者应当书面告知研究者和临床试验机构对试验记录保存的要求；当试验相关记录不再需要时，申办者也应当书面告知研究者和临床试验机构。

第三十七条　申办者选择研究者应当符合以下要求：

（一）申办者负责选择研究者和临床试验机构。研究者均应当经过临床试验的培训、有临床试验的经验，有足够的医疗资源完成临床试验。多个临床试验机构参加的临床试验，如需选择组长单位由申办者负责。

（二）涉及医学判断的样本检测实验室，应当符合相关规定并具备相应资质。临床试验中采集标本的管理、检测、运输和储存应当保证质量。禁止实施与伦理委员会同意的试验方案无关的生物样本检测（如基因等）。临床试验结束后，剩余标本的继续保存或者将来可能被使用等情况，应当由受试者签署知情同意书，并说明保存的时间和数据的保密性问题，以及在何种情况下数据和样本可以和其他研究者共享等。

（三）申办者应当向研究者和临床试验机构提供试验方案和最新的研究者手册，并应当提供足够的时间让研究者和临床试验机构审议试验方案和相关资料。

第三十八条　临床试验各方参与临床试验前，申办者应当明确其职责，并在签订的合同中注明。

第三十九条　申办者应当采取适当方式保证可以给予受试者和研究者补偿或者赔偿。

（一）申办者应当向研究者和临床试验机构提供与临床试验相关的法律上、经济上的保险或者保证，并与临床试验的风险性质和风险程度相适应。但不包括研究者和临床试验机构自身的过失所致的损害。

（二）申办者应当承担受试者与临床试验相关的损害或者死亡的诊疗费用，以及相应的补偿。申办者和研究者应当及时兑付给予受试者的补偿或者赔偿。

（三）申办者提供给受试者补偿的方式方法，应当符合相关的法律法规。

（四）申办者应当免费向受试者提供试验用药品，支付与临床试验相关的医学检测费用。

第四十条　申办者与研究者和临床试验机构签订的合同，应当明确试验各方的责任、权力和利益，以及各方应当避免的、可能的利益冲突。合同的试验经费应当合理，符合市场规律。申办者、研究者和临床试验机构应当在合同上签字确认。

合同内容中应当包括：临床试验的实施过程中遵守本规范及相关的临床试验的法律法规；执行经过申办者和研究者协商确定的、伦理委员会同意的试验方案；遵守数据记录和报告程序；同意监查、稽查和检查；临床试验相关必备文件的保存及其期限；发表文章、知识产权等的约定。

第四十一条　临床试验开始前，申办者应当向药品监督管理部门提交相关的临床试验资料，并获得临床试验的许可或者完成备案。递交的文件资料应当注明版本号及版本日期。

第四十二条　申办者应当从研究者和临床试验机构获取伦理委员会的名称和地址、参与项目审查的伦理委员会委员名单、符合本规范及相关法律法规的审查声明，以及伦理委员会审查同意的文件和其他相关资料。

第四十三条　申办者在拟定临床试验方案时，应当有足够的安全性和有效性数据支持其给药途径、给药剂量和持续用药时间。当获得重要的新信息时，申办者应当及时更新研究者手册。

第四十四条 试验用药品的制备、包装、标签和编码应当符合以下要求：

（一）试验药物制备应当符合临床试验用药品生产质量管理相关要求；试验用药品的包装标签上应当标明仅用于临床试验、临床试验信息和临床试验用药品信息；在盲法试验中能够保持盲态。

（二）申办者应当明确规定试验用药品的贮存温度、运输条件（是否需要避光）、贮存时限、药物溶液的配制方法和过程，及药物输注的装置要求等。试验用药品的使用方法应当告知试验的所有相关人员，包括监查员、研究者、药剂师、药物保管人员等。

（三）试验用药品的包装，应当能确保药物在运输和贮存期间不被污染或者变质。

（四）在盲法试验中，试验用药品的编码系统应当包括紧急揭盲程序，以便在紧急医学状态时能够迅速识别何种试验用药品，而不破坏临床试验的盲态。

第四十五条 试验用药品的供给和管理应当符合以下要求：

（一）申办者负责向研究者和临床试验机构提供试验用药品。

（二）申办者在临床试验获得伦理委员会同意和药品监督管理部门许可或者备案之前，不得向研究者和临床试验机构提供试验用药品。

（三）申办者应当向研究者和临床试验机构提供试验用药品的书面说明，说明应当明确试验用药品的使用、贮存和相关记录。申办者制定试验用药品的供给和管理规程，包括试验用药品的接收、贮存、分发、使用及回收等。从受试者处回收以及研究人员未使用试验用药品应当返还申办者，或者经申办者授权后由临床试验机构进行销毁。

（四）申办者应当确保试验用药品及时送达研究者和临床试验机构，保证受试者及时使用；保存试验用药品的运输、接收、分发、回收和销毁记录；建立试验用药品回收管理制度，保证缺陷产品的召回、试验结束后的回收、过期后回收；建立未使用试验用药品的销毁制度。所有试验用药品的管理过程应当有书面记录，全过程计数准确。

（五）申办者应当采取措施确保试验期间试验用药品的稳定性。试验用药品的留存样品保存期限，在试验用药品贮存时限内，应当保存至临床试验数据分析结束或者相关法规要求的时限，两者不一致时取其中较长的时限。

第四十六条 申办者应当明确试验记录的查阅权限。

（一）申办者应当在试验方案或者合同中明确研究者和临床试验机构允许监查员、稽查员、伦理委员会的审查者及药品监督管理部门的检查人员，能够直接查阅临床试验相关的源数据和源文件。

（二）申办者应当确认每位受试者均以书面形式同意监查员、稽查员、伦理委员会的审查者及药品监督管理部门的检查人员直接查阅其与临床试验有关的原始医学记录。

第四十七条 申办者负责药物试验期间试验用药品的安全性评估。申办者应当将临床试验中发现的可能影响受试者安全、可能影响临床试验实施、可能改变伦理委员会同意意见的问题，及时通知研究者和临床试验机构、药品监督管理部门。

第四十八条 申办者应当按照要求和时限报告药物不良反应。

（一）申办者收到任何来源的安全性相关信息后，均应当立即分析评估，包括严重性、与试验药物的相关性以及是否为预期事件等。申办者应当将可疑且非预期严重不良反应快速报告给所有参加临床试验的研究者及临床试验机构、伦理委员会；申办者应当向药品监督管理部门和卫生健康主管部门报告可疑且非预期严重不良反应。

（二）申办者提供的药物研发期间安全性更新报告应当包括临床试验风险与获益的评估，有关信息通报给所有参加临床试验的研究者及临床试验机构、伦理委员会。

第四十九条 临床试验的监查应当符合以下要求：

（一）监查的目的是为了保证临床试验中受试者的权益，保证试验记录与报告的数据准确、完整，保证试验遵守已同意的方案、本规范和相关法规。

（二）申办者委派的监查员应当受过相应的培训，具备医学、药学等临床试验监查所需的知识，能够有效履行监查职责。

（三）申办者应当建立系统的、有优先顺序的、基于风险评估的方法，对临床试验实施监查。监查的范围和性质可具有灵活性，允许采用不同的监查方法以提高监查的效率和有效性。申办者应当将选择监查策略的理由写在监查计划中。

（四）申办者制定监查计划。监查计划应当特别强调保护受试者的权益，保证数据的真实性，保证应对临床试验中的各类风险。监查计划应当描述监查的策略、对试验各方的监查职责、监查的方法，以及应用不同监查方法的原因。监查计划应当强调对关键数据和流程的监查。监查计划应当遵守相关法律法规。

（五）申办者应当制定监查标准操作规程，监查员在监查工作中应当执行标准操作规程。

（六）申办者应当实施临床试验监查，监查的范围和性质取决于临床试验的目的、设计、复杂性、盲法、样本大小和临床试验终点等。

（七）现场监查和中心化监查应当基于临床试验的风险结合进行。现场监查是在临床试验现场进行监查，通常应当在临床试验开始前、实施中和结束后进行。中心化监查是及时的对正在实施的临床试验进行远程评估，以及汇总不同的临床试验机构采集的数据进行远程评估。中心化监查的过程有助于提高临床试验的监查效果，是对现场监查的补充。

中心化监查中应用统计分析可确定数据的趋势，包括不同的临床试验机构内部和临床试验机构间的数据范围及一致性，并能分析数据的特点和质量，有助于选择监查现场和监查程序。

（八）特殊情况下，申办者可以将监查与其他的试验工作结合进行，如研究人员培训和会议。监查时，可采用统计学抽样调查的方法核对数据。

第五十条 监查员的职责包括：

（一）监查员应当熟悉试验用药品的相关知识，熟悉试验方案、知情同意书及其他提供给受试者的书面资料的内容，熟悉临床试验标准操作规程和本规范等相关法规。

（二）监查员应当按照申办者的要求认真履行监查职责，确保临床试验按照试验方案正确地实施和记录。

（三）监查员是申办者和研究者之间的主要联系人。在临床试验前确认研究者具备足够的资质和资源来完成试验，临床试验机构具备完成试验的适当条件，包括人员配备与培训情况，实验室设备齐全、运转良好，具备各种与试验有关的检查条件。

（四）监查员应当核实临床试验过程中试验用药品在有效期内、保存条件可接受、供应充足；试验用药品是按照试验方案规定的剂量只提供给合适的受试者；受试者收到正确使用、处理、贮存和归还试验用药品的说明；临床试验机构接收、使用和返还试验用药品有适当的管控和记录；临床试验机构对未使用的试验用药品的处置符合相关法律法规和申办者的要求。

（五）监查员核实研究者在临床试验实施中对试验方案的执行情况；确认在试验前所有受试者或者其监护人均签署了知情同意书；确保研究者收到最新版的研究者手册、所有试验相关文件、试验必须用品，并按照相关法律法规的要求实施；保证研究人员对临床试验有充分的了解。

（六）监查员核实研究人员履行试验方案和合同中规定的职责，以及这些职责是否委派给未经授权的人员；确认入选的受试者合格并汇报入组率及临床试验的进展情况；确认数据的记录与报告正确完整，试验记录和文件实时更新、保存完好；核实研究者提供的所有医学报告、记录和文件都是可溯源的、清晰的、同步记录的、原始的、准确的和完整的、注明日期和试验编号的。

（七）监查员核对病例报告表录入的准确性和完整性，并与源文件比对。监查员应当注意核对试验方案规定的数据在病例报告表中有准确记录，并与源文件一致；确认受试者的剂量改变、治疗变更、不良事件、合并用药、并发症、失访、检查遗漏等在病例报告表中均有记录；确认研究者未能做到的随访、未实施的试验、未做的检查，以及是否对错误、遗漏做出纠正等在病例报告表中均有记录；核实入选受试者的退出与失访已在病例报告表中均有记录并说明。

（八）监查员对病例报告表的填写错误、遗漏或者字迹不清楚应当通知研究者；监查员应当确保所作的更正、添加或者删除是由研究者或者被授权人操作，并且有修改人签名、注明日期，必要时说明修改理由。

（九）监查员确认不良事件按照相关法律法规、试验方案、伦理委员会、申办者的要求，在规定的期限内进行了报告。

（十）监查员确认研究者是否按照本规范保存了必备文件。

（十一）监查员对偏离试验方案、标准操作规程、相关法律法规要求的情况，应当及时与研究者沟通，并采取适当措施防止再次发生。

第五十一条 监查员在每次监查后，应当及时书面报告申办者；报告应当包括监查日期、地点、监查员姓名、监查员接触的研究者和其他人员的姓名等；报告应当包括监查工作的摘要、发现临床试验中问题和事实陈述、与试验方案的偏离和缺陷，以及监查结论；报告应当说明对监查中发现的问题已采取的或者拟采用的纠正措施，为确保试验遵守试验方案实施的建议；报告应该提供足够的细节，以便审核是否符合监查计划。中心化监查报告可以与现场监查报告分别提交。申办者应当对监查报告中的问题审核和跟进，并形成文件保存。

第五十二条 临床试验的稽查应当符合以下要求：

（一）申办者为评估临床试验的实施和对法律法规的依从性，可以在常规监查之外开展稽查。

（二）申办者选定独立于临床试验的人员担任稽查员，不能是监查人员兼任。稽查员应当经过相应的培训和具有稽查经验，能够有效履行稽查职责。

（三）申办者应当制定临床试验和试验质量管理体系的稽查规程，确保临床试验中稽查规程的实施。该规程应当拟定稽查目的、稽查方法、稽查次数和稽查报告的格式内容。稽查员在稽查过程中观察和发现的问题均应当有书面记录。

（四）申办者制定稽查计划和规程，应当依据向药品监督管理部门提交的资料内容、临床试验中受试者的例数、临床试验的类型和复杂程度、影响受试者的风险水平和其他已知的相关问题。

（五）药品监督管理部门根据工作需要，可以要求申办者提供稽查报告。

（六）必要时申办者应当提供稽查证明。

第五十三条　申办者应当保证临床试验的依从性。

（一）发现研究者、临床试验机构、申办者的人员在临床试验中不遵守试验方案、标准操作规程、本规范、相关法律法规时，申办者应当立即采取措施予以纠正，保证临床试验的良好依从性。

（二）发现重要的依从性问题时，可能对受试者安全和权益，或者对临床试验数据可靠性产生重大影响的，申办者应当及时进行根本原因分析，采取适当的纠正和预防措施。若违反试验方案或者本规范的问题严重时，申办者可追究相关人员的责任，并报告药品监督管理部门。

（三）发现研究者、临床试验机构有严重的或者劝阻不改的不依从问题时，申办者应当终止该研究者、临床试验机构继续参加临床试验，并及时书面报告药品监督管理部门。同时，申办者和研究者应当采取相应的紧急安全性措施，以保护受试者的安全和权益。

第五十四条　申办者提前终止或者暂停临床试验，应当立即告知研究者和临床试验机构、药品监督管理部门，并说明理由。

第五十五条　临床试验完成或者提前终止，申办者应当按照相关法律法规要求向药品监督管理部门提交临床试验报告。临床试验总结报告应当全面、完整、准确反映临床试验结果，临床试验总结报告安全性、有效性数据应当与临床试验源数据一致。

第五十六条　申办者开展多中心试验应当符合以下要求：

（一）申办者应当确保参加临床试验的各中心均能遵守试验方案。

（二）申办者应当向各中心提供相同的试验方案。各中心按照方案遵守相同的临床和实验室数据的统一评价标准和病例报告表的填写指导说明。

（三）各中心应当使用相同的病例报告表，以记录在临床试验中获得的试验数据。申办者若需要研究者增加收集试验数据，在试验方案中应当表明此内容，申办者向研究者提供附加的病例报告表。

（四）在临床试验开始前，应当有书面文件明确参加临床试验的各中心研究者的职责。

（五）申办者应当确保各中心研究者之间的沟通。

第六章　试验方案

第五十七条　试验方案通常包括基本信息、研究背景资料、试验目的、试验设计、实施方式（方法、内容、步骤）等内容。

第五十八条　试验方案中基本信息一般包含：

（一）试验方案标题、编号、版本号和日期。

（二）申办者的名称和地址。

（三）申办者授权签署、修改试验方案的人员姓名、职务和单位。

（四）申办者的医学专家姓名、职务、所在单位地址和电话。

（五）研究者姓名、职称、职务，临床试验机构的地址和电话。

（六）参与临床试验的单位及相关部门名称、地址。

第五十九条 试验方案中研究背景资料通常包含：

（一）试验用药品名称与介绍。

（二）试验药物在非临床研究和临床研究中与临床试验相关、具有潜在临床意义的发现。

（三）对受试人群的已知和潜在的风险和获益。

（四）试验用药品的给药途径、给药剂量、给药方法及治疗时程的描述，并说明理由。

（五）强调临床试验需要按照试验方案、本规范及相关法律法规实施。

（六）临床试验的目标人群。

（七）临床试验相关的研究背景资料、参考文献和数据来源。

第六十条 试验方案中应当详细描述临床试验的目的。

第六十一条 临床试验的科学性和试验数据的可靠性，主要取决于试验设计，试验设计通常包括：

（一）明确临床试验的主要终点和次要终点。

（二）对照组选择的理由和试验设计的描述（如双盲、安慰剂对照、平行组设计），并对研究设计、流程和不同阶段以流程图形式表示。

（三）减少或者控制偏倚所采取的措施，包括随机化和盲法的方法和过程。采用单盲或者开放性试验需要说明理由和控制偏倚的措施。

（四）治疗方法、试用药品的剂量、给药方案；试验用药品的剂型、包装、标签。

（五）受试者参与临床试验的预期时长和具体安排，包括随访等。

（六）受试者、部分临床试验及全部临床试验的"暂停试验标准"、"终止试验标准"。

（七）试验用药品管理流程。

（八）盲底保存和揭盲的程序。

（九）明确何种试验数据可作为源数据直接记录在病例报告表中。

第六十二条 试验方案中通常包括临床和实验室检查的项目内容。

第六十三条 受试者的选择和退出通常包括：

（一）受试者的入选标准。

（二）受试者的排除标准。

（三）受试者退出临床试验的标准和程序。

第六十四条 受试者的治疗通常包括：

（一）受试者在临床试验各组应用的所有试验用药品名称、给药剂量、给药方案、给药途径和治疗时间以及随访期限。

（二）临床试验前和临床试验中允许的合并用药（包括急救治疗用药）或者治疗，和禁止使用的药物或者治疗。

（三）评价受试者依从性的方法。

第六十五条 制定明确的访视和随访计划，包括临床试验期间、临床试验终点、不良事件评估及试验结束后的随访和医疗处理。

第六十六条 有效性评价通常包括：

（一）详细描述临床试验的有效性指标。

（二）详细描述有效性指标的评价、记录、分析方法和时间点。

第六十七条 安全性评价通常包括：

（一）详细描述临床试验的安全性指标。

（二）详细描述安全性指标的评价、记录、分析方法和时间点。

（三）不良事件和伴随疾病的记录和报告程序。

（四）不良事件的随访方式与期限。

第六十八条 统计通常包括：

（一）确定受试者样本量，并根据前期试验或者文献数据说明理由。

（二）显著性水平，如有调整说明考虑。

（三）说明主要评价指标的统计假设，包括原假设和备择假设，简要描述拟采用的具体统计方法和统计分析软件。若需要进行期中分析，应当说明理由、分析时点及操作规程。

（四）缺失数据、未用数据和不合逻辑数据的处理方法。

（五）明确偏离原定统计分析计划的修改程序。

（六）明确定义用于统计分析的受试者数据集，包括所有参加随机化的受试者、所有服用过试验用药品的受试者、所有符合入选的受试者和可用于临床试验结果评价的受试者。

第六十九条 试验方案中应当包括实施临床试验质量控制和质量保证。

第七十条 试验方案中通常包括该试验相关的伦理学问题的考虑。

第七十一条 试验方案中通常说明试验数据的采集与管理流程、数据管理与采集所使用的系统、数据管理各步骤及任务，以及数据管理的质量保障措施。

第七十二条 如果合同或者协议没有规定，试验方案中通常包括临床试验相关的直接查阅源文件、数据处理和记录保存、财务和保险。

第七章　研究者手册

第七十三条 申办者提供的《研究者手册》是关于试验药物的药学、非临床和临床资料的汇编，其内容包括试验药物的化学、药学、毒理学、药理学和临床的资料和数据。研究者手册目的是帮助研究者和参与试验的其他人员更好地理解和遵守试验方案，帮助研究者理解试验方案中诸多关键的基本要素，包括临床试验的给药剂量、给药次数、给药间隔时间、给药方式等，主要和次要疗效指标和安全性的观察和监测。

第七十四条　已上市药品实施临床试验，研究者已充分了解其药理学等相关知识时，可以简化研究者手册。可应用药品说明书等形式替代研究者手册的部分内容，只需要向研究者提供临床试验相关的、重要的，以及试验药物最近的、综合性的、详细的信息。

第七十五条　申办者应当制定研究者手册修订的书面程序。在临床试验期间至少一年审阅研究者手册一次。申办者根据临床试验的研发步骤和临床试验过程中获得的相关药物安全性和有效性的新信息，在研究者手册更新之前，应当先告知研究者，必要时与伦理委员会、药品监督管理部门沟通。申办者负责更新研究者手册并及时送达研究者，研究者负责将更新的手册递交伦理委员会。

第七十六条　研究者手册的扉页写明申办者的名称、试验药物的编号或者名称、版本号、发布日期、替换版本号、替换日期。

第七十七条　研究者手册应当包括：

（一）目录条目：保密性说明、签字页、目录、摘要、前言、试验药物的物理学、化学、药学特性和结构式、非临床研究（非临床药理学、动物体内药代动力学、毒理学）、人体内作用（人体内的药代动力学、安全性和有效性、上市使用情况）、数据概要和研究者指南、注意事项、参考资料（已发表文献、报告，在每一章节末列出）。

（二）摘要：重点说明试验药物研发过程中具重要意义的物理学、化学、药学、药理学、毒理学、药代动力学和临床等信息内容。

（三）前言：简要说明试验药物的化学名称或者已批准的通用名称、批准的商品名；试验药物的所有活性成分、药理学分类及其在同类药品中的预期地位（如优势）；试验药物实施临床试验的立题依据；拟定的试验药物用于疾病的预防、诊断和治疗。前言中应当说明评价试验药物的常规方法。

（四）在研究者手册中应当清楚说明试验用药品的化学式、结构式，简要描述其理化和药学特性。说明试验药物的贮存方法和使用方法。试验药物的制剂信息可能影响临床试验时，应当说明辅料成分及配方理由，以便确保临床试验采取必要的安全性措施。

（五）若试验药物与其他已知药物的结构相似，应当予以说明。

（六）非临床研究介绍：简要描述试验药物非临床研究的药理学、毒理学、药代动力学研究发现的相关结果。说明这些非临床研究的方法学、研究结果，讨论这些发现对人体临床治疗意义的提示、对人体可能的不利作用和对人体非预期效应的相关性。

（七）研究者手册应当提供非临床研究中的信息：试验动物的种属、每组动物的数目和性别、给药剂量单位、给药剂量间隔、给药途径、给药持续时间、系统分布资料、暴露后随访期限。研究结果应当包括试验药物药理效应、毒性效应的特性和频度；药理效应、毒性效应的严重性或者强度；起效时间；药效的可逆性；药物作用持续时间和剂量反应。应当讨论非临床研究中最重要的发现，如量效反应、与人体可能的相关性及可能实施人体研究的多方面问题。若同一种属动物的有效剂量、非毒性剂量的结果可以进行比较研究，则该结果可用于治疗指数的讨论，并说明研究结果与拟定的人用剂量的相关性。比较研究尽可能基于血液或者器官组织水平。

（八）非临床的药理学研究介绍：应当包括试验药物的药理学方面的摘要，如可能，还应当包括试验药物在动物体内的重要代谢研究。摘要中应当包括评价试验药物潜在治疗活性（如有效性模型，受体结合和特异性）的研究，以及评价试验药物安全性的研究（如不同于评价治疗作用的评价药理学作用的专门研究）。

（九）动物的药代动力学介绍：应当包括试验药物在所研究种属动物中的药代动力学、生物转化以及分布的摘要。对发现的讨论应当说明试验药物的吸收、局部以及系统的生物利用度及其代谢，以及它们与动物种属药理学和毒理学发现的关系。

（十）毒理学介绍：在不同动物种属中相关研究所发现的毒理学作用摘要应当包括单剂量给药、重复给药、致癌性、特殊毒理研究（如刺激性和致敏性）、生殖毒性、遗传毒性（致突变性）等方面。

（十一）人体内作用：应当充分讨论试验药物在人体的已知作用，包括药代动力学、药效学、剂量反应、安全性、有效性和其他药理学领域的信息。应当尽可能提供已完成的所有试验药物临床试验的摘要。还应当提供临床试验以外的试验药物的使用情况，如上市期间的经验。

（十二）试验药物在人体的药代动力学信息摘要，包括药代动力学（吸收和代谢，血浆蛋白结合，分布和消除）；试验药物的一个参考剂型的生物利用度（绝对、相对生物利用度）；人群亚组（如性别、年龄和脏器功能受损）；相互作用（如药物-药物相互作用和食物的作用）；其他药代动力学数据（如在临床试验期间完成的群体研究结果）。

（十三）试验药物安全性和有效性：应当提供从前期人体试验中得到的关于试验药物（包括代谢物）的安全性、药效学、有效性和剂量反应信息的摘要并讨论。如果已经完成多项临床试验，应当将多个研究和亚组人群的安全性和有效性数据汇总。可考虑将所有临床试验的药物不良反应（包括所有被研究的适应证）以表格等形式清晰概述。应当讨论适应证或者亚组之间药物不良反应类型及发生率的重要差异。

（十四）上市使用情况：应当说明试验药物已经上市或者已获批准的主要国家和地区。从上市使用中得到的重要信息（如处方、剂量、给药途径和药物不良反应）应当予以概述。应当说明试验用药品没有获得批准上市或者退出上市的主要国家和地区。

（十五）数据概要和研究者指南：应当对非临床和临床数据进行全面分析讨论，就各种来源的有关试验药物不同方面的信息进行概述，帮助研究者预见到药物不良反应或者临床试验中的其他问题。

（十六）研究者手册应当让研究者清楚地理解临床试验可能的风险和不良反应，以及可能需要的特殊检查、观察项目和防范措施；这种理解是基于从研究者手册获得的关于试验药物的物理、化学、药学、药理、毒理和临床资料。根据前期人体应用的经验和试验药物的药理学，也应当向研究者提供可能的过量服药和药物不良反应的识别和处理措施的指导。

（十七）中药民族药研究者手册的内容参考以上要求制定。还应当注明组方理论依据、筛选信息、配伍、功能、主治、已有的人用药经验、药材基原和产地等；来源于古代经典名方的中药复方制剂，注明其出处；相关药材及处方等资料。

第八章　必备文件管理

第七十八条　临床试验必备文件是指评估临床试验实施和数据质量的文件，用于证明研究者、申办者和监查员在临床试验过程中遵守了本规范和相关药物临床试验的法律法规要求。

必备文件是申办者稽查、药品监督管理部门检查临床试验的重要内容，并作为确认临床试验实施的真实性和所收集数据完整性的依据。

第七十九条　申办者、研究者和临床试验机构应当确认均有保存临床试验必备文件的场所和条件。保存文件的设备条件应当具备防止光线直接照射、防水、防火等条件，有利于文件的长期保存。应当制定文件管理的标准操作规程。被保存的文件需要易于识别、查找、调阅和归位。用于保存临床试验资料的介质应当确保源数据或者其核证副本在留存期内保存完整和可读取，并定期测试或者检查恢复读取的能力，免于被故意或者无意地更改或者丢失。

临床试验实施中产生的一些文件，如果未列在临床试验必备文件管理目录中，申办者、研究者及临床试验机构也可以根据必要性和关联性将其列入各自的必备文件档案中保存。

第八十条　用于申请药品注册的临床试验，必备文件应当至少保存至试验药物被批准上市后 5 年；未用于申请药品注册的临床试验，必备文件应当至少保存至临床试验终止后 5 年。

第八十一条 申办者应当确保研究者始终可以查阅和在试验过程中可以录入、更正报告给申办者的病例报告表中的数据，该数据不应该只由申办者控制。

申办者应当确保研究者能保留已递交给申办者的病例报告表数据。用作源文件的复印件应当满足核证副本的要求。

第八十二条 临床试验开始时，研究者及临床试验机构、申办者双方均应当建立必备文件的档案管理。临床试验结束时，监查员应当审核确认研究者及临床试验机构、申办者的必备文件，这些文件应当被妥善地保存在各自的临床试验档案卷宗内。

第九章　附　则

第八十三条 本规范自 2020 年 7 月 1 日起施行。

附录六　药物Ⅰ期临床试验管理指导原则（试行）及起草说明

第一章　总　则

第一条　为加强药物Ⅰ期临床试验（以下简称Ⅰ期试验）的管理，有效地保障受试者的权益与安全，提高Ⅰ期试验的研究质量与管理水平，根据《中华人民共和国药品管理法》、《药品注册管理办法》、《药物临床试验质量管理规范》等相关规定，参照国际通行规范，制定本指导原则。

第二条　本指导原则适用于Ⅰ期试验，旨在为Ⅰ期试验的组织管理和实施提供指导。人体生物利用度或生物等效性试验应参照本指导原则。

第二章　职责要求

第三条　申办者应建立评价药物临床试验机构的程序和标准，选择、委托获得资格认定的Ⅰ期试验研究室进行Ⅰ期试验。

第四条　申办者应建立质量保证体系，对Ⅰ期试验的全过程进行监查和稽查，确保临床试验的质量，保障受试者的权益与安全。

第五条　申办者可以委托合同研究组织（CRO）执行Ⅰ期试验中的某些工作和任务。委托前对合同研究组织的研究条件、能力、经验以及相应的质量管理体系进行评价。当合同研究组织接受了委托，则本指导原则中规定的由申办者履行的责任，合同研究组织应同样履行。申办者对临床试验的真实性及质量负最终责任。

第六条　Ⅰ期试验研究室负责Ⅰ期试验的实施。研究者应遵循临床试验相关法律法规、规范性文件和技术指导原则，执行临床试验方案，保护受试者的权益与安全，保证临床试验结果的真实可靠。

第七条　药物临床试验生物样本分析应在符合《药物临床试验生物样本分析实验室管理指南》（以下简称《实验室管理指南》）的实验室进行。从事药物临床试验生物样本分析的实验室均应接受药品监督管理部门的监督检查。

第八条　伦理委员会应针对Ⅰ期试验的特点，加强对受试者权益与安全的保护，重点关注：试验风险的管理与控制，试验方案设计和知情同意书的内容，研究团队的人员组成、资质、经验，受试者的来源、招募方式，实施过程中发生的意外情况等。

第三章　实施条件

第九条　Ⅰ期试验研究室应设有足够的试验病房，也可以设有临床试验生物样本分析实验室（以下简称实验室）。试验病房应符合本指导原则的要求，实验室应符合《实验室管理指南》的要求。均应具备相应的组织管理体系、质量管理体系及能满足Ⅰ期试验需要的场所和设施设备等。

第十条 Ⅰ期试验研究室应配备研究室负责人、主要研究者、研究医生、药师、研究护士及其他工作人员。所有人员应具备与承担工作相适应的专业特长、资质和能力。实验室人员应符合《实验室管理指南》的要求。

（一）研究室负责人。研究室负责人总体负责Ⅰ期试验的管理工作，保障受试者的权益与安全。研究室负责人应具备医学或药学本科以上学历并具有高级职称，具有5年以上药物临床试验实践和管理经验，组织过多项Ⅰ期试验。

（二）主要研究者。研究室负责人和主要研究者可以是同一人。主要研究者负责Ⅰ期试验的全过程管理，熟悉与临床试验有关的资料与文献，确保试验顺利进行。主要研究者应具备医学或药学本科或以上学历、高级技术职称，具有系统的临床药理专业知识，至少5年以上药物临床试验经验，有负责过多项Ⅰ期试验的经历。

（三）研究医生。研究医生协助主要研究者进行医学观察和不良事件的监测与处置。研究医生应具备执业医师资格，具有医学本科或以上学历，有参与药物临床试验的经历，具备急诊和急救等方面的能力。

（四）药师。药师负责临床试验用药品的管理等工作。药师应具备药学本科或以上学历，具有临床药理学相关专业知识和技能。

（五）研究护士。研究护士负责Ⅰ期试验中的护理工作，进行不良事件的监测。研究护士应具备执业护士资格，具有相关的临床试验能力和经验。试验病房至少有一名具有重症护理或急救护理经历的专职护士。

（六）其他人员。主要包括：项目管理人员、数据管理人员、统计人员、质控人员、研究助理等，均应具备相应的资质和能力。

第十一条 Ⅰ期试验研究室应有相应的人员培训和考核管理制度。培训内容包括临床试验相关的法律法规、规范性文件和相关的技术指导原则，专业知识和技能，管理制度、技术规范、标准操作规程，临床试验方案等。确保参与临床试验的人员都有与其所承担的工作相适应的资质和能力。

第十二条 Ⅰ期试验研究室应建立保障健康与安全的管理制度，包括工作场所安全、饮食安全、污染控制、职业暴露防护、有害物质控制等措施，以确保研究人员和受试者的健康、安全。

第十三条 Ⅰ期试验研究室应有满足Ⅰ期试验需要的场所和设施。Ⅰ期试验的试验病房需达到如下要求，并不断完善，为受试者、工作人员和申办者提供良好的试验条件。

（一）试验场所。试验病房应具有开展Ⅰ期试验所需的空间，具有相对独立的、安全性良好的病房区域，保障受试者的安全性及私密性。应设有档案室、药物储存和准备室、配餐室、监查员办公室。除医护人员工作区以外，还应设有专门的受试者接待室、活动室、寄物柜。试验区、办公区、餐饮区和活动区应各自独立。具有安全良好的网络和通讯设施。

（二）抢救要求。试验病房应具有原地抢救以及迅速转诊的能力，配备抢救室，具有必要的抢救、监护仪器设备和常用的急救药品、紧急呼叫系统等，确保受试者得到及时抢救。

第十四条　Ⅰ期试验研究室应根据工作需要配备相应的仪器设备，并进行有效的管理，确保仪器设备准确可靠。

（一）试验病房应配备具有生命体征监测与支持功能的设备，如心电监护仪、心电图机、除颤仪和呼吸机等，并具有供氧和负压吸引装置。具有可移动抢救车，且配有抢救药品和简易抢救设备，确保抢救设备状态良好，能备应急使用。

（二）仪器设备管理。仪器设备管理应由专人负责；仪器设备操作者应具有适当资质并经过操作培训，应根据相应用途使用设备；仪器设备应有清晰的标签标明其生产日期和运行状态，并进行维护、检测和校准；仪器设备具有可操作的标准操作规程，并保留所有使用和维护的记录文档；确保专人适时对试验设施设备进行质量控制检查，对仪器资料进行归档管理；确保试验病房的仪器设备符合国家的相关要求。

第十五条　实验室的人员和设施设备与场所要求应符合《实验室管理指南》。

第四章　管理制度与标准操作规程

第十六条　Ⅰ期试验研究室应制订相应的管理制度和标准操作规程（SOP），并及时更新和完善。

第十七条　管理制度至少包括：合同管理、人员管理、文档管理、试验用药品管理、试验场所和设施管理、仪器和设备管理等。

第十八条　Ⅰ期试验的 SOP 至少包括以下几大类：试验设计、试验实施过程、试验用药品管理、不良事件处置、数据管理、试验总结报告、文档管理、质量控制等。

第十九条　管理制度和 SOP 的制订、审核和批准、实施以及修订与废止。

（一）制定。应制定管理制度和 SOP，保证所有管理制度与 SOP 有统一格式和编码，内容符合相关的法律法规，管理制度与 SOP 均应标明现行版本号码及生效日期，并及时更新。

（二）审核和批准。管理制度与 SOP 起草后，应对 SOP 草稿进行审阅和讨论，保证文件简练、易懂、完整和清晰，具有逻辑性和可行性，与已生效的其他文件具有兼容性。审核后确定的文件，应规定生效日期，并由研究室负责人签署批准。

（三）实施。管理制度与 SOP 生效后应立即执行，所有工作人员必须接受管理制度与相关 SOP 的培训，更新管理制度与 SOP 时，需进行针对性的培训。

（四）修订与废止。根据需要对管理制度和 SOP 进行定期和不定期修订与废止。将相关信息记录在案，并及时更新版本和版本序列号。需撤销的管理制度与 SOP 需归档保管并有作废标记。保证现行所用的管理制度与 SOP 为最新版本，并保留最新版本的管理制度与 SOP 清单。

第五章　质量保证

第二十条　Ⅰ期试验研究室应建立或被纳入相对独立的、完整的质量保证体系，由不直接涉及该临床试验的人员实施，所有观察结果和发现都应及时核实并记录。质量控制人员应由研究室负责人指派。

第二十一条　应根据试验项目制订内部质量控制计划，对试验进行的每个阶段和程序进行核查，在数据处理的每一个阶段和程序进行质量控制，确保试验过程符合试验方案和 SOP 的要求；申办者应按监查计划定期对试验项目进行核查，保证数据完整、准确、真实、可靠。核查的频率和性质应根据试验的实际情况而定。如实记录核查过程中发现的问题，督促试验人员解决问题；对发现的问题提出改进措施，确保试验人员正确执行。

第六章　风险管理

第二十二条　风险管理是Ⅰ期试验的重要内容，申办者、主要研究者和实验室负责人、伦理委员会等各相关方应保持及时沟通与交流。试验开始前必须对风险要素进行评估，并制订风险控制计划；试验过程中应采取有效的风险控制措施，及时收集和分析试验用药品的新发现或信息，适时修改试验方案、暂停或终止临床试验，以及通过监查和稽查保障风险控制措施有效执行等。

第二十三条　风险评估和风险控制计划应具有科学性和可行性，风险评估内容至少应包括以下因素：

（一）试验设计中的风险要素；

（二）试验用药品本身存在的风险要素；

（三）受试者自身存在的风险要素；

（四）试验操作中的风险要素。

第二十四条　申办者在风险控制中的职责

（一）申办者在临床试验前应对试验过程中可能存在的风险进行评估，提供预期的风险信息，并与研究者达成共识；

（二）申办者应熟悉试验药物的临床前相关研究数据和资料，充分评估临床试验风险，制订临床试验方案；

（三）申办者应建立与试验病房和实验室研究者间的沟通机制，及时妥善处理不良事件，并制订数据和安全监查计划，监控并管理可能发生的不良事件；

（四）申办者应向研究者和伦理委员会及时提供与试验相关的重要新信息（尤其是关于药物安全使用和药物不良反应的新信息）。

第二十五条 研究者在风险管理中的职责：

（一）研究者应在临床试验开始前与申办者商讨制订风险控制措施，并在临床试验过程中认真执行。

（二）主要研究者应在试验开始前，建立与临床试验相关的试验病房和实验室研究者之间的有效沟通渠道，尤其要明确实验室超出规定范围的实验数值的报告方式；如果是多中心试验，需要对各研究室之间的交流程序作出规定。

（三）在分析实验过程中发现任何不正常或超出规定范围的数值时，应及时报告给主要研究者。

第二十六条 伦理委员会在风险管理中的职责：

伦理委员会应审查风险控制措施，并监督其实施；审查临床试验的暂停和终止，保障受试者权益；可以要求申办者或研究者提供药物临床试验的不良事件相关信息、处置方式及结果，并有权力暂停或终止临床试验。

第七章　合同和协议

第二十七条 试验之前，申办者和研究方应签署具有中国法律约束力的委托合同。在合同中明确试验内容和进度、双方责任和义务、委托研究经费额度，此外还应关注保密原则、受试者保险、受试者补偿或赔偿原则、试验暂停和终止的原则和责任归属、知识产权界定、发表论文方式等。

第二十八条 研究室或实验室不可将试验工作转包；如果不能完成部分工作，应事先由申办者与其他相关机构签署相关委托合同。

第二十九条 研究室或实验室不应擅自增加试验内容和改变试验方法。申办者如要求进行附加服务，双方应于相关工作开始之前签署附加协议，并承诺额外的工作不与临床试验方案相冲突、不损害受试者的权益与安全。

第八章　试验方案

第三十条 Ⅰ期试验开始前应制订试验方案，该方案由申办者与研究者达成共识并签署确认，报伦理委员会审查批准后实施。

第三十一条 Ⅰ期试验方案应在符合科学性和保障受试者权益的基础上，参照相关技术指导原则制定。

第三十二条　试验过程中，Ⅰ期试验方案如需要修改，修改后的试验方案必须经伦理委员会审批或备案。如试验中发生紧急医学事件或严重不良事件，研究者可以采取临床试验方案以外的必要紧急措施，以确保受试者安全。

第九章　受试者管理

第三十三条　Ⅰ期试验必须保障受试者的权益与安全，受试者招募方式应经伦理委员会审查。

第三十四条　Ⅰ期试验受试者多为健康成人，如需选择特殊人群，如儿童、老年人、孕期妇女、患者或其他弱势群体等进行研究，应有合理的理由，并采取相应保障措施。

第三十五条　试验开始前，应使受试者充分知情并签署知情同意书；试验实施中，应保持与受试者良好沟通，以提高受试者的依从性，及时发现不良事件。试验过程中，知情同意书如需要修改，修改后的知情同意书必须经伦理委员会审批，并再次获得受试者的知情同意。

第三十六条　在Ⅰ期试验中，受试者通常未获得治疗利益，申办者应给予受试者合理的经济补偿，对因参加试验而受到损害的受试者，申办者应承担相应的治疗费用和合理补偿。

第十章　试验用药品管理

第三十七条　申办者负责提供试验用药品，并对其质量负责。

第三十八条　药物临床试验机构应设临床试验药房，具备合格的试验用药品储存设施和设备。

第三十九条　试验用药品应有专人管理，按照试验用药品管理制度和SOP进行试验用药品接收、保存、发放、使用、回收、返还，并保留相关记录。试验用药品的准备要符合方案的规定。如需对试验用药品称重、稀释、无菌条件下的配制等，均要符合相关规定。

第四十条　试验用药品的使用由研究者负责，研究者应按试验方案和随机表使用试验用药品，确保受试者按时按量用药，并做好记录。

第四十一条　试验用药品不得他用、销售或变相销售。

第十一章　生物样本管理和分析

第四十二条　按照临床试验方案和SOP采集、处理和保存临床试验生物样本。样本容器的标识应有足够的信息量，易于识别和具有唯一性。

第四十三条　生物样本转运和保存应符合试验方案和相关SOP的要求，保证其完整性和活性不受影响，并做好记录。

第四十四条　在试验过程中，应保证生物样本的标识性和可溯源性，建立样本标识、移交和保存等相关记录和样本的储存档案。

第四十五条　在分析工作开始之前，应根据试验方案要求，制订生物样本分析详细的实验方案，并由实验室负责人、项目负责人及申办者签署后生效。

第十二章　数据管理和统计分析

第四十六条　Ⅰ期试验的原始数据（包括电子数据）是试验过程中采集的第一手资料，应保证其真实性、准确性和完整性。产生数据的仪器设备与方法需经过验证。

第四十七条　计算机系统指直接或间接用于数据接收、采集、处理、报告和存储的信息系统，或是整合在自动化设备中的系统，包括一个或多个硬件单元和相关软件。用于临床试验数据管理和统计分析的计算机系统应经过验证，并具有系统自动生成的稽查踪迹，对数据的所有修改都自动保留更改痕迹；计算机系统升级时应及时保存原有数据，防止数据丢失或更改。计算机系统的使用应有严格的登录权限和密码管理制度。

第四十八条　数据录入应有核查措施（比如双份录入、系统自动的逻辑检查等）以避免数据录入错误。核查与锁定数据的过程应有详细记录，数据改动应有相应的文档支持。

第四十九条　统计分析人员在试验方案确定后制订统计分析计划，在数据锁定前加以细化和确认；统计分析必须采用公认的统计学软件和合适的统计学方法；统计分析过程必须程序化，程序源代码应具有可读性，以便核查；统计分析的结果表达应专业、客观、规范。

第五十条　Ⅰ期试验的统计分析应重点关注剂量对安全性指标、药代动力学参数、药效学指标的影响及其变化规律。

第十三章　总结报告

第五十一条　Ⅰ期试验结束后，综合临床试验的所有数据，撰写Ⅰ期试验总结报告（以下简称总结报告）。总结报告须经申办者和主要研究者签署确认，并由申办者和药物临床试验机构盖章。生物样本分析报告应由实验室负责人签署，并由其机构盖章。

第五十二条　总结报告的结构和内容可参考有关技术指导原则，并体现Ⅰ期试验的特点。

第十四章　附　则

第五十三条　本指导原则由国家食品药品监督管理局负责解释。
第五十四条　本指导原则自发布之日起施行。

附件 《药物Ⅰ期临床试验管理指导原则（试行）》起草说明

为加强对药物Ⅰ期临床试验（以下简称Ⅰ期试验）管理的指导，有效地保障受试者的权益与安全，确保试验结果科学可靠，进一步提高药物临床试验质量，根据《药物临床试验质量管理规范》（GCP），国家食品药品监督管理局组织起草了《药物Ⅰ期临床试验管理指导原则（试行）》（以下简称《指导原则》）。现将有关情况说明如下：

一、背景与必要性

我国自 GCP 实施以来，药物临床试验的总体水平和监管能力有了很大提升，但Ⅰ期试验与国际先进水平还有一定差距，亟待规范与提高。

（一）Ⅰ期试验质量管理的需要。Ⅰ期试验，特别是首次人体试验，存在很大的不确定性，风险很高，而其受试者多为健康人群。为保证Ⅰ期试验结果真实可靠，保护受试者权益与安全，亟需制订针对Ⅰ期试验特点的管理指导原则。

（二）新药研发快速发展的需要。近年来，我国创新药研发申报量逐年增加。Ⅰ期试验，特别是创新药Ⅰ期试验数量快速增长，对我国Ⅰ期试验的总体能力和管理水平提出更高的要求。针对新药Ⅰ期试验设计与实施的复杂性与创新性，应制订相应的指导原则，以提高Ⅰ期试验设计的科学性、伦理的合理性、实施的规范性，引导新药研发又好又快地发展。

（三）我国药物研发国际化的需要。由于Ⅰ期试验的特殊性和复杂性，发达国家纷纷出台了针对Ⅰ期试验的指导原则。如英国制药行业协会于 1988 年颁布了《Ⅰ期临床试验指南》，欧洲药品管理局于 2007 年颁布了《新药首次运用于人体试验的指导原则》。我国自 1998 年开始实施 GCP，但尚未制定针对Ⅰ期试验的管理指导原则。在新药研发全球化的背景下，为使我国药物研发走向国际，有必要针对Ⅰ期试验，制定专门的管理指导原则。

二、起草目的

借鉴国际先进经验，制订适合我国国情的Ⅰ期试验管理指导原则，为Ⅰ期试验研究室的建设、运行和管理以及Ⅰ期试验的管理提供指导意见，以规范Ⅰ期试验，保护受试者权益与安全，促进国内药物临床试验质量的提高。

三、起草过程

国家局于 2009 年 1 月组织有关专家就《指导原则》框架进行研讨，并于 6 月组织起草了《指导原则》（讨论稿）。2010 年先后多次组织部分省局、国家局药品审评中心和药品认证管理中心以及药物临床试验机构、药品研发企业人员召开座谈会，经过数次专题研讨修改，形成征求意见稿（第一版），并于 2011 年 1～2 月期间向部分省局、药物临床试验机构、药品研发企业征求意见，初步收集汇总反馈意见后进一步修改，于 2011 年 3 月形成征求意见稿（第二版）并在国家局网站向社会公开征求意见。2011 年 6 月前收到来自各级药品监督管理部门、药物临床试验机构、药品研发企业和个人反馈意见和建议 80 余条，通过汇总整理和再次修订，完成修订稿。2011 年 7 月，国家局召集药品审评中心、药品认证管理中心和有关专家逐一审议各条款内容，并达成一致意见，形成《指导原则》（试行稿）。

四、主要内容与说明

《指导原则》是在我国 GCP 的基础上，立足国内现状，参照国际有关规范制定的，共 14 章 54 条。

第一章"总则"，说明了《指导原则》的制定目的、依据以及适用范围。

第二章至第六章是对 I 期试验研究室管理的整体要求。第二章"职责要求"，明确了 I 期试验所涉及的申办者、研究室/研究者及伦理委员会的职责要求，并对生物样本分析工作提出指导性要求；第三章"实施条件"，提出了对 I 期试验研究室人员组成、管理制度、场所与设施设备等的要求；第四章"管理制度和标准操作规程"，提出了管理制度与标准操作规程的内容范围、管理要求；第五章"质量保证"，突出了质量保证工作的独立性与完整性；第六章"风险管理"，强调了风险管理的重要性，并对风险评估的主要内容、各相关方在风险控制中的主要职责等加以要求。

第七章至第十三章针对 I 期试验全过程的各环节提出了管理指导的原则性要求，分别为合同和协议、试验方案、受试者管理、试验用药品管理、生物样本管理和分析、数据管理与统计分析、总结报告。

第十四章为附则。

附录七　中国人类遗传资源国际合作临床试验备案范围和程序

一、备案范围

适用于为获得相关药品和医疗器械在我国上市许可，在临床机构利用我国人类遗传资源开展国际合作临床试验、不涉及人类遗传资源材料出境的。

"在临床机构"包括：

（一）所涉及的人类遗传资源仅在临床机构内采集、检测、分析和剩余样本处理等；

（二）所涉及的人类遗传资源在临床机构内采集，由临床机构委托的单位进行检测、分析和剩余样本处理等。临床机构应与其委托的单位签署正式协议，明确委托检测和分析的人类遗传资源材料的种类、数量、检测内容、转运方式、剩余样本和数据信息处理方式等，并对其委托的活动负责。

二、备案程序

（一）登录网上平台（网址：https：//grants.most.gov.cn）在线提交备案材料。

（二）备案材料提交成功，获得备案号后，即可开展国际合作临床试验。

备案手续应由中国境内依法成立的法人单位办理。涉及多中心的临床试验的，应当合并办理备案手续，不得拆分备案。

涉及多中心临床试验的，医疗机构组长单位通过伦理审查即可办理备案手续。参与医疗机构在组长单位获得备案号后，将本单位伦理审查认可或同意的批件及本单位签字盖章的承诺书上传至网上平台，即可开展国际合作临床试验。

（三）科学技术部将申请人获得的备案情况向社会公布。

（四）临床试验过程中，需要对合作方、研究目的、研究内容、研究方案、合作期限等进行变更的，合作方应当及时终止备案记录、上传总结报告，并根据重大事项变更情况进行重新备案。合作方在获得新的备案号后，即可开展国际合作临床试验。

研究方案变化不涉及人类遗传资源种类、数量、用途变化的或仅涉及合作期限变化的，不需要重新备案，但需在网上平台上传变更说明。

（五）国际合作临床试验备案后，科学技术行政部门一经发现违反《条例》第二十二条相关规定的，可以暂停其临床试验，并有权要求其按照《条例》第二十二条的相关规定进行整改并重新备案。

三、备案材料

序号	提交材料名称	资料类型	要　　求
1	备案信息表	电子	合作单位签章页签字盖章。
2	法人资格材料	电子	法人资格材料包括企业法人营业执照或事业单位法人证书或民办非企业单位登记证书等。 医疗机构仅上传组长单位的材料。
3	知情同意书文本	电子	无
4	伦理审查批件	电子	多中心临床试验的参与合作医疗机构的伦理审查批件可以与组长单位同时提交，也可以在组长单位备案成功后提交。
5	研究方案	电子	无
6	国际合作协议	电子	签字盖章。 协议应为中文版本的协议。
7	临床机构与其委托的检测机构签署的合作协议	电子	协议须明确委托检测的人类遗传资源材料的种类、数量、检测内容、转运方式、剩余样本和数据信息处理方式等。 签字盖章。 如涉及，应提供。 协议应为中文版本的协议。
8	涉及人类遗传资源的转运等协议文本	电子	如涉及，应提供。 协议应为中文版本的协议。
9	临床试验批件、通知书或备案公布材料	电子	无
10	承诺书	电子	签字盖章，参与医疗机构提供。
注：备案信息表模版详见附件1。			

附件1 中国人类遗传资源国际合作临床试验备案信息表

项目名称：＿＿＿＿＿＿＿＿＿＿＿＿＿＿＿＿

合作方：＿＿＿＿＿＿＿＿＿＿＿＿＿＿＿＿＿

填报单位：＿＿＿＿＿＿＿＿＿＿＿＿＿＿＿＿

联系人：＿＿＿＿＿＿＿＿＿＿＿＿＿＿＿＿＿

联系人电话：＿＿＿＿＿＿＿＿＿＿＿＿＿＿＿

联系人电子邮箱：＿＿＿＿＿＿＿＿＿＿＿＿＿

通讯地址：＿＿＿＿＿＿＿＿＿＿＿＿＿＿＿＿

年　月　日

中华人民共和国科学技术部制

填写说明

1. 合作方是指参与合作的所有中方单位、外方单位，包括临床试验申办方、医疗机构（组长单位）、合同研究组织。

2. 填报单位为申办方或医疗机构（组长单位），且为中国境内依法成立的法人单位。

3. 合作方应认真阅读《中华人民共和国人类遗传资源管理条例》《中国人类遗传资源国际合作临床试验备案范围和程序》，所备案内容须符合要求。

4. 备案信息表内容须实事求是、准确完整、层次清晰。合作方须对备案材料的真实性、完整性、准确性、规范性负责。

5. 填报单位根据网上平台提示在线填写备案信息表。信息表正文部分统一用仿宋小四号字填写，行间距 1.5 倍。凡不填写的内容，请用"无"表示。外来语要同时用原文和中文表达，外文缩写首次出现时，须注明全称。

一、项目基本信息表

项目名称	
起止时间	____年____月起至____年____月止
临床试验批件号/ 通知书号/备案号	
临床试验类型	□Ⅰ期　　□Ⅱ期　　□Ⅲ期　　□生物等效性试验（BE） □器械上市
涉及的受试者	筛选____例
	入组____例
研究涉及的 疾病类型	□肿瘤□脑血管□心血管□呼吸系统□消化系统□内分泌、代谢及 免疫系统□泌尿系统□神经系统□精神系统□血液及造血系统□传 染病□五官□皮肤□妇科□儿科□环境与健康□遗传性疾病 □其他（请说明）_____

研究涉及的 药物类型	□化学药	□生物药		□中药、天然药物	
	注册分类__类	治疗类注册 分类__类		注册分类__类	□其他（请说明）
		预防类注册 分类__类			
		其他（请说明）__			

是否涉及 基因检测	□是 □否
是否涉及其他 生物标志物检测	□是 □否
人类遗传 资源来源	□临床研究样本　　□保藏样本 审批决定书文号：_____ □其他（请说明）_____
项目摘要	（500字内）

二、国际合作事项基本信息

<table>
<tr><td rowspan="9">申办方
(可加行)</td><td rowspan="2">名称</td><td>中文</td><td></td></tr>
<tr><td>英文</td><td></td></tr>
<tr><td rowspan="2">地址</td><td>中文</td><td></td></tr>
<tr><td>英文</td><td></td></tr>
<tr><td>主管部门</td><td colspan="2"></td></tr>
<tr><td>法定代表人</td><td colspan="2">社会统一信用代码</td></tr>
<tr><td>项目负责人</td><td colspan="2">联系电话　　　　　　E-mail</td></tr>
<tr><td>单位性质</td><td colspan="2">□中方单位　□外方单位</td></tr>
<tr><td>单位类别</td><td colspan="2">□科研机构　□高等学校　□医疗机构　□企业
□其他(请说明)_____</td></tr>
<tr><td rowspan="5">合作医疗机构
(多中心临床
试验,仅填写
组长单位)</td><td>名称</td><td colspan="2"></td></tr>
<tr><td>地址</td><td colspan="2"></td></tr>
<tr><td>主管部门</td><td colspan="2"></td></tr>
<tr><td>法定代表人</td><td colspan="2">社会统一信用代码</td></tr>
<tr><td>项目负责人</td><td colspan="2">联系电话　　　　　　E-mail</td></tr>
<tr><td rowspan="9">合同研究组织
(可加行)</td><td rowspan="2">名称</td><td>中文</td><td></td></tr>
<tr><td>英文</td><td></td></tr>
<tr><td rowspan="2">地址</td><td>中文</td><td></td></tr>
<tr><td>英文</td><td></td></tr>
<tr><td>主管部门</td><td colspan="2"></td></tr>
<tr><td>法定代表人</td><td colspan="2">社会统一信用代码</td></tr>
<tr><td>项目负责人</td><td colspan="2">联系电话　　　　　　E-mail</td></tr>
<tr><td>单位性质</td><td colspan="2">□中方单位　□外方单位</td></tr>
<tr><td>单位类别</td><td colspan="2">□科研机构　□高等学校　□医疗机构　□企业
□其他(请说明)_____</td></tr>
<tr><td rowspan="9">其他单位
(可加行)</td><td rowspan="2">名称</td><td>中文</td><td></td></tr>
<tr><td>英文</td><td></td></tr>
<tr><td rowspan="2">地址</td><td>中文</td><td></td></tr>
<tr><td>英文</td><td></td></tr>
<tr><td>主管部门</td><td colspan="2"></td></tr>
<tr><td>法定代表人</td><td colspan="2">社会统一信用代码</td></tr>
<tr><td>项目负责人</td><td colspan="2">联系电话　　　　　　E-mail</td></tr>
<tr><td>单位性质</td><td colspan="2">□中方单位　□外方单位</td></tr>
<tr><td>单位类别</td><td colspan="2">□科研机构　□高等学校　□医疗机构　□企业
□其他(请说明)_____</td></tr>
</table>

三、工作方案

1. 合作中涉及的中国人类遗传资源的基本情况（人类遗传资源的类型、大小、来源等，填写下表）

人类遗传资源材料基本情况

筛选____例							
序号	人类遗传资源材料类型	单例数量	例数	合计数量	单位/规格	检测内容	检测单位	备注

入组____例							
序号	人类遗传资源材料类型	单例数量	例数	合计数量	单位/规	检测内容	检测单位	备注

注：1. 人类遗传资源材料类型：全血、血清、血浆、尿液、粪便、血细胞、脑脊液、骨髓、骨髓涂片、血涂片、组织切片、其他样本（附说明）；

2. 涉及资源的单例数量、单位/规格按下列格式填写：

(1)全血：____管，规格：____ml/管

(2)血清：____管，规格：____ml/管

(3)血浆：____管，规格：____ml/管

(4)尿液：____管，规格：____ml/管

(5)粪便：____管，规格：____g/管

(6)血细胞：____管，规格：____ml/管

(7)脑脊液：____管，规格：____ml/管

(8)骨髓：____管，规格：____ml/管

(9)骨髓涂片：____片，规格：____mm长×____mm宽×____mm厚/片

(10)血涂片：____片，规格：____mm长×____mm宽×____mm厚/片

(11)组织切片：____片，规格：____mm长×____mm宽×____μm厚/片

(12)其他样本：____，规格：____

人类遗传资源信息基本情况

筛选＿＿＿例

序号	信息类型	合计数量	单位/规格	检测单位

入组＿＿＿例

序号	信息类型	合计数量	单位/规格	检测单位

注:1.信息类型:临床数据,如人口学信息、一般实验室检查信息等;影像数据,如B超、CT、PET-CT、核磁共振、X射线等;生物标志物数据,如诊断性生物标志物、监测性生物标志物、药效学/反应生物标志物、预测性生物标志物、预后生物标志物、安全性生物标志物、易感性/风险生物标志物;基因数据,如全基因组测序、外显子组测序、目标区域测序、人线粒体测序、全基因组甲基化测序、lnc RNA测序、转录组测序、单细胞转录组测序、small RNA测序等;蛋白质数据;代谢数据;

2.合计数量: 例,单位/规格: MB/例。

生物标志物数据信息情况

筛选＿＿＿例

序号	生物标志物名称	合计数量	单位/规格	生物标志物数据类别	检测单位

入组＿＿＿例

序号	生物标志物名称	合计数量	单位/规格	生物标志物数据类别	检测单位

注:1.生物标志物数据类别:诊断性生物标志物、监测性生物标志物、药效学/反应生物标志物、预测性生物标志物、预后生物标志物、安全性生物标志物、易感性/风险生物标志物;

2.合计数量: 例,单位/规格: MB/例。

基因数据信息情况

筛选___例

序号	测序类型	测序深度	测序平台 (设备型号)	测序单位

入组___例

序号	测序类型	测序深度	测序平台 (设备型号)	测序单位

注：1. 测序类型：全基因组测序；外显子组测序；目标区域测序；人线粒体测序；全基因组甲基化测序；lnc RNA 测序；转录组测序；单细胞转录组测序；small RNA 测序；其他(附说明)；

2. 测序深度：测序得到的碱基总量(bp)与基因组大小(Genome)的比值；

3. 检测平台列出设备型号；

4. 测序平台：博奥生物 BioelectronSeq 4000、贝瑞和康 NextSeq CN500、华大智造 MGISEQ-200、华大智造 MGISEQ-2000、华大智造 MGISEQ-T7、Illumina MiseqDx、Illumina MiSeq、Illumina NextSeq 550、Illumina HiSeq 3000、Illumina HiSeq 4000、Illumina NovaSeq 6000、中山达安 DA8600、其他(附说明)。

2.剩余人类遗传资源的处置方案

不销毁情况

序号	人类遗传资源类型	单例数量	例数	合计数量	单位/规格	保存方式	不销毁原因

销毁情况

序号	人类遗传资源类型	销毁时间	单例数量	例数	合计数量	单位/规格

注:1.人类遗传资源类型:全血、血清、血浆、尿液、粪便、血细胞、脑脊液、骨髓、骨髓涂片、血涂　片、组织切片、其他样本(附说明)和数据信息;

2.涉及资源的单例数量、单位/规格按下列格式填写:

(1)全血:　　管,规格:　　ml/管

(2)血清:　　管,规格:　　ml/管

(3)血浆:　　管,规格:　　ml/管

(4)尿液:　　管,规格:　　ml/管

(5)粪便:　　管,规格:　　g/管

(6)血细胞:　　管,规格:　　ml/管

(7)脑脊液:　　管,规格:　　ml/管

(8)骨髓:　　管,规格:　　ml/管

(9)骨髓涂片:　　片,规格:　　mm 长×　　mm 宽×　　mm 厚/片

(10)血涂片:　　片,规格:　　mm 长×　　mm 宽×　　mm 厚/片

(11)组织切片:　　片,规格:　　mm 长×　　mm 宽×　　μm 厚/片

(12)其他样本:　　　,规格:

(13)数据信息:　　例,规格:　　MB/例

四、人类遗传资源国际合作计划表

序号	人类遗传资源类型	合计数量	单位/规格

注：1.人类遗传资源类型：全血、血清、血浆、尿液、粪便、血细胞、脑脊液、骨髓、骨髓涂片、血涂片、组织切片、其他样本（附说明）和数据信息；

2.涉及资源的合计数量、单位/规格按下列格式填写：

（1）全血：　管，规格：　ml/管

（2）血清：　管，规格：　ml/管

（3）血浆：　管，规格：　ml/管

（4）尿液：　管，规格：　ml/管

（5）粪便：　管，规格：　g/管

（6）血细胞：　管，规格：　ml/管

（7）脑脊液：　管，规格：　ml/管

（8）骨髓：　管，规格：　ml/管

（9）骨髓涂片：　片，规格：　mm 长×　mm 宽×　mm 厚/片

（10）血涂片：　片，规格：　mm 长×　mm 宽×　mm 厚/片

（11）组织切片：　片，规格：　mm 长×　mm 宽×　μm 厚/片

（12）其他样本：　，规格：

（13）数据信息：　例，规格：　MB/例

五、研究团队基本情况表

填表说明：1. 专业技术职称类别：A. 正高级 B. 副高级 C. 中级 D. 初级 E. 其他；
2. 在项目中的角色：A. 项目负责人 B. 参与单位项目负责人 C. 直接负责的主管人员 D. 其他；
3. 工作单位：填写单位全称；
4. 参与临床机构只填写项目负责人信息。

序号	姓名	性别	出生日期	专业技术职称	职务	在项目中的角色	工作单位	工作任务

六、合作单位签章

合作单位意见：

本单位就<u>项目名称</u>按照《中国人类遗传资源国际合作临床试验备案范围和程序》规定，并在认真阅读理解《中华人民共和国人类遗传资源管理条例》相关法律法规基础上，严格履行法人负责制，提交备案材料。在此郑重承诺：

1.本单位已就所备案材料全部内容的真实性、完整性、规范性以及数据信息准确性进行审核，不存在虚报、瞒报、漏报行为；

2.备案材料符合《中华人民共和国人类遗传资源管理条例》等相关法律法规规定；

3.严格按照备案内容，开展为获得相关药品和医疗器械在中国上市许可的临床试验。

法定代表人签字：（必须有签字）

单位公章：（必须有盖章）

年　　月　　日

备注：1.参与合作的所有中方单位、外方单位均须签字并盖章；2.境外机构无章可仅签字；3.医疗机构仅需组长单位签章即可，没有组长单位的，所有参与医疗机构均需签章。

附件清单

序号	附　　　件
1	法人资格材料
2	其他参与临床机构列表
3	知情同意书文本
4	伦理审查批件
5	研究方案
6	国际合作协议
7	临床机构与其委托的检测机构签署的合作协议
8	涉及人类遗传资源的转运等协议文本
9	临床试验批件、通知书或备案公布材料
10	承诺书(参与医疗机构提供)
11	法律法规要求的材料

注：国际合作协议文本指合作方之间的所有合作协议。

其他参与医疗机构列表

序号	单位名称	统一社会信用代码	承诺书（扫描件上传）	伦理批件（扫描件上传）	知情同意书文本（上传）

承　诺　书

本单位郑重承诺：

一、作为参与医疗机构参加项目名称；

二、具有法人资格并具有开展相关工作的基础和能力；

三、切实履行科研诚信的主体责任；

四、严格按照备案的研究方案开展相关工作。

本单位知晓并充分理解上述承诺内容，若承诺不实或违背承诺，愿意承担相应法律责任。

法定代表人签字：（必须有签字）

单位公章：（必须有盖章）

年　月　日

参考文献

[1] 阿特金森.临床药理学原理.2版.魏伟,译.北京：科学出版社.2008.

[2] 邓伟,贺佳.临床试验设计与统计分析.北京：人民卫生出版社.2015.

[3] 夏培元,修清玉,马金昌.药物临床试验实施与质量管理.北京：人民军医出版社,2009.

[4] 刘川.药物临床试验方法学.北京：化学工业出版社,2011.

[5] 梁晓坤.临床研究协调员规范化培训手册梁晓坤.北京：北京大学医学出版社.2019.

[6] 刘飞燕,胡夕春.临床研究协调员工作指南.上海：复旦大学出版社.2017.

[7] 李正奇,赵俊.生物等效性试验实用指南.南京：江苏凤凰科学技术出版社.2018.

[8] 王兴河.药物早期临床试验.北京：北京科学技术出版社.2018.

[9] 田少雷,邵庆翔.药物临床试验与 GCP 实用指南.2版.北京：北京大学医学出版社.2010.

[10] 洪明晃,曹烨,葛杰英.中山大学肿瘤防治中心临床研究常用制度/SOP 汇编.广州：中山大学出版社,2015.

[11] 陆明莹.西安交通大学第一附属医院药物临床试验管理制度和标准操作规程.西安：西安交通大学出版社.2016.

[12] 周染云,王国权,刘素刚,等.常见临床症状护理.北京：人民军医出版社.2015.

[13] 任辉,向国春.临床常见症状体征观察与护理.北京：人民军医出版社.2011.

[14] 国家药典委员会.中华人民共和国药典：2015 年版四部.北京：中国医药科技出版社,2015.

[15] 国家食品药品监督管理总局执业药师资格认证中心.药学综合知识与技能.7版.北京：中国医药科技出版社.2016.

[16] 国家食品药品监督管理总局执业药师资格认证中心.药学专业知识.7版.北京：中国医药科技出版社.2016.

[17] 第十三届全国人民代表大会常务委员会.中华人民共和国药品管理法.2019-08-26.

[18] 中华人民共和国国务院令第 360 号.中华人民共和国药品管理法实施条例.2019-03-18.

[19] 国家药品监督管理局.药品注册管理办法.2007-07-10.

[20] 国家药品监督管理局.药品注册管理办法（修订稿）.2020-03-30.

[21] 国家药品监督管理局.药物临床试验伦理审查工作指导原则.2010-11-08.

[22] 中华人民共和国国家卫生和计划生育委员会.涉及人的生物医学研究伦理审查办法.2016-10-12.

[23] 国家药品监督管理局.药物临床试验质量管理规范.2003-08-06.

[24] 国家药品监督管理局.药物临床试验质量管理规范.2020-04-23.

[25] 中共中央办公厅国务院办公厅.关于深化审评审批制度改革鼓励药品医疗器械创新的意见.2017-10-08.

[26] 国家药品监督管理局.药物Ⅰ期临床试验管理指导原则（试行）.2011-12-08.

[27] 国家药品监督管理局药品评审中心.健康成年志愿者首次临床试验药物最大推荐起始剂量的估算指导原则.2012-05-15.

[28] 国家药品监督管理局药品评审中心.药物临床试验的生物统计学指导原则（征求意见稿），2016-06-03.

[29] 国家药品监督管理局药品评审中心.药物临床试验数据管理与统计分析的计划和报告指导原则.2016-07-27.

[30] 国家药品监督管理局药品评审中心.药物临床试验数据管理工作技术指南.2016-07-27.

[31] 国家药品监督管理局药品评审中心.药物临床试验的电子数据采集技术指导原则.2016-07-27.

[32] 国家药品监督管理局（原国家食品药品监督管理局）.抗菌药物药代动力学/药效学研究技术指导原则.2017-08-21.

[33] 国家药品监督管理局（原国家食品药品监督管理局）.抗菌药物临床试验技术指导原则.2015-04-03.

[34] 国家药品监督管理局（原国家食品药品监督管理局）.生物类似药研发与评价技术指导原则（试行）.2015-02-28.

[35] 国家药品监督管理局药品评审中心.以药动学参数为终点评价指标的化学药物仿制药人体生物等效性研究技术指导原则 2015-11-27.

[36] 国家药品监督管理局药品评审中心.抗肿瘤药物临床试验技术指导原则.2012-05-15.

[37] 国家药品监督管理局药品评审中心.抗肿瘤药物上市申请临床数据收集技术指导原则.2012-05-15.

[38] 国家药品监督管理局药品评审中心.抗肿瘤药物临床试验终点技术指导原则.2012-05-15.

[39] 国家药品监督管理局.疫苗临床试验质量管理指导原则（试行）.2013-10-31.

[40] 国家药品监督管理局.生物等效性研究的统计学指导原则.2018-10-17.

[41] 国家药品监督管理局.高变异药物生物等效性研究技术指导原则.2018-10-17.

[42] 国家药品监督管理局.药物临床试验的一般考虑指导原则.2017-01-18.

[43] 国家药品监督管理局.人体生物等效性试验豁免指导原则.2016-05-18.

[44] 国家药品监督管理局.可豁免或简化人体生物等效性（BE）试验品种的通告（2018年第32号）.2018-05-31.

[45] 国家药品监督管理局药品评审中心.接受药品境外临床试验数据的技术指导原则.2018-07-11.

[46] 国家药品监督管理局药品评审中心.新药Ⅰ期临床试验申请技术指南,2018-01-25.

[47] 国家药品监督管理局药品评审中心.成人用药数据外推至儿科人群的技术指导原则.2017-05-18.

[48] 国家药品监督管理局药品评审中心.国家食品药品监督管理总局关于发布中药新药临床研究一般原则等4个技术指导原则的通告（2015年第83号）.2015-11-03.

[49] 国家药品监督管理局药品评审中心.儿科人群药代动力学研究技术指导原则.2014-07-11.

[50] 国家药品监督管理局药品评审中心.肝功能损害患者的药代动力学研究技术指导原则.2012-05-15.

[51] 国家药品监督管理局药品评审中心.肾功能损害患者的药代动力学研究技术指导原则.2012-05-15.

[52] 国家药品监督管理局药品评审中心.药物相互作用研究指导原则.2012-05-15.

[53] 国家药品监督管理局药品评审中心.药物代谢产物安全性试验技术指导原则.2012-05-15.

[54] 中华人民共和国主席令（第二十一号）.中华人民共和国食品安全法.2015-04-25.

[55] 国家药品监督管理局.临床试验用药物生产质量管理规范（征求意见稿）.2018-07-12.

［56］ 国家药品监督管理局药品评价中心 国家药品不良反应监测中心.上市许可持有人药品不良反应/事件报告表（试行）.2019-01-18.

［57］ 国家药品监督管理局药品评审中心.药物临床试验期间安全性数据快速报告标准和程序.2018-04-27.

［58］ 国家药品监督管理局.药物临床试验必备文件保存指导原则.2020-06-03.

［59］ 中华人民共和国科学技术部.中国人类遗传资源国际合作临床试验备案范围和程序.2019-07-03.

［60］ INTEGRATED ADDENDUM TO ICH E6（R1）：GUIDELINE FOR GOOD CLINICAL PRACTICE E6（R2）.INTERNATIONAL COUNCIL FOR HARMONISATION OF TECHNICAL REQUIREMENTS FOR PHARMACEUTICALS FOR HUMAN USE（ICH）

［61］ The European Medicines Agency. Guideline on strategies to identify and mitigate risks for first-in-human and early clinical trials with investigational medicinal products. 2018-02-01.

［62］ Association The British Pharmaceutical Industry. Guidelines for Phase I clinical trials 2012.

［63］ Food and drug administration. Guidance for industry：investigators and reviewers. Exploratory IND studies. 2005-12-29.

［64］ European medicines agency，committee for medicinal products for human use. Position paper on non-clinical trials with a single microdose.

［65］ ICH &.FDA. Guidance for Industry. Q9 Quality Risk Management . 2006.

［66］ 王泽娟，王进，陈刚，等.早期临床试验项目在研究中心病房的管理流程.中国新药与临床杂志，2018，37（2）：81-87.

［67］ 王泽娟，王兴河.新药物Ⅰ期临床试验病房规范化管理实践与效果.护理管理杂志，2017，17（6）：430-432.

［68］ 王进，陈刚，张彤，等.创新药物的零期临床试验.中国临床药理学与治疗学杂志，2014，19（4）：476-480.

［69］ 耿雯倩，任静，祝延红，等.临床试验中招募广告的伦理审查与规范管理.中国医学伦理学，2018，31（3）：332-334.

［70］ 林颖，周谏开.关于加强临床试验招募广告伦理审查的探讨.中国处方药，2014，12（9）：1-3.

［71］ 陈晓云，王思洁，高洁，等.样本库受试者隐私保护管理的现状分析.中国医学伦理学.2017，30（1）：72-77.

[72] 张田香，陆明莹，陈明伟，等.从机构办公室角度谈药物临床试验的质量控制.中国新药与临床杂志，2014，33(6)：429-431.

[73] 方芳.国内临床试验项目管理初探.中国新药杂志，2014，23(8)：885-888＋895.

[74] 张冬林，刘东，方淑贤，等.新药Ⅰ期临床试验过程中受试者的安全问题与管理.医药导报，2009，28(3)：389-390.

[75] 黄林清，张恩娟，张昭.食物对药物吸收代谢的影响.中国医院用药评价与分析，2001，1(5)：309-310.

[76] 章冉冉，阳国平，荆宁宁，等.食物对细胞色素 P450 药物代谢酶的影响.中国临床药理学与治疗学，2014，19(2)：200-206.

[77] 陈浥傲，梁雁，盛晓燕，等.Ⅰ期临床试验受试者用药的关键步骤探讨.中国临床药理学杂志，2018，34(7)：893-897.

[78] 雷永芳，刘虹，张青松，等.药物Ⅰ期临床试验研究中标准餐的建立.中国新药与临床杂志，2018，37(3)：147-150.

[79] 汶柯，王瑾，蔡芸，等.基于风险的移动医疗 APP 在药物临床试验数据采集的应用.中国新药杂志，2017，26(22)：2706-2709.

[80] 李艳芬，黄兴，王瑞华，等.浅析Ⅰ期临床试验不良事件及风险管理.中国新药杂志，2017，26(5)：514-518.

[81] 韩帅玮琦，孔妍，盛晓燕，等.我国药物Ⅰ期临床试验受试者招募现状及策略研究.中国临床药理学杂志，2016，32(18)：1722-1725＋1732.

[82] 韩帅玮琦，贾博，赵楠，等.药物Ⅰ期临床试验受试者的分阶段管理策略.中国临床药理学杂志，2016，32(13)：1236-1239.

[83] 关宝生，王艳秋，白雪，等.高尿酸血症的危险因素.中国老年学杂志，2016，36(1)：69-70.

[84] 陶蕾，李玲珺，马鹏程.药物Ⅰ期临床试验受试者管理方案改进的体会.江苏医药，2015，41(17)：2096-2097.

[85] 白彩珍，樊啸，任佩娟，等.国内外企业发起临床试验知情同意书的问题对照分析及提示.中国新药杂志，2015，24(15)：1750-1753.

[86] 陈淑慧，熊欢，程晓华.药物Ⅰ期临床试验受试者全流程规范管理.医药导报，2015，34(8)：1125-1127.

[87] 麦丽萍，吴岳恒，王曦培，等.药物Ⅰ期临床试验受试者管理方法的探讨.循证医学，2014，14(4)：240-243＋256.

[88] 赵彤芳，张雅丽，蒋健，等.药物Ⅰ期临床试验病房管理与受试者护理.护理研究，2013，27(35)：4079-4080.

[89] 卜擎燕，谢立群，熊宁宁.临床试验中偏离方案的管理.中国新药杂志，2012，21(18)：2121-2125.

[90] 张正付，沈玉红，李正奇.我国药物Ⅰ期临床试验受试者招募及管理存在的问题.中国临床药理学与治疗学，2012，17(5)：481-484.

[91] 何以蓓，汤军.中医"发物"的概念、分类及其临床意义.浙江中西医结合杂志，2009，19(11)：674-676.

[92] 李海燕.创新药早期临床研究的机遇与挑战.中国处方药，2009(9)：8-9+68.

[93] 苏娴，崔孟珣.基于风险的质量管理体系在新药临床试验中的应用探讨.中国新药杂志，2018，27(15)：1721-1725.

[94] Guido Zuccon, Daniel Kotzura. De-identification of health records using Anonym：Effectiveness and robustness across data sets. Artificial Intelligence in Medicine，2014(61)：145-151.

[95] Suntharalingam G, Perry MR, Wards, ey al. Cytokine storm in a phase I trial of he anti-CD28 monoclonal antibody TGN 1412. N Eng l J Med，2006，355(10)：1018-1028.

[96] Friedman LM, DeMets DL. , et al. Fundamentals of clinical trials，4th edn. New York，NY，USA：Springer；2010.

[97] EMA (2014) Committee for Human Medicinal Product (CHMP) question&answers：positions on specific questions addressed to the Pharmacokinetics Working Party. EMA/618604/2008 Rev. 9.

[98] US Department of Health Services (2012) Draft guidance for industry. Bioequivalence of progesterone capsules. Available via Food and Drug Administration，Center for Drug Evaluation and Research.

[99] Tothfalusi L, Endrenyi L (2011) Sample size for designing bioequivalence studies for highly variable drugs . J Pharm Pharmaceut Sci 15：73-84.

[100] Chunhua Weng, Yu Li, Solomon Berhe, etc. . An Integrated Model for Patient Care and Clinical Trials (IMPACT) to support clinical research visit scheduling workflow for future learning health systems. Journal of Biomedical Informatics. 2013，46(4)：642-652.

[101] CHUNHUA WENG, YU LI, SOLOMON BERHE, et al. An Integrated Model for Patient Care and Clinical Trials (IMPACT) to support clinical research visit scheduling workflow for future learning health systems. J Biomed Inform，2013，46(4)：642-652.

[102] Anon. EMEA guideline on the investigation of bioequivalence. (2008-07-24) [2017-05].

[103] 盐酸肾上腺素注射液说明书.

[104] 硫酸阿托品注射液说明书.

[105] 盐酸多巴胺注射液说明书.

[106] 尼可刹米注射液说明书.

[107] 盐酸洛贝林注射液说明书.

[108] 去乙酰毛花苷注射液说明书.

[109] 呋塞米注射液说明书.

[110] 注射用硝普钠说明书.

[111] 地塞米松磷酸钠注射液说明书.

[112] 盐酸异丙嗪注射液说明书.